Presber/de Nève

Ergotherapie

Burkhardt, Edith	Dr. med. Ausbildungsleiterin Ergotherapie Gesundheitsakademie Chemnitz
Frühauf, Klaus	Dr. phil. habil. Klinik für Neurochirurgie Klinikum Berlin-Buch
Kaleske, Harry	Leitender Ergotherapeut i. R. Klinikbereich Kolkwitz/Cottbus
Keitel, Wolfgang	Prof. Dr. med. Rheumazentrum Magdeburg
König, Klaus	Dr. med. habil. Kursana, Fachklinik für Neurologie Hennef-Allner
Lutzki, Peter	Dipl. Psych. Landesklinik Brandenburg
Mayer, Klaus	Dr. päd. Werkstätte für Behinderte „Integral“ Berlin
de Nève, Inge	Dr. med. Eggersdorf
de Nève, Wilfried	Dr. sc. med. Eggersdorf
Pickenhain, Lothar	Prof. em. Dr. Leipzig
Presber, Wolfgang	Prof. em. Dr. Berlin
Preußel, Klaus	Dr. päd. 2. Gymnasium Friedrich-List-Gymnasium Berlin
Zippel, Christan	PD Dr. med. Kleebattklinik Berlin-Buch

Wolfgang Presber
Wilfried de Nève

Ergotherapie

Grundlagen und Techniken

Dritte, überarbeitete Auflage

ULLSTEIN
MOSBY

Prof. em. Dr. sc. med. **Wolfgang Presber**, Berlin

Dr. sc. med. **Wilfried de Nève**
Klinik für Querschnittsgelähmte, Klinikum Berlin-Buch

Deutsche Bibliothek – CIP-Einheitsaufnahme
Ergotherapie: Grundlagen und Techniken / Wolfgang Presber ;
Wilfried de Nève. – 3., überarb. Aufl. – Berlin : Ullstein
Mosby, 1997
ISBN 3-86126-602-4
NE: Presber, Wolfgang; Nève, Wilfried de

1. Auflage 1990 (Verlag Gesundheit, Berlin)
2., durchgesehene Auflage 1994

3., überarbeitete Auflage

Die Verfasser haben größte Mühe darauf verwandt, daß die medizinischen Angaben, insbesondere die von Medikamenten, ihren Dosierungen und Applikationen, dem jeweiligen Wissensstand bei Fertigstellung des Werkes entsprechen.

Da jedoch die Medizin als Wissenschaft ständig im Fluß ist, da menschliche Irrtümer und Druckfehler nie völlig auszuschließen sind, übernimmt der Verlag für derartige Angaben keine Gewähr. Jeder Anwender ist daher dringend aufgefordert, alle Angaben in eigener Verantwortung auf ihre Richtigkeit zu prüfen. Die Wiedergabe von Gebrauchsnamen, Handelsnamen oder Warenbezeichnungen in diesem Werk berechtigt auch ohne besondere Kennzeichnung nicht zu der Annahme, daß solche Namen im Sinne der Warenzeichen-Markenschutz-Gesetzgebung als frei zu betrachten wären und daher von jedermann benutzt werden dürfen.

Lektorat: Karin Helleport
Herstellung: Detlef Mädje
Gesamtherstellung: Druckhaus „Thomas Müntzer“ GmbH, Bad Langensalza

Printed in Germany

ISBN 3-86126-602-4

Abkürzungsverzeichnis

ADL	=	Aktivitäten des täglichen Lebens (activities of daily living)
AEF	=	Alkoholembryofetopathie
BAT-Wert	=	Biologische Arbeitsstoff-Toleranzwerte
BMI	=	Body-Masse-Index = $\frac{\text{Körpergewicht in kg}}{(\text{Körperlänge in cm}^2)}$
		BMI > 27 = Adipositas
BSG	=	Blutkörperchensenkungsgeschwindigkeit
CMP-Gelenk	=	Carpometakarpalgelenk
CVI	=	Cerebrovaskuläre Insuffizienz
DAT	=	Demenz vom Alzheimertyp
DBS	=	Durchblutungsstörung
DIP	=	Distales Interphalangealgelenk
DLG	=	Dauerleistungsgrenze
EKG	=	Elektrokardiogramm
HOPS	=	Hirnorganisches Psychosyndrom
ICD	=	Infantil Cerebral Disease
ICP	=	Infantile Zerebralparese
IP-Gelenk	=	Interphalangealgelenk
IQ	=	Intelligenzquotient
KHK	=	Koronare Herzkrankheit
MAK-Wert	=	Maximaler Arbeitsplatz-Konzentrationswert
MC-Gelenk	=	Metakarpalgelenk
MCP-Gelenk	=	Metakarpophalangealgelenk
MD	=	Progressive Muskeldystrophie
MID	=	Multiinfarkt-Demenz
MMC	=	Meningomyelocele
PNF	=	Propriozeptive neuromuskuläre Fazilitation
RA	=	Rheumatoide Arthritis
RC-Gelenk	=	Radiokarpalgelenk

REM-Schlaf	=	Rapid Eye Movement
RR	=	Blutdruck
TEP	=	Totalendoprothese
ZNS	=	Zentralnervensystem
ZVI	=	Zerebrovaskulärer Insult (Schlaganfall)

Verwendete Symbole:

Beachte

Merke

Vorwort

Die 1994 erschienene 2. Auflage der Grundlagen der Ergotherapie fand eine gute Aufnahme, so daß eine 3. Auflage des Buches erforderlich wurde. Für Herausgeber und Autoren bestand damit die Möglichkeit, die uns zugegangenen Hinweise zu berücksichtigen und eine gründliche Überarbeitung vorzunehmen, ohne auf Bewährtes zu verzichten.

Neu aufgenommen wurden die Kapitel Neurophysiologie, Pädiatrie und Arbeitsmedizin. Im Kapitel Technische Hilfen haben wir einen speziellen Abschnitt über Rollstühle und Hinweise über Orthesenherstellung für den Ergotherapeuten eingefügt. Bei dieser Überarbeitung des Buches, die zu einer Umfangserweiterung geführt hat, wuchs auch der Bild- und Tabellenanteil, um die Anschaulichkeit zu erweitern. Für unser Autorenteam konnten wir auch Mitarbeiter aus der Berufsgruppe der Ergotherapeuten gewinnen, die über Berufserfahrung verfügen und bereit waren, ihre Erfahrungen weiterzugeben.

Der Ergotherapie erschließen sich immer wieder neue Tätigkeitsbereiche, sie ist an der Behandlung von Patienten jeden Lebensalters in den verschiedensten medizinischen Fachrichtungen beteiligt. Vielfältiges Wissen und Können wird erwartet.

Das vorliegende Buch orientiert sich an den Ausbildungsunterlagen für Ergotherapeuten, ohne sie jedoch im gesamten Spektrum wortwörtlich umzusetzen. Das ist auch nicht notwendig, da medizinisches Grundwissen in der gesamten Breite anderweitig zur Verfügung steht. Wir haben uns im Sinne der Konzentration auf das Wesentliche beschränkt. Neben den Grundlagen für ergotherapeutische Behandlungen haben wir behandlungsrelevante Krankheitsbilder verschiedener Fachgebiete schwerpunktartig dargestellt, um den Einsatz der Ergotherapie fachlich zu fundieren. Mit dieser Konzeption können wir angehenden Ergotherapeuten bei ihrer Ausbildung helfen, aber auch Berufserfahrene werden Anregungen und Wissenswertes für ihre Arbeit finden.

Da nichts vollkommen ist, nehmen wir Hinweise und Anregungen, die sich aus der Arbeit mit dem Buch ergeben, jederzeit gern entgegen.

Dem Verlag Ullstein Mosby danken wir für die gute Ausstattung des Buches und hoffen, daß es wieder eine gute Aufnahme findet.

Berlin, im April 1996

Wolfgang Presber
Wilfried de Nève

Inhaltsverzeichnis

1 Einführung

Die Arbeit ist der beste Arzt,
den uns die Natur gegeben hat

(Galenus)

1.1 Geschichtlicher Überblick

In unserem hochindustrialisierten Zeitalter der modernen Medizin nimmt die Rehabilitation des kranken und behinderten Menschen immer größeren Raum ein. Die Ergotherapie, Oberbegriff über die beiden eng miteinander verknüpften Heilmaßnahmen, die Beschäftigungs- und Arbeitstherapie, ist aus der Behandlung Kranker und Behinderter nicht mehr wegzudenken. Das enge Zusammenwirken, der fließende Übergang von einer Therapieform in die andere ergibt sich nur durch die Indikationsstellung und bildet im klinischen Alltag eine Einheit. Die ständigen Auseinandersetzungen, ob die Heilbehandlung Beschäftigungs- oder Arbeitstherapie genannt wird, wie es in der Literatur und den Diskussionen im deutschsprachigen Raum zum Ausdruck kommt, wurde nach langer Diskussion in der DDR 1990 mit der Einführung des Berufsbildes Ergotherapeut und für die Behandlungsmethode Ergotherapie beendet.

Ergotherapie ist abgeleitet aus den griechischen Worten *Ergon* für Sichbewegen und Selbsttätigsein sowie *Therapie* für Krankenbehandlung. Die Anwendung der Beschäftigung und Arbeit als Behandlung von Kranken und Behinderten läßt sich schon vor und um die Zeitenwende nachweisen. So haben **Asklepiades** und einige Zeit später auch **Galenus** empfohlen, neben bestimmten Diäten auch Bäder mit Zusätzen, spezielle Übungen, Spiele, musikalische Darbietungen und auch eigene musische Betätigung, Gruppendiskussion und für Minderbegabte Tätigkeiten aller Art in die Therapie aufzunehmen. In der arabischen Medizin hat **Ibn Sina** (980–1037 n. Zw.) die Beschäftigung der Patienten in speziell dafür eingerichteten Häusern eingeführt. Im 8. Jahrhundert wurde in Saragossa in Spanien ein Krankenhaus eingerichtet, in dem Geisteskranke aus der ganzen Welt Aufnahme fanden und mit Erfolg behandelt wurden. Die Behandlung bestand hauptsächlich aus gemeinsamer Garten- und Feldarbeit, Gruppenzusammenleben und gemeinsamer Freizeitgestaltung. Aus der folgenden Zeit gibt es wenig Zeugnisse. Erst im 18. Jahrhundert traten **P. Pinel** (1745–1826) in Frankreich und **J. Conolly** (1794–1866) in England für die Beschäftigung bzw. Arbeit in den Irrenanstalten ein. Die dort herrschenden katastrophalen Zustände – die Patienten waren zumeist in Ketten gelegt und vegetierten in großen dunklen Räumen dahin – forderten geradezu eine humanere Behandlung heraus. In Frankreich in der Irrenanstalt Bicêtre organisierte Pinel für die Geisteskranken ein geregeltes, den ganzen Tag ausfüllendes Arbeitsprogramm. 1801 schrieb er: „Ärztlich verordnete körperliche Übungen und manuelle Tätigkeit sollte in allen Geisteskrankenhäusern angewandt werden, denn schwere körperliche Arbeit ist die beste Methode, um gute Moral und Disziplin zu erhalten." Es gibt weitere Veröffentlichungen über die Behandlung von Geisteskranken, z. B. von **J. Ch. Reil** (1803) in Halle, von **S. Tuke** in York (England), von **B. Rush** (1812) in Philadephia, USA. 1875 wurde in Altscherbitz bei Leipzig die heute noch existierende Irrenanstalt eingerichtet, in der Geisteskranke zu landwirtschaftlichen Arbeiten herangezogen wurden. Anfang 1900 stagnierte die Entwicklung in Deutschland aus unerklärlichen Gründen. Erst mit **H. Simon** (1867–1947) erhielt in den zwanziger Jahren dieses Jahrhunderts die Arbeitstherapie mit Geisteskranken eine wissenschaftliche Grundlage.

Neben der Anwendung der Arbeit als therapeutische Maßnahme in psychiatrischen Anstalten kam es auch zu ersten Bemühungen bei Körperbehinderten. Bereits 1746 wurden nach den zwei Schlesischen Kriegen im Invalidenhaus in der Berliner Scharnhorststraße 650 kriegsversehrte Soldaten betreut. Der Preußenkönig wollte hier jedem Invaliden die Möglichkeit geben, entsprechend seiner erhaltenen Fähigkeiten zu arbeiten. Man kann dies als Ansatz einer berufsfördernden Rehabilitation unter Einsatz der Arbeit als Therapiemittel, also eine Art der Arbeitstherapie, verstehen.

Bis zum 1. Weltkrieg wurde Beschäftigungs- bzw. Arbeitstherapie in Deutschland nur bei Geisteskranken angewendet. Nach 1900 fand die Beschäftigung nun auch Eingang in den pflegerischen Sektor von Versorgungskrankenhäusern. Oberschwester **S. Tracy** aus Boston veröffentlichte 1910 ein Buch über Beschäftigungstherapie bei Kranken, in dem sie die handwerkliche Betätigung der ihr anvertrauten Patienten hervorhebt. Sie erläuterte weiter den Wert und Nutzen der handwerklichen Techniken für bestimmte Krankheitsformen. Die erste Schule für Beschäftigungstherapeuten wurde 1908 von **Julia Lathorp** und dem Rabbi **Hirsen** als Zweig des Chicagoer Instituts für Sozialwissenschaften eröffnet. Sie bestand bis 1923. In der Zwischenzeit wurden in den USA weitere Schulen eingerichtet. Während des 1. Weltkriegs nahm die Beschäftigungstherapie in den Lazaretten und Krankenhäusern zunächst in den USA und dann auch in allen anderen europäischen Ländern einen Aufschwung. Bald wurde festgestellt, daß neben der Ablenkung eine Funktionsverbesserung, zum Teil sogar eine Funktionswiederherstellung eintrat.

So auch in Deutschland, wo die Arbeit zur Therapie bei Körperbehinderungen eingesetzt wurde. Bekannt ist unter anderen z. B. die Düsseldorfer Verwundetenschule. Es kamen aber auch Impulse durch die von Sauerbruch eingeführte Kineplastik (Muskelkanalisierung) bei Armamputierten zum Steuern von Armprothesen. Übungswerkstätten wurden geschaffen, in denen die

Amputierten, die mit den sogenannten Sauerbruch-Prothesen versorgt waren, unter Anleitung den Gebrauch dieser Prothesen erlernten. Diese Aufgabe gehört auch heute noch zum Behandlungsspektrum der Ergotherapie.

Aufgrund der erreichten Erfolge wurde vor allem von den Orthopäden, Chirurgen und in der Beschäftigungstherapie Tätigen in den 30er Jahren in den USA, England, Frankreich und den skandinavischen Ländern ein System der funktionellen Beschäftigungstherapie für Körpergeschädigte augebaut. In Europa wurde 1930 in Bristol **von Elisabeth Casson** die erste Schule für Beschäftigungstherapeuten gegründet. Seit 1935 besteht in Kopenhagen eine Ausbildungsstätte für Beschäftigungstherapeuten. In der Tbc-Heilkunde wurde bald von den Fachleuten der positive Einfluß der Beschäftigung und Arbeit auf die Psyche der durch die Ruhe-Langzeit-Behandlung zur Inaktivität verurteilten Patienten als wichtige Behandlungsmethode erkannt. So wurde von vielen Lungenfachärzten eine wohldosierte Arbeit in ihre Behandlungspläne aufgenommen. In der Schweiz erkannte als einer der ersten **A. Rollier** den Einfluß der Arbeit bei der Behandlung von Tbc-Patienten und setzte dies in der Clinique de manufacture internationale in Leysin in die Tat um. In Deutschland führten unter anderen **H. Alexander** (1881–1955) und **Dorn** (Charlottenburg, 1928) arbeitstherapeutische Maßnahmen bei der Behandlung Lungenkranker, besonders bei Tuberkulösen, ein. Weitere, im Schrifttum unerwähnte Pioniere, die für die durch Arbeit ergänzte Behandlung Tbc-Kranker eintraten, folgten den Beispielen von Rollier und Alexander. Aus der Chronik und dem Geschäftsbericht (s. Tab. 1) der im Juni 1900 durch Robert Koch in Kolkwitz bei Cottbus eingeweihten Lungenheilstätte für Frauen geht hervor, daß in der Volksheilstätte neben der Langzeitruhe-Chemotherapie-Behandlung Gymnastik, Beschäftigung und Arbeit als kombinierte Behandlungsmethode durchgeführt wurde. Die Frauen, zum überwiegenden Teil Arbeiterinnen mit niedrigem Bildungsstand aus den Tuchfabriken und

Tabelle 1 Geschäftsbericht für das Jahr 1910, Lungenheilstätte Kolkwitz bei Cottbus

1.	Gehälter für Beamte	12.976,72 RM
2.	Vergütung für Geistliche und Organisationen	833,20 RM
3.	Vergütung für Pflegeschwestern aus dem Auguste-Vikoria-Heim Eberswalde	2.336,00 RM
4.	Löhne für die im Arbeits- und Gesindedienstverhältnis stehenden Personen	8.276,10 RM
5.	Bureau- und Kassenbedürfnisse, Postgebühren usw.	1.409,95 RM
6.	Für Lebensmittel	55.244,60 RM
7.	Für Feuerung, Beleuchtung, Reinigung	9.660,90 RM
8.	Für Fuhrwerk	1.329,70 RM
9.	Für Viehhaltung	1.616,68 RM
10.	Für Kleidung des Personals und der Kranken	912,44 RM
11.	Instandhaltung der Wäsche einschließlich Lagerstellen	938,55 RM
12.	Arzneien und Verbandstoffe, Unterhaltung des Op-Zimmers, Laboratoriums und der meteorologischen Station	2.130,17 RM
13.	Für Kirchenbedürfnisse, Bücher, Zeitungen, Zeitschriften	444,90 RM
14.	Für Unterhaltung der Gebäude, Einfriedung, Maschinenanlage, des Parkes, Friedhofes, Rieselfeldes	6.777,03 RM
15.	Unterhaltung des Haushaltsgerätes	890,02 RM
16.	Feuer- und Viehversicherung	649,32 RM
17.	Reisekosten der Kranken	1.459,60 RM
18.	Verschiedene Ausgaben	3.212,58 RM
		111.098,46 RM
	Verzinsung des Anlagekapitals mit 3 %	24.494,23 RM
	Gesamtausgaben:	**135.592,69 RM**
	Einnahmen aus Wald-, Garten- und Viehnutzung, Fuhrwerksbetrieb und sonstige Einnahmen	**4.175,30 RM**
	Zuschuß	**131.417,39 RM**

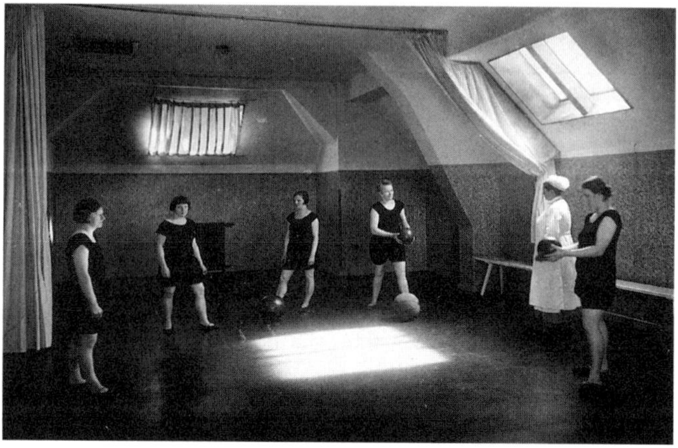

Abb. 1.1
Gymnastik
In der ehemaligen
Tbc-Heilstätte
Cottbus/Kolkwitz

Färbereien von Cottbus und Umgebung, sollten zunächst Sauberkeit und Körperhygiene erlernen. Die Gymnastik sowie Turnen und Spiele wurden bei schönem Wetter im Freien, sonst in einem dafür eingerichtete Raum täglich durchgeführt. Die gymnastischen Übungen dienten in erster Linie zur Übung und Stärkung der Atemmuskulatur (s. Abb. 1.1). Die Beschäftigung hatte das Erlernen von Nähen, Stopfen, weiteren Handarbeiten sowie einer dem einfachen Haushalt angepaßten korrekten Haushaltsführung zum Ziel. Es sollte weiter die Erhaltung und Gewöhnung an die Arbeit mit allmählicher Steigerung der Belastung und Arbeitszeit erreicht werden. Dazu diente das Arbeiten in der Näh- und Bügelstube, Abwaschen, Säubern der Gemeinschaftsräume, die Tätigkeit in der Küche und im Garten, im Park und auf dem Feld (s. Abb. 1.2 und 1.3). Erreicht werden sollte damit nach der Entlassung eine soziale Sicherstellung und eine sofortige Wiederaufnahme von Arbeit ohne Rückfallsneigung. H. Alexander, der die Arbeitstherapie in den zwanziger Jahren in den Lungenheilstätten Agra einführte, erhöhte die Bedeutung der Arbeitstherapie durch seine Leitsätze „Der Lungenkranke hat das Recht auf Arbeit“ und „Der Tuberkulöse hat die Pflicht zur Arbeit.“. Die wirtschaftlich katastrophale Lage erhöhte die Rückfallneigung der entlassenen Tbc-Patienten bei der Wiederaufnahme der

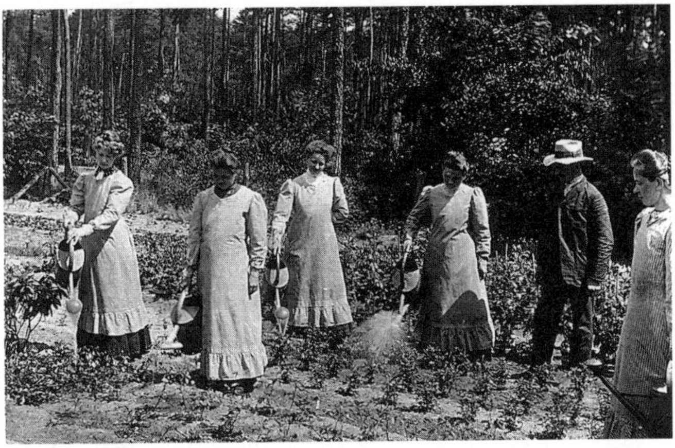

Abb. 1.2
Arbeitstherapie
im Garten

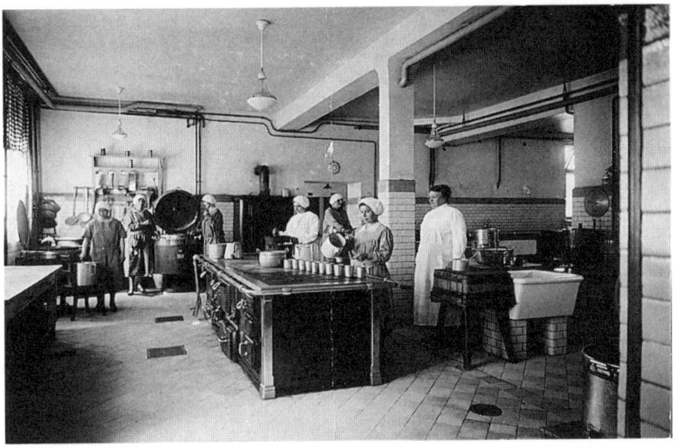

Abb. 1.3
Arbeitstherapie
in der Küche

Arbeit. So entstand der Gedanke eines überwachten Arbeitstrainings. Es entstanden Unternehmen, in denen der Kranke unter ärztlicher Aufsicht seinen Lebensunterhalt erarbeiten konnte. Dazu zählten die Papworth-Siedlungen von **Varrier-Jones** in England 1917 und die nach diesem Beispiel aufgebaute Tbc-Siedlung Herrnprotsch von **Brieger** (1929). Nach einer Schweizer Statistik (1943) wurden von den 400 deutschen Heilstätten immerhin bei knapp 50 Heilstätten Abteilungen für Arbeitstherapie gezählt. Ganz allgemein gilt für Deutschland, daß bis zum Ende des 2. Weltkrieges die Rehabilitation, auch bedingt durch die Rassenideologie des Nationalsozialismus, nicht im erforderlichen Maße staatlich gefördert wurde. Erst nach 1945 wurde es möglich, die im angelsächsischen und skandinavischen Raum gemachten Erfahrungen auf dem Gebiet der Rehabilitation allgemein und speziell auf dem Gebiet der Beschäftigungs- und Arbeitstherapie bei der Behandlung der Kranken und Behinderten in unseren Krankenhäusern anzuwenden. Erschwerend kam die Zweiteilung Deutschlands in die Bundesrepublik Deutschland und die Deutsche Demokratische Republik hinzu. Für beide deutsche Staaten galt es, eine planmäßige Ausbildung von Beschäftigungs- und Arbeitstherapeuten zu sichern.

1.2 Die weitere Entwicklung der Ergotherapie

Nach einem kurzen Versuch des gemeinsamen Neubeginns nach dem 2. Weltkrieg kam es durch die Teilung Deutschlands mit Gründung der Bundesrepublik Deutschland und der Deutschen Demokratischen Republik zu unterschiedlichen Entwicklungen im Fachgebiet. In beiden Teilen des Landes erschlossen sich der Arbeits- und Beschäftigungstherapie immer weitere Einsatzgebiete. Während in der Bundesrepublik Erfahrungen aus den angelsächsischen und skandinavischen Ländern Einfluß nahmen, angewandt und weiterentwickelt wurden, war die Berufsgruppe in der DDR spätestens seit 1961 immer stärker isoliert, was insbesondere die breite und individuelle Information betraf. Diese Situation hatte auch Auswirkungen auf den Einsatz von Behandlungsmethoden, die scheinbar nicht im vollen Umfang wissenschaftlich belegt werden konnten oder als Außenseitermethoden betrachtet wurden.

Die neuen Behandlungsmethoden auf der Grundlage neurowissenschaftlicher bzw. neurophysiologischer Erkenntnisse fanden nur zögernd Eingang in die noch vorwiegend motorisch-funktionell ausgerichtete Arbeitstherapie. Auch die Behandlung von Kindern gehörte nicht zu den Aufgaben des Arbeitstherapeuten. Die Betreuung erfolgte durch Physiotherapeuten und durch Pädagogen. Hier machte sich der Unterschied in der Berufsbezeichnung Arbeitstherapeut auf der einen Seite und Beschäftigungs- und Arbeitstherapeut auf der anderen Seite im Aufgabenbereich der beiden Berufsgruppen praktisch bemerkbar. Wenn hier auf Unterschiede hingewiesen wird, dann nicht, um das Trennende in den Vordergrund zu stellen, sondern um auf Besonderheiten aufmerksam zu machen und das gegenseitige Verstehen zu fördern. Auch die über 40jährige Trennung in Deutschland hat nicht zu so verschiedenen Entwicklungen der beiden Berufsgruppen geführt, denn die Grundlagen der Behandlung und das alte Anliegen, durch „Arbeit zu heilen", sind gleich geblieben. Wir wissen, daß sinnvolle und ansprechende Tätigkeit zum weiteren Tun motiviert. Das hat die Ergotherapie der Physiotherapie voraus. Insofern ist der Einsatz von immer weiteren bewegungs- und trainingsfördernden Geräten statt einer Tätigkeit mit handwerklichem Charakter mit dem Ziel der Gestaltung von Gegenständen kritisch zu sehen. Das betrifft besonders Kranke mit Langzeittherapien. Setzt sich diese Entwicklung fort, die gestaltende Beschäftigung weiter in den Hintergrund zu drängen, und sei es nur aus wirtschaftlichen Überlegungen, dann nähern sich die Behandlungsverfahren letztlich immer weiter denen der Krankengymnastik und Physiotherapie. Fachgebietsübergreifende Therapien sind richtig und wichtig. Der Charakter des Fachgebiets Ergotherapie darf dabei nicht verloren gehen.

Im Rahmen des Wiedervereinigungsprozesses nach der Wende 1989 konnte 1990 die Berufsbezeichnung Arbeitstherapeut während der Übergangsregierung der DDR in Ergotherapeut umbenannt werden, die für beide Therapieformen, Beschäftigungs- und Arbeitstherapie, als Oberbegriff in den neuen Bundesländern gültig ist.

Glaubt man den vielfältigen Attributen, mit denen Anforderungscharakteristiken für Ergotherapiestellen in den Fachzeitschriften ausgeschrieben sind, so scheint es, Ergotherapeuten seien ein ganz elitärer Kreis. Dies geht jedoch an der Realität vorbei. Was wir brauchen, sind Menschen, die ihren Beruf ernst nehmen, die sich für und in ihrem Beruf engagieren und die es verstehen, unterschiedliche Fähigkeiten und Fertigkeiten den vielfältigen Aufgaben, die der Beruf des Ergotherapeuten bereit hält, zum Wohle ihrer Patienten anzupassen.

2 Pädagogisch-psychologische Grundlagen

2.1 Pädagogische Grundlagen

2.1.1 Allgemeine pädagogische Bedingungen

Der gesamte Prozeß zur Gesunderhaltung und zur Wiederherstellung der Gesundheit des Menschen verläuft unter der Leitung des Arztes. Den Sinn und das Ziel der ärztlichen Verordnung im Einzelfall zu erkennen und zu erfüllen, setzt den Willen und die Fähigkeit zu exakter Arbeit, ein hohes Pflicht- und Verantwortungsbewußtsein und neben vielen praktischen Fertigkeiten umfangreiche medizinische, pädagogische und psychologische Kenntnisse voraus. Es gilt der Grundsatz, daß nicht Krankheiten, sondern kranke Menschen zu behandeln sind.

Die Behandlung der Patienten erfordert neben einem soliden Wissen auch Einfühlungsvermögen.

Bei der Durchführung der Ergotherapie kommt es nicht nur darauf an, daß die Anordnungen des Arztes gewissenhaft ausgeführt werden, sondern auch darauf, daß eine ruhige, sachliche und freundliche Atmosphäre in der Abteilung herrscht. Dazu gehört, daß die Patienten persönlich angesprochen und nicht unnötig aufgeregt werden, daß Unsicherheit, Befangenheit und Angst abgebaut werden. Der Gesundungswille des Patienten und seine Gesundheit müssen stets gleichzeitig gefördert werden. Fehler hierbei hemmen nicht nur den Gesundungsprozeß, oftmals können sie auch zu weiteren Schädigungen führen.

Die Behandlung soll allmählich und behutsam, aber stetig die Selbständigkeit des Patienten anregen und ihm zunehmend das Gefühl eigener Leistungsfähigkeit vermitteln. Eine grundlegende Voraussetzung dafür ist, daß der Patient und gegebenenfalls auch seine Angehörigen Vertrauen zur Behandlung und zum Behandler haben. Hier ist das erste Zusammentreffen und Gespräch mit dem Patienten von besonderer Bedeutung. Der Patient wird um so schneller Vertrauen finden, je mehr darauf geachtet wird, daß in ruhiger, verbindlicher und betont freundlicher Art mit ihm gesprochen wird. Seinen Willen, seine Wünsche und vor allem seine Würde muß er beachtet und respektiert wissen.

Der Erfolg einer Behandlung hängt wesentlich von der Kooperation Patient – Therapeut ab.

Der Führung des Patienten, direkt durch Anweisungen und indirekt durch Gespräche, muß erhebliche Beachtung geschenkt werden. Eine verständliche, klare Sprache und Ausdrucksweise ohne Überheblichkeit helfen, Unsicherheit, Zweifel und Ängste zu beseitigen.

Vorsicht ist bei der Beurteilung der Erkrankung oder Schädigung im Gespräch mit dem Patienten geboten. Nur mit äußerster Zurückhaltung sollten Fragen des Patienten zu seinem Gesundheitszustand, die über den eigentlichen Behandlungsgegenstand und das -ziel hinausgehen, erörtert werden. Hier empfiehlt es sich immer, auf den behandelnden Arzt zu verweisen.

Im Umgang mit dem Patienten ist in jedem Fall davon abzuraten, eine familiäre Vertraulichkeit anzustreben. Darunter würde nicht nur die Autorität des Ergotherapeuten leiden, auch die für die Therapie notwendige Disziplin könnte dadurch untergraben werden. Außerdem besteht die Gefahr, daß die Persönlichkeit des Patienten so in vielen Fällen mißachtet werden könnte.

Auch das sogenannte Betriebsklima und der gute Umgangston, den die Mitarbeiter untereinander pflegen, wirken sich erheblich auf das Wohlbefinden des Patienten aus.

Selbstverständlich ist, daß der Ergotherapeut dem Patienten in einem äußerlich gepflegten Zustand und in korrekter und sauberer Dienstkleidung entgegentritt. Dies gilt selbstverständlich nicht nur für den ersten, entscheidenden Kontakt, sondern auch generell.

Von besonderer Bedeutung im Behandlungsprozeß ist das wechselseitige Verhalten. Physis und Psyche bilden eine Einheit, und die Funktionen des menschlichen Organismus stehen immer in Abhängigkeit zu den äußeren Bedingungen seiner Existenz. So ist zu erklären, daß bei insgesamt ungünstigen Umgebungsbedingungen die subjektiven Beschwerden eines Patienten oftmals größer und umfangreicher sind, als der objektive Befund sie erwarten ließe. Der Patient sorgt sich um den Ausgang seiner Krankheit und die Folgen, die sich daraus für ihn, seine Berufstätigkeit, seine Familie usw. ergeben. Inneres Verhalten (z. B. Denken, Gefühle), oftmals auch als inneres Erleben bezeichnet und der fremden Beobachtung nicht direkt zugänglich, verbunden mit äußerem Verhalten bilden eine komplexe Einheit.

Die Beobachtung des Patienten, insbesondere seiner Sprache, Mimik, Gestik und der Aktivität, gestattet wesentliche Rückschlüsse auf sein Befinden und seine Einstellungen. Sie ist eine wichtige Methode für den Ergotherapeuten, um Schlußfolgerungen für die weitere Führung des Patienten ziehen zu können.

Dabei ist auf folgende Kriterien zu achten:

- Ist der Patient in der Lage, aufgrund seines Bewußtseinszustandes die Situation angemessen zu erkennen?
- Ist der Patient in der Lage, aufgrund seines Lebensalters, seines Bildungsstandes und seines Gedächtnisses die Situation angemessen zu erkennen?
- Ist der Patient durch den Arzt über die verschiedenen Aspekte seiner Krankheit und/oder Behinderung ausreichend und vollständig informiert?
- Liegen andere organische, psychische oder soziale Besonderheiten vor, die das Erkennen der Krankheitssituation erschweren oder unmöglich machen?

- Beurteilung der Bewußtseinslage durch Kriterien der Orientierungsfähigkeit, Beurteilung der Merkfähigkeit, z. B. durch Nachfrage zu den letzten Mahlzeiten, Beurteilung der Intelligenz durch Gespräche über verschiedene Sachgebiete (Zimmer, Wohnung, Verwandte).
- Erfassen des Lebensaspektes durch Beschreibung folgender Kategorien: Wohlbefinden oder Unbehagen, angstfrei oder ängstlich, Tatendrang oder Lustlosigkeit, interessiert – interessenlos, gehobene Stimmung – depressiv, Zuwendung oder Abwendung, müde oder aufgeweckt.
- Beschreibung der emotionalen Reaktionen, z. B. Gesichtsausdruck, Haltung, Stimme, Beschreibung der Gefühle durch den Patienten und durch den Therapeuten (körperliche Begleiterscheinungen sind zu registrieren).

Die einmalige und unverwechselbare Persönlichkeit eines jeden Patienten sowie die unterschiedlichsten Erkrankungen, Schädigungen und deren Folgeerscheinungen bedingen eine hohe Differenziertheit in jeder Ergotherapieabteilung. Die sich daraus notwendigerweise ergebende therapeutische Vielfalt stellt hohe Ansprüche an den Ergotherapeuten. Neben der Auswahl und Durchführung der speziellen Ergotherapieinhalte und -techniken gilt es immer, die individuellen Besonderheiten (Alter, Lebensumstände, Wünsche, Vorstellungen, Neigungen, Bildung, Fähigkeiten, Fertigkeiten) des Patienten zu beachten. Art und Ausmaß der Erkrankung oder Schädigung sowie Beachtung der Persönlichkeit mit ihren jeweiligen physischen und psychischen Besonderheiten sind Maßstab für das individuelle Vorgehen. Durch ständige Analyse der konkreten Situation ist der aktuelle individuelle Entwicklungsstand festzustellen, und nur daraus lassen sich die weiteren erforderlichen Maßnahmen zur Behandlung ableiten.

In jedem Fall hat die Ergotherapie, ungeachtet ihrer jeweiligen Form und Hauptzielsetzung, auch eine psycho-hygienische und pädagogische Komponente.

Daraus ergibt sich ein komplexes therapeutisch-pädagogisches Geschehen, welches zielgerichtet und optimal genutzt werden muß. Eine pädagogische Situation ist bei der Durchführung jeder Ergotherapie vorhanden, auch wenn das dem Ergotherapeuten nicht immer bewußt ist. Sie besteht schon allein dadurch, daß der Patient sich in einem besonderen Abhängigkeitsverhältnis befindet. Außerdem ist die Ergotherapie eine aktive Behandlung, die nicht ohne die Vermittlung von Fähigkeiten, Fertigkeiten und Kenntnissen auskommt. Die Anleitung der Patienten, sowohl bei den vielfältigen Tätigkeiten als auch zum richtigen Verhalten, erfordert neben der fachlichen (theoretischen und handwerklichen) Kompetenz ein hohes Maß an Ruhe und Ausgeglichenheit, optimistischer Freundlichkeit, Geduld, Willenskraft und zielstrebiger Energie.

2.1.2 Arbeit als Mittel und Methode einer Behandlung

Die Arbeit als Mittel und Methode einer Behandlung einzusetzen, leitet sich aus ihrer persönlichkeitsbildenden Bedeutung ab.

Arbeit hat, abgesehen von den elementaren Formen der Selbstbedienung, gesellschaftlichen Charakter und ist als ein allumfassender Tätigkeitsprozeß zu verstehen, in dem sich wesentliche Persönlichkeitsmerkmale durch gesellschaftliche Beziehungen entwickeln und verändern lassen. Der Arbeit kommt somit eine außerordentlich bedeutsame und auch erzieherische Funktion zu.

Arbeitsprozesse, insbesondere die im Rahmen der Ergotherapie, gehen immer mit Erziehungsprozessen einher.

Allerdings ist der Ausprägungsgrad der Erziehungsprozesse unterschiedlich und mehr oder weniger verdeckt.

Wenn oftmals auch das funktionelle Element der Ergotherapie, das heißt die Funktionsschulung, durch eine besondere Arbeitstätigkeit im Vordergrund der Behandlung steht, so ist doch auf allgemeine pädagogische, psychologische und didaktisch-methodische Grundlagen nicht zu verzichten. Der Tätigkeitsprozeß ist als ein Prozeß der Auseinandersetzung mit der Umwelt zu verstehen, als ein übergreifender, alle Bereiche der Persönlichkeit umfassender Lernvorgang, in dessen Ergebnis eine ständige Veränderung des Subjekts erfolgt.

Der Ergotherapeut lenkt die Aktivität des Patienten auf Tätigkeitsinhalte und Lernziele, die von ihm verstanden und akzeptiert werden und die den Behandlungserfordernissen entsprechen. Die Form der Einflußnahme muß die Eigenschaften und Zustände des Patienten berücksichtigen. Die Tätigkeit muß daher so gestaltet sein, daß der Patient von der Aufgabe angesprochen wird, sich mit ihr identifiziert und entsprechende Aktivitäten auslöst.

Bei der Behandlung beeinflussen sich Ergotherapeut und Patient gegenseitig, einerseits durch die Sprache (verbal), andererseits durch Mimik und Gestik (nonverbal). Die führende Rolle übernimmt der Ergotherapeut. Er bestimmt weitgehend das Verhalten des Patienten durch seine An- und Unterweisungen.

Der Ergotherapeut stellt auf der Grundlage der gewonnenen Erkenntnisse und unter Verwendung bestimmter Prinzipien und praktischer Erfahrungen den Behandlungsplan für den Einzelfall auf. Das beinhaltet sowohl die Konkretisierung des Behandlungszieles als auch Entscheidungen zum Inhalt, zur Methode und zur Organisation des Ablaufs.

Die Bewertung der Ausgangssituation durch den Ergotherapeuten bestimmt das didaktisch-methodische Vorgehen und sichert damit bewußt die Bedingungen zur Motivierung, Inhaltsübermittlung und Zielorientierung bei der Behandlung.

Die didaktisch-methodischen Maßnahmen müssen während des Behandlungsprozesses ständig überprüft werden. Von besonderer Wichtigkeit hierbei ist ständige

Motiverneuerung bzw. -bekräftigung, die das Lerninteresse des Patienten aufrecht erhält.

Ausschlaggebend für das Lerninteresse ist die Faßlichkeit der Lernmotive, die nur aus einer sinnvollen praktischen Tätigkeit abgeleitet werden können. Die dem Patienten gestellten Aufgaben müssen konkret-anschaulich und unbedingt lösbar sein, sie müssen zur Eigenaktivität anregen, d. h., sie müssen daher seinen Interessen und Fähigkeiten entsprechen bzw. entgegenkommen und hinsichtlich ihrer Ausführung überschaubar und verständlich sein. Daraus erwächst die ständige pädagogische Aufgabe, den Patienten den Sinn seiner praktischen Anstrengungen durch entsprechende Erfolge erleben zu lassen.

Die Behandlung muß so angelegt sein, daß sie nach Erreichen von Teilzielen und in der Regel spätestens nach zwei Stunden unterbrochen werden kann, um Ermüdungs- und Übersättigungserscheinungen abzufangen. Alle äußeren Stör- und Hemmfaktoren müssen ausgeschaltet werden. Entsprechende Einflußnahme ist gegebenenfalls auch auf die Personen der Umgebung des Patienten auszuweiten, um Aufgeschlossenheit und Bereitschaft zur Unterstützung der Ergotherapie herzustellen.

Die positiven Leistungsergebnisse müssen der allgemeinen Aufwertung und Anerkennung nutzbar gemacht werden. Jeder erreichte Fortschritt muß bewußt gemacht werden. Das hilft dem Patienten bei der realen Selbsteinschätzung und baut Angst, Mißtrauen und Widerstand ab. Er ermöglicht so weitere Kooperation und entsprechenden Ergotherapieverlauf.

2.1.3 Besonderheiten einiger Behandlungsformen der Ergotherapie

Ohne auf die im nächsten Kapitel näher beschriebene Differenzierung der Ergotherapie hier einzugehen, sind doch zur *Beschäftigungstherapie*, dem *Selbständigkeitstraining* und auch zu den Formen der *Einzel- und Gruppentherapie* einige Hinweise zu geben.

Allgemein festgestellt, besteht die therapeutische Bedeutung der Ergotherapie in der Motivierung und Auslösung psychischer und physischer Aktivität. Das gilt auch für die Beschäftigungstherapie und das Selbständigkeitstraining, jedoch mit anderen Inhalten. Im wesentlichen bezieht sich Beschäftigungstherapie auf vielfältige Spielformen, Erzählungen, Lesungen, gemeinsame visuelle und akustische Unterhaltung und weitere andere Handlungen, die Wohlbefinden, Interesse, Kommunikation und damit zumindest psychische Aktivität auslösen. Auch Übungen an Geräten, ähnlich wie in der Physiotherapie, die hauptsächlich der Verbesserung der Belastbarkeit, der Koordination, der Konzentration usw., also der Funktionsschulung dienen und in deren Ergebnis kein materielles Produkt entsteht, sind im Rahmen der Ergotherapie als Beschäftigungstherapie anzusehen. Die Beschäftigungstherapie beinhaltet also erste Versuche zur Motivierung und Aktivierung, oftmals angewendet zur Vorbereitung auf eine später durchzuführende Arbeitstherapie. Sie hat keinen produktiven Charakter und wird häufig bei Kindern, langliegenden, psychiatrischen und bei senilen Patienten praktiziert.

Während die Beschäftigungstherapie sowohl als Einzel- wie auch als Gruppentherapie angewendet werden kann, wird das Selbständigkeitstraining in der Regel immer eine Einzeltherapie sein. Selbständigkeitstraining zielt auf die weitestgehende Überwindung der Abhängigkeit von fremder Hilfe und Pflege, zuallererst in den Bereichen der Nahrungsaufnahme, der Körperhygiene und beim An- und Auskleiden.

Welche Therapieform ist zu bevorzugen, die Gruppen- oder Einzeltherapie?

Die Antwort auf diese Frage wird sich zumindest zum Beginn jeder Ergotherapie zunächst aus der sehr sorgfältigen Analyse der Schädigung und Behinderung des einzelnen, seiner daraus resultierenden individuellen Besonderheiten und Bedürfnisse und auch aus seinem Alter ergeben.

Generell gilt, daß die didaktisch-methodische Grundlage des gesamten rehabilitationspädagogischen Geschehens zur Korrektur von Behinderungen – und Ergotherapie ist durchaus so zu verstehen – die Gruppenarbeit und das organisierte gemeinsame Tätigsein ist.

Arbeit ist dabei als die produktive Tätigkeit im gesellschaftlich bedeutsamen Sinne, Tätigsein als die Daseinsform zu verstehen, mit der wir alle übrigen Lebensbereiche zu erfassen versuchen. In diesem Geschehen wirken jeweils immer mindestens zwei Gruppen miteinander, die Patienten und die Behandler.

In einem sozial organisierten und sozial vermittelten Tätigkeitsprozeß, dessen Wesen in der Kooperation liegt, werden soziale Beziehungen konkret in der Gruppe erlebt. Hierbei geht es sowohl um die Kooperation der Patienten, als auch um die der Behandler. Ihre Beziehungen sind in vielfältiger Weise mit- und untereinander verwoben.

Der einzelne in seiner positiven Entwicklung bereits gefestigte Patient ist in vielerlei Beziehung anderen Patienten Maßstab für eigene Anstrengungen. Seine Entwicklungsfortschritte können nur durch Kooperation in der Gruppe in das rehabilitative Geschehen eingebracht werden und dienen dann sowohl dem wieteren allgemeinen als auch persönlichen positiven Behandlungsverlauf. Der einzelne kann aber auch nur dann die für ihn bedeutsame allgemeine Bestätigung erfahren, wenn die Gruppe sie ihm ermöglicht.

2.2 Psychologische Grundlagen der Ergotherapie

2.2.1 Einleitung

Ergotherapeutische Maßnahmen als ärztliche Therapieverordnungen haben das Ziel der Funktionserhaltung und Funktionsförderung bei Behinderten unterschiedlicher Schädigungsformen und unterschiedlichen Lebensalters. Ursachen solcher Behinderungen (disabilities) sind biologische, mechanische, toxische oder psychosoziale Faktoren. Diese Behinderungen sind vom Krankheitsgeschehen durch den zeitlichen Verlauf abzugrenzen. Jedoch führen auch extreme Anforderungen und Überforderungen zu Störfaktoren (attitudes), die Behinderungen auslösen können. Schließlich können konstitutionelle Besonderheiten, Angewohnheiten und angeborene Schädigungen (impairment) zu Behinderungen im Leistungs- und Sozialbereich führen (Tab. 2.1).

Mit der Überweisung zur Ergotherapie erfolgt ein Therapieabschnitt, der von der fachmedizinischen Behandlung im engeren Sinne wegführt. Erweitert wird diese Behandlungsphase durch klinisch-psychologische, arbeitspsychologische und pädagogische Maßnahmen. Dazu gehören Probleme der Arbeitsleistung in Abhängigkeit von den einzelnen Fähigkeiten und Fertigkeiten des Behinderten. Diese Arbeitsleistungen sind so zu gestalten, daß der einzelne Betroffene eine Verbesserung seiner körperlichen, geistig-intellektuellen und psychosozialen Leistungs- und Verhaltensweisen erfährt. Die so für den Behinderten sinnvolle Arbeit steht in engem Zusammenhang mit seinen individuellen Wünschen und Interessen, seinen Handlungsmotiven und seiner sozialen Integration. Nur wenn über die sehr unterschiedlichen Arbeits- und Handlungsformen auch neue soziale Beziehungen aufgebaut sowie vorhandene Beziehungen gestärkt und neu entwickelt werden, ist von einer effektiven Arbeit zu sprechen (Aernout 1981).

Alle ergotherapeutischen Methoden sollen über verschiedene Handlungsverläufe und Tätigkeitsvollzugsformen den Integrationsaspekt in den Mittelpunkt stellen. Insofern sind diese Methoden immer fachübergreifend. Damit wird in der Ergotherapie der handelnde Mensch mit seinen Behinderungen und seinen individuellen psychosozialen Eigenarten im Zentrum der diagnostischen und therapeutischen Arbeit stehen. Eine solche Vorgehensweise ist nicht von den einzelnen

Tabelle 2.1 Entstehung, Veränderung und Minderung einer Behinderung

Ursächliche Faktoren	– Krankheiten (biologische Faktoren) – Umgebung (psychosoziale Faktoren) – Verhaltensweisen (Attitudes) als Ergebnis der Auseinandersetzung mit den Störfaktoren – An- und Überforderungen – Schädigungen (angeborene und erworbene)
Ergebnis	– Funktionelle Einschränkungen – Schädigungen (aktuell vorhandene) – Behinderungen
Individuelle Konsequenzen	– Leistungsrückgang (weniger Unabhängigkeit und Beweglichkeit, weniger aktive Freizeit, weniger soziale Integration, ökonomisch-finanzielle Nachteile) – Familiäre Konsequenzen (gestörte soziale Beziehungen, Partnerschaftsstörungen, Betreuung und Pflege, ökonomische Belastungen, geringeres gemeinsames Zeitvolumen) – Soziale Konsequenzen (gestörte und fehlende Integration, Isolierung, geringe Produktivität, geringe Anerkennung)
Verhütung und Veränderung von Behinderungen	– Prävention (Vorbeugung) – Rehabilitation (Wiedereingliederung) – Förderung durch Forderungen, Hilfe und Pflege – Veränderung der Lebensführung durch Aktivierung und Beratung

Behinderungsformen im Leistungs- und Verhaltensbereich zu trennen. In jedem Fall muß dem Behinderten die Möglichkeit offenstehen, neben den Leistungserfolgen auch Scham und Ehrgeiz, Ängste und Hoffnungen, seine Wunsch- und Wertvorstellungen artikulieren zu können. Damit ist dann die Chance gegeben, nicht allein eine Syndrom- oder Symptombehandlung durchzuführen. Mittels ergotherapeutischer Methoden kann eine optimale Verbesserung der psychosozialen Leistung erreicht werden.

So wird ein hohes Maß an Zufriedenheit und Wohlbefinden beim Behinderten, im Sinne einer optimalen Lebensqualität, trotz Leistungseinschränkung, erreicht.

2.2.2 Leistungs- und Verhaltensbesonderheiten nach Krankheit, Unfall und angeborenen Leiden

Um ergotherapeutisches Vorgehen exakt zu planen und eine individuelle Arbeitsmethodik aufstellen zu können, bietet sich zunächst eine Beschreibung der krankheitsbedingten Veränderungen in einer groben Dreiteilung an. In einem zweiten Schritt wird diese Unterteilung dann nach krankheits- oder unfallbedingten Faktoren differenziert und mit alterstypischen Verhaltensweisen verglichen.

Bei der Beschreibung dieser Veränderungen sind an erster Stelle die körperlichen Behinderungen zu nennen, mit einem Leistungsverlust oder einer Leistungseinschränkung – subjektiv erlebt und/oder objektiv nachweisbar. Solche Veränderungen treten im Aktivitäts- (Vigilanz-)Bereich auf und bei Bewegungsabläufen in der Grob- und Feinmotorik. Davon abzugrenzen sind die geistig-intellektuellen bzw. mnestisch-kognitiven Störungen. Und schließlich können Verhaltensveränderungen gesondert betrachtet werden.

Solche Typisierungen stellen die allgemeinen Besonderheiten einer Behinderung in den Mittelpunkt. Sie dürfen aber die Wechselwirkungen der körperlichen, geistigen und psychosozialen Beeinträchtigungen untereinander und gegenüber Umweltfaktoren nicht vernachlässigen. Aus diesem Grund hat sich der Begriff der biopsychosozialen Einheit der Persönlichkeit in den letzten Jahren durchgesetzt. So kann die wechselseitige Abhängigkeit in der Einheit der Persönlichkeit erfaßt werden. In jedem Einzelfall werden die aktuellen Leistungs- und Verhaltensformen eines Behinderten von folgenden Regulationsbereichen bestimmt: den physiologisch-vegetativen Mechanismen, den Umweltfaktoren, den körperlich-seelischen Besonderheiten und den intraindividuellen Auseinandersetzungsformen. (Ehle 1984, Abb. 2.1).

Im Einzelfall ist es dann durchaus möglich, daß aktuelle Leistungsminderungen oder Insuffizienzformen

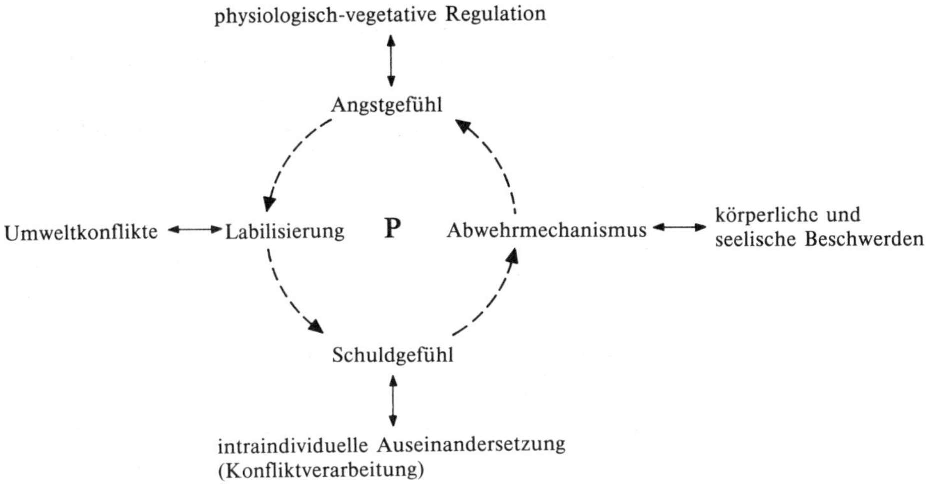

Abb. 2.1 Das Wechselspiel sozialer, innerpsychischer und physiologischer Faktoren bei der Ätiopathogenese einer Krankheit (Ehle 1984)

durch unterschiedliche Symptomkonstellationen entstehen, z. B. Inaktivität bei Hirndurchblutungsstörungen oder bei Herz-Kreislauf-Störungen, eventuell auch durch neurotische Überlagerungen.

Bei leichten Vigilanz- oder Antriebsstörungen ist eine Verbesserung solch geringer Leistungsminderungen kaum problematisch, wenn unter Beachtung der Behindertenmotivation in der Ergotherapie ein langsames Angleichen an arbeitsähnliche Situationen trainiert wird. Der Behinderte bringt diese Forderungen mit seinen bisherigen Erfahrungen in Übereinstimmung, er erlebt Teilerfolge und kann kleine Mißerfolge kompensieren. Im Bereich der vorab formulierten Zielvorstellungen sieht er die Erreichung seiner Wünsche. Häufig ist dann die volle berufliche Reintegration nach solchen Krankheiten und Unfallfolgen mit leichten Behinderungen bald möglich.

Größere Schwierigkeiten während der Ergotherapie sind zu erwarten, wenn Behinderte zu schnell und mit großem (Über-) Eifer in kurzer Zeit wieder an den alten Arbeitsplatz möchten. Sie wollen schnell ihre alte Position einnehmen und in ihrem sozialen Umfeld die gleiche Anerkennung erhalten wie vor der Behinderung. Gerade in solchen Situationen sind Fehleinstellungen und Fehlverarbeitungen häufig anzutreffen, die am ehesten durch sozial-integrative Methoden während der Ergotherapie vermieden oder abgebaut werden können.

Auch bei leichten Behinderungen des Haltungs- und Bewegungsapparates oder bei entsprechenden postoperativen Funktionseinschränkungen – in der Regel zeitlich limitiert –, bedarf es einer exakt umschriebenen Steuerung der Arbeitsbelastung während des Therapieverlaufes, die sowohl von den leichten Einschränkungen als auch von den Wünschen, Bedürfnissen und Motiven der Behinderten bestimmt wird. Dabei können Lern- und Umlernprobleme auftreten, die im Einzelfall zeitaufwendig sind. Die Behinderten erleben solche Phasen – z. B. beim Umlernen von rechts auf links – als zeitaufwendig, langweilig und wenig produktiv. Sie wollen dann eher den Therapieprozeß abbrechen oder verlangen – entgegen der Zielvorstellung – eine schnelle Arbeitsaufnahme.

Behinderte mit schweren Antriebs- und Vigilanzstörungen verfügen häufig nicht über die entsprechenden Leistungen der Selbständigkeit und Eigenversorgung, um eine ergotherapeutische Abteilung aufsuchen zu können. Innerhalb stationärer Einrichtungen existieren im Rahmen der Frührehabilitation Therapieprogramme die solche Aktivierungen mit ersten Selbsthilfeleistungen einschließen (Körperpflege, Nahrungsaufnahme, Sprachkommunikation). Hier stehen dann weniger die Arbeitsleistungen als vielmehr einfache Selbsthilfeübungen im Mittelpunkt als Vorstufe einer gezielten Ergotherapie im engeren Sinne.

Bei schweren körperlichen Behinderungen mit Amputation, Mono- oder Hemiparesen, Querschnittslähmung gibt es bei guten Aktivierungsformen bewährte Therapieprogramme. Das selbständige An- und Ablegen der Prothesen und ähnlicher Hilfsmittel, der Umgang mit Bioprothesen, das Einüben von Bewegungs- und Greifübungen, oder das Einüben von Geschicklichkeitsübungen. Solche Programme erfordern das geistig-intellektuelle Erfassen der Aufgaben- und Zielsetzung, das Erfassen der Arbeitsmethodik und der entsprechenden Durchführung. Jeder einzelne Teilabschnitt muß mündlich oder schriftlich formuliert sein, ein Handlungskomplex aufgeschlüsselt sein in mehrere Teilbereiche. Über Motivation und Ausdauer sind dann manche Trainingsmühen zu bewältigen und Erfolge zu erreichen.

Geistig Behinderte mit körperlichen Beeinträchtigungen benötigen ein ihren geistigen Fähigkeiten und Fertigkeiten angepaßtes Übungsprogramm. Meistens ist dann eine stärkere zeitliche Auflockerung erforderlich. Außerdem ist es erforderlich, nur wenige Informationen für einen klein umgrenzenden Handlungsschritt zu bieten. Größeres Zeitvolumen, geringe Informationsmengen führen zu schnellerem Einprägen. Dazu kommt bei größerem Behinderungsausmaß im Mentalbereich eine geringere Überforderung, wenn häufige Wiederholungen selten wechselnder Arbeitsschritte angestrebt werden.

Im engen Zusammenhang mit diesen Besonderheiten stehen bei den geistig Behinderten die geringe Verarbeitungskapazität von sozial-kommunikativen Tätigkeiten: Achtung dem anderen gewähren, Höflichkeit und Rücksichtsnahme zu zeigen und auch wahrzunehmen. Solche Interaktionsprobleme korrelieren eng mit der Schwere der geistigen Behinderung. Auch optische oder geistige Wahrnehmungsprobleme sind mit solchen sozialen Schwierigkeiten eng verbunden. Sprech- und Sprachschwierigkeiten verstärken das Nicht-verstehen wechselseitig. Körperliche Stigmata (Plumpheit, Unbeholfenheit, geringe motorische Differenzierung) und geringe Beherrschung mit fehlender emotionaler Differenziertheit führen schnell zu unbeherrschten, emotional stark betonten Kommunikationsformen. Daher sollte bei diesen Behinderten möglichst frühzeitig eine differenzierte und exakte Analyse der Verhaltens- und Leistungsmöglichkeiten erstellt werden. Nur so sind dann im Einzelfall während der Arbeitssituation extreme Verhaltensausbrüche zu vermeiden. Innerhalb des ergotherapeutischen Methodeninventars bieten sich sonderpädagogische Maßnahmen an.

Die Gruppe der Sinnesgeschädigten bedürfen innerhalb der Ergotherapie spezieller Arbeitsmethoden (z. B. Blindenschrift, Informationsübertragung für Störfälle, Havarie mit optischen oder akustischen Signalen usw.). Zu achten ist auf den ursächlichen Zusammenhang mit der Sinnesschädigung – angeboren, nach Erkrankung oder Unfall, langsamer Verschlechterung oder plötzlichem Verlust. Die bei Sinnesgeschädigten aufgetretenen körperlichen Behinderungen sind dann ergotherapeutisch so zu beeinflussen, daß die Informationsvermittlungen die entsprechende Sinnesstörung berücksichtigt. Hier wird eine Trennung von Schädigungsursache und arbeitsmethodischem Schwerpunkt erfolgen: die ergotherapeutische Behandlung der Behinderung kann ähnlich sein wie bei Körperbehinderungen ohne Sinnesschädigung, die methodischen Anleitungen bedürfen einer besonderen Beachtung.

Die psychologischen Arbeitsanalysen sind als Stufensysteme konzipiert, vom Arbeitsauftrag über die Arbeitstätigkeit mit groben und feineren Analyseschritten, um eine Zielvorgabe – in der Regel ein Leistungsergebnis – zu fixieren. Voraussetzung sind Kenntnisse über die Leistungs- und Verhaltensformen der behinderten Person mit ihren Aktivitäten, ihren körperlichen sowie geistig-mnestischen Leistungen und Sozialverhaltensweisen. Zu den „objektiven“ Daten gehören die weitgehend personenunabhängigen Fakten, zu den „subjektiven“ die von der Person wahrgenommenen, erlebten, von ihr bewerteten Handlungsergebnisse.

Solche Analysen gehen von optimalen Bedingungen aus, bei denen die unterschiedlichen Beanspruchungs- und Belastungformen bekannt sind und auf den Behinderten angepaßt werden. Sitzmöbel, Arbeitsmaterial, Greifraum, Beleuchtung müssen behindertengerecht sein und den Sicherheitsbestimmungen entsprechen. Bei Sehbehinderungen muß besonders auf Sehschärfe,

Schriftgröße und Gesichtsfeldausfall geachtet werden. Bei Körperbehinderten ist auf die optimale Anpassung der Hilfsmittel zu achten. Akustische Signale müssen die Sicherheitsbestimmungen bei Blinden, optische Signale diejenigen für Hörgeminderte unterstützen.

Die für einen Behinderten geplanten ergotherapeutischen Maßnahmen haben die Erhaltung und Weiterentwicklung der individuellen Fähigkeiten und Fertigkeiten zum Ziel. Je nach Grad der Beeinträchtigung und der Zielvorgabe werden Arbeitsumfang, Arbeitsausführung, Belastungskriterien und Durchhaltevermögen festgelegt. Für die Dauer der Ergotherapie sind dann Teilabschnitte aufzuschlüsseln und in ihrer Quantität und Qualität zu bewerten. In jedem Fall sind solche Arbeitseinheiten als dynamischer Vollzug zu verstehen mit verschiedenen Erlebnisformen, Erfolgen und Mißerfolgen und mit leichten und schweren Tätigkeiten.

1. Arbeitsbeginn

Der Ist-Stand der Leistungs- und Verhaltensformen eines Behinderten ist Ausgangspunkt für die Arbeitsanalyse, den Handlungsaufbau im Therapieprozeß und bei der Zielvorgabe (Tab. 2.2 u. 2.3).

Zur Einführung in den Arbeitsprozeß während der Ergotherapie gehört die Einweisung in das Geschehen mit den sicherheitsrechtlichen Problemen (Schutzvorrichtungen, Verhalten bei Störungen). Zu klären ist dann, welche Informationen der Behinderte erfaßt und behalten hat und reproduzieren kann.

2. Arbeitsverlauf

Bei einer vorgegebenen Gesamtarbeitszeit – in der Regel mehrere Stunden – ist der Arbeits- und Pausenrhythmus festzulegen. So erfolgt eine abgestufte Arbeitsbelastung. Eine erste Pause empfiehlt sich nach der Hälfte der Gesamtarbeitszeit. Weitere Pausen empfehlen sich nach jeweils wiederum 50% der folgenden Arbeitszeit.

Während des therapeutischen Arbeitsprozesses kommt es zu Teilergebnissen, z. B. erreichte Stückzahl, Menge der erarbeiteten Webfläche, Leistung in einem definierten Zeitabschnitt. Diese Teilleistungen sind nicht nur von quantitativen Faktoren abhängig, sondern auch von subjektiven und qualitativen Merkmalen: den eigenen Leistungsansprüchen, erlebten Schwierigkeiten und Versagenssituationen, schnellem und sauberem Arbeiten, erzielter Fehlerzahl usw.

Alle Arbeitsausführungen sollten mit hoher Motivation und optimalem Leistungswillen zur Durchführung gelangen. Sind für bestimmte Trainingsarbeiten häufige Wiederholungen erforderlich, dann ist Monotonie vermeidbar, indem die gleichen Tätigkeiten mit unterschiedlichem Material oder bei unterschiedlichen Handlungsschritten erfolgen. In ähnlicher Weise ist einer psychischen Sättigung vorzubeugen. Solche Erscheinungen treten dann auf, wenn Therapiemaßnahmen nur wenig geistig-intellektuelle Arbeit erfordern. Der Behinderte ist dann von der monotonen Arbeit „gesättigt", muß aber die Arbeit unter dem Druck der Zielerreichung weiterführen. Oft ist er dann mit seinen Gedanken nicht bei der Arbeit.

Sind die Informationen zum Arbeitsplatz und zum Arbeitsgeschehen dem Behinderten bekannt und möglichst umfassend reproduzierbar, dann erfolgt die Arbeitsausführung als Handlungsgeschehen. Dies ist in seiner Gesamtheit kein linearer Prozeß wie bei einer Maschinenarbeit. Hinzu kommt, daß die einzelnen, oft „inoffiziellen" Phaseneinteilungen vom Behinderten individuell vorgenommen werden, um mit wenig Anstrengung hohe Leistungsziele zu erreichen. Hierbei wird deutlich, daß einzelne Tätigkeitsabschnitte mit unterschiedlicher Intensität durchgeführt werden, so daß es gelegentlich zu kleinen Pausen, einem Gespräch mit den Nachbarn oder zu Rückfragen kommt. Nach einiger Zeit wird sich das Arbeitstempo und die Arbeitsleistung auf ein Optimum einstellen, das jedoch nur selten über längere Zeitphasen maximiert werden kann. Je höher die Arbeitsmotivation, desto eher kann solch ein Optimum erreicht werden. Spitzenleistungen sind besonders zu belobigen.

Nicht optimale Rahmenbedingungen, wie z. B. Organisationsprobleme, Raumtemperaturschwankungen oder ungünstige Lichtverhältnisse, können die Arbeitsleistung beeinträchtigen, da sie zu einer Minderung der Motivation bis hin zur Arbeitsverweigerung führen können, was wiederum den Therapieerfolg gefährdet.

Zu solchen äußeren Kriterien kommen je nach Behinderung schädigungsspezifische Belastungen, z. B. Schmerzen, Schwierigkeiten beim Gebrauch der Hilfsmittel oder Lernschwierigkeiten.

Treten solche äußere oder schädigungsspezifische Störfaktoren auf, müssen sie vom Ergotherapeuten erkannt und verändert werden. Zunächst ist ein Arbeitsabbruch erforderlich. Dann sind die Störfaktoren zu beseitigen. Gegegebenfalls müssen andere Therapiemethoden oder Arbeitsformen zum Einsatz kommen. Es ist auch zu klären, ob Störfaktoren nur aktuell vorliegen oder anhalten, ob sie subjektiv erlebt werden und/oder objektiv vorhanden sind (um eine vorgegebene Arbeit z. B. nicht auszuführen). Auf jeden Fall sind solche Erscheinungsformen zu dokumentieren und baldmöglichst abzustellen. Dann muß eine neue Dokumentation erfolgen, damit entsprechende Änderungen bei einer weiteren Störung vermieden werden.

3. Arbeitsabschluß

Am Ende einer Arbeitseinheit (beim Erreichen einer bestimmten Zielvorgabe, nach einer bestimmten Zeit an einem Tag, nach einer Woche oder mehreren Ergotherapiestunden) erfolgt der Arbeitsabbruch. Die erreichten Leistungsergebnisse werden mit den Vorgaben verglichen, die aufgetretenenen Veränderungen, Schwierigkeiten und Belastungen beschrieben. Die subjektiven und objektiven Angaben führen zu einer umfassenden Gesamtbeurteilung mit den positiven und auch mit den negativen Ergebnissen und deren Beschreibung im Ursachen-Folge-Zusammenhang. Die Gesamtheit der ergotherapeutischen Ergebnisse wird in entsprechenden Profilen niedergelegt und dokumentiert (vergl. Tab. 2.4 und 2.5).

2.2.3 Psychologische Aspekte bei der Therapiedurchführung

Sind die Persönlichkeitseigenarten des Behinderten bekannt und der Arbeitsablauf beschrieben, dann wird das behindertengerechte Therapiekonzept durchgeführt. Mindestens drei, in der Regel aufeinanderfolgende Bereiche, sind zu beachten: das Selbständigkeitstraining mit Nahrungsaufnahme, Körperhygiene, An- und Ausziehen bis hin zu einfachen Versorgungen. Ein zweiter Bereich umfaßt das spezielle Training bei einer Behinderung. Schließlich sollte ein dritter Bereich das berufsvorbereitende Therapieprogramm umfassen.

Bei normgerechter Informationsverarbeitung – also ohne schwerere geistig-intellektuelle Störungen – haben die Behinderten den Wunsch, in der Ergotherapie in einer zeitlich befristeten Phase Leistungsverbesserungen zu erreichen, die eine schnelle Wiedereingliederung in den Berufsalltag ermöglichen. Eine für den Betroffenen sinnvolle Tätigkeit fördert die Motivation zur Zielerreichung. Mit der körperlichen, manuellen oder geistigen Leistungsverbesserung ist soziale Sicherheit verbunden. Je intensiver und umfassender solche Beweggründe sind und vom Behinderten angenommen und verinnerlicht werden, desto eher kommt es zu einer Leistungsoptimierung. Vorhandene Fähigkeiten werden dann schnell und problemlos für ungewohnte, anfangs anstrengende Arbeiten genutzt. Je schneller neue Lernleistungen in Gewohnheiten übergehen, desto eher kommt es zu Erfolgserlebnissen. Der erforderliche Leistungsaufwand wird geringer, der Zeitfond geringer, die Arbeitsausführung exakter und schneller. Mit der Verbesserung der physischen Leistungen werden psychische Veränderungen deutlich: der Behinderte erlebt seine Leistungssteigerung und freut sich am Ergebnis. Wird in solchen Situationen eine Leistungsanalyse durchgeführt, dann sind maximale Ergebnisse zu erwarten. Durch maximale Zielorientierung ist – allerdings meistens nur kurzfristig – eine maximale Leistung zu erreichen.

Schwierigkeiten bei der Durchführung eines Trainingsprogrammes treten dann auf, wenn z. B. die Handlungs- und Arbeitsmotivation fehlt, häufig Mißerfolge auftreten oder eine hohe Fehlerquote zu Frustrationen führt. Auch anhaltendes Üben ohne Leistungsverbesserung kann eine Ursache der erlebten und auftretenden Schwierigkeiten sein.

Dem Ergotherapeuten stehen dann nonverbale und verbale Einflußmöglichkeiten zur Verfügung, um Schwierigkeiten zu vermeiden oder zu minimieren. Die nonverbalen Maßnahmen beziehen sich auf die Veränderung der Arbeitsorganisation mit sozialen Umstrukturierungen und Veränderung der Zeiteinheit. Mit größerem Zeitaufwand kann langsamer gearbeitet werden, mit besserer Organisation sind z. B. Leerzeiten zu vermeiden. Wird die Arbeit vom Behinderten

Tabelle 2.2 Beurteilungsschwerpunkt für Rehabilitanden in der Ergotherapie

- Erhebungen aus den Krankenblattunterlagen mit beruflicher Ausbildung und beruflichen Tätigkeiten
- Zusammenfassung der bisherigen Untersuchungsergebnisse und der aktuellen Leistungs- und Verhaltensformen („Ist-Zustand“)
- Schwerpunkte der Persönlichkeitsbeschreibung während der Arbeitstherapie
  1. motorische Leistungen, Aktivität (Vigilanz), Interessen und Auseinandersetzungen mit der Behinderung,
  2. Intelligenzleistungen (Wissen, formale Intelligenzleistungen, Denkleistungen, Gedächtnisleistungen, Neuerwerb von Fakten, Umstellung auf neue Situationen),
  3. Arbeits- und Leistungsverhalten während der Arbeit, Anpassung an die Arbeit und an die Arbeitskollegen, Kontakt zu Mitpatienten und Arbeitstherapeuten, Konfliktverarbeitung bei der Arbeit und im Sozialbereich
- Vergleichende Beschreibungen der Leistungs- und Verhaltensformen in wöchentlichen und monatlichen Abständen (Quantitizierung der Veränderungen)
- Beantwortung der (ärztlichen) Fragestellung, Beurteilung und Bewertung der ausgeführten Tätigkeit (Abschlußbericht)

Tabelle 2.3 Beispiel zur Beschreibung von Leistungs- und Verhaltensformen

Stimmungslage
1. gehoben
2. zufrieden
3. ausgeglichen
4. wehleidig
5. gedrückt
6. . . . .

Stimmungsschwankungen
1. gering
2. angedeutet
3. deutlich
4. erheblich
5. stark
6. . . . .

Gefühlslage
1. natürlich
2. sensitiv
3. flach
4. stumpf
5. matt
6. . . . .

Störung der Grobmotorik
1. keine
2. leicht ausgeprägt
3. mäßig ausgeprägt
4. deutlich ausgeprägt
5. stark ausgeprägt
6. . . . .

Störung der Feinmotorik
1. keine
2. leicht ausgeprägt
3. mäßig ausgeprägt
4. deutlich ausgeprägt
5. stark ausgeprägt
6. . . . .

Arbeitstempo
1. schnell
2. flüssig

Emotionale Erregbarkeit
1. gering
2. mäßig
3. deutlich
4. gesteigert
5. übersteigert
6. . . . .

Aktivität
1. rege
2. zügig
3. beweglich
4. ruhig
5. matt
6. . . . .

Ermüdbarkeit
1. gering
2. mäßig
3. deutlich
4. rasch
5. schnell
6. . . . .

Denktempo
1. schnell
2. flüssig
3. verzögert
4. langsam
5. stark verlangsamt
6. . . . .

Arbeitsstil
1. systematisch
2. geordnet
3. probierend
4. fahrig
5. unsystematisch
6. . . . .

Einschätzung der eigenen Leistung
1. sehr gut möglich
2. gut möglich

Tabelle 2.3 Fortsetzung

3. verzögert
4. langsam
5. stark verlangsamt
6. . . . .

Zielstrebigkeit
1. zäh
2. fest
3. nachgebend
4. labil
5. schwankend
6. . . . .

Körperliche Belastbarkeit
1. sehr gut
2. gut
3. mäßig
4. gering
5. sehr gering
6. . . . .

Interessenbreite
1. groß
2. umfassend
3. mäßig
4. gering
5. eingeengt
6. . . . .

Durchhaltevermögen
1. groß
2. mäßig
3. gering
4. herabgesetzt
5. stark herabgesetzt
6. . . . .

Berufliches Interesse
1. umfangreich
2. groß
3. mäßig
4. gering
5. herabgesetzt
6. . . . .

3. mäßig
4. gering
5. nicht möglich
6. . . . .

Arbeitswilligkeit
1. überaktiv
2. aktiv
3. willig
4. zögernd
5. ablehnend
6. . . . .

Sprachliche Ausdrucksweise
1. elegant
2. gut
3. verständlich
4. fehlerhaft
5. undeutlich
6. . . . .

Allgemeines Wissen
1. umfangreich
2. groß
3. mäßig
4. gering
5. herabgesetzt
6. . . . .

Umweltaufgeschlossenheit
1. offen
2. zugewandt
3. mitteilsam
4. teilnehmend
5. verschlossen
6. . . . .

Abstraktlogisches Denken
1. folgerichtig
2. geordnet
3. klar
4. ungenau
5. stark erschwert
6. . . . .

Tabelle 2.3 Fortsetzung

Merkfähigkeit	*Sozialverhalten*
1. umfangreich	1. aktiv durchsetzend
2. groß	2. kontaktstrebig
3. mäßig	3. verträglich
4. gering	4. ablehnend
5. herabgesetzt	5. passiv-matt
6.	6. . . . .
Eigene Einschätzung der sozialen Stellung	*Auseinandersetzung mit den Beschwerden*
1. voll anerkannt	1. sachlich
2. anerkannt	2. distanziert
3. am Rand stehend	3. bagatellisierend
4. geduldet	4. klagend
5. abgelehnt	5. wehleidig
6.	6. . . . .

als zu schwer oder zu belastend empfunden, treten verstärkt Beschwerden oder Schmerzen auf, dann sind Veränderungen ebenfalls nonverbal oder verbal möglich. Die Objektivierung der physiologischen Leistungsparameter zeigt dann an, ob objektive Schwierigkeiten vorliegen oder Unwillen des Behinderten.

Eine verbale Einflußnahme ist dann günstig, wenn gute Sprachkommunikationsformen zwischen Therapeuten und Behinderten vorliegen. Voraussetzung sind neben guten Artikulationsformen gute Informationsverarbeitungsprozesse. Der Behinderte muß in der Lage sein, die sprachlich formulierten Informationen zu verstehen und sie zu verarbeiten. Der Therapeut muß Sprachinhalte, Gestik und Mimik in Übereinstimmung bringen. Um Schimpfworte und affektive Äußerungen zu vermeiden, bedarf es immer wieder gut überlegter Formulierungen (vergl. Tab. 2.3; s. Tab. 2.6 u. 2.7).

In ergotherapeutischen Abteilungen mit geistig Behinderten sind nonverbale Einflußnahmen und Verbalisationen mit einer geringen Anzahl von Einzelinformationen (je nach geistiger Behinderung 3–5) zu empfehlen. Die jeweiligen Aufgabenstellungen und

Tabelle 2.4 Beurteilungsbenotung während der Ergotherapie (Beispiel)

Arbeitswilligkeit	
(Bereitschaft des Patienten, die ihm übertragene Arbeit auszuführen)	
Patient arbeitet mit Interesse und mit Eifer	1
Patient arbeitet willig	2
Patient arbeitet willig, muß aber ab und zu ermahnt werden	3
Patient muß häufig ermahnt werden, sträubt sich leicht	4
Patient sitzt oder steht untätig herum, ist nur mit Widerwillen an die Arbeit zu bekommen	5
Ausdauer	
(Fähigkeit des Patienten, die Arbeit auch bei Schwierigkeiten über längere Zeit durchzuhalten)	
Patient arbeitet beharrlich und überwindet dabei auch Hemmnisse und Schwierigkeiten	1
Patient arbeitet anhaltend und gibt nur auf, wenn er sich wirklich angestrengt hat	2
Patient arbeitet zwar anhaltend, bemüht sich aber nur wenig bei der Überwindung von Schwierigkeiten	3
Patient hält eine Arbeit immer nur kurze Zeit durch, gibt sehr leicht auf	4
Patient hält eine Arbeit immer nur kurze Zeit durch, gibt bei den geringsten Schwierigkeiten sofort auf	5
Geschicklichkeit	
(Grad des Fertigkeitserwerbs, den der Patient bei seinen Arbeitsverrichtungen erreicht hat)	
Patient arbeitet sehr geschickt, flüssiger und harmonischer Arbeitsablauf, kräftesparende Arbeitsweise	1
Patient arbeitet geschickt	2
Patient arbeitet zwar geschickt, aber der Bewegungsablauf wird hin und wieder noch unterbrochen	3
Patient arbeitet teilweise recht ungeschickt, steifer, unharmonischer Bewegungsablauf	4
Patient arbeitet sehr ungeschickt, Bewegungsablauf zerfällt in einzelne Handgriffe	5
Selbständigkeit	
(Fähigkeit des Patienten, die ihm übertragene Arbeit ohne Hilfe auszuführen)	
Patient kann die Arbeit ohne Anleitung ausführen und benötigt auch beim Umstellen keine Hilfen und Unterstützungen, trifft eigene Entscheidungen	1
Patient kann die Arbeit ohne Anleitung durchführen, zögert aber mit eigenen Entscheidungen	2

Tabelle 2.4 Fortsetzung

Patient kann zwar die Arbeit ohne Anleitung durchführen, braucht aber bei jeder Umstellung neue Hilfen und Unterstützung	3
Patient braucht auch bei einfachsten Verrichtungen häufig Unterstützung und Anleitungen	4
Patient braucht ständig ununterbrochen Anleitung und Hilfen	5
Soziales Verhalten	
(Verhalten gegenüber Pflegekräften, Mitarbeitern sowie anderen mit dem Patienten zusammen arbeitenden Personen)	
Patient verhält sich einwandfrei und vorbildlich, pflegt Kontakt zu anderen Patienten, ist hilfsbereit und kameradschaftlich	1
Patient verhält sich einwandfrei und vorbildlich, ist auch kontakt- und hilfsbereit, muß aber dazu angesprochen werden	2
Patient verhält sich meistens einwandfrei, kümmert sich aber kaum um andere	3
Patient verhält sich nicht immer einwandfrei, zieht sich von anderen zurück, wird zuweilen streitsüchtig und zänkisch	4
Patient verhält sich ungehörig, bietet schwere Verhaltensstörungen (Beschimpfungen, Gewalttätigkeiten)	5
Qualität der Arbeit	
(Güte der hergestellten Erzeugnisse bzw. der durchgeführten Arbeit)	
Einwandfreies Arbeiten, einwandfreies Erzeugnis	1
Erzeugnis bzw. Arbeit mit unbedeutenden Fehlern und Mängeln behaftet	2
Erzeugnis mit deutlichen Fehlern behaftet, die aber ohne große Mühe zu beseitigen sind, Arbeit mit mäßigem Erfolg	3
Erzeugnis nur nach intensiver Nacharbeit brauchbar, Arbeit mit geringem Erfolg	4
Erzeugnis unbrauchbar, Arbeit ohne Erfolg	5

Anforderungen sind durch kurze Sätze zu charakterisieren. Erfolgs- und Mißerfolgserlebnisse sind durch Leistungsmenge und Zeitvorgaben zu bestimmen. Geistig Behinderte verfügen häufig über langanhaltende Ausdauer. In Einzelfällen kommt es zu keinem Arbeitsabbruch. Die Tätigkeit wird bis zur physischen Erschöpfung durchgeführt und muß von außen – vom Therapeuten – beendet werden. Wir halten auch Wettbewerbssituationen, soziales Prestigedenken und „witzige“ Bemerkungen für ungeeignet. Vielmehr sollten bei geistigen Behinderten einfache Sortier- und Montagearbeiten dominieren. So werden differenzierte Hand-

Tabelle 2.5 Kriterien für das Belastungserleben

geistig müde	....	geistig frisch
verausgabt	....	energiegeladen
abgespannt	....	ausgeruht
Konzentration		fällt leicht
– fällt schwer	....	
– unaufmerksam	....	aufmerksam
gelangweilt	....	interessiert
keine Lust zur Tätigkeitsfortführung	....	Lust zur Fortführung der Tätigkeit
arbeitsunwillig	....	arbeitswillig
Tätigkeit kann nur mit großer Mühe ausgeführt werden	....	Tätigkeit kann mühelos ausgeführt werden
nervös	....	ruhig
reizbar	....	gelassen
verstimmt	....	gut gelaunt

lungsanalysen vermeidbar. Auch Teilarbeitsschritte mit Konstruktionszeichnungen und sachlogischen Zusammenhängen sind für solche Behinderte ungeeignet.

Sowohl am Einzelarbeitsplatz wie auch bei Gruppenarbeiten sind Leistungsnormierungen als Zielvorgaben und Arbeitsbeurteilungskriterien möglich. Solche Normierungshinweise führen bei den Behinderten zu eigenen Reflexionen über Arbeitseinsatz, Leistungsehrgeiz und Sinn der Arbeit mit seiner Behinderung. In jedem Fall ist eine solche Normierung nicht nur leistungsbezogen anzuwenden. Die jeweilige Behinderung in den verschiedenen Bereichen (Körperbehinderung, Sinnesschädigung, geistige Behinderung) ist mit zu berücksichtigen. Erst am Ende einer längeren Ergotherapiephase sind berufsorientierende Normen anzustreben. Da weithin die berufliche Arbeit als hoher Lebenswert angesehen wird, bedarf es hier meistens längerer Beratung, ehe eine Berufstätigkeit erfolgt. Bei geistiger Behinderung sollten solche Reflexionen vermieden werden.

Da sich die eigenen Ansprüche und die individuellen Normen der Behinderten an den eigenen beobachteten

Tabelle 2.6 Lob- und Tadelkatalog

Hilfe spüren	ignoriert werden
Unterstützung erhalten	Abwendung spüren
ermutigt werden	im Stich gelassen werden
Zuspruch bekommen	Vorwürfe zu hören bekommen
Aufforderungen haben Erfolg	Zweifel spüren
Ansichten werden geteilt	unterbrochen werden
Zustimmung wird geäußert	Leistungen werden herabgesetzt
Entgegenkommen spüren	Fehler werden aufgezählt
positive Rückmeldung bekommen	ironische Reaktionen
Freude und Begeisterung erfahren	bloßgestellt werden
Lob erhalten	Schreien, Schimpfen
Erfolg haben	kommandiert werden
Anerkennung spüren	Mißachtung spüren
Zärtlichkeit bekommen	beleidigt werden
Einlenken des anderen	eisiges Schweigen
Geschenke bekommen	keine Antwort erhalten
Aufmerksamkeit spüren	Desinteresse spüren
angelächelt werden	übergangen werden
gestreichelt werden	Versprechen werden nicht gehalten
geachtet sein	Privilegien werden vorenthalten
Anerkennung bekommen	Rechte absprechen
Wunsch wird erfüllt	Widerspruch hervorrufen
Mitgefühl spüren	lächerlich machen
Vertrauen spüren	angegriffen werden

und erlebten Leistungen in gleicher Weise orientieren wie an den Leistungen im aktuell erlebten Gruppenverband, sind entsprechende Vergleiche unausweichlich. Der einzelne Behinderte erlebt sich als gut und erfolgreich, wenn er meint, den Vorstellungen der anderen zu entsprechen. In gleicher Weise erlebt er Mißerfolge, wenn seine Erwartungen nicht zutreffen. Solche Erlebnisweisen sollten möglichst häufig formuliert werden. Ist der einzelne Behinderte dazu nicht bereit, dann sollten die Therapeuten bei entsprechenden Beobachtungen nachfragen. So können Fehleinschätzungen, Fehlurteile und Vorurteile vermieden und abgebaut werden. Je eher die eigenen Leistungen mit den eigenen Ansprüchen übereinstimmen, desto realer sind die eigenen Wertvorstellungen. Dann kommt es weder zu irrealem Erfolgserleben mit täglichem „Lottogewinn“ noch zu ständigen Mißerfolgen oder Depressionen („es geht ja doch nicht, ich lerne das nie . . .“).

2.2.4 Kooperation und Kommunikation während der Ergotherapie

Die Mehrzahl der Arbeitstätigkeiten in der Ergotherapie erfolgt in kleinen oder größeren Gruppen. Mit Behinderten, innerhalb von Behindertengruppen und unter den Kolleginnen und Kollegen der Ergotherapie gibt es vielfältige Kontakte, die immer wieder Veränderungen unterworfen sind.

Kooperation als gemeinschaftsbezogenes Arbeiten soll über exakt definierte Tätigkeitsformen soziales Verhalten verändern und optimieren. Gegenüber der pädagogischen Arbeit wird ein solches therapeutisches Vorgehen als „agogische Aktion“ (Beugen 1969) bezeichnet – also als eine absichtlich hergestellte Arbeitssituation, um adäquate Verhaltensformen bei bestimmten Behindertenpersönlichkeiten zu erreichen. Die erste Phase einer solchen agogischen Aktion wird als Auftauen unerwünschter Verhaltensweisen beschrieben. Daran schließt sich die Bewegung des Verhaltens an, also der Beginn einer Verhaltensänderung in eine vom Therapeuten gewünschten Richtung. Schließlich wird eine Verhaltenskonsolidierung erreicht mit der Verfestigung einer gewünschten Verhaltensweise. In einer Arbeitsgruppe oder an einem gemeinsamen Arbeitsplatz sind solche Maßnahmen über verschiedene Teilschritte möglich: Der Behinderte muß eine ihm vertraute und leicht auszuführende Tätigkeit übernehmen und mit größeren Schwierigkeitsgraden weiterführen (in einer kürzeren Zeit, mit weniger Pausen oder unter schwierigeren Bedingungen). Die Arbeit kann auch so aufgeteilt werden, daß mehrere Behinderte in den Arbeitsprozeß einbezogen sind. Dann muß jeweils ein Behinderter auf die Arbeitsweise des anderen – nach ihm am gleichen Teilprodukt arbeitenden – Behinderten Rücksicht nehmen. So ist jeder in einer bestimmten Reihenfolge auf den anderen angewiesen und muß sich in den Gesamtrahmen einpassen, nicht nur mit seinen Arbeitsleistungen, sondern auch mit seinen Verhaltensweisen. Zusammenarbeit setzt Anpassung an Pausen, Arbeitsschrittfolgen und Leistungsmenge voraus. Sie fordert Ein- und Unterordnung, auch bei anderen Wunschvorstellungen. Die jeweilige Schwerpunktsetzung erfolgt vom Therapeuten aus. Dieser bestimmt die Arbeitsgeschwindigkeit, die Kooperationsbeziehungen zum vorhergehenden und nachfolgenden Arbeiter. Auch durch die Einbeziehung sozialer Kompetenzen sind Kooperationsformen zu regulieren, indem die Übertragung von Verantwortung festgelegt wird. Auch eine

Tabelle 2.7 Schwerpunkt der Gesprächsführung

Grundelemente der Gesprächsführung
- Beachtung der unterschiedlichen Gesprächssituationen
- Zuhören (-wollen), Wahrnehmen, Verstehen, Reagieren und Anworten
- Annehmen und Wertschätzen des Partners
- partnerzentriertes Verhalten
- partnerschaftliches und tolerantes Verhalten
- Nähe und Distanz, Ermutigung und Hoffnung

Grundregeln des Gesprächs
- Gesprächspartner akzeptieren
- auf ein Gespräch einstellen und Zeit haben
- aktiv zuhören
- Eindringen in das Gespräch

Antwortmöglichkeiten bei einem Gespräch
- wertend im Sinne von zustimmend, mißbilligend
- interpretierend im Sinne von deuten und auswählen
- trösten im Sinne von ermutigen, beruhigen, an Besseres verweisen
- explorieren im Sinne von Fragen stellen, zusätzliche Informationen einholen
- Lösungen anbieten im Sinne von Vorschläge unterbreiten, auf ähnliche Fälle verweisen
- Verständnis äußern im Sinne von auf den anderen eingehen, ihn erst zu Überlegungen und dann zu Lösungen anregen, seine Überlegungen provozieren

Festlegung der Vorarbeiterkompetenz in einer Arbeitsgruppe führt zu bestimmten, therapeutisch gewünschten Verhaltensweisen. Schließlich kann durch Einzelarbeitsplatz oder Festlegung der Arbeitsplatzordnung in der Gruppe Arbeitstempo und Leistung festgelegt werden. So sind von äußeren Kriterien aus Sozialverhaltensformen zu beeinflussen.

Für die sozialen Trainings- und Therapieüberlegungen sind verbale und sprachlogische Aspekte bei exakter Bestimmung des Sprachverständnisses und der Erlebnisverarbeitung von Erfolg und Mißerfolg einzubeziehen. Mit solchen verbalen Vergleichen sind Anerkennung und Ablehnung sowie Sozialprestige des einzelnen Behinderten zu regulieren. Die Formulierungen von Geboten und Verboten sind vor Verwendung genauestens festzulegen. Verbote fordern in der Regel Reglementierungen, die auch bereits vor der Formulierung der Verbote in möglichst eindeutig festgelegter Abstufung bekannt sein müssen. In keinem Fall darf die Integrität der Behindertenpersönlichkeit durch unüberlegte Redeweise, affektbesetzte Äußerungen oder zweideutige Anzüglichkeiten verletzt werden. Schimpfworte und Anspielungen auf die Behinderungsform gehören zur Sprachverbotsliste eines Therapeuten. Unsere Erfahrungen sprechen auch für die gleichberechtigte Anerkennung von Behinderten und Therapeuten durch achtungsbetonte Anrede mit der Höflichkeitsform „Sie". Wieweit die Beteiligten in den Arbeitsgruppen untereinander die vertrauensvollere „Du"- Anrede verwenden, sollte zeitlich begrenzt und nach Anhörung aller Beteiligten in den Gruppen festgelegt werden.

Diese Arbeitskooperationsformen finden ihre Ergänzung in der Freizeitgestaltung in Rehabilitationseinrichtungen mit Internat.

Gemeinschaftsspiele am Tisch und im Freien, Brettspiele und Kartenspiele schaffen viele Möglichkeiten von Kooperation und Kommunikation mit entsprechenden Einflußnahmen. Hier können eigene Leistungen und Erfahrungen außerhalb der Arbeitssituation überprüft und trainiert werden, besonders im Bereich des Sozialverhaltens. Das Erleben von Erfolg und Mißerfolg außerhalb der Arbeitssituation zeigt häufig Unterschiede gegenüber der Arbeitssituation in der Ergotherapie. In den Freizeitgruppen kommt es zu neuen, anderen Sozialkontakten gegenüber Behinderten unterschiedlicher Leistungsmöglichkeiten und damit auch anderer Sozialverhaltensweisen. In jedem Fall muß der einzelne Behinderte dann seine soziale Position neu erwerben und behaupten. Unter Anleitung von Ergotherapeuten, Sport- oder Musiktherapeuten, Psychotherapeuten und Sozialarbeitern kann eine breite Therapiepalette eingesetzt werden.

Bei solchen Freispielen mit einzelnen Partnern oder in Gruppen geht es dann weniger um das Einüben körperlich-manueller Tätigkeiten, z. B. Spielkartensortieren, Karten mischen, Farben und Bildinhalte erfassen und unterscheiden.Vielmehr stehen die psychosozialen Aspekte zur Verhaltensveränderung, zur Erlebensverarbeitung und zum Umgang mit der Behinderung in einer zunächst noch kleinen, gegenüber äußeren Einflüssen abgeschirmten Umgebung im Mitelpunkt. Lustbetonte, erfolgversprechende Tätigkeiten stehen dann an erster Stelle.

Stärkere mnestisch-kognitiven Störungen erfordern bei solchen Kommunikationsübungen eine starke Begrenzung des Zeitvolumens und der Informationsmenge. Es ist besonders darauf zu achten, daß die die geringe geistig-intellektuelle Informationsverarbeitung zu eingeschränkten und damit veränderten sozialen Wahrnehmungsvorgängen führt. So müssen die Spielanleitungen mit wenigen Informationen genau definiert sein. Das Zuspielen oder die Kontakte zu den Mitspielern müssen exakt festgelegt werden. Alle Anweisungen, einschließlich des Spielmaterials, sollten plakativ dargestellt werden. Wenige kräftige Farben, eine geringe Anzahl von Buchstaben und Worten sowie Rechenoperationen innerhalb des Zehnerbereiches bestimmen solche Spiel- und Freizeitgestaltungen.

Die Kommunikationsformen außerhalb der Arbeits- und Spielsituationen können in geplanten, vorbestimmten und in informellen, spontanen Gruppen erfolgen. Das gezielte Zusammenführen verschiedener Behinderter außerhalb der Ergotherapie erfolgt oft durch Selbsthilfegruppenangebote. Mit entsprechender Gruppenzusammensetzung kann dann im Einzelfall der Umgang mit der Behinderung eingeübt werden. Im kleinen Kreis werden angenehme und unangenehme Erlebnisse durchgesprochen. Die Betroffenheit über Ablehnung oder Anerkennung durch Mitmenschen – mit und ohne Behinderung – wird besprochen. Der Behinderte erfährt von ähnlichem Erleben bei anderen und von Bewältigungsstrategien, die für ihn möglich sind. Belastungsfreie Interaktionen werden durchgeführt, auch in Rollenspielen eingeübt mit Überlegungen zu den unterschiedlichen Anerkennungs- und Ablehnungsformen. Der Ergotherapeut wird solche Verhaltensänderungskonzepte erst über Supervision oder Zusatzausbildung kennenlernen und einsetzen, z. B. über verhaltenstherapeutische Maßnahmen oder Entspannungsübungen, Selbstbehauptungs- oder Desensibilisierungstechniken im Rahmen einer Psychotherapieausbildung.

Die Einübung kommunikativer Formen bei geistig Behinderten erfordert wiederum spezielle Techniken mit großer emotionaler Zuwendung, häufigem Wiederholen und ständiger Begleitung. Solche Verhaltensweisen erfahren erst nach vielen Übungen eine hinreichende Differenzierung. Lange Zeit dominieren grobe, undifferenzierte, in Wort und Gestik wenig partnerbezogene Erscheinungen. Sympathie und Antipathie wird oft direkt bekundet und verletzt dadurch schnell den Kommunikationspartner. Mißerfolge sind kaum beherrschbar und Erfolge werden überschwenglich und lange dargestellt. Der Partner erlebt nur negative, stark affektbesetzte Kommunikationsformen. Er fühlt sich diskriminiert, nicht beachtet und ausgestoßen. In besonders extremen Fällen müssen Vorbereitungen getroffen werden, um Wut, stärkere Erregungen oder Schläge zu vermeiden.

Partnerbeziehungen zwischen männlichen und weiblichen Behinderten sollten während und außerhalb der

Ergotherapie wohlwollend begleitet werden. Es sind entsprechende Organisationsformen zu finden, um Einsamkeit zu vermeiden, Geheimnisse und Liebesbeziehungen zu achten und zu berücksichtigen. Durch die öffentliche Anerkennung und das Schaffen von Höhepunkten solcher Beziehungen gelingt der Aufbau und Ausbau solcher Kommunikationsformen. Alle Feste (Geburtstage, Feiertage, Verlobung, Hochzeit u. ä.) sollten lange vorbereitet und ausführlich ausgestaltet werden mit vielen Bekannten und Freunden. Alle können mit ihren Leistungsmöglichkeiten zu solchen Feierlichkeiten beitragen.

Auch bei gegenläufigen Beziehungen (Trauer, Abschied, Angst vor neuer Partnerschaft) sollten vom Ergotherapeuten alle Möglichkeiten genutzt werden, um Fehlverhalten und Fehlverarbeitung zu vermeiden und abzubauen. In vielen Fällen sind dann Fachkolleginnen und Fachkollegen (Psychologen, Psychotherapeuten, Sozialarbeiter und geschulte Berater) geeignete Helfer der Ergotherapeuten. Auch Selbsthilfegruppen und Behindertenvereinigungen können bei solchen Problemen eingeschaltet werden.

2.2.5 Aspekte der Interaktion von Behinderten und Ergotherapeuten

Alle Kooperations- und Kommunikationsformen zwischen Ergotherapeuten und Behinderten gehen von einem Therapieziel aus. Die entsprechende Konzeption dazu und die Durchführung wird weitgehend von den Fachkenntnissen, den Erfahrungen und den persönlichen Eigenarten des Ergotherapeuten bestimmt.

Zunächst verschafft sich der Therapeut umfassende Kenntnisse über die Behindertenpersönlichkeit. Dabei versucht er, subjektive Meinungen und persönliche Beurteilungen zu vermeiden. Die bisherigen sozialpsychologischen Erkenntnisse und Erfahrungen erleichtern eine solche Datensammlung und Urteilsbildung. Die Kenntnisse über das Selbstbild des Therapeuten – seine beruflichen Erfahrungen, die Einstellung zur Ergotherapie und seine Arbeitsmotivation – ermöglichen eine vorurteilsfreie, offene Hinwendung zum Behinderten.

Beim Erstkontakt haben Kleidung, Mimik, Gestik, Sprache und Gesamterscheinung Einfluß auf Sympathie und Annahme bzw. Antipathie und Ablehnung. Der Informationsaustausch bei einem solchen Erstkontakt erfolgt vorwiegend verbal. Damit hat die Sprachkommunikation einen hohen Anteil an der Informationsübertragung, der Verarbeitung und der Rückmeldung. Eine warme, angenehme Sprache, die auf die Informationsverarbeitungsmöglichkeiten des Behinderten bezogen ist, sollte keine Slangformen enthalten, die dialektgebundene Akzente oder altersgruppenspezifische Redensweisen enthält. Für die zwischenmenschlichen Umgangsformen ist mindestens am Anfang die „Sie"-Anrede dem vertraulichen „Du" vorzuziehen, auch bei geistig stark Behinderten und alten oder sehr alten Menschen.

Beim Erstkontakt sind die Bestimmungen der Versicherungsträger und die Sicherheitsbestimmungen innerhalb der Ergotherapieabteilung zu formulieren und schriftlich zu fixieren, in der Regel in Verbindung mit Vordrucken oder bereits festgelegten Verträgen. Damit sind die Rechte und Pflichten des Behinderten und der Ergotherapieabteilung – deren Vertreter der leitende Ergotherapeut ist – festgelegt. In manchen Fällen – z. B. bei dem geistigen Training oder speziellen Arbeitsleistungen – werden Therapieverträge geschlossen. So kann die Gesamtzeit der Arbeitstherapie festgelegt werden. Auch das Gesamtziel, Teilziele nach einer bestimmten Therapiezeit oder die tägliche Arbeitsstundenzahl sind in einem solchen Vertrag zu fixieren. Dem Behinderten kann vertraglich zugesichert werden, daß er nur über eine bestimmte Zeit die festgelegte Therapie durchführen muß, und daß er nach diesem Zeitabschnitt entscheiden kann, ob er weitermachen will, abbrechen will, mit einem anderen Therapeuten arbeiten will u. ä. Für den Therapeuten ist so eine Sicherheit gegeben, daß auch er die Therapie nach einem bestimmten Zeitpunkt abschließen oder unterbrechen kann.

Die aktive Mitarbeit des Behinderten bei einem solchen Vertrag bietet die Möglichkeit, spezielle Wünsche und Neigungen zu berücksichtigen. Andererseits wird mit einer Vertragsfestlegung auch eine Fixierung der Rechte und Pflichten erreicht. So wird ein vorzeitiges Abbrechen eines der Vertragspartner nicht möglich. Desweiteren führen solche Vereinbarungen zu wechselseitigen Interaktionsformen, die den gesamten Therapieprozeß beeinflussen. Der Therapeut muß allerdings über ein großes Methodeninventar verfügen, um diese Einzelprobleme zu berücksichtigen.

Gegenüber diesen Informationsgesprächen kommt es zwischen Therpeut und Behinderten zu Beratungsgesprächen, die vom Behinderten gewünscht werden. Für solche Gespräche ist in der Regel eine spezielle Ausbildung erforderlich. In jedem Fall sollte die Gesprächs- und Beratungsbereitschaft dem Behinderten angezeigt werden. Der Berater hat sich mit entsprechender Vorbereitung und einem ausreichenden zeitlichen Rahmen ausführlich auf das Beratungsgespräch einzustellen. Auf keinem Fall ist der Ratsuchende abzuweisen.

Um solche Beratungsgespräche einzuüben, empfehlen sich Gesprächsprotokolle sowie fingierte Übungsprotokolle, die mit erfahrenen Beratern zu diskutieren sind. Solche Protokolle skizzieren den zeitlichen Verlauf, die organisatorische und inhaltlichen Schwerpunkte. Zum vorgefertigten Konzept werden Abweichungen und Ergänzungen aufgenommen: welche Beratungsgesichtspunkte wurden berücksichtigt – wurden nicht berücksichtigt, welche Gesprächsform soll angewendet werden – wurde angewendet – wurde nicht angewendet – aus welchem Grund. Die wechselseitigen Argumente werden aufgelistet und dokumentiert. Es ist zu vermerken, in welcher Weise die Argumente vorgetragen wurden. Die einzelnen Antworten des Beraters sind danach zu überprüfen, ob sie interpretierend, entlastend oder stützend verwendet wurden.

In einer zweiten Protokolldurchsicht sollte darauf geachtet werden, ob der Berater auf die Gefühle und Wünsche des Ratsuchenden eingegangen ist. Inwieweit war die Argumentation des Beraters bewertend, belehrend oder ermahnend. In welchem Umfang wurden äußere, externale Sachverhalte diskutiert oder wesentliche Erlebnisinhalte des Ratsuchenden berücksichtigt. Der Berater muß vermeiden, eigene Erfahrungen zu formulieren und diese als Hilfe anzubieten. Im Einzelfall ist eher Zurückhaltung zu üben. Im Mittelpunkt haben immer die Wünsche und Ziele des Betroffenen zu stehen.

Bei langjähriger Mitarbeit in ergotherapeutischen Einrichtungen sind – wie bei den meisten sozialakzentuierten Berufsgruppen – zwei Verhaltenseinstellungsformen oder Syndrome häufiger zu finden: das Helfer-Syndrom und das Burn-out-Syndrom (Fichten und Gottwald 1995).

Nach der Ausbildung in der ersten Praxisbewährung zeigt der Ergotherapeut großen Einsatz und bemüht sich mit vielseitiger Zuwendung, dem Behinderten in jeder erdenklichen Weise zu helfen. Einzelne Schwierigkeiten und Arbeitsforderungen will der Therapeut so dem Behinderten abnehmen. Der Behinderte soll auf alle Fälle mit geringen Schwierigkeiten die Therapieanforderungen bewältigen. Der Therapeut legt mit Hand an und meint, so den Therapieprozeß positiv zu beeinflussen. Daraus kann das Helfer-Syndrom entstehen, da die erforderliche Selbständigkeit des Behinderten mit den Anforderungen, die im Therapieprozeß vorgesehen sind, nicht möglich ist. Der Behinderte wird dann eher unterfordert. Will der Therapeut in einer Arbeitsgruppe diese Hilfe jedem einzelnen Behinderten zukommen lassen, dann ist er völlig überfordert Dieses Erleben wird sich auf die Freizeitgestaltung auswirken, kann zu Schlafschwierigkeiten führen und läßt keine aktive Freizeitgestaltung mit privaten Vorhaben zu.

Eine zu starke Identifikation mit der Helfer-Rolle (Samariter-Funktion) führt nach gewisser Zeit zu Enttäuschung und Hilflosigkeit. Wird dann die eigene Anstrengung vergrößert, kommt es schnell zu psychosomatischen Störungen, besonders zu Schlafstörungen, Rastlosigkeit und Unruhe. Die außerberuflichen Kontakte zu Freunden und Bekannten stagnieren und werden oft aus Zeitgründen abgebrochen. Mit dem übersteigerten Einsatz der eigenen Kräfte verringert sich das selbstgestellte, oft idealisierte Ziel. Daraus resultiert dann eine Selbstwertkrise, die an den beruflichen Leistungen zweifeln läßt.

Die Vermeidung des Helfer-Syndroms ist möglich, wenn Erlebnisse in der Arbeitsgruppe, mit erfahrenen Kolleginnen und Kollegen und auch mit nahestehenden Angehörigen oder Freunden besprochen werden. Eine optimale Arbeitsorganisation, ein Wechsel von Gruppenarbeit und Einzelbetreuung und eine andere, neue Arbeitsverteilung sind dann anzustreben. Zu klären wäre auch, wie der eigene Zeitfond zu verändern ist und welche eigenen Interessen zu fördern oder zu vernachlässigen sind. Arbeitsgruppendiskussionen, Supervision und Einzelberatungen sind geeignet, vom Handlungsdruck des Helfen-müssens loszukommen.

Bei anhaltender Frustration und Unbefriedigtsein mit der alltäglichen Arbeitssituation, besonders beim ständigen Kontakt mit hilfesuchenden Behinderten, kann es zur inneren Leere, zum Ausgebranntsein oder Burnout-Syndrom kommen. Der Therapeut wird selbst zum Ratsuchenden, um wieder aktiv das Berufsleben gestalten zu können. Die Veränderung solcher inneren, subjektiven Erlebnisweisen ist ebenfalls über Gespräche und Veränderungen äußerer Arbeits- und Organisationsformen möglich. Im Kollegenrahmen sind dann u. a. Supervision und Weiterbildungsveranstaltungen zu diskutieren, um neue Erfahrungen und Arbeitsmethoden kennenzulernen. Eine Aussprache über unbefriedigende Arbeitssituationen und über eigene Inaktivität führt in manchen Fällen bereits zur gedanklichen Analyse und Vorformulierung notwendiger Entscheidungen. Gemeinsame Selbstbild-Fremdbild-Diskussionen mit der Gewichtung aktueller Aufgaben können Abhilfe schaffen.

2.3 Psychologische Schwerpunkte bei der Ergotherapie behinderter Kinder

2.3.1 Problemorientierung

Mit der Ausweitung der Ergotherapie auf ältere und jüngere Behinderte – besonders vor und nach der Berufsarbeitszeit – kommen solche ärztliche Verordnungen auch in der Pädiatrie bei Kindern zwischen dem ersten und dem vierzehnten Lebensjahr zur Anwendung. Angeborene Schädigungen, Zustandsformen nach Krankheiten und Unfällen sowie chronische Leiden bedingen dann ergotherapeutische Behandlungsformen. Im Mittelpunkt solcher Veränderungsbedürftigkeiten stehen immer die Funktionsverbesserungen der schadensspezifischen Störungen im Gesamtentwicklungsverlauf.

Mit den ergotherapeutischen Maßnahmen wird das Ziel verfolgt, bei behinderten Kindern eine größtmögliche Selbständigkeit im körperlich-funktionellen Bereich, bei den geistigen Leistungen und im Sozialverhalten zu erreichen. So werden die schadensspezifischen medizinischen Therapiemaßnahmen in der Ergotherapie durch pädagogische (gegebenenfalls sonder- und heilpädagogische) und psychotherapeutische Maßnahmen (Spiel-, Gestaltungs- und familientherapeutische Maßnahmen) ergänzt. Die durch äußere Einwirkungen (Traumen oder Toxen) oder innere Ursachen entstandenen Schädigungen oder Störungen führen zu einer über längere Zeit bestehenden Behinderung (disability) bzw. zu einem Dauerschaden oder zu funktionellen Erkrankungen und physisch-psychische Beeinträchtigungen (handicap) unter Berücksichtigung des Schädigungszeitpunktes und der kindlichen Entwicklung (Abb. 2.2). Dadurch ist die weitere Entwicklung des Kindes über längere Zeit stark eingeschränkt. Zur optimalen Anpassung an altersadäquate Leistungs- und Verhaltensformen erfolgt die Therapie durch medikamentöse und physikalische Maßnahmen, durch geistig-intellektuelles Training, durch soziale

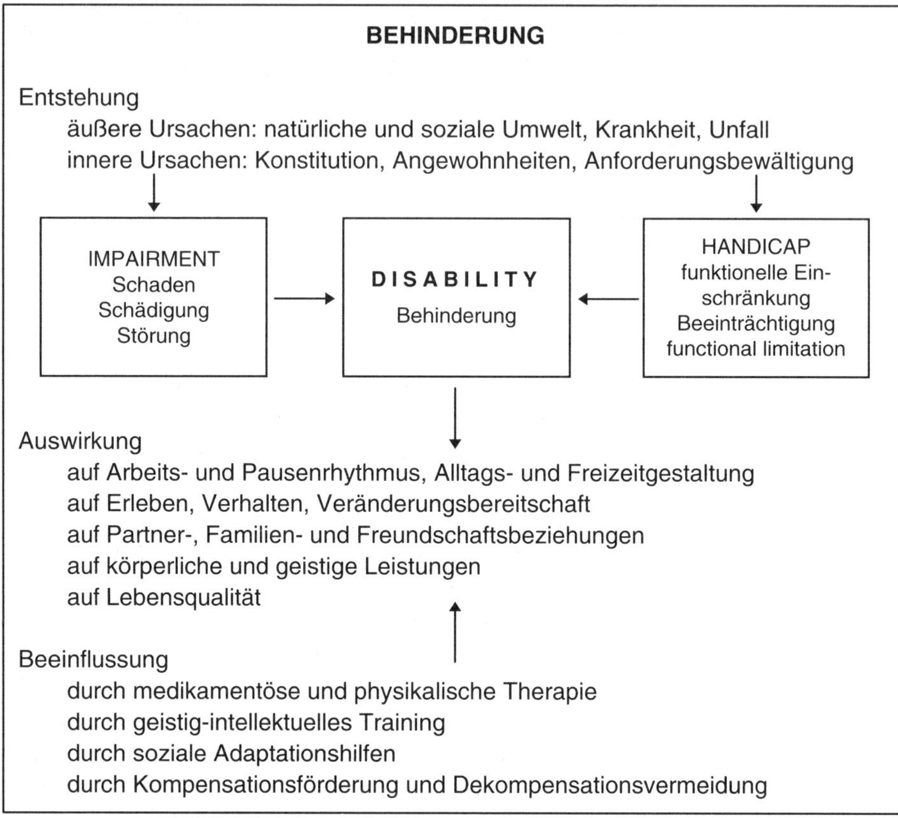

Abb. 2.2 Entstehung, Auswirkung und Beeinflussung einer Behinderung

Adaptation und durch Kompensationsförderung bzw. Dekompensationsvermeidung (Göllnitz und Mitarb. 1980).

Aus dieser Aufgaben- und Therapiezielbestimmung der Ergotherapie im Kindesalter sind die psychologischen Arbeitsschwerpunkte ableitbar. Zunächst gilt es, die altersspezifischen Besonderheiten der Schädigungs- und Behinderungsformen zu beschreiben und zu objektivieren. Gleiche Schädigungsformen treffen in einer Altersstufe oft auf sehr unterschiedlich ausgeprägte kindliche Persönlichkeiten – sowohl im Kleinkind-, im Kindergarten- und im Schulkindalter als auch bei Jugendlichen. Gerade bei den angeborenen und früh erworbenen Behinderungsformen halten wir eine ergotherapeutische Betreuung in teilstationären oder stationären Einrichtungen sowie in Rehabilitationskliniken bis in das dritte Lebensjahrzehnt für erforderlich. Die Jungerwachsenen zeigen besondere Auseinandersetzungsprobleme mit ihren Behinderungen und neigen dadurch zu Dekompensationsformen, die in entsprechenden Gruppen – auch Selbsthilfegruppen mit Anleitung – vermeidbar sind. Gravierend sind die Ablösungsprobleme von den Eltern, von alleinerziehenden Müttern, bei engen freundschaftlichen Kontakten während der Berufsausbildung oder bei den Partnerbeziehungen.

Für die Alltagsgestaltung sind kindgemäße Arbeits- und Organisationsformen zu beachten, die die Behinderungsform berücksichtigen und selten mit alterstypischen Leistungs- und Verhaltensformen übereinstimmen. Dann sind die speziellen Fähigkeiten und Fertigkeiten des behinderten Kindes zu eruieren, um diese aktuellen Besonderheiten in die Therapiekonzeption einzubeziehen. So sind anfangs einfachste Grundaktivitäten (Vigilanzsteigerungen) notwendige Voraussetzung, um einfachstes Wissen zu vermitteln oder einfachste Spiel- und Handlungssituationen einzuüben. Die dem behinderten Kind möglichen Aktivitäts- und Tätigkeitsformen sind, zumindest in der Anfangsphase, oft nur in einem zeitlich sehr langwierigen Verfahren ausbaufähig. Überforderungen und stärkere Belastungen können schnell zu Instabilität und neuer Krankheitsgefährdung führen.

Da die kindliche Persönlichkeit immer als biopsychosoziale Einheit mit ihrer Veränderungsdynamik zu verstehen ist, muß auch bei dem behinderten Kind eine ständige Veränderung der physischen und der geistig-intellektuellen Leistungen sowie der entsprechenden Verhaltensformen während des gesamten Wachstums- und Entwicklungsprozesses berücksichtigt werden. So wird ein einmaliges Krankheits- oder Unfallgeschehen nicht nur kurzfristig die kindliche Entwicklung beeinflussen und bestimmen. In vielen Fällen konnten Ärzte,

Pädagogen, Ergo- und Sozialtherapeuten, Psychologen und auch die Eltern nach Jahren bei den behinderten Kindern Auffälligkeiten erkennen, deren Ursachen lange zurücklagen und mit dem Zeitpunkt der Schädigung oder Störung in engem Zusammenhang stehen. Manche späteren Ängste und manches Schulversagen ist auf solche vorausgegangenen Ereignisse zurückzuführen. Andererseits muß betont werden, daß solche einmaligen psychischen Traumen bei entsprechender Aufarbeitung und Verarbeitung keine konstante Größe darstellen, die über Jahre entscheidungsbestimmend ist. Eine solche lineare Zuordnung von einem einmaligen psychischen Trauma zu späteren Verhaltensdeterminationen ist sehr selten. Bei solchen Einzelfällen ist dann eine psychotherapeutische Behandlung angezeigt. Für die Ergotherapie in der Pädiatrie kommt es darauf an, psychischen Hospitalismus und psychische Traumen zu vermeiden, altersentsprechende Adaptation zu fördern und alle therapeutischen Maßnahmen der individuellen kindlichen Persönlichkeit anzupassen.

2.3.2 Persönlichkeitsaspekte des behinderten Kindes

Die Gesamtheit der behinderten kindlichen Persönlichkeit wird vom Zusammenwirken der einzelnen physischen, körperlichen, geistigen und sozialen Teilbereiche, der einzelnen Leistungs- und Verhaltensdimensionen bestimmt. Diese Dimensionen – im pädagogischen Bereich in der Regel als Fähigkeiten und Fertigkeiten charakterisiert – zeigen quantitativ objektivierbare Einzelleistungen. Diese dürfen aber auf keinen Fall aus ihrem Gesamtgefüge getrennt werden. Durch den Schädigungszeitpunkt, den Schweregrad der Schädigung und durch die äußeren Einflußfaktoren – u. a. Familie, Umwelt, Freundeskreis, Wohngegend, Krankenhausaufenthaltsdauer, Dauer der Therapiemaßnahmen u. ä. – entstanden und entstehen die aktuell vorhandenen Leistungs- und Verhaltensformen des behinderten Kindes. Eine solche ganzheitliche Betrachtungsweise mit der erforderlichen Gewichtung der Einzelleistungen (des mentalen Bereiches und der Sinnesorgane, der körperlichen und manuellen Aktivitäten) ermöglicht einen persönlichkeitszentrierten, kindgemäßen Therapieansatz. Nur so sind die fachspezifischen Besonderheiten der Pädiatrie und Pädagogik, der Psychologie und der sozialtherapeutischen Maßnahmen sowie gegebenfalls der Psychotherapie zu integrieren. Mit dieser Betonung der individuellen Persönlichkeitsformen des behinderten Kindes sollen alle Mitarbeiter im Therapieprozeß einer gemeinsamen Grundlage und einer kindbezogenen Einstellung den Vorrang geben vor der Symptom- bzw. Syndrombehandlung. Eine solche Einstellung zur Behinderung bezieht sich dann nicht auf einzelne Körperorgane oder Funktionsstörungen, sondern betrifft immer die Gesamtpersönlichkeit. Mit diesem Therapieansatz sind die Diskussionen über die Leistungsdefizite beim behinderten Kind oder die Argumente zum „Defizitmodell" widerlegt. Das behinderte Kind ist nicht „ein gesundes Kind mit weniger Leistung" bzw. ein defizitäres Kind. Vielmehr führt die Behinderung zu andersartigen Leistungs- und Verhaltensformen. Diese können im Einzelfall zu besserem Arbeiten führen und in anderen Situationen Hilfe erfordern. So kommt es bei linksseitig orientierter Arbeitsweise (sog. Linkshändern) in bestimmten Arbeits- und Spielsituationen gegenüber einem Rechtshänder zu Vorteilen. Wenn allerdings ein Links- und ein Rechtshänder so zusammen sitzen, daß die jeweils aktiven Hände und Arme sich behindern, kommt es zu Schwierigkeiten. Ähnlich ist es oft bei Körperbehinderten, die ihre Minderleistungen durch größeres intellektuelles Wissen kompensieren können. Andererseits gibt es bei leichten geistigen Behinderungen Kinder und Jugendliche, die über genügend körperliche Kraft verfügen, um diese geistige Behinderung auf körperlichem Gebiet zu kompensieren. Solche Vorteile können in Arbeits- und Spielsituationen dann durchaus zu Anerkennung und Förderung führen.

Jede Persönlichkeit – auch die des behinderten Kindes – ist eine strukturierte, organisch-funktionelle und individuelle Ganzheit. Die einzelnen Leistungen, Funktionen, Verhaltens- und Charaktereigenschaften lassen sich nicht summativ zusammenfügen oder einzeln herauslösen. Deshalb wird bei allen diagnostischen Merkmalsanalysen, Beschreibungen und objektiven Befunderhebungen immer eine Schwerpunktsetzung vorgenommen. In der Regel wird dann eine hervorstechende, gestörte oder in ihrer Leistung geminderte Teilleistung untersucht, eine einzelne Verhaltensweise erfaßt und dokumentiert, ohne daß die anderen Teilleistungen der Persönlichkeit vernachlässigt werden dürfen. Im Diagnoseprozeß erfolgt eine Abstraktion, bei dem von der Gesamtheit eine spezielle Leistung oder Fähigkeit hervorgehoben, abstrahiert wird. So wird in einem Fall vom körperlich-vitalen Bereich das Antriebstempo über Ablaufzeiten oder Tempoformen allein beschrieben und erfaßt (in Sekunden, Minuten oder Stunden). Bei den kognitiv-mnestischen Leistungen stehen dann Denk- und Gedächtnisleistungen, Wahrnehmungs- oder Abstraktionsleistungen für eine Fragestellung im Mittelpunkt. Sprechen, Sprache, Lesen und Schreiben sowie mathematische Leistungen können unter bestimmten Umständen als Teilleistungen untersucht und objektiviert werden.

Solche Analysen haben sich bei behinderten Kindern mit den Untersuchungsverfahren der Psychodiagnostik bewährt (Frühauf 1986). Von der Beschreibung einzelner Phänomene oder Erscheinungen aus über die Datenerfassung erfolgt die Klassifizierung der einzelnen Verhaltensweisen und Leistungen zu vorgegebenen Normen, Symptomen oder Syndromen. Bei einem behinderten Kind gehören dann zu den diagnostischen Schwerpunkten zunächst die Beschreibung der Ausprägung einer Einzelleistung oder einer bestimmten Verhaltensform, die Art und Weise der Behinderung. Danach erfolgt die Objektivierung dieser beschriebenen Behinderungsformen, um schließlich die entwicklungs-(patho-)psychologischen Besonderheiten objektiv darzustellen. Damit ist ein Verfahren möglich, das subjektive Schätzurteile ausschließt und an normative Übereinstimmungen gebunden ist. Die häufig vorgebrachten Gegenargumente zu einem solchen teststatistischen Verfahren beziehen sich auf die Betonung der Norm und der Objektivierung gegenüber der Individualität und Eigenständigkeit einer Persönlichkeit. Bei genauer Kenntnis psychodiagnostischer Methodologie wird allerdings deutlich, daß gerade durch eine solche objektive Befunderhebung die Individualität innerhalb einer statistischen Gruppengröße bestimmbar ist mit der Ausprägung der einzelnen quantitativ erfaßten Leistungs- und Verhaltensweisen des einzelnen behinderten Kindes.

2.3.3 Beschreibung und Objektivierung der Leistungs- und Verhaltensformen behinderter Kinder

Die Erfassung und Objektivierung der veränderungsbedürftigen Leistungs- und Verhaltensformen des behinderten Kindes kann in Anlehnung an die psychometrischen Verfahrensweisen über Datenerhebung (Informationen), Datenbeschreibung (Deskription bzw. Phänomenologie) und Datenklassifizierung (Skalierung, Metrisierung) sowie über Bewertung (Typologisierung) erfolgen (Abb. 2.3). Während eine Fakten- bzw. Symptomerfassung zunächst nur eine summarische Erhebung ermöglicht, erfolgt über die Meßwerterfassung eine Bewertung innerhalb eines vorgegebenen, exakt definierten Bezugs- (Koordinaten-)systems. Bei einem behinderten Kind ist dann darauf zu achten, daß ein solches System die Gesamtpopulation der Behinderten einer Altersgruppe z. B. genauso berücksichtigt wie die einzelnen, individuellen Besonderheiten. Bei großen Normabweichungen der Behinderungen ist dann kein Vergleich mit altersgleichen Leistungen erlaubt. Vielmehr darf dann ein Vergleich nur innerhalb einer Behindertengruppe erfolgen, z. B. mit Gruppen gleicher oder sehr ähnlicher körperlicher oder geistiger Behinde-

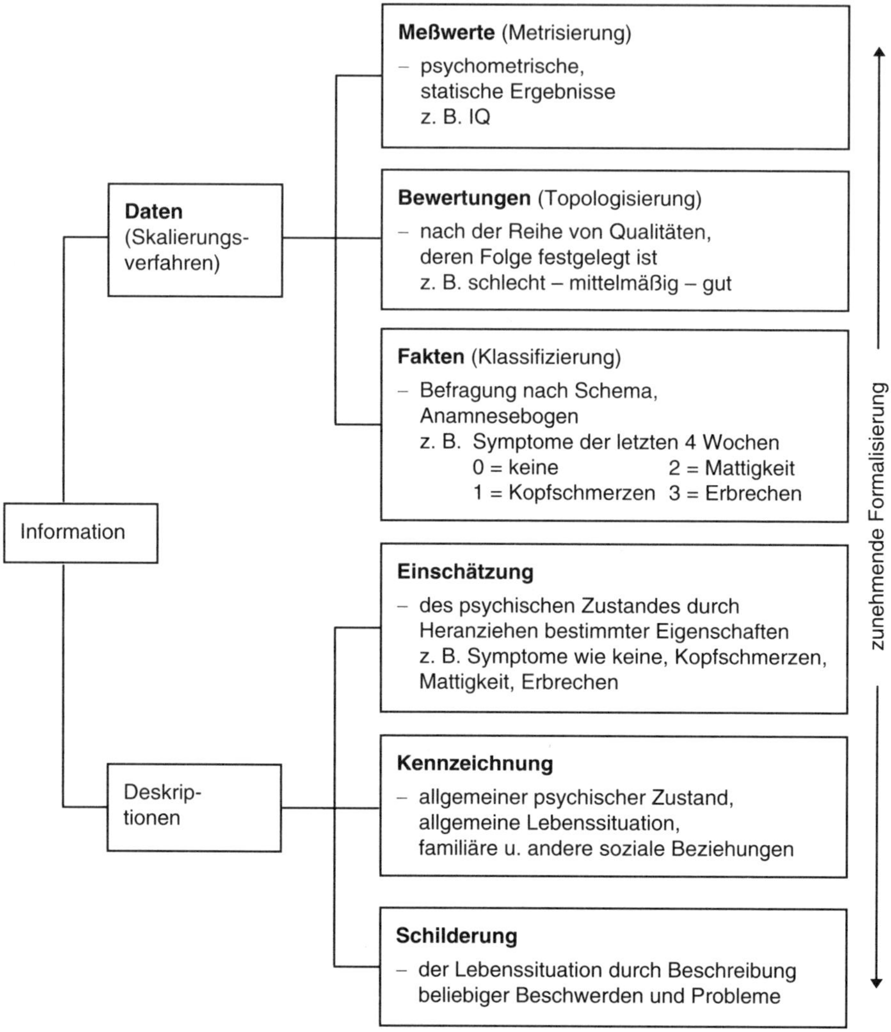

Abb. 2.3 Beschreibung und Datenerhebung zur Leistungs- und Verhaltensobjektivierung

rungen bzw. Verhaltensauffälligkeiten. Damit ist ein großer Teil der psychodiagnostischen Verfahren, die Alters- oder Leistungsnormen gesunder Kinder berücksichtigen, unbrauchbar, z. B. verschiedene Testbatterien, die auf Lebens- und Leistungsalter mit ihren IQ-Werten (Intelligenzquotient-Werten) orientieren.

In der Rehabilitationspsychologie und in der klinischen Praxis haben sich solche Verfahren bewährt, die schadensorientiert und nicht altersorientiert sind. Besonders bei Längsschnitt- und Veränderungsmessungen über Monate und Jahre bedarf es halbstandardisierter und standardisierter Fragebogenerhebungen und Beobachtungsbögen. Zu den bewährten Verfahren rechnen wir u. a. die Günzburg-Skala (Pädagogische Analyse und Curriculum – PAC – der sozialen und persönlichen Entwicklung) und den Enzephalopathie-Fragebogen von B. Meyer-Probst. Von den Testbatterien bevorzugen wir bei Kindern nach zerebralen Schädigungen das Berliner-Luria Neuropsychologische Verfahren für Kinder – BLN-K – von Neumärker und Bzufka, die Tübinger-Luria-Christensen Neuropsychologische Untersuchungsreihe für Kinder – TÜKI – von Deegener und Mitarbeitern und die Testbatterie für geistig behinderte Kinder – TBGB – von Bondy und Mitarbeitern. Zur Prüfung der Motorik gibt es eine Reihe von Verfahren, die an der Osseretzky-Skala orientiert sind, u. a. von Zimmer und Volkamer, von Eggert und von Kurth. Den Heidelberger Sprachentwicklungstest von Grimm und Schöler – HSET – empfehlen wir zur Erfassung der sprachlichen Fähigkeiten bei Kindern.

Die prä- und post-Testvergleiche nach einer bestimmten Therapiezeit (bei Aufnahme und Entlassung z. B.) objektivieren dann die Veränderungsergebnisse und bieten die Möglichkeit einer Therapieeffektivitätskontrolle. Bei fehlender Effektivitat sollte die Arbeitsmethodik überprüft werden.

Die Ergebnisdarstellung erfolgt in der Regel über Testprofilbögen, graphische Darstellungen mit skalierten Eigenschafts-, Fähigkeits- und Ausprägungsstufen nach quantitativen und qualitativen Merkmalen Solche Profile zeichnen sich durch Objektivität und Vergleichbarkeit aus. In jedem Fall sind die benutzten Bezugsgrößen mit anzugeben, z. B. T-Wert-Normierungen, IQ-Wertbestimmung nach welchem Autor u. ä.

2.3.4 Rehabilitationspsychologische Schwerpunkte bei der Leistungsförderung und der sozialen Integration behinderter Kinder

2.3.4.1 Frührehabilitation

Schwer- und schwerstgeschädigte Kinder auf einer Intensivtherapiestation sowie schwerstbehinderte, pflegebedürftige Kinder und Jugendliche werden oft tage- und wochenlang beatmet, sie sind somnolent und in ihrer Bewußtseinslage stark eingeschränkt, oft auch zeitlich und örtlich nicht voll orientiert. Sie können in der Regel nur nonverbal kommunizieren. Um in solchen Fällen elementarste Wahrnehmungs- und Kontaktmöglichkeiten zu schaffen und kleinste Fortschritte bei der Aktivitität und Integration zu erreichen, sind in den letzten Jahren spezielle Therapiemethoden entwikkelt worden, z. B. die Basale Stimulation von Fröhlich, die Reflex-Therapie-Maßnahmen u. a. von Hannermann, von Krack und von Marquardt. Wenn diese therapeutischen Maßnahmen in möglichst vielfältiger Weise und mehrfach täglich zum Einsatz kommen, kann das schwer geschädigte Kind zu ersten Aktivitäten kommen. Mit diesen exakt vorherbestimmten, einfachsten Stimuli ist bei den schwergeschädigten Kindern ein erstes eigenes Aktivieren zu erreichen. Daran schließen sich einfachste Erlebensformen und Bewegungsaktivitäten an, um dann über Gestaltungsformen und Spielansätze zu lebenspraktischem Tun zu kommen. Hierin sehen wir die ersten ergotherapeutischen Maßnahmen bei behinderten Kindern, eine Stufe der einfachsten Aktivierung. Besonders zu beachten sind dann die Reaktionen des Kindes in Form von einfachsten Schmerzäußerungen oder Zuwendungen, von Annahme oder Ablehnung. Gute Ergebnisse sind uns dort bekannt geworden, wo solche einfachsten Förderungen mehrfach am Tage – oft nur wenige Minuten andauernd – durchgeführt wurden. Entscheidend sind die Kenntnisse und Erfahrungen der Therapeuten, um solche Basalstimulationen erfolgreich einzusetzen (Juchli 1985).

Je nach Schweregrad der Schädigung, der Bewußtseinseinschränkung, der geistig-intellektuellen Verarbeitung und der körperlichen Aktivitäten bedarf es einer genauen Erfassung der jeweiligen Möglichkeiten des behinderten Kindes, um seine Aktivitätsmöglichkeiten, seine Belastungs- und Schmerzgrenzen zu eruieren und erfolgreich therapeutisch vorgehen zu können. Pflegepersonal, Therapeuten und Angehörige tragen ihre Erfahrungen zusammen und diskutieren, in welchen Situationen das behinderte Kind globale oder differenzierte Reizantworten gibt, Schmerzen angibt und Unruhebewegungen als Abwehr oder Zuwendung als Wohlwollen zu erkennen gibt. Im Einzelfall muß berichtet werden, wie auf Schmerz reagiert wird, z. B. nonverbal oder verbal, mit Flüstern, Schreien, Jammern, mit Blickkontakt, mit Zuwendung über Hand-, Arm- oder Körperbewegung u. ä.

In vielen Fällen wird es bei der Frührehabilitation erforderlich sein, Pflegepersonen und Angehörige, gegebenfalls auch Geschwister, mit den aktuellen Leistungsmöglichkeiten des behinderten Kindes vertraut zu machen. Dabei steht die Erfahrung mit dem geringen Wahrnehmungsraum (Blickkontakt ohne Körperbewegung, Blick nach oben und nicht zur Seite) an erster Stelle. Weiterhin sind Erfahrungen über Haut- und Körperkontaktmöglichkeiten mit dem behinderten Kind zu üben. In der Regel müssen alle Pflegepersonen und Angehörigen solche „Leistungen" erst direkt erleben, ehe sie sie anwenden. Nach einer solchen Einübungsphase gilt es dann zu überlegen, wie das behinderte Kind solche Kontaktnahmen selbst erleben könnte und wie es darauf reagiert.

Eine zweite Phase der Frührehabilitation beginnt mit den ersten aktiven Tätigkeiten bei der Nahrungsaufnahme und der Körperhygiene (selbständige Nahrungsaufnahme, Mitarbeit bei der Körperreinigung, Mundpflege, Trinken u. ä.). Hierzu sind für das Kind eine Vielzahl einzelner Wahrnehmungs- und Bewegungsabläufe erforderlich, die als Information aufgenommen werden müssen, zu verarbeiten und umzusetzen sind. Den Pflegepersonen ist dann deutlich zu machen, daß der erforderliche Zeitaufwand in der Regel erheblich ist und mehrfache Wiederholungen erforderlich sind. Besonders Laien sollten deshalb einen Trainings- oder Übungsprozeß absolvieren, ehe sie mit dem behinderten Kind zusammen die erforderlichen und möglichen Tätigkeiten ausführen. Diese Forderungen sind anfangs auf wenige Minuten zu beschränken. Sie sind nur in der aktiven Wachphase des Kindes möglich. Die Aktivierungsmöglichkeiten sind im Gesamtzusammenhang mit dem Schlaf-Wachrhythmus zu analysieren und zu nutzen. Bei optimaler räumlicher und personeller Ausstattung sind diese Wachphasen kurzfristig mehrfach am Tage – eventuell auch in den Nachtstunden – einzuplanen.

Diese Phasen-Rhythmus-Verschiebung ist in der Regel nur über eine Veränderung der institutionellen Arbeitszeit in den Kliniken oder Rehabilitationseinrichtung zu optimieren.

Ein weiterer Problemkreis in dieser Frührehabilitationsphase betrifft das Erkennen und Beeinflussen der Schmerz- und Belastungsgrenzen dieser behinderten Kinder. Aus den Beobachtungs- und Pflegeprotokollen sind Hinweise zu entnehmen, unter welchen Bedingungen und zu welchen Zeiten solche Schwierigkeiten auftreten oder weitere Belastungen toleriert werden. Therapiemaßnahmen zur Aktivierung und Mobilisierung werden immer bis zu solchen Grenzbereichen durchzuführen sein. Nur so sind Entwicklungs- und Behandlungsfortschritte zu eruieren. Um zusätzliche, iatrogene Schäden zu vermeiden, ist ein genaues Behandlungskonzept mit Belastungsgrenzen und der Beschreibung der kindlichen Aktionen und Reaktionen erforderlich. Dem Kind gegenüber sind alle Tätigkeiten zu verbalisieren, auch dann, wenn keine verbale Antwort erwartet werden kann. Jede Tätigkeit des Therapeuten und jede geforderte Tätigkeit beim Kind ist mit mehreren Sätzen vor der Handlungsausführung sprachlich zu formulieren, eventuell mit Körperbewegungen vorzumachen. So sind bei einem guten Vertrauensverhältnis zwischen

Kind und Therapeuten dann Ängste, Verweigerungen, Schreckreaktionen und Abwehr zu vermeiden. Alle Angst-Formulierungen haben die Therapeuten zu unterlassen. Die zu erwartenden Schmerzen sind vor Behandlungsbeginn zu beschreiben und als Heilmaßnahme zu begründen.

2.3.4.2 Leistungskompensation und Dekompensationsvermeidung

Nach erfolgreicher Frührehabilitation bzw. optimaler Frühförderung schwer und schwerstbehinderter Kinder erfolgt die weitere Rehabilitationsoptimierung in Spezialeinrichtungen, u. a. in Rehabilitationskliniken, Internaten mit Sonderschuleinrichtungen oder in ambulanten ergotherapeutischen Abteilungen. Unter quantitativem Aspekt stehen dann Körperbehinderungen unterschiedlicher Schadensgenese im Mittelpunkt, gefolgt von Zustandformen nach frühkindlichen Hirnschädigungen, Zerebralparesen, Dysmelien und Behinderungen nach Schädel-Hirntraumen im Kindesalter. Häufig ist eine exakte Trennung zu geistigen Behinderungen schwierig. Auf alle Fälle sind bei allen motorischen Störungen und Bewegungsbehinderungen die Schadensursachen zu berücksichtigen, um zerebrale Läsionen nicht zu übersehen. In einer dritten Gruppe können die mehrfachbehinderten Kinder mit Bewegungseinschränkungen zusammengefaßt werden. Hier sind dann spezielle Kenntnisse der Sinnesschädigungen bzw. der internen Erkrankungen erforderlich, um einen exakten Behandlungsplan aufzustellen und durchzuführen. Wir meinen, daß dann Pädiater und Sonder- bzw. Heilpädagogen mit am Therapiekonzept zu beteiligen sind (Göllnitz und Mitarb. 190).

Frühkindliche Störungen und Schädigungen – u. a. prä-, peri- und postnatale Schädigungen im ersten Lebensjahr – bestimmen in gravierender Weise den psychosomatischen Gesamtentwicklungprozeß auch dann, wenn diese Störungen zunächst unerkannt bleiben. Beispielhaft dazu können die Ergebnisse von Wagner und Mitarbeiter bei Kindern mit angeborenen Herzfehlern angeführt werden (in Göllnitz et al. 1980). Diese Untersuchungsergebnisse zeigten erhebliche Retardierung bei dem Größenwachstum und der Gewichtszunahme. Nur 4% der Kinder zeigten überdurchschnittliche IQ-Werte (115 und darüber). Dagegen hatten die herzkranken Kinder geringere neurotische Auffälligkeiten als die gesunden Kontrollkinder. Diese Ergebnisse verdeutlichen, daß bei körperlich-funktionellen Störungen Leistungskompensationsformen gefunden werden können, ohne daß neurotisches Fehlverhalten auftritt. Wir rechnen dazu (1.) alle Lernformen, die spezielle Übungs-, Trainings- und Wiederholungsformen berücksichtigen, (2.) alle Möglichkeiten des Umlernens, z. B. Übertragungeneffekte bei den paarigen Sinnesorganen oder motorische Leistungen mit Umschulung auf die Gegenseite, u. a. bei Paresen und Amputationen. Solche Leistungskompensationsformen gehen zunächst von einem größerem Zeitvolumen und von einem größerem Wiederholungszeitfond aus bei langsam steigendender Leistungsaktivität.

Eine Leistungskompensation und damit eine Leistungssteigerung ist aber auch über indirekte Arbeitsmethoden möglich. So sind bei starken Bewegungseinschränkungen oder schweren Koordinationsstörungen besonders geistig-intellektuelle Leistungen zu fördern, wie die guten Ergebnisse bei querschnittsgelähmten Kindern oder Doppeltamputierten zeigen. Mit guten und sehr guten Schulleistungen ist dann den Heranwachsenden eine Berufsausbildung mit optimaler Berufsbewährung möglich. Computerarbeiten oder Feinmechaniker-Tätigkeiten sind dafür bekannte Beispiele.

Andererseits haben sich Kinder und Jugendliche mit geringerem Intelligenzniveau in Anlernberufen bewährt, bei denen eher körperliche Leistungen gefordert sind. Eigene Untersuchungsergebnisse zeigen, daß bei entsprechenden sonderpädagogischen und ergotherapeutischen Maßnahmen günstigere Ergebnisse zu erwarten sind als immer noch mehrheitlich angenommen wird (Frühauf 1986).

Im Einzelfall sollte immer von den aktuell möglichen Tätigkeiten ausgegangen werden, um dann vom Globalen zu differenzierteren Leistungen im motorischen und geistig-intellektuellen Bereich vorzugehen, auch bei den ergotherapeutischen Therapiemaßnahmen. In den Fällen, bei denen Leistungsförderung mit Aufmerksamkeits- und Konzentrationstraining verbunden ist, sollten sozialpsychologische Aspekte des Erfolgserlebens, des Sozialprestiges und der sozialen Anerkennung Beachtung finden.

Zu den Schwerpunkten ergotherapeutischer Arbeitsmethoden rechnen wir bei behinderten Kindern alle Möglichkeiten des Spiels – Bauen und Gestalten, Formen und Reißen, Computer-Spiele, Rollen- und Gruppenspiele. Hierbei zeigen diese Kinder ihre vielfältigen kreativen Möglichkeiten, ihre Leistungsbereitschaft und ihre Leistungsgrenzen. In der Regel wird solche spielerische Tätigkeit nur so intensiv und so lange ausgeführt, wie es dem Kind Freude macht. Hier liegt der Hauptunterschied zur späteren Arbeit und Arbeitsleistung. Spielen erfolgt nicht durch äußeren Zwang und wird als Vorbereitung und Bereitschaft für spätere Beschäftigung und Arbeit angesehen. Das kindliche Spiel zeigt in den einzelnen Entwicklungsetappen Reifeprozesse und Erkenntnisgewinn, Umgang mit bekannten Erfahrungen und Neuerwerb von Kenntnissen und Handlungsschritten.

Bei der Wahl des Spielmaterials wird auch in der Ergotherapie weniger auf Technik und Komfort zu achten sein als auf Zweckmäßigkeit, vielseitigen Gebrauch, auf Einhalten der Hygienebestimmungen und auf Beachtung der für die jeweilige Behinderung gerechten Materialbeschaffenheit sowie die erforderlichen Nutzungseigenschaften. So sind bei Körperbehinderungen die Kinder eher mit massiven, einfachen Holzteilen zu kreativem Spiel anzuregen und damit zur Ausführung der geforderten Tätigkeiten. Voll technisiertes Spielzeug ist in der Regel nur wenig flexibel einzusetzen und bedarf oft der Hilfe Älterer. Auf keinen Fall dürfen Idealvorstellungen der Therapeuten, Erzieher oder Eltern die Auswahl des Spielgerätes bestimmen, z. B. bei einer schönen Puppenstube, bei einer Gelenk- oder Sprechpuppe, bei einem Sattelschlepper u. ä.

Mit den Computer-Spielsystemen sind Aufmerksamkeits- und Konzentrationstraining möglich. Bei (Hand- und Finger-) Bewegungseinschränkungen und bei motorischen Störungen – nicht nur der oberen Extremitäten – ist in der Regel eine stabilere Bedienungsmechanik erforderlich, als im Handel geliefert werden kann. Dann können Computerspiele und entsprechendes geistiges Training mit Computer eine große Hilfe zur Verbesserung der intellektuellen Leistungen, des Wahrnehmungsvermögens (einschließlich Neglect-Training) sein. Alle destruktiven Spiele (Krieg, Vernichtung, Verstümmelung) widersprechen dem humanistischen Anliegen der Behindertenarbeit.

Am Ende einer Spielsituation ist mitunter das Abbrechen, das Aufräumen und die Zerstörung der Spielszene oder der Handlung erforderlich. Liegt dann das Einverständnis des Kindes vor, ist auch dieses Abbrechen oder Zerstören eine Tätigkeit, die mit der Spielsituation in Verbindung steht. Diese Aktivitäten sind von Zorn- und Wutausbrüchen zu unterscheiden, bei denen die Spiel- und Handlungsresultate mutwillig vom Kind zerstört werden. Bei solchen Affekthandlungen sollte nach den Ursachen gesucht werden. Auf jeden Fall sind solche destruktiven Tätigkeiten zu minimieren und eventuelle Personenschäden zu vermeiden.

2.3.4.3 Soziale Adaptation und Integration

In engem Zusammenhang mit den Kompensations- und Adaptationsformen im Leistungsbereich stehen die vielfältigen sozialen Integrations- und Anpassungsformen über Kooperation und Kommunikation behinderter Kinder untereinander oder mit nichtbehinderten Kindern und Erwachsenen.

Kindergartenkinder und jüngere Schulkinder erleben eine Behinderung an sich selbst oder an Gleichaltrigen kaum als eine Besonderheit, eher als eine „Sachleistung“ wie die Kleidung, die Spiel- und Wohngegenstände. Die einzelnen gewollten oder geforderten Tätigkeiten werden je nach individueller Möglichkeit ausgeführt und als Einzel- oder Gemeinschaftsleistung akzeptiert. Erst mit der Vorpubertät, etwa im 5. und 6. Schuljahr kommt es zur Veränderung der sozialen Beziehung, zur „Ich-Findung“ und damit zu unterschiedlichen, veränderten Aktions- und Reaktionsformen im Sozialverhalten. Dann treten auch größere Unterschiede im Sozialverhalten zwischen Jungen und Mädchen auf. Damit erfährt auch eine Behinderung ihre psychologische Bedeutung, sie wird vom betroffenen Kind erkannt und muß verarbeitet werden. Diese neuen Erkenntnisse können zu leistungsfördernden und positiven Kompensationsformen besonders dann führen, wenn die soziale Integration über Kooperations- und Kommunikationsmaßnahmen gelingt. Es sind aber auch Formen der Disozialität, Minderwertigkeitsgefühle, soziale Isolierung und aggressives Verhalten bekannt, die gemeinschaftsausschließendes Verhalten hervorrufen. Einzelgänger mit besonderer Betonung ihrer Behinderung oder Behindertengruppen mit besonderen Gruppenmerkmalen sind dann häufiger.

Die von manchen Autoren in diesem Zusammenhang aufgestellte Frustration-Aggressions-Hypothese, nach der die Frustration behinderter Kinder und Jugendlichen zu aggressivem Verhalten führt (Dollard und Mitarb. 1971) können wir in ihrer einseitigen, determinierten Auffassung nicht unterstützen. In gleicher Weise wie bei psychischen Traumen sind Ursachenwirkung, Verarbeitung und Beeinflussung in jedem Einzelfall exakt zu eruieren. Dann kann eine optimale kinderpsychotherapeutische Behandlung das Verlusterleben aufarbeiten und geeignete Bewältigungsstrategien – eventuell mit Eltern und Freunden zusammen – einüben. Erforderlich ist allerdings, daß das betroffene Kind oder der Jugendliche solche Adaptationsmaßnahmen aktiv mitgestaltet und das soziale Umfeld (Familie, Freunde, Therapeuten) einbezogen wird. Eine mögliche Aufarbeitung hat Spoken (1975) in einem 9-Stufen-

Plan beschrieben: 1. Unwissenheit, 2. Unsicherheit, 3. implizite Leugnung, 4. Entdeckung der Wahrheit, 5. explizite Leugnung, 6. Auflehnung, 7. Verhandeln (verschiedene Informationsquellen nutzbar machen), 8. Vereinsamung, und 9. Bejahung. Eine solche Phasenbeschreibung ist als Raster für psychotherapeutische Behandlungsmaßnahmen brauchbar, sollte aber von Laien nicht kritiklos übernommen und eingesetzt werden. Jeder Ergotherapeut hat mit seinen Kolleginnen und Kollegen, mit den Eltern, Sozialarbeitern, Lehrern Verhaltensprotokolle von betroffenen Kindern und Jugendlichen exakt anzufertigen, um die Notwendigkeit einer solchen Copingstrategie zu ermitteln. Dann ist eine Behandlung durch Fachkräfte schnell gewährleistet.

Mit einem solchen Konzept ist psychischer Hospitalismus nicht nur in Kliniken und Rehabilitationseinrichtungen, sondern auch in den Familien zu vermeiden.

Die sozial-integrative Förderung und Erziehung führt schon in vielen Schuleinrichtungen – besonders in den ersten vier Schuljahren – behinderte und nichtbehinderte Kinder zusammen. Für körper-, sprach- und lernbehinderte Kinder wird eine solche integrative Erziehung von vielen Pädagogen gefördert und gefordert (Hensle 1988). Die wesentlichen Argumente dafür entstammen sozialpsychologischen Untersuchungen mit entsprechend geschädigten Kindern und altersgleichen Schulkameraden ohne Behinderungen. In den meisten Fällen sammeln alle Gruppenmitglieder Erfahrungen, die zu Verhaltens- und Einstellungsänderungen führen und bis in das spätere Berufsleben bedeutsam sind.

Einwände gegen sozial-integrative Modelle ergeben sich aus den Überlegungen des speziellen Trainings oder einer besonderen Förderung, z. B. beim Behindertensport. Selbstverständlich werden behindertenspezifische Techniken immer wieder vermittelt werden müssen. Dazu sind auch Einzelstunden und oft auch Einzelförderung notwendig. Das darf aber nicht dazu führen, daß soziale Adaptation und Interaktion vernachlässigt werden. Alle Formen von Kooperation und Kommunikation sind auch in der Ergotherapie zu fördern, jede Isolierung und Ghettoisierung ist zu vermeiden. Es gibt viele Beispiele, die dokumentieren, daß Kinder mit leichten Behinderungen von denen mit schwereren Behinderungen lernen und andererseits schwer und schwerstbehinderte Kinder helfen können und Hilfe bekommen.

Mit dem Übergang vom Kindes- zum Jugendalter bilden sich auch bei den Behinderten – mit gewisser Phasenverschiebung – differenziertere Sozialstrukturen. Die Geschlechtsunterschiede werden deutlich, die eigene Behinderung ist verinnerlicht, so daß neue Selbst- und Fremdbilderfahrungen entstehen. In den Rehabilitationseinrichtungen und Internaten kommt es zu ersten Flirtversuchen und Paarbildungen, Probleme der Sexualität und Partnerschaft werden dann oft unterschiedlich offen und intensiv diskutiert.

Die uns bekannten Erfahrungen (de Nève 1984, Großmann 1978, Spoken und Mitarb. 1974) über sexuelle Aufklärung Behinderter, Partnerschaftsberatung und Betreuung betonen einerseits die Schwierigkeiten solcher Arbeit und Kommunikationsbemühungen. Sie weisen aber auch oft noch auf die Unsicherheiten bei den Betreuern, Therapeuten, Eltern und Angehörigen hin. Wenn solche Beratungen von Mitarbeitern und Eltern versucht werden, sollte zunächst Übereinstimmung herrschen, welche Themen und welche Aktionen vorrangig sind, wie der einzelne Mitarbeiter Fragen der Sexualität und Partnerschaft beantworten würde und verarbeitet. Wir meinen, daß ein gemeinsames Konzept und entsprechende Übereinstimmung der Argumentation notwendig ist, um in Internaten und bei Selbsthilfegruppen solche Beratungs- und Betreuungsarbeit durchzuführen.

Das unvollkommene Erleben familiärer Geborgenheit und familiärer Verhaltensmuster der behinderten Kinder – besonders bei frühkindlichen Schädigungen mit vielen Krankenhausaufenthalten – sowie die geringe Gestaltung und Verarbeitung sozial-emotionaler Erlebnisse beeinflußt in vielen Fällen die ersten Kontakt- und Kommunikationsbemühungen bei der Partnerwahl. Je geringer die Übereinstimmung geistig-intellektueller Verarbeitung und emotionaler Differenzierung ist, desto eher kommt es über lange Zeitabschnitte zu Neugierverhalten und/oder zu plumpen Vertraulichkeiten. Dann sind Partnerschaft, Ehewunsch oder Kinderwunsch wenig realitätsnahe.

Bei Körperbehinderten mit differenzierteren intellektuellen Verarbeitungsmöglichkeiten werden die Wünsche und Rechte des Behinderten gegenüber den Pflichten, Verhaltensnormen und ethischen Anschauungen immer ein sehr enges komplexes Gefüge bilden. Vormundschaftsfragen und finanzielle Möglichkeiten, die körperlichen Leistungen – auch bei Intimkontakten – und emotionale Zuwendung sind im individuellen Einzelfall in Übereinstimmung mit realistischen Anforderungen und Möglichkeiten zu bringen. Wir meinen, daß nur in diesem Gesamtzusammenhang dann über Eheschließung, Sexualkontakt, Verhütungsmaßnahmen und Sterilisation für den Einzelfall diskutiert werden kann. Die Rechte und Pflichten der Körperbehinderten bedürfen der gleichen Aufklärung und Beratung wie bei anderen Gruppen. Schon jetzt bieten vielerorts Fachkollegen, Selbsthilfegruppen und Behindertenverbände viele Beratungsmöglichkeiten und Entscheidungshilfen an, vom Besuch bei Prostituierten bis zur Sterilisation.

Einen wesentlichen Einfluß bei der sozialen Integration behinderter Kinder kommt der jeweiligen Familienkonstellation zu mit ihren finanziellen, umweltbezogenen und soziologischen Einzelfaktoren (Donczik et al. 1985, Meyer-Probst und Teichmann 1984, Fuchs-Kittowski 1979). Besonders großen Einfluß haben nach unseren Untersuchungsergebnissen die „Mutterpersönlichkeit", der „elterliche Erziehungsstil" und die Extraversionswerte des Kindes (Frühauf 1986). Weniger bedeutsam für die Entwicklung des behinderten Kindes war die Stabilität der Familie, ihr finanzielles Einkommen, das Alter der Mutter und der Bildungs- und Aktivitätsgrad der Eltern im Sinne eines Bildungs- und Kulturfaktors der Familie (Abb. 2.4). Daraus ist für

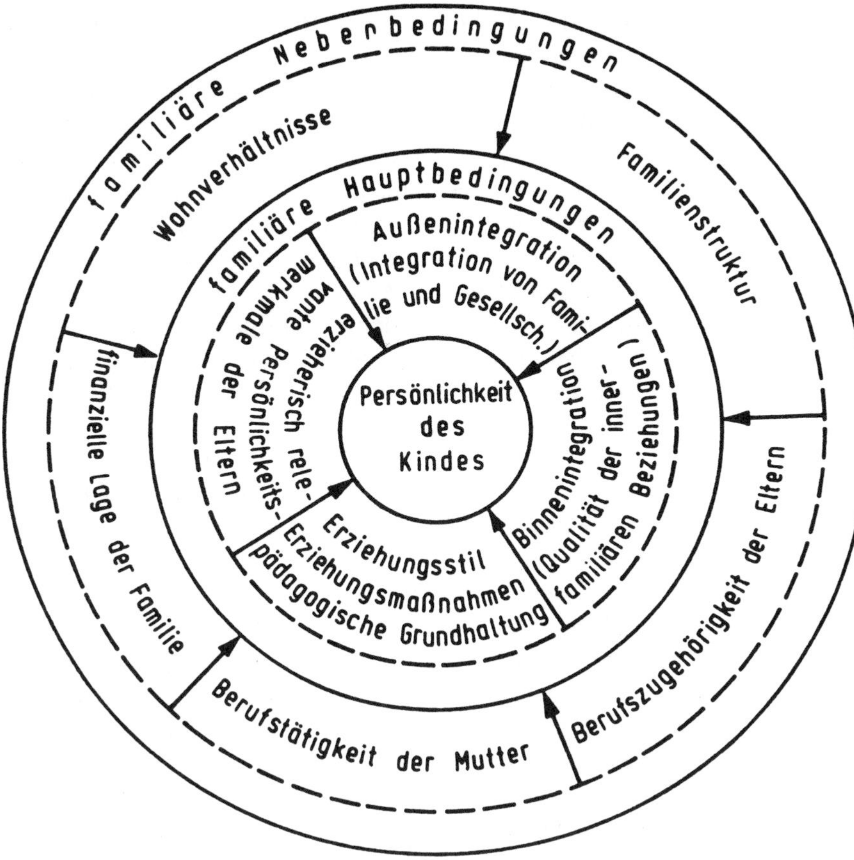

Abb. 2.4 Wesentliche Familienmerkmale für die Persönlichkeitsentwicklung des Kindes

die ergotherapeutische Behandlung abzuleiten, daß bei allen Behandlungsmaßnahmen das soziale Umfeld einzubeziehen ist und nicht allein der Mutter-Kind-Kontakt als alleiniges Kriterium über Sozialverhalten und Sozialanpassung entscheidet.

Mit dem Erkennen der Behinderung – über bildgebende Verfahren während der Schwangerschaft, beim Aufklärungsgespräch mit dem Arzt und den prognostischen Aussagen nach einem Unfallschaden – beginnt der Bewältigungsprozeß der Eltern im Umgang mit der

Behinderung ihres Kindes. Bis das Ja zur Behinderung von den Eltern vollzogen wird, erfolgen viele geistig-intellektuelle und sozial-emotionale Interaktionsprozesse. Während der Ergotherapiebehandlung wird dann schnell deutlich, wieweit solche Bewältigungsprozesse schon positive Verhaltenseinstellungen erfahren haben. Zur Klärung solcher Prozeßvorgänge können Fragebogenerhebungen und Verhaltensbeobachtungen beim Kind beitragen. Auch bei ergotherapeutischer Einzelbehandlung sind solche Verarbeitungsprozesse der Eltern und des Kindes einzubeziehen, um Erfolgs- und Mißerfolgserleben bei der Behandlung folgerichtig und situationsadäquat beurteilen zu können.

Zwischen Ergotherapeut und behindertem Kind sind sowohl zu enge Abhängigkeiten, als auch zu distanzierte Verhaltensweisen zu meiden. Plumpe Vertraulichkeit, zu enge emotionale Verbundenheit und ein schnelles „Du-auf-Du“ sind während der ergotherapeutischen Behandlung nicht angebracht. Bei älteren Kindern und Jugendlichen hat sich ein Vertrauensverhältnis bewährt, das auf gegenseitige Achtung und Akzeptanz ausgerichtet ist. Die zeitliche Begrenzung der Behandlung und die Dauer einer Therapiestunde sind exakt abzusprechen. Sowohl der Therapeut, als auch das Kind oder der Jugendliche sollten die Möglichkeit haben, unter bestimmten, vorher festgelegten Bedingungen, die Therapie abzubrechen oder zu unterbrechen. Gerade bei behinderten Jugendlichen und Jungerwachsenen haben sich solche vertragsähnlichen Übereinkommen bewährt.

2.4 Umgang mit Kranken und Behinderten

2.4.1 Grundlagen und Definitionen

Gesundheit und Krankheit können als sich einander ausschließende Pole charakterisiert werden, deren Nahtstelle ineinanderübergehende Erscheinungsformen bedingen, die die Lebensqualität und/oder das Leistungsvermögen beeinflussen.

Die WHO definiert: „Gesundheit ist der Zustand des vollständigen körperlichen, geistigen und sozialen Wohlbefindens und nicht nur des Freiseins von Krankheit und Gebrechen.“

Die grundsätzlichen Aufgaben des Gesundheitswesens sind damit grob umrissen:

- Erhalten der Gesundheit durch Gesundheitserziehung, Förderung der gesunden Lebensweise mit dem Ziel, Ursachen für mögliche Erkrankungen durch falsche Verhaltensweisen (Lebens- und Eßgewohnheiten) zu korrigieren;
- Verhinderung von Erkrankungen durch Schutzimpfungen, genetische Beratungen, Schwangeren- und Mütterberatungen sowie Vorsorgeuntersuchungen und auch durch die Maßnahmen des Arbeits- und Unfallschutzes;
- frühzeitige und wirkungsvolle Behandlung im Erkrankungsfall mit dem Ziel der vollständigen Wiederherstellung der Gesundheit;
- beim Entstehen von unvermeidlichen langanhaltenden oder bleibenden gesundheitlichen Schäden die Konsequenzen möglichst gering zu halten (Abb. 2.2).

Aufgabe der Rehabilitation ist es, die Folgen und Konsequenzen zu mindern (Abb. 2.5).

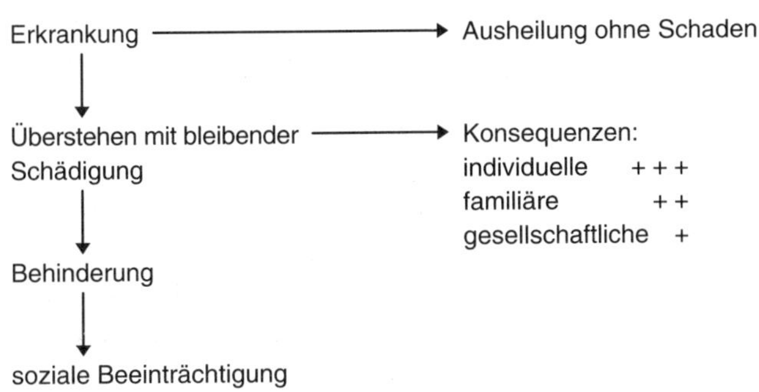

Abb. 2.5 Folgen und Konsequenzen einer Erkrankung

Die Begriffe Schädigung, Behinderung und Beeinträchtigung sind definiert (International Classification, WHO 1980):

Schädigung (Impairment) ist der Verlust oder eine Abweichung der psychologischen, physiologischen oder anatomischen Strukturen oder Funktionen. Schädigung ist das äußere Zeichen eines pathologischen Zustandes und spiegelt Störungen auf der Ebene der Organe wider.

Behinderung (Disability) ist eine Einschränkung oder der Verlust (infolge einer Schädigung) der Fähigkeit, Aktivitäten in der Art und im Ablauf auszuführen, die für einen Menschen als üblich (normal) angesehen werden. Behinderung bedeutet Objektivierung einer Schädigung und spiegelt als solche Störungen auf der Ebene der Person wider.

Beeinträchtigung (Handicap) oder umweltbedingte Behinderung ist eine Behinderung einer Person infolge einer Schädigung oder Behinderung, die die Erfüllung einer Rolle (abhängig von Alter, Geschlecht, sozialen und kulturellen Faktoren) einschränkt oder verhindert, die für diese Person üblich (normal) ist. Beeinträchtigung bedeutet Objektivierung einer Schädigung und spiegelt als solche Störungen auf der Ebene der Sozialkontakte wider.

Die Ätiologie einer Schädigung prägt neben den vorhandenen individuellen Persönlichkeitsmerkmalen die Einstellung zur Umwelt (Tab. 2.8).

Die medizinische Betreuung setzt ein besonderes *Vertrauensverhältnis* zwischen Patienten und medizinischen Mitarbeitern voraus. Dies gilt für alle medizinischen Fachrichtungen und Berufe, so auch für den Ergotherapeuten, und es gilt für alle Patientengruppen. Beim Aufbau eines Vertrauensverhältnisses spielen neben speziellen, den einzelnen Patienten betreffenden Maßnahmen, eventuellen krankheitsspezifischen Besonderheiten und fachspezifischen Regelungen allgemeine Verhaltensweisen im zwischenmenschlichen Kontakt eine besondere Rolle.

Tabelle 2.8 Zusammenhang zwischen der Ätiologie einer Schädigung und der Einstellung zur Umwelt

Angeborene Schädigung	Unfallbedingte Schädigung	Chronisch progrediente Krankheit
• Mutterbindung; Problem des nicht Lösens, Abhängigkeit soll erhalten bleiben, Pflege u. Zuwendung als Selbstzweck, falls keine Erziehung zur Selbständigkeit	• Streben nach der vorherigen Selbständigkeit und Unabhängigkeit; Hilfe nur bei Bedarf in Teilbereichen erwünscht	• Gefühl subjektiver Perspektivlosigkeit; Krankheit vernichtet laufend errungene Selbständigkeit; Allgemeines Hilfsbedürfnis, Zuwendung erforderlich

Zu einer wirksamen Behandlung gehört, daß der Patient Vertrauen zum Therapeuten hat. Wir können das Vertrauen aufbauen und fördern, indem wir

- dem Patienten zuhören,
- freundlich und verständnisvoll auf Probleme und Fragen eingehen,
- ihn über den vorgesehenen Ablauf der Therapie, aber auch über notwendige organisatorische Veränderungen im Ablauf rechtzeitig und angemessen unterrichten,
- festgelegte Termine und Behandlungszeiten gewissenhaft einhalten,
- wenn nicht unbedingt erforderlich, keinen Wechsel des betreuenden Ergotherapeuten vornehmen.

Die medizinische Behandlung bedingt ein besonderes Vertrauensverhältnis, und dieses schließt auch die ärztliche *Schweigepflicht* mit ein. Der Patient vertraut sich seinem Arzt an, was wiederum bedeutet, daß der Arzt darauf vertrauen muß, daß sein Patient ihm alle Tatsachen mitteilt, die für Diagnose und Therapie der Erkrankung wichtig sind.

Zu diesem Verhältnis gehört auch die Bereitschaft des Patienten – die sog. Compliance – bei diagnostischen und therapeutischen Maßnahmen mitzuwirken. Dies bedeutet, die Therapie zu unterstützen, also die verordneten Medikamente anzuwenden, die Heil- und Hilfsmittel wie vorgesehen zu nutzen und dabei auftretende Probleme dem Arzt mitzuteilen. Es besteht somit ein wechselseitiges Vertrauensverhältnis.

Der Patient erwartet schnelles und richtiges Erkennen seiner Beschwerden und optimale Behandlung. Er vertraut auf die Verschwiegenheit des Arztes und des ärztlichen Hilfspersonals, also auch des Ergotherapeuten, über alles, was ihnen bei der Ausübung ihres Berufes über seine Krankheit und Situation (persönliche Daten) bekannt geworden ist. Diese Verpflichtung zur Schweigepflicht für Ärzte, Zahnärzte, Apotheker und ärztliches Hilfspersonal begründet sich gemäß § 300 StGB und der standesrechtlichen Vorschriften.

2.4.2 Behindertengruppen

Die verschiedenen Schädigungen bedingen funktionelle Ausfälle, die zu unterschiedlichen Behinderungen führen, bei denen der Bedarf an Hilfe und Unterstützung sehr different ist. Deshalb ist eine Einteilung der Geschädigten in Gruppen erforderlich, für die bestimmte Grundsätze gültig sind. Trotzdem können innerhalb einer Geschädigtengruppe unterschiedliche Behinderungsgrade auftreten, die aus physischen und psychischen Bedingungen, wie Trainingszustand, Anpassungsfähigkeit und Alter, der Ausrüstung mit technischen Hilfen und ihrem nutzbringenden Einsatz, aus den Fähigkeiten zur Bewältigung der Schädigung, der Persönlichkeitsstruktur, Motivationsfähigkeit und Aktivität des Geschädigten resultieren.

Deshalb ist jeder Geschädigte individuell zu behandeln, und beim Umgang mit ihm vor jeder Hilfeleistung für ihn ist es wichtig, sich genauestens über ihren Inhalt und die Art und Weise der Ausführung zu informieren.

Als Geschädigtengruppe kennen wir:

- Körpergeschädigte
- Sinnesgeschädigte (Hör- und Sehgeschädigte)

- Sprachgeschädigte
- geistig Geschädigte
- psychisch Geschädigte.

In der Gruppe der **Körpergeschädigten** sind Gehbehinderung, Gehunfähigkeit oder Rollstuhlabhängigkeit relativ häufig, so daß diese Geschädigten gegenüber anderen Gruppen in der Öffentlichkeit mehr auffallen.

Die isolierte Schädigung der Arme tritt zahlenmäßig nicht so stark in Erscheinung; ist sie jedoch mit der der unteren Extremitäten kombiniert, werden die Aktivitäten des Geschädigten dadurch wesentlich reduziert, und die Abhängigkeit von fremder Hilfe steigt.

Sinnesschädigungen können angeboren, durch Krankheit oder Unfall erworben sein.

Gehörlose besitzen keine oder nur geringe Hörreste. Der Verlust ist noch vor Abschluß der Sprachentwicklung, also im frühen Kindesalter, eingetreten. Sie lernen zwar, sich in einer einfachen Lautsprache auszudrükken, die Sprache ist jedoch oft unverständlich. Im Umgang mit anderen Menschen sind sie auf das Ablesen vom Mund angewiesen. Untereinander verständigen sie sich mittels der Gebärdensprache.

Schwerhörige besitzen zwar Hörreste, doch ist die Schallaufnahme im mittleren Frequenzbereich der menschlichen Sprache gestört. Damit ist das Hörvermögen verändert. Daraus erklärt sich auch die Tatsache, daß Schwerhörige manches verstehen und anderes nicht – ein Fakt, der ihnen manchmal Mißtrauen einbringt. Auch mit einem modernen Hörgerät ist der Schaden nicht immer auszugleichen.

Ertaubte sind Gehörlose, bei denen der Hörverlust erst nach Abschluß der Sprachentwicklung eingetreten ist. Deshalb sprechen sie im allgemeinen gut, oft aber etwas monoton, da sie ihre Stimme nicht durch das Hören korrigieren können. Sie sind auf das Ablesen von den Lippen angewiesen. Die Gebärdensprache beherrschen ältere Geschädigte im allgemeinen nicht. Sie sind deshalb oft vereinsamt, werden leicht isoliert und zum Außenseiter.

Blinde haben keine Sehreste, die eine selbständige Orientierung erlauben.

Sehgeschädigte besitzen Sehreste und können sich mehr oder weniger gut damit orientieren.

Blind Geborene oder in jüngerem Alter Erblindete können sich im allgemeinen besser anpassen, als es sog. späterblindeten alten Menschen möglich ist, denen häufig nicht nur das Orientierungsvermögen fehlt. Auch ihre Fähigkeit, Informationen aufzunehmen, ist eingeschränkt, da sie oft die Blindenschrift nicht gut beherrschen.

Die **Sprachgeschädigten** unterscheiden sich nach den Ursachen der Sprachschädigung.

Angeborene Anomalien im Kiefer-Gaumen-Bereich bedingen Sprachstörungen, die die verbale Kommunikationsfähigkeit einschränken und sich auch auf die Persönlichkeitsentwicklung auswirken.

Wird Erwachsenen, meist in der zweiten Lebenshälfte, aufgrund einer bösartigen Geschwulst der *Kehlkopf entfernt*, erlernen sie die sog. Ösophagussprache oder benutzen eine elektronische Sprechhilfe, die ihnen eine monotone, roboterhafte Stimme verleiht. Auch sie stehen unter einem Leidensdruck durch Störung der Kommunikation und des zwischenmenschlichen Kontakts. Nicht selten ziehen sie sich von der Gesellschaft zurück.

Geistig Geschädigte weisen eine angeborene oder frühkindlich erworbene Leistungsminderung des Gehirns im intellektuellen Bereich auf. Die Störung äußert sich im Denken, Begreifen, Abstrahieren und in der Anpassungsfähigkeit. Die Reaktionen können überschießend oder gedämpft sein, und Sozialkontakte werden nur schwer hergestellt.

Psychisch Geschädigte können an Störungen in den Bereichen der Wahrnehmung und Verarbeitung von Sinneseindrücken, des Verhaltens, des formalen Denkens und auch des kritischen Urteilsvermögens leiden. Die Erkrankung entsteht im Jugend- oder im Erwachsenenalter. Die Folge sind auch hier gestörte soziale Beziehungen.

2.4.3 Praktische Hinweise für den Umgang mit Behinderten

Der Einsatz der Ergotherapie umfaßt praktisch alle genannten Schadensgruppen. Die Einrichtungen, in denen einzelne Schadensgruppen speziell betreut werden, haben im Rahmen ihrer Therapiekonzeptionen die besonderen Bedürfnisse dieser Patienten bereits berücksichtigt (z. B. in der Psychiatrie, der Geriatrie oder bei der Behandlung von Querschnittgelähmten).

Probleme treten immer dann auf, wenn kombinierte Schädigungen vorliegen oder ein Geschädigter erkrankt und wegen dieser Erkrankung behandelt wird, wenn z. B. ein Hörgeschädigter eine Radiusfraktur erleidet und deswegen in der Ergotherapie behandelt wird.

2.4.3.1 Umgang mit Gehbehinderten

Je nach Ursache und Ausmaß der Gehbehinderung sind im Einzelfall besondere Hilfsmaßnahmen erforderlich. Unabhängig davon lassen sich jedoch generelle Hinweise zum Umgang mit diesen Behinderten geben.

Treppen sind für Gehbehinderte oft ein Hindernis. Meist reicht ein Geländer zur Selbsthilfe aus. Eine mitgeführte Tasche oder die zweite Stütze sind dann hinderlich. Im allgemeinen genügt es, dem Behinderten diese Dinge abzunehmen, damit er sich am Geländer halten kann.

Hohe Stufen an Verkehrsmitteln sind für Gehbehinderte besondere Hindernisse. Beim Ein- oder Aussteigen darf man sie nicht drängen oder bedrängen. Eine leichte Stützung von hinten beim Einsteigen oder vorn beim Aussteigen erleichtert dem Gehbehinderten, die hohen Stufen zu überwinden und ist oft ausreichend.

Glätte durch Schnee und Eis sowie glitschige Wege durch feuchtes Laub erschweren das Gehen. Für Gehbehinderte wird es dann oft unmöglich, die notwendigen Wege zu überwinden. Sie werden aber meist von solchen Wetterlagen überrascht. Eine Stützung bis zum nächsten Verkehrsmittel hilft.

2.4.3.2 Umgang mit Rollstuhlfahrern

Die im Rollstuhl sitzenden Behinderten sind im allgemeinen gehunfähig oder schwerstgehbehindert. Diejenigen unter ihnen, die noch über ihre *volle Armkraft* verfügen, können sich im Handradwagen (Rollstuhl mit Greifreifen) selbständig fortbewegen. Sie benötigen Hilfe, wenn große Strecken zu überwinden sind, indem sie durch Schieben unterstützt werden. Außerdem benötigen sie bei Stufen und an Bordsteinen fremde Hilfe.

Diejenigen, bei denen die *Armkraft reduziert* ist, können sich selbst im Rollstuhl kaum fortbewegen; falls sie nicht in einem Elektrorollstuhl sitzen, müssen sie geschoben werden. Sie vertrauen sich gewissermaßen dem schiebenden Helfer an und können nur bedingt Einfluß nehmen. Sie sind seinem Geschick oder Ungeschick ausgeliefert, z. B. beim Überqueren von verkehrsreichen Straßen oder bei einer etwas rasanten Abfahrt auf abschüssigem Gelände. Das sind zwei kritische Situationen, auf die der schiebende Begleiter unbedingt achten muß.

Weiterhin sollte der Ergotherapeut bedenken, daß der *Blickwinkel* aus dem Rollstuhl heraus anders ist als sein eigener. Wenn Dinge gezeigt oder gesehen werden sollen, können hier durchaus Differenzen entstehen, die nicht am mangelnden Instruktionsverständnis, sondern am Blickwinkel liegen können.

Bei jedem Anhalten, Umsteigen oder Herausheben des Behinderten aus dem Rollstuhl müssen die *Bremsen*, die jeder Rollstuhl besitzt, festgestellt werden. Der Rollstuhl muß angebremst sein, damit er nicht wegrollt. Deshalb orientieren Sie sich zuerst, wo sich die Bremsen befinden und wie die Hebel zu bedienen sind, in welcher Stellung der Rollstuhl blockiert ist und in welcher Stellung nicht. Im allgemeinen sind die Armlehnen, Beinstützen und Rückenlehnen bzw. Kopfstützen nicht fest montiert, sondern abnehmbar. Beim Heben von Rollstühlen nie an den Armlehnen anheben, wenn diese sich auch anbieten mögen! Es besteht die Gefahr des Abrutschens bzw. Herausrutschens der Armlehnen aus ihren Halterungen (Unfallgefahr). Der *Rollstuhl* muß immer *an den festen Rahmenteilen angefaßt* werden.

Überwinden von Bordsteinkanten

Im allgemeinen haben die Rollstühle die kleinen Steuerräder vorn. Man muß sich informieren, ob das so ist. Es gibt einige Ausführungen, bei denen sich die Steuerräder hinten befinden und die großen vorn. Die *Anordnung der Räder* hat Konsequenzen bei der Hilfe an Treppen und Bordsteinen. Je nach Lage der kleinen Räder muß unterschiedlich verfahren werden.

Einige leistungsfähige jüngere Rollstuhlfahrer (Handradwagen) sind in der Lage, durch Balancieren auf zwei Rädern ohne fremde Hilfe Bordsteine zu überwinden. Viele jedoch benötigen Hilfe, wenn keine Bordsteinabsenkung in der Nähe ist.

Bordsteinkante herunterfahren

Rollstuhl mit großen Rädern hinten: Der Rollstuhl wird vorwärts angekippt, so daß die kleinen vorderen Räder schweben. Das Ankippen wird erleichtert, indem der Helfer mit dem Fuß auf die zwischen den Rädern angebrachten Längsstangen, häufig mit Gummipuffern versehen, tritt und die Schiebegriffe mit der Hand nach unten drückt. Dann wird der Rollstuhl vorsichtig mit den großen Rädern den Bordstein herabgelassen und langsam wieder zurückgekippt, bis die kleinen Räder auf dem Boden stehen.

Rollstuhl mit kleinen Rädern hinten: Hier fährt man den Rollstuhl rückwärts an die Bordsteinkante, hebt ihn leicht an den Griffen an und läßt die kleinen Räder den Bordstein herunter. Dann folgen langsam die großen Räder. Bei sehr hohen Bordsteinkanten kann es Komplikationen mit den Fußstützen geben! Deshalb möglichst flache Bordsteine aussuchen.

Bordsteinkante hinauffahren

Rollstuhl mit großen Rädern hinten: Der Rollstuhl wird vorwärts an den Bordstein herangefahren, leicht nach hinten gekippt, bis die kleinen Räder in Stufenhöhe sind. Jetzt wird der Rollstuhl an den Bordstein herangefahren, so daß die großen Räder mit ihm Kontakt haben. Die kleinen Räder werden aufgesetzt, und schiebend und hebend wird der Rollstuhl an den Handgriffen den Bordstein hinaufgeschoben.

Rollstuhl mit kleinen Rädern hinten: Der Rollstuhl wird vorwärts an den Bordstein herangefahren und über die Handgriffe nach hinten gekippt, so daß die großen Räder die obere Bordsteinkante berühren, dann weiter heranfahren und den Rollstuhl über die Handgriffe nachheben, damit auch die kleinen Räder den Bordstein überwinden können.

Der Rollstuhl muß grundsätzlich nach hinten gekippt werden, nie nach vorn.

Beim Kippen nach hinten ist immer ein sicheres Manipulieren ohne Gefahr für den Behinderten möglich, beim Kippen nach vorn besteht die Gefahr, daß der Patient aus dem Rollstuhl fällt.

2.4.3.3 Umgang mit Hörgeschädigten

Der Hörgeschädigte braucht zur teilweisen Kompensation seines Hörschadens einen besonders engen Kontakt mit seinem Gesprächspartner. Deshalb ist es wichtig,

- keine Ungeduld bei Nichtverstehen zu zeigen
- nicht über Gebärden oder Zeichensprache zu lachen
- sich nicht über Mißverständnisse zu amüsieren
- nicht in Gegenwart eines Hörgeschädigten leise mit einem dritten zu sprechen, er könnte es auf sich beziehen.

Der Gehörlose spricht meist mit kleinem Wortschatz; oft ist er schwer zu verstehen. Dies ist jedoch nicht als Mangel an Intelligenz zu werten.

3 Grundlagen der Ergotherapie

3.1 Inhalte der Ergotherapie

Bewegung, d. h. letztlich Tätigkeit in unterschiedlicher Form, ist ein Charakteristikum des Lebens überhaupt. Der Mensch unterscheidet sich von anderen Lebewesen dadurch, daß er eine Vielzahl von Tätigkeiten ausübt, die über das zur unmittelbaren Erhaltung des Individuums und der Art Erforderliche hinausgeht. Fassen wir diese Tätigkeiten unter dem Begriff Arbeit zusammen, so läßt sich nachweisen, daß im Zuge der Entwicklung des Menschen die Arbeit der entscheidende und bestimmende Faktor ist. Mit ihr und durch sie wurde die funktionelle Entwicklung einzelner Körperteile (Arm, Hand, Finger und Daumen, Becken und Knie) und damit letztlich der Körperbau bestimmt.

Durch die Arbeit wurde die Entwicklung der menschlichen Gesellschaft entscheidend beeinflußt. Durch sie wurden auch die Kommunikation (Sprache) und das menschliche Gehirn (Denken und Handeln) weiterentwickelt.

Bei der *Analyse der Arbeit* lassen sich folgende Komponenten erkennen:

- funktionelle Komponente, d. h. eine komplexe Aktivität des Bewegungsapparates (Muskeln, Gelenke) in psychomotorischer Koordination;
- schöpferische Komponente, d. h. eine Aktivität des ZNS;
- kommunikative Komponente, d. h. die durch die Arbeit ermöglichte und für die Arbeit bedeutsame Aufnahme zwischenmenschlicher Beziehungen;

- die nützliche Komponente, d. h. die mit der Arbeit verbundene Zielstellung, ein positives Ergebnis für den Ausführenden oder für die Gesellschaft zu erreichen.

Während die beiden ersten Kennzeichen auch auf die Beschäftigung zutreffen, sind die Komponenten der Kommunikation und noch mehr die der nutzbringenden Tätigkeit der Arbeit immanent. Die genannten 4 Komponenten verteilen sich unterschiedlich auf verschiedene Tätigkeiten. So stellen manche vorwiegend schöpferische Arbeiten relativ wenig funktionelle Anforderungen, während andererseits funktionelle Arbeitsgänge z. T. kaum schöpferische Möglichkeiten bieten. Zum körperlichen und geistigen Wohlergehen, zur Befriedigung menschlicher Bedürfnisse müssen alle vier Komponenten in der täglichen Arbeit enthalten sein, sei es am Arbeitsplatz oder in der Familie. Freizeitgestaltung, so wie wir sie heute verstehen, ist letztlich nur Beschäftigung und kann auf die Dauer immer nur ein Ausgleich, niemals aber ein Ersatz für die Arbeit sein.

Die kurze Darstellung der allgemeinen Bedeutung der Arbeit für die Menschen erlaubt Rückschlüsse auf ihre Anwendung in der Therapie.

Der Mensch, der in seinem normalen und gesunden Leben schöpferische, funktionelle und kommunikative Tätigkeiten braucht, hat als Kranker keinerlei Möglichkeiten, diese Bedürfnisse auch nur annähernd zu befriedigen. Er wird unzufrieden, unruhig, und diese schlechte Stimmung beeinflußt alle seine Lebensäußerungen, die geistig/seelischen ebenso wie die körperlichen. Später gewöhnt er sich eventuell an den durch die Krankheit bedingten Zustand der Inaktivität, er wird initiativ- und interessenlos.

Dieser Zustand, auch als *psychischer Hospitalismus* bezeichnet, ist selbst nach einem Abklingen der Erkrankung und bei Wieder- oder Teilwiederherstellung der verlorengegangenen Funktionen häufig kaum zu beheben. Der Betroffene findet nur schwer zu einer aktiven Beteiligung am Leben in der Gesellschaft zurück. Um dieser verhängnisvollen Entwicklung, besonders bei langdauernden Krankheiten, schon frühzeitig entgegenzuwirken, wird es mit Hilfe der Ergotherapie ermöglicht, diese Bedürfnisse zumindest teilweise zu befriedigen. Die Ergotherapie geht über den Rahmen der üblichen therapeutischen Maßnahmen hinaus. Sie berücksichtigt nicht nur das vorliegende Leiden bzw. die Schädigung, sondern bezieht auch die Entwicklung des Patienten vor seiner Erkrankung ein.

! Ziel des Therapieprogramms ist die gesellschaftliche Eingliederung des Patienten.

Durch den gezielten Einsatz unterschiedlicher Arbeitsvorgänge im Therapieprogramm wird eine günstige Wirkung auf psychische und physische Krankheitssymptome erreicht. Unter anderem werden auch körperliche Funktionen, wie Stoffwechsel, Appetit, Blutkreislauf der Norm angeglichen.

3.2 Mittel der Ergotherapie

Für die Ergotherapie eignen sich
- handwerkliche Tätigkeiten
- industrielle Tätigkeiten
- Tätigkeiten in Büro und Verwaltung
- Tätigkeiten in Haus und Garten sowie zur Versorgung der Einrichtungen des Gesundheits- und Sozialwesens.

Die gesellschaftliche Nützlichkeit und Notwendigkeit dieser Arbeiten ist für den Patienten klar erkennbar.

Alle Tätigkeiten sollen in kurzer Zeit erlernbar, anpaßbar und dosierbar sein, keine hohen Anforderungen an Material und Arbeitsmittel stellen, keine einseitigen schweren Belastungen oder Gefährdungen beinhalten, nützliche verwertbare Ergebnisse liefern und den Patienten positiv motivieren. Die handwerklichen und industriellen Tätigkeiten sowie die Tätigkeiten in Haus und Garten haben den großen Vorteil, *leicht anpaßbar und dosierbar* zu sein. Besonders für Patienten mit Schäden am Bewegungsapparat können sie direkt der Wiederherstellung der Funktion angepaßt werden. Die Faktoren, die auf den Patienten in Verbindung mit der Ergotherapie einwirken, sind vielfältig. Jeder Faktor ist bei den verschiedenen Schäden oder Erkrankungen von unterschiedlicher Bedeutung. Für die *allgemeine Konditionierung* von Bedeutung sind:

- Arbeitsweg
- Arbeitsplatz
- Arbeitshaltung
- Arbeitszeit.

Für die Behandlung von **Schäden am Bewegungsapparat** sind wichtig:

- Arbeitstechnik
- Arbeitsmittel
- Material
- Rehabilitationshilfen.

Auf die *Psyche* wirken besonders:

- Arbeitsaufgabe
- Arbeitsumgebung
- Arbeitsklima
- schöpferische bzw. gestalterische Arbeitsinhalte.

Ausgehend von dem Behandlungsziel, dem Zustand des Patienten und seiner Belastbarkeit ist die für den Anfang *geeignete Arbeit* auszuwählen. Erweist sich diese nach einiger Zeit als nicht mehr förderlich für den Patienten, oder zeigt dieser sich unter- oder überfordert, ist umgehend auf eine andere Tätigkeit überzugehen. Treten diese negativen Auswirkungen nicht auf, ist anzustreben, daß der Patient die von ihm begonnene Arbeit fertigstellt.

Die für den Patienten optimal geeignete Arbeit enthält in ihrem Ablauf alle im konkreten Fall erforderlichen Übungselemente.

Ist diese Forderung nicht voll realisierbar, können Arbeiten so verändert werden, daß sie für den Patienten viele nützliche Tätigkeiten enthalten.

Während des Einsatzes von **handwerklichen Arbeiten** in der Arbeitstherapie muß das Prinzip, von einfachen zu komplizierten oder komplexen Arbeitsgängen zu gelangen, beachtet werden. Für Patienten mit Schädigungen der oberen Extremitäten oder für psychisch Kranke eignen sich als handwerkliche Tätigkeit zu Beginn *Tonarbeiten*. Hierfür sind weder Vorkenntnisse noch besondere feinmotorische Geschicklichkeit erforderlich. Auch an das intellektuelle Niveau werden keine besonderen Anforderungen gestellt. Bereits die Vorbereitung des Tons durch intensives Kneten kann bestehende Aggressionstendenzen des Patienten ableiten und stellt unwillkürlich eine Beziehung zum Material her. Durch die Plastizität des Materials ist ein hoher Aufforderungscharakter zum Gestalten gegeben. Da das Material immer wieder verwendet werden kann, wenn ein Produkt nicht gelingt, wird der ungeübte Patient nicht von der Vorstellung belastet, teures Material zu vergeuden. Es ist immer wieder zu beobachten, daß selbst schwerkranke Patienten sehr bald ohne besondere Aufforderung durch den Ergotherapeuten die ersten einfachen Formen herstellen.

Beim *Gestalten mit anderen Materialien* muß der Ergotherapeut darauf achten, daß angepaßte Techniken angewandt werden. Bei der Ergotherapie mit handwerklichen Tätigkeiten ist zu beachten, daß die angewandten Techniken dem jeweiligen Modetrend auf diesem Gebiet Rechnung tragen. Gerade hier ist eine Vielfalt von Angeboten unerläßlich. Wird diese Forderung nicht beachtet, läßt die therapeutisch wirksame Kreativität und der Anreiz zum Gestalten bei den Patienten deutlich nach.

Handwerkliche Techniken haben als Mittel der Ergotherapie folgende Vorzüge:

- Sie sind in ihrer Indikation bei den verschiedenen Krankeitsbildern zeitlich nicht begrenzt.

- Bei Patienten mit Schäden am Bewegungsapparat können sie aufgrund der Vielfalt ihrer Formen relativ leicht so gewählt werden, daß die auszuübende Tätigkeit der zu beübenden Funktion entspricht.
- Die kreativen Tätigkeiten werden durch diese Techniken besonders angesprochen. Das wird im Rahmen des therapeutischen Stufenprogramms bei Psychosen genutzt.

Industrielle Tätigkeiten ermöglichen ebenso wie handwerkliche Tätigkeiten eine rationelle Erfüllung der meisten Anforderungen, die an die Ergotherapie gestellt werden. Die Arbeitsgänge lassen sich in überschaubare Einzelschritte aufgliedern. Dabei können unterschiedliche Schwierigkeitsgrade geschaffen werden. So sind insbesondere Ausdauer, Konzentration und feinmotorische Geschicklichkeit trainierbar. Vor allem aber wird der Patient vor eine Belastungssituation gestellt, die relativ gut dosiert gestaltet werden kann. Sie stellt damit einen Anreiz zur Problembewältigung für den Patienten dar und vermittelt ihm das Gefühl, eine echte Leistung vollbracht zu haben, deren Meßbarkeit im allgemeinen übersichtlich ist. Zahlreiche Arten von *Montagearbeiten* aus der Leichtindustrie kommen in Betracht. Sie müssen natürlich einigen ergotherapeutischen Anforderungen genügen:

- Die Technologie der Arbeit muß eine Aufgliederung in relativ leicht erlernbare Arbeitsgänge erlauben.
- Die Arbeit sollte ohne einen größeren Maschinenpark möglich sein.
- Die angelieferten Teile und Fertigprodukte dürfen nur einen begrenzten Lagerraum beanspruchen.
- Die Produktion sollte keine Gefahrenmomente für die in der Ergotherapie eingesetzten Patienten mit sich bringen.

Für das Ziel der Ergotherapie ist es wichtig, daß dem Patienten die Technologie verständlich ist. Er sollte von seinem Arbeitsplatz aus – notfalls mit Hilfe einiger Erklärungen des Ergotherapeuten – die Entwicklung bis zum Endprodukt überschauen können. Am günstigsten ist es, wenn es sich dabei um ein Produkt handelt, dessen Verwendungszweck jedem Patienten bekannt ist. Besonders zu empfehlen sind Arbeiten, die durch Farbgestaltung oder Form eine gewisse Attraktivität aufweisen. Alle aufgezählten Forderungen lassen sich nicht immer realisieren, da die Ergotherapieabteilung auf die territorialen Voraussetzungen angewiesen ist. Bei entsprechend großen Ergotherapieabteilungen ist aber auf eine breite Angebotspalette Wert zu legen. Damit kann auf die unterschiedlichen Möglichkeiten der einzelnen Patienten eingegangen werden. Neben Montagearbeiten sollen auch einige weniger anspruchsvolle Arbeitsgänge im Programm enthalten sein. Diese ergeben sich oftmals auch als Vorarbeiten wie *Entgraten von Kunststoffteilen, Sortierarbeiten, Etikettenkleben, Verpackungsarbeiten* usw.

Bei einer Ergotherapie mit industriellen Fertigungen muß der Patient in geeigneter, für ihn verständlicher Form auf die Belange des Arbeitsschutzes hingewiesen werden.

Dazu gehört die entsprechende Arbeitskleidung, die sowohl dem Arbeitsschutz als auch der Schaffung einer entsprechenden Arbeitsatmosphäre dient. In gleicher Weise wirkt die Regelung der Arbeitszeit, die entsprechend der erreichten Leistungsfähigkeit gestaffelt werden sollte.

Körperlich belastende Arbeit bzw. **Arbeit im Freien** sind weitere Möglichkeiten des Einsatzes der Ergotherapie. *Gärtnerische Arbeiten* sind besonders geeignet für die Behandlung von Herz-Kreislauf-Erkrankungen und Diabetikern. Andere *körperliche Arbeiten* spielen in der unmittelbaren Vorbereitung auf die Wiederaufnahme einer Tätigkeit z. B. in einem Bauberuf oder bei Zuständen nach Unfällen eine zunehmende Rolle. Fragen der Dosierung der Belastung sind hierbei besonders wichtig.

Bei der Entscheidung, ob handwerkliche oder industrielle Arbeiten als Therapie bei einem Patienten anzuwenden sind, bzw. wann der Übergang aus dem ersten Bereich in den zweiten erfolgen kann, sollte folgendes beachtet werden:

Die *handwerkliche Tätigkeit* gibt gerade dem Patienten in der Rekonvaleszenz häufig Möglichkeiten, Gefühle, die er sonst schlecht zeigen kann, auszudrücken und schöpferisch tätig zu werden. Gerade in der Phase der psychischen Verarbeitung einer bleibenden Schädigung spielt das für viele Patienten eine große Rolle und kann durch keine andere Therapie voll ersetzt werden.

Die *industrielle Fertigung* bietet dem gegenüber den Vorteil, eine wichtige Arbeit qualitativ und quantitativ zu erledigen. Sie ist vor allem bei den Patienten früh anzuwenden, bei denen eine schöpferische Arbeit von vornherein wenig angebracht ist.

3.3 Prinzipien der Ergotherapie

Ergotherapie wird ärztlich verordnet. Die Verordnung enthält

- die *Diagnose*, evtl. ergänzt durch die Zielsetzung,
- die *Dosierung* der Ergotherapie (Anzahl/Woche und Dauer der Einzelbehandlung)
- evtl. *spezielle Hinweise* für anzuwendende verbotene Technik.

Ergotherapie ist neben der medikamentösen Therapie, der Psycho- und Physiotherapie eine weitere Form der konservativen Behandlung. Als besondere Form der physikalischen Therapie dient sie der Aktivierung. Sie ist integraler Bestandteil der medizinischen Rehabilitation.

Grundprinzip der Ergotherapie ist die physische und psychische Aktivierung.

Ziele sind die
- Steigerung des Leistungsvermögens, d. h. der Belastbarkeit
- Verbesserung der sozialen Adaption
- Vorbereitung auf eine berufliche Tätigkeit
- Vorbereitung auf eine sinnvolle Freizeitgestaltung.

Hierfür können, entsprechend der ärztlichen Zielsetzung für die einzelnen Patienten, unterschiedliche Tätigkeiten genutzt werden. Die im Rahmen der Ergotherapie angewandten Arbeitsvorgänge bestehen im allgemeinen aus vielfach wiederholten Bewegungen. Durch *Anwendung unterschiedlicher Formen der Arbeit*, z. B. durch wechselnde Anordnung der Arbeit durch den Ergotherapeuten, können diese Bewegungen nach Ausmaß, Kräfteaufwand und Zeit entsprechend der bestehenden Schädigung festgelegt werden. Mit der allmählichen Verbesserung der Leistungsfähigkeit werden die Anforderungen stufenlos gesteigert.

Ergotherapie wird durchgeführt:
- in der Ergotherapieabteilung
- auf der Station am Bett (bei bettlägerigen Patienten)
- außerhalb der Ergotherapieräume als Ergotherapiegruppe (z. B. Gartenarbeit).

3.4 Formen der Ergotherapie

Ergotherapie wird mit unterschiedlichen Zielstellungen angewandt. Entsprechend der Zielstellung gibt es verschiedene Formen der Ergotherapie.

3.4.1 Funktionelle Ergotherapie

Sie wird eingesetzt zur *Wiederherstellung* ausgefallener oder geschwächter bzw. eingeschränkter Funktionen und zur *Erhaltung von Funktionen* auf physischer, psychischer und/oder geistiger Ebene.

Die funktionelle Ergotherapie wird deshalb unterteilt in funktionswiederherstellende und funktionserhaltende Ergotherapie.

Funktionswiederherstellende Ergotherapie

Zur Kräftigung geschwächter bzw. zum Ersatz ausgefallener Funktionen gehört ein intensives *Training der verbliebenen Funktionen.* Die Ergotherapie ist dafür besonders geeignet, weil

- im Unterschied zu anderen Behandlungsmethoden beim Üben eine zentrale Ermüdung relativ spät eintritt,
- für den Patienten nicht primär die Therapie oder das Ziel des „Gesundwerdens" im Vordergrund steht,
- das Erleben und die Freude am Entstehen eines Werkstückes für den Patienten eine starke Motivierung bringt,
- seine Aufmerksamkeit nicht in erster Linie auf das therapeutisch angestrebte Training gerichtet wird,
- das funktionswiederherstellende Training durch die Ergotherapie mit dem gezielten Einsatz von geeigneten Arbeitsvorgängen sich sowohl auf physische wie auf psychische Funktionen bezieht.

Funktionserhaltende Ergotherapie

Eine gezielt und dosiert eingesetzte Ergotherapie kann der *Erhaltung der allgemeinen Kondition*, der *Erhaltung von Funktionen* und der geistigen Beweglichkeit und Regsamkeit dienen. So können Funktionen, die nicht direkt durch die Krankheit in Mitleidenschaft gezogen sind, durch eine funktionserhaltende Ergotherapie aktiviert werden.

Der Einsatz in der Ergotherapie zur Erhaltung von Funktionen, die durch mangelndes Training gefährdet sind, unterscheidet sich nur graduell, d. h. in der Zielsetzung von der funktionswiederherstellenden Ergotherapie. Sehr wichtig ist dabei, daß nicht nur Funktionen von Herz-Kreislauf und Bewegungsapparat erhalten werden sollen, sondern auch psychische Funktionen.

Auch diese sind bei vielen Menschen, die über lange Zeit krank und dadurch in der Bindung zur Umwelt stark eingeschränkt sind, Veränderungen unterworfen. Die *langfristige* Zielsetzung einer Gesundung bzw. Wiederherstellung, die vielleicht unsicher oder gar nicht voll erreichbar ist, genügt vielen Patienten nicht als Motivation, die vom Arzt angesetzten Therapieformen regelmäßig und mit der notwendigen inneren Beteiligung durchzuführen. Noch weniger entfalten diese Patienten Aktivitäten darüber hinaus. Das Fehlen *kurz- und mittelfristiger Ziele* und der Mangel an gezielter Gruppentätigkeit als Motivation für solche Aktivitäten führt zu nachlassendem Interesse an der Umwelt und nachlassender Initiative.

Bei langem Krankenhausaufenthalt führt das in ein Stadium der Inaktivität, aus dem heraus bei der Entlassung aus dem Krankenhaus die Wiederherstellung und Wiedereingliederung in das Leben und die Gesellschaft außerordentlich schwierig ist. Der Ergotherapie kommt daher eine große Bedeutung bei der *Erhaltung der Aktivität und der geistigen Spannkraft* zu. Nicht zuletzt wird die Ergotherapie auch im Sinne der Erhaltung der physischen und psychischen Kondition in Feierabend- und Pflegeheimen eingesetzt.

3.4.2 Selbständigkeitstraining

Die Selbständigkeit, *Unabhängigkeit von fremder Pflege* und weitgehend auch von Hilfeleistungen durch zweite Personen zu erreichen, ist ein wichtiges Ziel der rehabilitativen Bemühungen für Schwerstgeschädigte und ältere Menschen. In vielen Fällen ist es das wichtigste Ziel überhaupt.

Für diesen Personenkreis ist es nicht immer möglich, in jedem Fall eine vollständige Unabhängigkeit von Hilfeleistungen zu erreichen. Aber schon eine teilweise Selbständigkeit, eine auf die Schädigung bezogene optimale Selbständigkeit, die im Rahmen des verbliebenen Leistungsrestes erreichbar ist, kann für den

Betroffenen ein großer Erfolg und für den Therapeuten ein wichtiges Behandlungsziel sein.

Technische Hilfen, deren sinnvoller Einsatz im Rahmen des Selbständigkeitstrainings getestet wird, dienen dazu, Barrieren zu überwinden (s. Kap. 16).

3.4.3 Berufsvorbereitende Ergotherapie

Die Ergotherapie wird zunehmend genutzt, um über längere Zeit Arbeitsunfähige, Schwer- oder Schwerstgeschädigte gezielt auf einen beruflichen Einsatz vorzubereiten. Das betrifft

- die Steigerung der Ausdauer am Arbeitsplatz
- die physische und psychische Konditionierung
- die Entwicklung von Fähigkeiten und Fertigkeiten
- die Steigerung des Leistungsvermögens.

Bestimmte Arbeitsvorgänge werden dabei in der Ergotherapie erprobt und trainiert. Hat der Patient ein gewisses Arbeitsvermögen erreicht, können im Rahmen der Ergotherapie auch bestimmte Arbeitsgänge im Betrieb oder in geschützten Werkstätten ausgeführt werden. Wenn über den zukünftigen beruflichen Einsatz Unklarheiten bestehen, sollte mit dem Betrieb und der zuständigen Rehabilitationskommission Verbindung aufgenommen werden, um eine *gezielte Berufsvorbereitung* in der Ergotherapie zu ermöglichen. Neben der Steigerung des Leistungsvermögens kann bei der berufsvorbereitenden Ergotherapie auch die *soziale Anpassung* oder Wiederanpassung, die Gewöhnung an eine Teamarbeit und an soziale Normen und Verhaltensweisen im Vordergrund stehen.

Ergotherapie als Leistungstest und Belastungserprobung

Im Rahmen von ergodiagnostischen Programmen dienen Überprüfungen des Leistungsvermögens und der Fähigkeiten und Fertigkeiten in Ergotherapieabteilungen zunehmend als Grundlage für die Begutachtung, wenn es um Entscheidungen über einen Berufseinsatz oder über das Vorliegen oder das Nichtvorliegen einer Invalidität geht.

Die Zielsetzung der Belastungserprobung ist die Ermittlung der körperlichen, geistigen und seelischen Leistungsbreite des Patienten, seiner beruflichen Anpassungsfähigkeit und seiner beruflichen Eingliederungschancen sowie die Abklärung der Dauerbelastbarkeit am zukünftigen Arbeitsplatz. Dazu gehören die Überprüfung mit standardisierten Arbeitsproben aus den verschiedenen beruflichen Tätigkeitsbereichen. Es werden im Rahmen der Belastungserprobung unter tatsächlicher oder simulierter Arbeitsbelastung biologische Parameter wie Puls und Blutdruckwerte, EKG usw. gemessen, um die Belastungsgrenzen auszutesten. Diese physischen Parameter werden durch eine psychologische Untersuchung ergänzt, die Hinweise auf Begabung, Interessen und eventuelle psychopathologische Einschränkungen des Probanden gibt. Damit ist die Belastungserprobung eine Teamleistung des Arztes, des Psychologen sowie der Ergotherapie. Diese Belastungserprobungen werden in der Regel in einer entsprechend eingerichteten Rehabilitationsstätte durchgeführt. Eine ambulante Belastungserprobung am bisherigen Arbeitsplatz des Patienten ist ebenfalls möglich, wenn die beteiligten Partner hier zu einer lückenlosen Zusammenarbeit finden können. Ziel der Ergotherapie ist es über die Belastungserprobung hinaus, eine Verbesserung der physischen, psychischen und konzentrativen Arbeitsbelastbarkeit, Stabilisierung der Leistungsfähigkeit zu erreichen. Dabei sind im einzelnen die Grundfähigkeiten der Arbeit, wie Pünktlichkeit, Ordnung, Arbeitstempo, Arbeitsanpassung usw., zu beachten. Diese Fähigkeiten und Fertigkeiten sind Grundlage für die berufliche Wiedereingliederung. Die Arbeitsbelastungsstabilität muß auch auf wichtige Faktoren des Leistungstrainings abzielen wie Arbeitsqualität und Arbeitstempo. Ist eine Stabilisierung erreicht, kann diese Therapie auch am alten Arbeitsplatz des Patienten mit dem realistischen

Arbeitsmilieu durchgeführt werden. Das setzt allerdings eine Absprache zwischen den Rehabilitationsträgern, dem Arbeitgeber in Zusammenarbeit mit dem behandelnden Arzt und dem Ergotherapeuten voraus. Bestehen noch Leistungsdefizite bzw. Belastungsdefizite des Patienten, so ist im Rahmen der Wiedereingliederung in das Erwerbsleben eine stufenweise Wiedereingliederung sinnvoll, wenn zu erwarten ist, daß die Belastbarkeit des Patienten noch zu steigern ist. Für die stufenweise Arbeitsaufnahme ist es wichtig, daß zwischen Arzt/Patient sowie der Krankenkasse und dem Arbeitgeber, ggf. auch Kontaktaufnahme mit dem Werkarzt zur Überwachung der Arbeitssituation, das Vorgehen abgesprochen wird. Der Patient erhält für die Dauer der stufenweisen Arbeitsaufnahme weiterhin Krankengeld und es besteht die Arbeitsunfähigkeit weiter. Das bei der Teilarbeitsleistung erzielte Arbeitsentgelt wird auf das Krankengeld angerechnet.

3.4.4 Beschäftigungstherapie

Sie stellt eine ergotherapeutische Behandlungsform *ohne vordergründig produktiven Charakter* dar und kommt vorwiegend bei Kindern und älteren Menschen zum Einsatz. Sie kann als Vorstufe der Ergotherapie dienen. Sie wird insbesondere zur psychischen Aktivierung eingesetzt und kann fließend in Arbeitstherapie überführt werden.

Die Beschäftigungstherapie kann stationär oder ambulant durchgeführt werden und dient in erster Linie der Funktionsverbesserung im motorischen, sensorischen, perzeptiven, geistigen und psychischen Bereich. Sie ist wichtiger Bestandteil einer umfassenden Rehabilitation und die Grenzen zur direkten Arbeitstherapie, also der zielgerichteten Tätigkeit zur Herstellung von Gegenständen oder die Erledigung definierter Aufgaben, sind letztlich fließend. Ein Grund, warum der Verband der Arbeits- und Beschäftigungstherapeuten die Bezeichnung Ergotherapie anstrebt.

3.5 Ergotherapie als interdisziplinäre Aufgabe

Die Ergotherapie ist Teil eines Rehabilitationsprogramms. Ziel eines solchen Programms ist es, für den kranken oder geschädigten Patienten entsprechend dem Ausmaß der vorliegenden Schädigung durch Ausschöpfung aller verbliebenen Potenzen ein *Optimum an Funktionsfähigkeit* zu erreichen. Das erfordert den Einsatz medizinischer, pädagogischer, beruflicher und sozialer Maßnahmen sowie die Anwendung der von der Technik angebotenen Hilfsmittel. Das Rehabilitationsprogramm wird im Team von allen an der Behandlung und Betreuung des jeweiligen Patienten beteiligten Therapeuten gestaltet. Das *Therapeutenteam* wird vom behandelnden Arzt geleitet, der auch das zu erreichende Ziel und den Weg dorthin festlegt und ständig überprüft. Weitere Mitglieder des Teams sind, je nach Zielstellung,

- Pflegepersonal
- Psychologen
- Physiotherapeuten
- Ergotherapeuten
- Sporttherapeuten
- Sozialarbeiter
- Musiktherapeuten
- Pädagogen
- Logopäden
- Orthopädietechniker.

Voraussetzung für einen Erfolg jedes derartigen Rehabilitationsprogramms, für eine optimale medizinische Rehabilitation des Patienten, ist die *enge Zusammenarbeit* der am Programm beteiligten Mitglieder. Das betrifft besonders die Abstimmung der physischen und psychischen Behandlungsziele, gegenseitige Information und gute Dokumentation. Durch den besonders engen Kontakt, den der Ergotherapeut in den relativ langen Behandlungszeiten in der Ergotherapieabteilung mit dem Patienten hat, gewinnt er eine gewisse Verantwortung für die gesamte Führung des Patienten, die über die direkt in der Ergotherapie verfolgten Ziele hinausgeht.

3.6 Gruppencharakter der Ergotherapie

Ergotherapie ist, trotz der Aufstellung individueller, auf das Krankheitsbild bzw. Schadensbild des Patienten abgestimmter Einzelprogramme, im wesentlichen eine Gruppenbehandlung. Sie kann bei entsprechender Anordnung der Arbeit und Betonung des Gruppencharakters vor allem durch psychische Beeinflussung wichtige ordnende und stabilisierende Aufgaben übernehmen. Die Form des *gemeinschaftlichen Handelns in der Gruppe* spielt dabei eine entscheidende Rolle. Einerseits ist individuell jeder bei seiner Arbeit, andererseits sind die Leistungen aller übersehbar und vergleichbar. Außerdem sind die Patienten, je nach Anordnung der Arbeitsgänge, in der Zuarbeit auch aufeinander angewiesen.

3.7 Anatomisch-physiologische Grundlagen der Muskelarbeit

Ergotherapeutische Anwendungen speziell am Bewegungsapparat im Sinne der funktionswiederherstellenden Ergotherapie setzen besondere Kenntnisse in der Anatomie und Bewegungslehre sowie in der Physiologie voraus. Als kurze Einführung zur Anwendung der Ergotherapie bei Erkrankungen und Schäden des Bewegungsapparates sind einige Grundlagen als Übersicht zusammengefaßt.

3.7.1 Gelenkbeweglichkeit

Bewegung wird über Gelenke durch Muskelkontraktion verwirklicht. Der Bewegungsausschlag ist durch knöcherne Konstruktion der Gelenke und durch den Kapsel-Band-Apparat vorgegeben.

Vom knöchernen Aufbau her werden die **Gelenke** eingeteilt:

Scharniergelenke (Fingergelenke)
Beweglichkeit in einer Ebene mit großem Bewegungsumfang:
Extension – Flexion

Kugelgelenke (Schultergelenk)
Beweglichkeit in drei Ebenen, großer Bewegungsumfang:
Extension – Flexion
Vorheben – Rückheben
Abduktion – Adduktion
Außenrotation – Innenrotation (Eversion/Inversion)

Straffe Gelenke (Gelenke der Handwurzelknochen)
Geringer Bewegungsumfang in einer Ebene.

Besonderheit: Kleine Knochen mit mehreren Gelenkflächen, untereinander straff verbunden, ergeben in ihrer Gesamtheit eine gute Beweglichkeit, die z. B. die Adaptivität der Hand auszeichnet.

Drehgleitgelenk (Kniegelenk)
Es kann als Sonderform des Scharniergelenkes angesehen werden, bei dem großer Bewegungsumfang in einer Ebene mit geringem Bewegungsumfang bei Rotation verbunden ist.

Gelenkkapsel und Bandapparat sichern das Gelenk und begrenzen die knöchern vorgegebene Beweglichkeit.

Die **Muskulatur** stellt ein sekundäres Sicherungssystem der Gelenke dar, das über Muskeltonus und Trainingszustand wirkt und besonders von der Konstruktion her labile Gelenke (Knie-, Schultergelenk) zusätzlich stabilisiert.

Die aktive Bewegung des Gelenkes erfolgt durch Muskelkontraktionen. Der Muskel überspannt vom Ursprung zum Ansatz das Gelenk. Es gibt

- *eingelenkige* Muskeln, die ein Gelenk überspannen,
- *zweigelenkige* bzw. *mehrgelenkige*, die zwei oder mehrere Gelenke überspannen (z. B. der m. quadriceps femoris überspannt Hüfte und Knie).

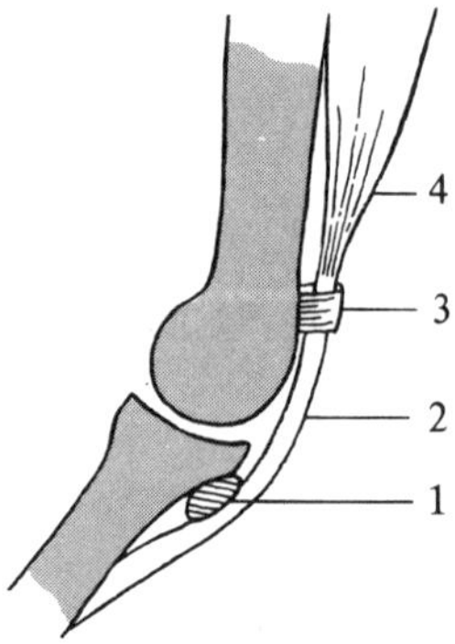

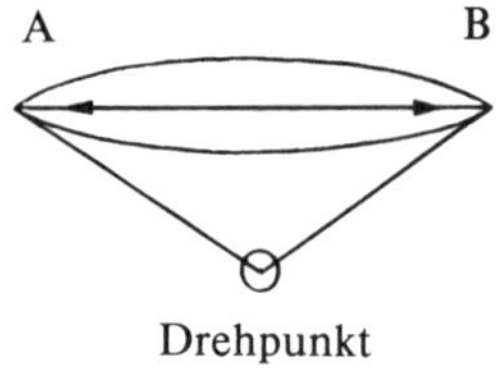

Abb. 3.2 Muskelresultante (Strecke A–B)

Abb. 3.1 Gelenkaufbau, schematisch
1 Schleimbeutel; 2 Sehne;
3 Sehnenscheide 4 Muskel

Zur Korrektur der Zugrichtung oder zur Erhöhung ihrer Wirksamkeit können Muskeln bzw. ihre Sehnen in *Sehnenscheiden* geführt werden.

Schleimbeutel polstern Sehnen an Knochenvorsprüngen ab (Abb. 3.1).

Neben den physiologischen Besonderheiten der Muskelarbeit wirken bei der Bewegung von Gelenken **physikalische Gesetze**. Der Muskel (Kraft) wirkt über Knochen (Hebel) und Gelenk (Drehpunkt bzw. Achse).

Die dabei wirkenden Kräfte folgen dem Hebelgesetz:

Kraft × Kraftarm = Last × Lastarm.

Ein *Hebel* ist ein um eine Achse drehbarer starrer Körper. Beim einseitigen Hebel liegt der Drehpunkt am Ende. Beim zweiseitigen Hebel liegt der Drehpunkt zwischen den angreifenden Kräften.

Das Drehmoment ist das Produkt aus einer Kraft und dem senkrechten Abstand ihrer Wirkungsweise (Kraftarm).

Das *Drehmoment*, das am Knochen angreift, setzt sich demzufolge aus dem Produkt der Arbeitsleistung des Muskels und der Länge des Knochens (Hebel) zusammen.

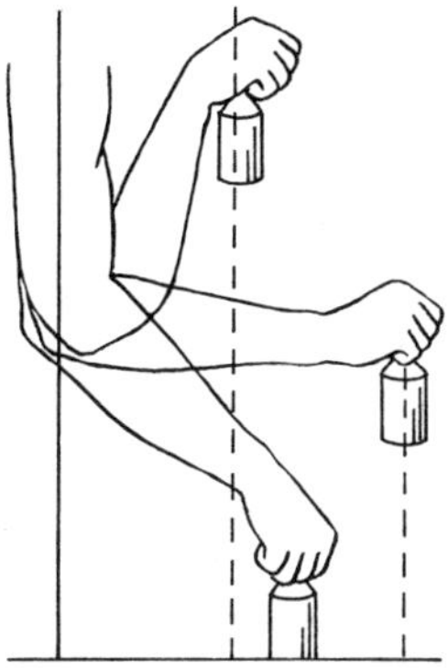

Abb. 3.3
Veränderung der Muskelresultante beim Ellenbogengelenk unter der Bewegung

Der Muskel wirkt über die Verbindungslinie zwischen Ursprung und Ansatz, die *Muskelresultante* (Abb. 3.2).

Dabei kann der Muskel, wenn ein gleichbleibender Zug ausgeübt werden soll, mit zunehmender Beugung die aufzuwendende Muskelkraft reduzieren, da sich die Resultante (der Hebel) mit zunehmender Beugung bis 90° verkürzt.

Andererseits nimmt bei Beugung des Ellenbogens bei hängendem Arm der erforderliche Kraftaufwand zu, da sich die Resultante des Lastarmes bis zur Beugung von 90° verlängert und damit zur Lastbewältigung einen stärkeren Kraftaufwand erforderlich macht (Abb. 3.3).

Für die ergotherapeutische Praxis ergibt sich die Möglichkeit zur *abgestuften bzw. angepaßten Belastung*

- unter Ausnutzung der Hebelwirkungen
- durch Ausschaltung oder Einsatz der Schwerkraft
- durch Führung der Bewegung innerhalb bestehender oder vorzugebender Grenzen.

Wie groß die im einzelnen angreifenden Kräfte sein können, zeigt Abb. 3.4, wo am Ansatz des M. biceps brachii und M. brachialis (Tuberositias radii und Tub. ulnae) bis zu 3000 kg/mm auftreten. Wenn die mechanischen Probleme relativ einfach und überschaubar dargestellt sind, so sind die tatsächlichen anatomi-

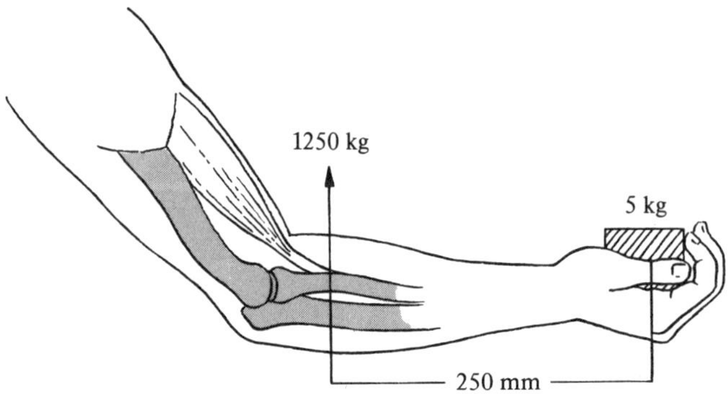

Abb. 3.4 Verhältnis von gehobener Last und Krafteinsatz

schen Gegebenheiten teilweise schwer zu übersehen, da Muskel und Sehnenverläufe nicht immer in einer Geraden verlaufen und Ursprung und Ansatz oft nicht in einem Punkt, sondern breit gefächert angreifen, so daß mehrere Resultanten in die Berechnung einfließen. Außerdem arbeiten, besonders bei breitgefächerten Muskeln (M. deltoideus), oft die einzelnen Muskelanteile wechselnd stark im Sinne eines ökonomischen Kräfteeinsatzes.

Beim Funktionsablauf wirkt nicht ein Gelenk allein, sondern mehrere Gelenke vereinen sich zu kinematischen Ketten.

Man unterscheidet

- *offene Gelenkketten*, bei denen ein Ende frei ist, z. B. die Hand ist frei beweglich, nicht fixiert, der Arm ist über das Schultergelenk mit dem Rumpf verbunden;
- *geschlossene Gelenkketten*, bei denen beide Enden fixiert sind, d. h., die Hand wird an der Tischplatte gestützt (fixiert).

Bei dieser Ganzheitsbetrachtung sind auch Arm und Bein als Einheit zu sehen, die über den Rumpf miteinander motorisch zur kinematischen Kette verbunden sind. Bei der geschlossenen Gelenkkette wirken Muskeln und Gelenke, die sie nicht überspannen. So wirkt z. B. der M. soleus des Beines beim Stand (Fuß ist fixiert = geschlossene Gelenkkette) streckend auf das Kniegelenk durch seinen dorsalen Zug bei fixierter Hüfte.

Am Arm wirkt der M. biceps brachii indirekt streckend auf das Handgelenk (Dorsalextension), wenn Fingerspitzen und Schulter fixiert sind.

Im Sinne der kinematischen Kette arbeiten Agonist – Synergist – Antagonist zusammen, um steuernd (führend oder bremsend) zu wirken.

Bewegungseinschränkungen eines Gelenkes bedingen Aus- und Angleichfunktionen angrenzender Gelenke.

So werden z. B. Bewegungseinschränkungen des Hüftgelenkes teilweise über die Lendenwirbelsäule kompensiert, oder Bewegungseinschränkungen des Hand- oder Ellenbogengelenkes durch die angrenzenden Gelenke, wie Ellenbogen-Schultergelenk oder Hand- und Schultergelenk.

Das führt aber auch zu erhöhter Belastung der zur Kompensation beitragenden Gelenke. Beschwerden können die Folge sein, deren Ursache die Bewegungseinschränkung ist.

Der **Bewegungsausschlag** eines Gelenkes wird nach der *Neutral-Null-Durchgangsmethode* gemessen. Die sog. Nullstellung ist die aufrecht stehende Körperhaltung mit geschlossenen Füßen und hängenden Armen.

Bei der Messung wird jede Bewegungsebene mit 3 Meßwerten ausgewiesen. Die Reihenfolge beginnt mit der körperfern gerichteten Bewegung, gefolgt von der Nullstellung und der körperwärts gerichteten Bewegung.

Beispiel für das MP-Gelenk (Extension/Nullstellung/Flexion):

- Für ein freibewegliches Gelenk sind die Werte 30/0/90.
- Bei fehlender Überstreckung sind die Werte 0/0/90.

- Bei einer Beugekontraktur in diesem Gelenk von 30 Grad sind die Werte 0/30/90.

Mitbewegungen angrenzender Gelenke spielen Beweglichkeit vor, die nicht vorhanden sind. Am Schultergelenk können bei Messung des Humero-Skapular-Gelenkes das Akromio-Klavikular- und das Sterno-Klavikulargelenk die Bewegung unterstützen. Deshalb ist die Fixation der Gelenke mit Freigabe des zu prüfenden Gelenkes notwendig. Gemessen werden die aktive und die passive Beweglichkeit der Gelenke (s. Kap. 5.2).

Die *aktive Messung* (der Patient bewegt durch die Muskulatur das Gelenk selbst) gibt neben dem Bewegungsausschlag Aufschluß über die Funktionstüchtigkeit der Muskulatur. Andererseits können auftretende Bewegungsschmerzen das tatsächlich vorhandene aktive Bewegungsausmaß reduzieren.

Die *passive Messung* der Bewegungsausschläge wird in solchen Fällen objektive Werte ergeben, also ein größeres Bewegungsausmaß. (s. Kap. 3.9.3).

3.7.2 Muskelkraft

Die Muskelkraft wird in Stufen von 5–0 nach Janda gemessen (Tab. 3.1).

Zu beachten ist:
- Die Bewegung wird im gesamten Ausmaß geprüft.
- Die Bewegung erfolgt gleichmäßig, langsam ohne Schwung.
- Auf sichere Fixation ist zu achten, bei Fixation nicht den arbeitenden Muskel oder die Sehne komprimieren!
- Der Widerstand ist während der gesamten Bewegung und genau entgegen der Bewegungsrichtung zu geben.
- Der Widerstand darf nicht über zwei Gelenke wirken.
- Die gewünschte Bewegung soll erst vom Patienten ohne Widerstand ausgeführt werden, Bewegung evtl. korrigieren, dann erst prüfen.

Tabelle 3.1 Muskelprüfung nach Janda

Stufe	Bezeichnung	Kraft	Grad	Prüfung
5	normal (N)	100%	normal	voller Bewegungsausschlag gegen Schwere und maximalen Widerstand
4	good/gut (G)	75%	gut	voller Bewegungsausschlag gegen Schwere und Widerstand
3	fair/schwach (F)	50%	ausreichend	voller Bewegungsausschlag gegen Eigenschwere
2	poor/wenig (P)	25%	schwach	voller Bewegungsumfang unter Abnahme der Eigenschwere
1	trace/Spur (T)	10%	Muskel-zuckung	erkennbare Muskelkontraktion ohne Bewegungsausschlag
0	zero/Null (Z)	0%	keine Kontraktion	

Die Kraftprüfung ergibt *falsche Werte*, wenn

- Schmerzen im Gelenk oder Muskel bestehen,
- zur Durchführung der Bewegung Hilfsmuskeln (Synergisten-Substitution) eingesetzt werden, z. B. Einsatz sekundärer Greifformen, motorische Stereotype,
- Störungen in der motorischen Steuerung vorliegen, d. h. in der Stärke und/oder im zeitlichen Ablauf der Innervation der Muskeln (Koordinationsstörung).

Die *Kraftentfaltung des Muskels* (Arbeitsleistung) wird durch seine relative Verkürzung und durch den Muskelquerschnitt bestimmt. Abhängig von der Innervationsstärke werden mehr oder weniger Muskelfasern innerviert. Bei maximaler Anspannung werden alle Muskelfasern in die Kontraktion einbezogen.

Man unterscheidet 2 **Formen der Muskelarbeit**

- dynamische Muskelarbeit = Bewegungsarbeit (Gelenkbewegung)
- statische Muskelarbeit = Haltearbeit (Gelenkfixation).

Dynamische Arbeit kommt der Leistungsfähigkeit der Muskulatur entgegen. Es wechseln Kontraktions- und Erschlaffungsphasen, d. h. Erholungsphasen. Sie kann über längere Zeit ermüdungsfrei aufrechterhalten werden, wenn der Arbeitsrhythmus (Kontraktions- und Erschlaffungsphasen) in günstigem Verhältnis stehen. Bei einem Arbeits-Pausenverhältnis von 1:2 sind die Verhältnisse relativ ausgeglichen, so daß die Arbeit über lange Zeiträume aufrechterhalten werden kann.

Statische Muskelarbeit kann bei hoher Halteleistung nur kurzzeitig aufrechterhalten werden. Der Muskel verkürzt sich nicht oder dehnt sich nicht. Sein Tonus wird in Abhängigkeit von der Haltekraft aufrechterhalten. Dabei werden in Abhängigkeit von der aufzuwendenden Haltekraft die Gefäße komprimiert, was die O_2-Versorgung und den Abtransport der Schlakkestoffe reduziert. Deshalb kommt es hier zu einer schnelleren Ermüdung im Gegensatz zur dynamischen Arbeit. Es gilt: je höher die erforderliche Kraft für eine Halteleistung, um so niedriger ist die mögliche Haltedauer (Abb. 3.5). Die Ermüdbarkeit des Muskels bei wiederholter Halteleistung nimmt um so mehr zu, je kürzer die Pausen zwischen den einzelnen Halteleistungen sind. Die Dauerleistung bei statischer Arbeit beträgt 15% der Maximalkraft des Muskels. Bei dieser

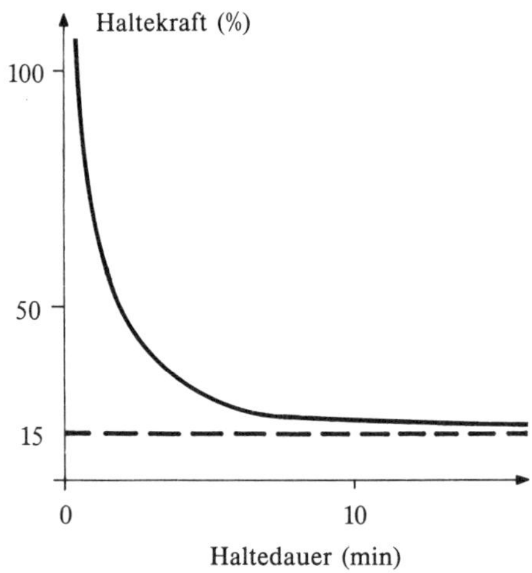

Abb. 3.5 Haltedauer bei statischer Arbeit

Kontraktionsleistung reicht die Durchblutung des Muskels zur Abdeckung der relativ geringen Stoffwechselleistung aus.

3.7.3 Leistungsfähigkeit

Leistung ist das Verhältnis einer Arbeit zur Zeit, in der sie verrichtet wird.

Die körperliche Leistungsfähigkeit drückt sich in der Fähigkeit zur Entwicklung mechanischer Energie (Muskelarbeit) aus, die zielgerichtet bei günstigem Wirkungsgrad (Steuerung) eingesetzt werden kann.

Die *individuelle Leistungsfähigkeit* ist abhängig

- vom Lebensalter (Leistungsalter 18.–40. Lebensjahr)
- vom Trainingszustand
- von der individuellen Leistungsbereitschaft
- von Umgebungsfaktoren (Arbeitsplatz, Werkzeug, Arbeitshaltung, Temperatur, Lärm, Arbeitsatmosphäre usw.)
- von Kenntnissen, Erfahrungen und Fertigkeiten.

Der Untrainierte kann kurzzeitig etwa 700 Watt Leistung aufbringen. Die Leistungsfähigkeit und die Belastbarkeit Herz-Kreislauf-Kranker sind geringer (s. Kap. 10).

Die kurzzeitige Höchstleistung ist für die ergotherapeutische Praxis von untergeordneter Bedeutung.

Die Dauerleistungsfähigkeit bzw. die *Dauerleistungsgrenze* (DLG) ist die Belastung, die über eine Schicht (8 Stunden) durchgehalten werden kann und bei der der O_2-Bedarf der Muskulatur gedeckt wird. Dabei stellen sich O_2-Aufnahmekapazität, Atmungs- und Herzfrequenz auf ein gleichbleibendes Niveau ein. Die Stoffwechselvorgänge halten sich im Gleichgewicht (steady state). Die Dauerleistungsfähigkeit liegt deutlich unter der Höchstleistung. Bei Untrainierten beträgt sie für dynamische Muskelarbeit etwa 40–50% der maximalen O_2-Aufnahmekapazität. Mit Ausdehnung der Arbeitszeit sinkt sie weiter.

In Abhängigkeit vom muskulären Einsatz (Muskelmasse) ist die Leistungsfähigkeit verschieden.

Bei großer Muskelmasse (z. B. bei vorwiegend dynamischer Beinarbeit) ist die DLG höher als bei geringer Muskelmasse (z. B. Armarbeit).

Beim Einsatz noch geringerer Muskelmasse, z. B. bei vorwiegender anstrengender dynamischer Handarbeit (Finger – Unterarmmuskulatur) ist die DLG noch geringer.

Je geringer die eingesetzte Muskelmasse, um so geringer ist die Dauerleistungsgrenze.

Im Rahmen der Arbeitspraxis werden dynamische und statische Muskelarbeit gleichzeitig eingesetzt. Dabei sinkt die Leistungsfähigkeit weiter. Besonders deutlich wird dies beim Arbeiten in Zwangshaltungen (Bücken, Hocken, Knien usw.), wenn dynamische Handarbeit und Haltearbeit von Rumpf- und Beinmuskulatur gleichzeitig gefordert werden. Liegt dann noch der dynamische Anteil der Arbeit außerhalb des mittleren Bewegungsumfanges der Gelenke bzw. im Extrembereich, reduziert sich die DLG nochmals.

Muskelarbeit kann als *positive dynamische Arbeit* durch Spannung und Verkürzung (konzentrische Kontraktion) geleistet werden. Die hier auftretenden Maximalkräfte sind niedriger als bei *statischer Arbeit* (isometrische Kontraktion). Die Verkürzungsgeschwindigkeit und die Kontraktionskraft verhalten sich umgekehrt proportional, d. h., bei konstanter Innervationsstärke nimmt die Kraftentfaltung mit zunehmender Verkürzungsgeschwindigkeit ab.

Negative dynamische Arbeit ist durch Spannung und Dehnung (exzentrische Kontraktion) gekennzeichnet. Bei dieser sog. Bremsarbeit sind die auftretenden Kräfte höher als bei isometrischer Kontraktion. Je höher die Dehnungsgeschwindigkeit, um so größer sind die auftretenden Maximalkräfte (Proportionalität).

Werden positive und negative dynamische Arbeit mit gleicher Leistung durchgeführt, dann zeigt die In-

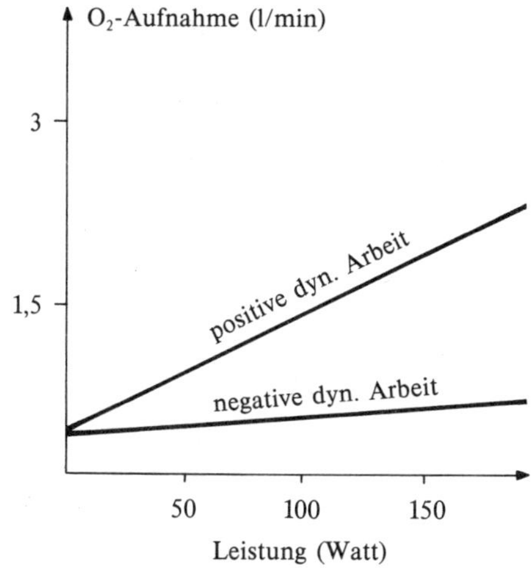

Abb. 3.6
Arbeitsleistung bei negativer dynamischer Arbeit (Bremsarbeit)

nervationsstärke bei positiver Arbeit wesentlich höhere Werte als bei negativer Arbeit, d. h., bei negativer dynamischer Arbeit (Bremsarbeit) wird für die gleiche Leistung weniger Energie verbraucht (Abb. 3.6).

Der Einsatz großer Muskelmassen ist, besonders bei dynamischer Arbeit (Ganzkörperarbeit), ein kreislaufwirksames Trainingsinstrument. Dabei müssen > 20% der Muskelmasse eingesetzt werden. Bei stehender Arbeit sind etwa 10–20% der Muskelmasse tätig.

Bei Arbeit in Zwangshaltungen werden mehr Muskeln innerviert, die eingesetzte Muskelmasse vergrößert sich in Abhängigkeit von der jeweiligen Haltung, und der Energieaufwand erhöht sich dementsprechend.

Leistungserhöhung kann durch Wiederholung unter Korrektur des zur Arbeit notwendigen Bewegungsablaufes erzielt werden. Dabei wird das Verhältnis von

- Kraftaufwand
- Bewegungsausmaß
- Bewegungsrhythmus

optimiert (Training). Andererseits führt ein hoher Anteil sich immer wiederholender Arbeiten, die über Jahre ausgeübt werden, zu *einseitigen Überlastungen.* Er kann Anlaß für degenerative Veränderungen der jeweils hochbelasteten Regionen sein (s. Kap. 7 und 15).

3.8 Arbeitshaltungen

Haltung ist das *Bild des freistehenden Menschen*, das durch Beckenstellung, Wirbelsäulenschwingungen und Kopfhaltung wesentlich geprägt wird.

Auch für die Sitzhaltung sind Beckenstellung, Wirbelsäulenschwingungen und Kopfhaltung haltungsbestimmend. Daher kommt der *Beckenstellung* die Schlüsselfunktion zu.

Neben den normalen Schwingungen der Wirbelsäule bzw. der normalen Rückenform gibt es auch pathologische Rückenformen (Abb. 3.7):

- hohlrunder Rücken
- totalrunder Rücken
- flacher Rücken.

Die Haltung des einzelnen Menschen wechselt zwischen zwei Extremen:

- der voll entspannten Haltung (schlaffe Haltung) und
- der gestreckten, voll aufgerichteten Haltung (angespannte Haltung).

Zwischen diesen beiden Extremen sind viele Varianten möglich.

Die *habituelle (gewohnheitsmäßige) Haltung* wird automatisch, ohne besondere Muskelaktivität eingenommen. Die *angespannte, voll aufgerichtete Haltung* wird durch aktive Betätigung der Muskulatur unter möglichster Verlängerung des Körpers erreicht. Die Grenzen beider Extreme liegen innerhalb der Möglichkeiten, die durch den passiven und den aktiven Halteapparat gesetzt sind.

Zum passiven Halteapparat gehören Knochen, Bänder und der Muskeltonus. Die kontrahierte Muskulatur stellt den aktiven Halteapparat dar.

Erbanlagen, Konstitution und Alter wirken auf den passiven Halteapparat und somit auf seine Grenzen und Möglichkeiten ein. Sie bestimmen das vorherrschende Erscheinungsbild.

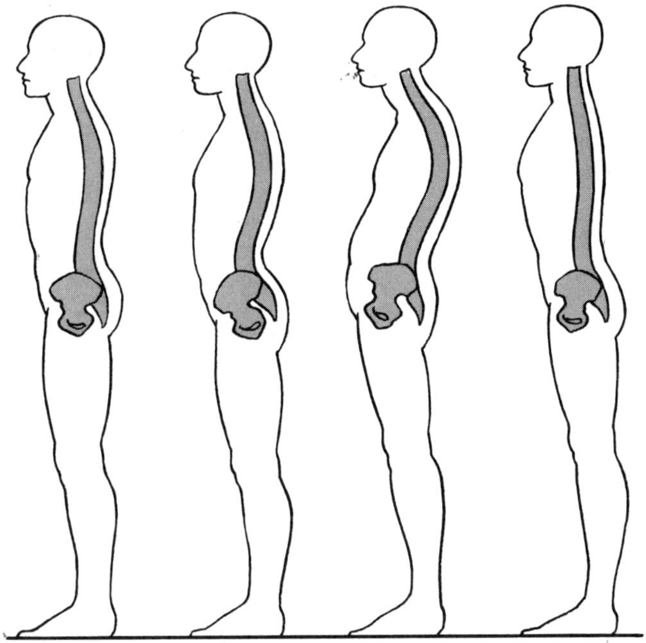

Abb. 3.7
Haltungsformen nach Staffel

Die *Konstitution* wirkt indirekt auf die Haltung über die Schwerkraft durch veränderte Massenverteilung. „Haltung ist der Ausdruck und Maßstab des Kampfes zwischen Schwerkraft und Aufrichtung." (Schede, zitiert in Matzen, P. F.: Lehrbuch der Orthopädie, Allgemeiner Teil., 2. Aufl. Berlin 1967, S. 541).

Die *Psyche* wirkt ebenfalls auf das Momentanbild der Haltung über die vorherrschende Stimmungslage ein und prägt das Gesamtbild des Menschen. Erfolg strafft, Freude richtet auf, Mißerfolg erschlafft, Kummer drückt nieder.

Arbeitshaltungen sind die den momentanen Bedürfnissen angepaßten Bewegungsabläufe, die über kürzere oder längere Zeit eingenommen werden. Dazu ist aktive Muskelarbeit, vorwiegend Haltearbeit (statische Arbeit), erforderlich. Ein hoher Anteil statischer Muskelarbeit führt schneller zur Ermüdung als vorwiegend Bewegungsarbeit (dynamische Arbeit). Deshalb kommt einer guten Arbeitshaltung, auch in der Ergotherapie, eine wesentliche Bedeutung zu. Zwangshaltungen bei der Arbeit, z. B. hockend, gebückt, vorgebeugt oder seitwärts gedreht, können nur kurzzeitig eingenommen werden. Ein *Wechsel der Tätigkeit*, möglichst mit einem höheren Anteil dynamischer Muskelarbeit (körperliche Bewegung, großräumige Bewegungsabläufe), hilft, Überlastungen vorzubeugen.

Längere Zeit einzunehmende Arbeitshaltungen werden energieökonomisch realisiert. Wenn möglich und sinnvoll, wird unter Zuhilfenahme von unterschiedlichen, den Muskel- und Bandapparat entlastenden Abstützungen der Anteil der statischen Muskelarbeit reduziert.

Falsche Arbeitshaltungen können auch aus nicht korrigierten Augenfehlern des Patienten resultieren. In solchen Fällen an die Notwendigkeit zur Überprüfung der Brille denken und mit dem Arzt besprechen.

Ergotherapie kann in den üblichen Arbeitshaltungen sitzend oder stehend durchgeführt werden, wenn keine andere Möglichkeit besteht, auch in liegender Position.

3.8.1 Sitzhaltung

Die Haltung beim Sitzen wird ebenso wie die Haltung des stehenden Menschen von der Beckenstellung, den Wirbelsäulenschwingungen und der Kopfhaltung beeinflußt. Die Beschaffenheit des Sitzmöbels und die Höhe des Tisches wirken auf Beckenstellung, Wirbelsäule und Kopfhaltung ein.

Die Sitzhaltung ist die in der Ergotherapie am häufigsten eingenommene Haltung. Es kann hier nicht im einzelnen auf die **physiologischen Grundlagen des Sitzens** eingegangen werden, es seien nur einige Grundsätze in Erinnerung gerufen:

Bei *mittlerer Sitzhaltung* soll die Körperlast auf Gesäß, Oberschenkel und Füße verteilt sein (Abb. 3.8).

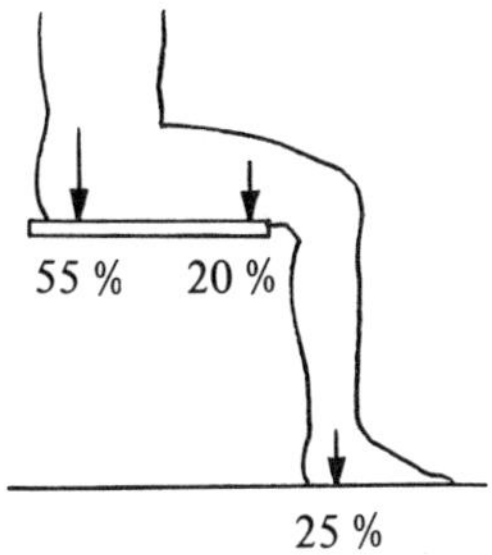

Abb. 3.8
Lastverteilung bei mittlerer Sitzhaltung

Es muß möglich sein, im Sitzen zwischen den verschiedenen *Sitzpositionen wechseln* zu können (Abb. 3.9):

- vordere Sitzhaltung: Belastungsfläche Rückseite, Oberschenkel und Sitzbeine
- hintere Sitzhaltung: Belastungsfläche Sitzbeine, Kreuzbein und entsprechende Zwischenstellungen.

Wechsel der Sitzhaltung beugt Überlastungsbeschwerden vor. In jeder Sitzhaltung muß die Rückenlehne eine Fixierung des Beckens ermöglichen.

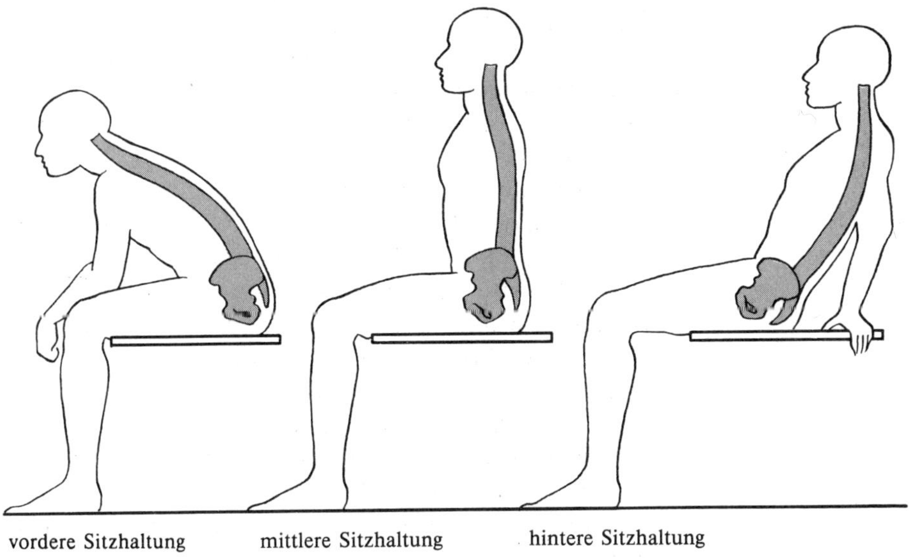

Abb. 3.9 Sitzhaltung vordere Sitzhaltung
mittlere Sitzhaltung
hintere Sitzhaltung

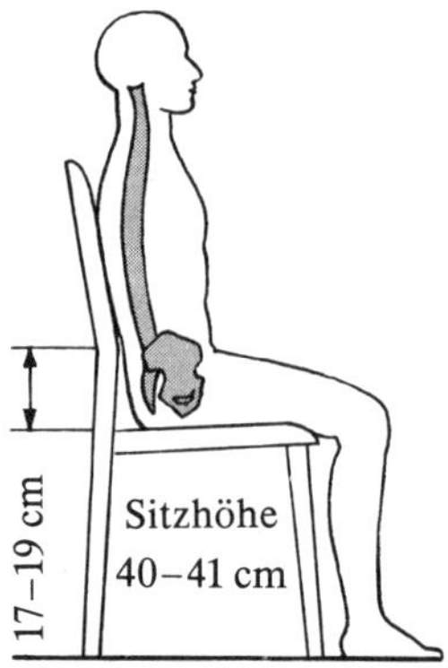

Abb. 3.10
Körpergerechter Sitz

Der **körpergerechte Sitz** soll folgende Kriterien erfüllen (Abb. 3.10):

Die *Sitzfläche* soll eine sichere Auflage von Gesäß und Oberschenkeln ermöglichen. Die Kniekehlen müssen frei bleiben. Die Sitztiefe soll 45 cm nicht überschreiten. Sie sollte angerauht oder etwas (5 Grad) rückwärts geneigt sein, um Vorwärtsschub bei hinterer Sitzhaltung abzufangen. Eine abgerundete Vorderkante vermindert den Druck auf Gefäß und Nerven.

Die *Sitzhöhe* muß so bemessen sein, daß die Oberschenkel Kontakt haben, aber nicht voll aufliegen und die gesamte Fußsohle auf dem Boden fest aufsteht. Die mittlere Sitzhöhe beträgt 43 cm. Sie ist dem jeweiligen Nutzer anzupassen.

Die *Rückenlehne* muß in der Ergotherapie auf jeden Fall vorhanden sein. Sie soll eine stützende und entlastende Funktion ausüben und darf erst 14 cm über der Sitzfläche beginnen, um ein Ausweichen des Gesäßes bei vorderer Sitzhaltung zu gewährleisten.

Der gute Sitz soll ein sicheres und möglichst ermüdungsfreies Sitzen gewährleisten.

Erzwungene Positionen beim Sitzen und Druck sind zu vermeiden (Abb. 3.11). Einfache Möglichkeiten zur *individuellen Sitzadaptierung* sollten genutzt werden, z. B.

- Sitzerhöhung durch Kissen oder harte Unterlage
- Sitzerniederung mittels Fußbank, Fußbrett usw.
- Korrektur der Tischhöhe mittels Brett oder Klötzen.

Tabelle 3.2 Verhältnis der durchschnittlichen Sitz-/Tischhöhe

Lebensalter bis	2	4	8	12	14	über 14
Sitzhöhe in cm	20	25	30	36	40	43
Tischhöhe in cm	42	50	55	64	68	72
Für Erwachsene						
Sitzhöhe	43–45	Differenz zwischen Sitz- u. Tischhöhe 28–30				
Tischhöhe, Eßtisch	72–75					
Tischhöhe Arbeitstisch 85 stehend, Hockerhöhe 65, Arbeitsplatte sitzend 65						

Diese Probleme treten immer wieder auf, da Sitz- und Tischhöhen genormt sind, aber auch besonders große und kleine Patienten in der Ergotherapie betreut werden.

Die *richtige Höhe der Arbeitsplatte* (Tischhöhe) ergibt sich aus der richtigen Sitzhöhe (Tab. 3.2). Bei voll aufgerichteter Sitzhaltung und locker herabhängenden Oberarmen liegen die rechtwinklig gebeugten Unterarme bequem dem Arbeitstisch auf. Wenn die Handfläche das Kinn berührt, soll der Ellenbogen die

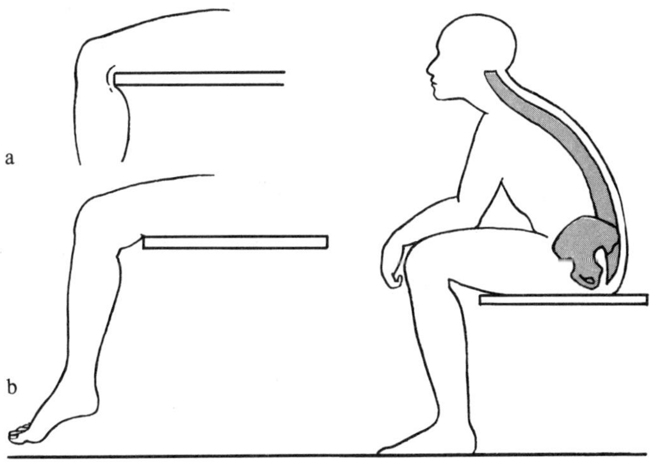

a Sitztiefe zu groß, Druck in Kniekehle

b Sitzhöhe zu groß, Druck auf distalen Oberschenkel

c Sitzhöhe zu gering, starke Kyphosierung der Wirbelsäule

Abb. 3.11 Sitzfehler
a Sitztiefe zu groß, Druck in Kniegelenk
b Sitzhöhe zu groß, Druck auf distalen Oberschenkel
c Sitzhöhe zu gering, starke Kyphosierung der Wirbelsäule

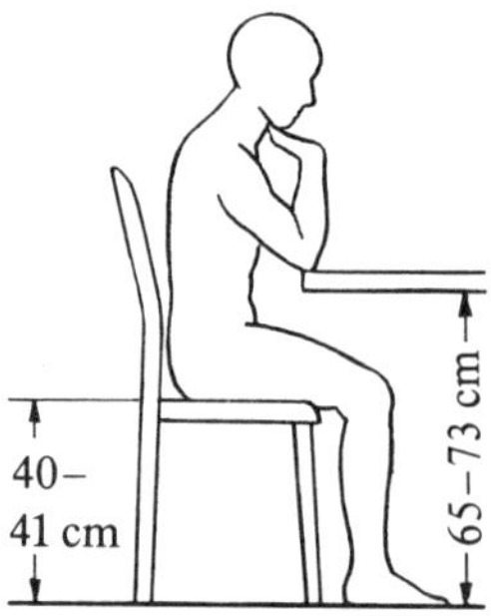

Abb. 3.12 Tischhöhe für körpergerechtes Sitzen

Tischplatte berühren (Abb. 3.12). Veränderungen der Höhe, z. B. durch aufgelegte Web- oder Knüpfrahmen, sind zu beachten, und die Sitzhöhe ist durch Bretter, feste Kissen usw. anzupassen. Auf Bodenkontakt der Füße muß geachtet werden.

Bei der Sitzhaltung muß die *Lage des Arbeitsfeldes* mit berücksichtigt werden, damit der Kopf bzw. Kopf und Rumpf nicht dauernd nach vorn gebeugt werden müssen. Das führt zu vorzeitiger Ermüdung des Nakkenmuskels (Gewicht des Kopfes beträgt etwa 7% des Körpergewichtes) und zu Veränderungen der Stützgewebe im Bereich der Halswirbelsäule sowie zu Beeinträchtigungen der dort austretenden Nerven für den Arm. Bei Bedarf wird die Arbeitsplatte (Pultform) zum Sitzenden (5°–8°) geneigt und mit einer Abschlußleiste versehen, um das Herunterrutschen von Gegenständen zu vermeiden.

Zur Nutzung durch Rollstuhlfahrer muß der Arbeitstisch mit dem Handradwagen unterfahrbar sein.

Auch der *Beziehung von Stuhl und Tisch* bzw. der Distanz von vorderer Kante der Sitzfläche/Tischkante kommt bei sitzender Arbeitshaltung eine besondere Bedeutung zu (Abb. 3.13).

Man unterscheidet die Sitzhaltung bei

- Null-Distanz
- Minus-Distanz
- Plus-Distanz.

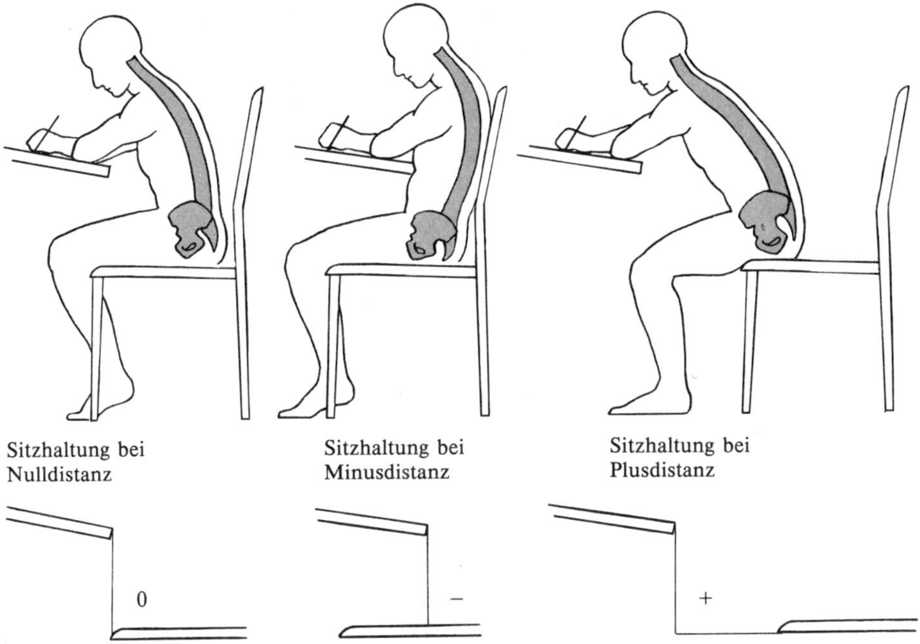

Abb. 3.13 Einfluß der Stuhl-Tisch-Distanz auf die Sitzhaltung

Die Null-Distanz gewährleistet eine gute Arbeitshaltung.

Bein- und Fußraum: In der Sitzhaltung müssen die Beine ungehindert ausgestreckt und übereinandergeschlagen werden können, ohne daß dadurch die Reichweite der oberen Extremitäten eingeschränkt wird.

Armstützen: An Stühlen sind sie normalerweise nicht notwendig, im Gegenteil, sie stören oft die Bewegungsfreiheit im Rahmen der Arbeitstherapie. Sind sie erforderlich, müssen sie bis etwa unterhalb der Ellenbogengelenke reichen. Sie stellen eine Führung und Sicherung des Beckens dar. Armstützen sind erforderlich bei Patienten mit Unsicherheit beim Sitzen (Lähmungen im Bereich der Rumpfmuskulatur, einschließenden Spasmen, erheblichen Koordinationsstörungen), aber auch bei Patienten mit Sensibilitätsstörungen im Bereich der unteren Körperhälfte.

Armstützen sind unbedingt erforderlich, wenn die Sitzhaltung über längere Zeit eingenommen werden soll und keine Möglichkeit besteht, über Unterarme und Ellenbogen den Oberkörper auf einer vor dem Sitz befindlichen Tischplatte zeitweise abzustützen.

Anforderungen bei Körperschädigungen

Dem Gesunden dient der Sitz als Ruhe- oder Arbeitsposition. Bei bestimmten Behinderungen kommen weitere Aufgaben hinzu:

- dem Behinderten die Sitzposition ermöglichen
- Unterstützung an Schwachpunkten zu gewährleisten
- eine Haltungskorrektur für Wirbelsäule und untere Extremität durchzuführen.

Zu den *klinischen Problemen*, die auf eine Gestaltung des Sitzes Einfluß nehmen, gehören

- Muskeltonus;
- Druckverträglichkeit, insbesondere im Bereich des Gesäßes und der unteren Wirbelsäulenabschnitte;
- Schmerzen, die z. T. auch durch Spasmen hervorgerufen werden können;
- Lähmungen oder Erkrankungen, die die aktive Beweglichkeit des Patienten herabsetzen;
- Kontrakturen von Gelenken, insbesondere Knie-, Hüft- und Sprunggelenke;
- Probleme des Wachstums bzw. Größenprobleme;
- schlechte Sitzverträglichkeit, insbesondere in Kombination mit Sensibilitätsstörungen und Durchblutungsproblemen.

Der **Sitzwinkel** ist entscheidend für das Sitzen. Er wird gebildet durch die Längsachse des Oberschenkels und die der Lendenwirbelsäule. Die Beckenstellung nimmt eine Schlüsselstellung ein und wirkt zentral auf die genannte Sitzhaltung.

Das Becken ist auch zentraler Angriffspunkt für notwendige Korrekturen der Sitzhaltung bei Schädigungen des Halte- und Bewegungsapparates.

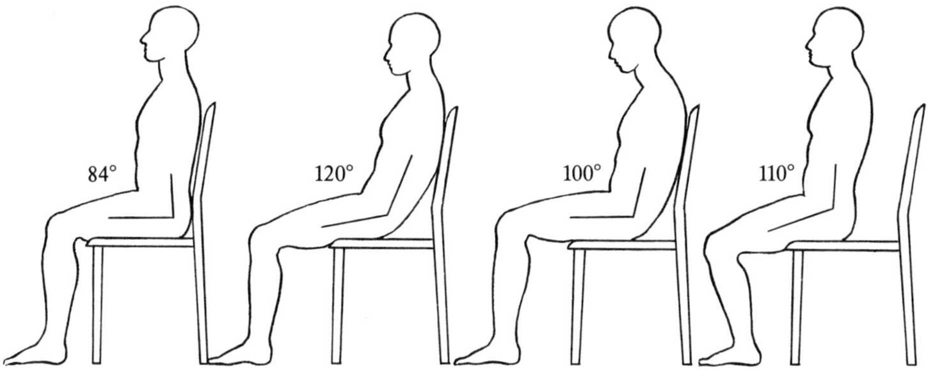

Abb. 3.14 Sitzhaltungen und Sitzwinkel

Beckenaufrichtung bedeutet Aufrichtung der Lendenwirbelsäule und Druckverteilung im Bereich der lumbalen Bandscheiben.

Normaler Sitzwinkel: Er beträgt etwa 84° (Abb. 3.14). In Abhängigkeit von der Erkrankung und vom individuellen Zustand des Patienten kann der Sitzwinkel Oberschenkel/Lendenwirbelsäule zwischen 60° und 110° differieren.

Vergrößerung des Sitzwinkels: Bei spastischen Paresen (s. Kap. 7 und 12) und Hüftgelenkkontrakturen wird eine halb liegende Sitzhaltung mit einem Sitzwinkel von etwa 110° erforderlich (Abb. 3.15). Durch Erhöhung von Sitz und entsprechender Erhöhung des Arbeitstisches läßt sich das bis zu einem gewissen Grad ausgleichen. Die durch den vergrößerten Sitzwinkel bedingte Schrägstellung des Oberschenkels (Sitzen auf der Stuhlkante) ist zusätzlich durch die Anwendung eines Coxitis-Stuhles mit verstellbaren Oberschenkelteilen bei gleichzeitiger Möglichkeit der Höhenverstellung ausgleichbar. Dabei ist in jedem Fall darauf zu achten, daß der verwendete Stuhl rutschfest (fixiert oder durch entsprechende Unterlagen erhöhter Reibungswiderstand) steht. Drehstühle müssen kippsichere Fußkreuze, d. h. 5 Auflagepunkte besitzen. Dies gilt auch für Rollenstühle.

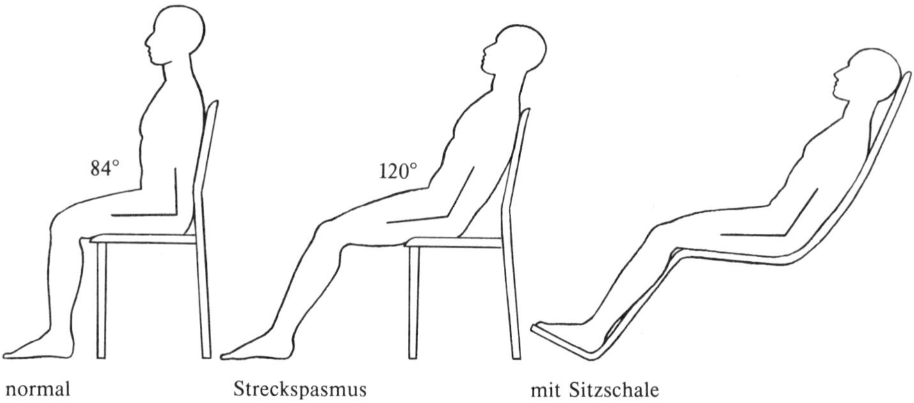

Abb. 3.15 Verbesserung der Sitzhaltung bei Streckspasmus

Schwere spastische Tetraparesen mit starken Strecksynergismen bedingen Winkel bis zu 180°, d. h. liegende Position, falls nicht sog. Stehsitze in Frage kommen.

Verkleinerung des Sitzwinkels: Besonders bei hypotonen Muskelreaktionen in Folge von schlaffen Lähmungen und bei progressiver Muskeldystrophie wird durch Verkleinerung von 84 bis 60° eine bessere Sitzposition und Haftung bzw. Sitzsicherheit erreicht.

Der kleinere Sitzwinkel wird besonders für aktive manuell getriebene Rollstühle genutzt, um eine sichere Sitzstabilität zu erreichen (Abb. 3.16), teilweise auch für passive Rollstühle, die für den Transport Behinderter auf der Straße Anwendung finden. Daher wird eine Schrägstellung (Anheben der vorderen Sitzfläche) der Sitzfläche erforderlich, um ein Herunterrutschen nach vorn zu vermeiden.

Polsterung der Sitzfläche: Die enorme Druckbelastung der Sitzbeine beim Sitzen kann auch vom Gesunden nur eine begrenzte Zeit vertragen werden. Bei ebenen Sitzflächen ist die Belastung im Sitzbeinbereich besonders hoch (Abb. 3.17 a). Deshalb kommt es beim Zwang zum längeren Stillsitzen (z. B. bei Sitzungen) zu Positionsveränderungen (Hin- und Herrutschen), um eine wenigstens zeitweise Druckentlastung der hochbelasteten Stellen zu erreichen.

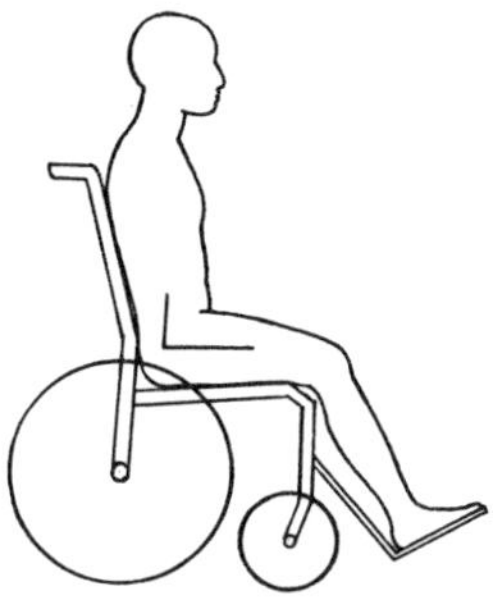

Abb. 3.16 Verkleinerung des Sitzwinkels im Rollstuhl

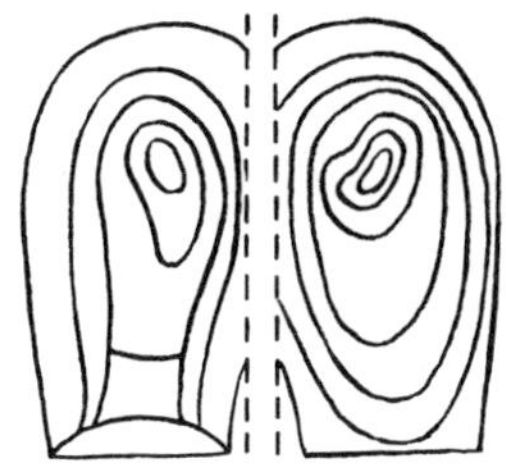

Abb. 3.17 Druckverteilung beim Sitzen
a ebene Sitzfläche
b gemuldete Sitzfläche

Polster sollen eine Druckverteilung und relative Entlastung der hochbelasteten Sitzbeine gewährleisten. Teilweise sind neben Schaumstoffauflagen auch *gemuldete Sitze* oder *gezielte Aussparungen* in den Polstern nötig, wenn besonders empfindliche Bezirke entlastet werden müssen. Dies ist bei Patienten mit sensiblen Ausfällen oft der Fall (Abb. 3.17b). Neben ausreichender Polsterung der Sitze für diese Patienten ist ein regelmäßiges Ausheben erforderlich (z. B. Querschnittlähmungen), um die Haut über der Oberschenkelrückseite und den Sitzbeinen vom Dauerdruck zu entlasten. Das Ausheben ist jeweils für 20–30 s durchzuführen, mit Hilfe der Armstützen wird es in Abständen von ½ h wiederholt. Die durch die Querschnittlähmung entstandene Hautempfindlichkeit ist im allgemeinen um so größer, je kürzere Zeit die Querschnittlähmung besteht.

Sitzhilfen können dem Patienten das Sitzen erleichtern.

Perinealstütze: Diese hornförmige Erhöhung der vorderen Sitzfläche dient als Gegenhalt für das Bekken, wenn durch einschließende Spasmen oder athetotische Mitbewegungen von Rumpf und Hüften die Gefahr besteht, daß dadurch der Körper von der Sitzfläche gedrängt wird (Abb. 3.18).

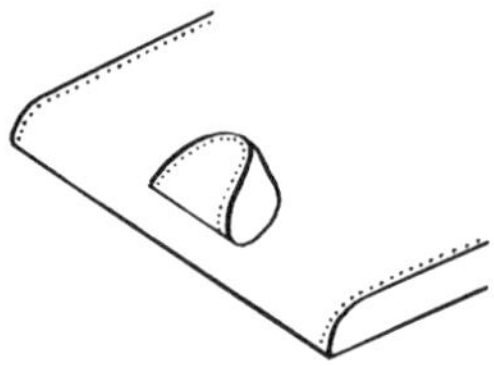

Abb. 3.18 Perinealstütze

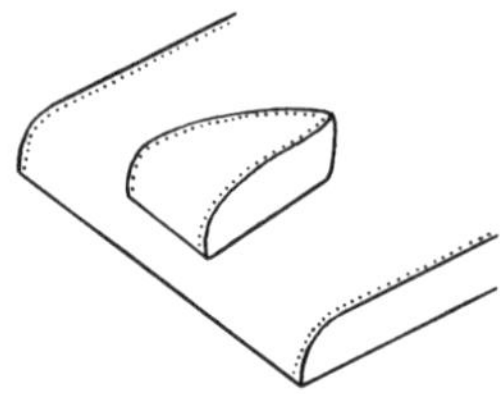

Abb. 3.19 Spreizkeil

Spreizkeil: Es ist ein Keil mit ventraler Basis, der an der vorderen Sitzfläche befestigt ist und bei spastischen Paresen der Adduktoren angewandt wird. Er verhindert die Adduktion bzw. das Aneinanderpressen der Oberschenkel, insbesondere der Kniegelenke (Abb. 3.19).

3.8.2 Ergotherapie im Stehen

Das Stehen ist eine Arbeitshaltung, die ebenfalls im Rahmen der Ergotherapie angewandt wird. Für Patienten mit Armamputationen im Bereich der unteren Extremität und bei Teillähmungen kann die Arbeit im Stehen zum Training mit Prothese oder Orthese dienen.

Ergotherapie zur Wiederherstellung von Funktionen im Bereich des Schulter- und Ellenbogengelenkes ist häufig aus stehender Arbeitshaltung günstiger als aus dem Sitzen.

Für eine stehende Tätigkeit müssen die Hände frei sein. Sie dürfen nicht für die Erhaltung des Gleichgewichtes oder zum Abstützen gebraucht werden.

Die *Arbeitshöhe* muß so eingerichtet sein, daß der Patient bei der Arbeit gerade steht und nicht gezwungen ist, sich bei der Arbeit vornüber zu beugen. Dies gilt auch für alle Arbeiten. Deshalb muß auf die entsprechende Höhe der Werkbank und des Werkstückes geachtet werden. Die genormte Höhe von Werkbänken und Arbeitsplatten beträgt 84–86 cm. (Soll sitzend an Werk-

Tabelle 3.3 Greifbereiche in Zentimetern

Art der Arbeit	Breite	Tiefe
stehende Arbeit	115–150	45–75
sitzende Arbeit	140–190	65–80

bänken gearbeitet werden, beträgt die Hockerhöhe 65 cm.) Werden an einer längeren Werkbank oder Arbeitsplatte mehrere Patienten stehend beschäftigt, so ist auf *ausreichende Arbeitsbreite und Bewegungsfreiheit* am einzelnen Arbeitsplatz zu achten. Zu beachten ist, daß der Greifbereich am Arbeitsplatz bei stehender oder sitzender Tätigkeit verschieden ist (Tab. 3.3).

Bei vorwiegend *grobmotorischen Arbeiten* mit großräumigen Bewegungen der oberen Extremitäten wird automatisch eine wechselweise Be- und Entlastung der Beine vorgenommen. Ermüdungszeichen werden dadurch reduziert.

Bei *feinmotorischer Tätigkeit* im Stehen sollten Bewegungspausen im Rahmen des Arbeitsablaufes gegeben sein. Entlastend wirkt auch bei längerer Arbeit im

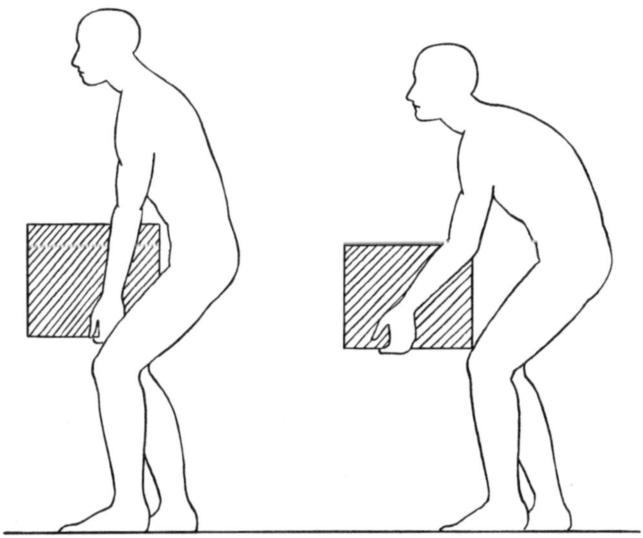

Abb. 3.20 Heben von Lasten

günstiges Heben, Last ist körpernah — ungünstiges Heben, Last ist körperfern

Stehen, wenn ein Fuß im Wechsel zeitweise durch Aufsetzen auf eine Fußbank gestellt werden kann. Wechselnde Arbeitshaltungen im Stehen helfen, Ermüdung zu vermindern.

Bei *Arbeit im Freien*, insbesondere bei Gartenarbeit, ist auf die richtige Länge der Werkzeuge zu achten, um Zwangshaltungen zu vermeiden.

Beim *Heben von Lasten* (Abb. 3.20) ist folgendes zu beachten:

- Die Last ist so nahe wie möglich am Rumpf zu führen, die Wirbelsäule bleibt dabei weitgehend gestreckt, die Hebung erfolgt vorwiegend durch Streckung in Knien und Hüftgelenken, d. h. Heben aus hockender Position.
- Die Bauchpresse ist zu vermeiden.
- Drehbewegungen der belasteten, insbesondere der gebeugten Wirbelsäule müssen vermieden werden.
- Beidarmiges Heben ist günstiger als einarmiges Heben, da hierbei auch Rotationsneigung besteht.

Um bei der Arbeit im Stehen Standsicherheit zu erzielen und die Gelenke der unteren Extremität teilweise zu entlasten, gibt es verschiedene **Hilfsmittel**.

Haltegurt: Ein bei feststehendem Arbeitstisch vom Tisch hinten um das Gesäß des Patienten und zum Tisch zurückgeführter (sonst an der Wand befestigt) Haltegurt ermöglicht, daß der Patient sich nach hinten anlehnen kann. Das gibt ihm die notwendige Standsicherheit und dadurch Freiheit für die Arm- und Handbewegungen (s. Abb. 16.42).

Stehsitz: Ein Stehsitz gibt dem Patienten die Möglichkeit, bei der Arbeit im Stehen zwischen voller Belastung der unteren Extremitäten und ihrer Entlastung zu variieren. Durch eine kleine Rückwärtsbewegung mit Verlagerung des Rumpfgewichtes über die Sitzbeinhöcker auf den Stehsitz wird die notwendige Gewichtsverlagerung zur Be- oder Entlastung der Beine erreicht (s. Abb. 6.9).

3.8.3 Ergotherapie im Liegen

Die Durchführung der Ergotherapie ist abhängig von der Beweglichkeit, die dem Patienten im Bett möglich und erlaubt ist. Am günstigsten ist es, wenn der Patient in **Rückenlage mit erhöhtem Oberkörper** eine Tätigkeit durchführen kann. Kann er bis zum Sitzen oder fast bis zum Sitzen aufgerichtet werden, ist daran zu denken, daß mit der zunehmenden Beugung der Hüfte eine als unangenehm empfundene Dehnung der Unterschenkelmuskulatur (Rückseite der Oberschenkel) eintritt, die durch *Anbeugen der Knie* gemindert werden kann. Wenn der Patient soweit ist, ist es allerdings sehr viel zweckmäßiger und meist auch möglich, die Ergotherapie außerhalb des Bettes in einem bequemen Stuhl durchzuführen.

In jedem Fall ist bei noch so geringer Aufrichtung des Oberkörpers im Bett dafür zu sorgen, daß der Oberkörper durch entsprechende Polster (z. B. Schaumstoffpolster und nicht zusammengeknautschte Kissen) *ausreichend gestützt* wird. Das verstellbare Kopfteil bildet eine gute Grundlage. Gestützt werden muß auch der Kopf, der in halb schräger Lage nicht lange ohne Unterstützung gehalten werden kann. Auch die Oberarme ermüden in dieser Lage bei einer Arbeit sehr schnell, wenn sie nicht durch entsprechende Polster in leichter Abduktion im Schultergelenk gestützt werden. Vor der Durchführung der Ergotherapie im Bett muß sich der Ergotherapeut informieren (Arzt oder zuständiges Pflegepersonal), inwieweit Positionsveränderungen möglich sind und was bei Lageveränderungen besonders zu berücksichtigen ist.

Bei der Notwendigkeit, die **volle Rückenlage** auch während der Ergotherapie beizubehalten, ist die Schwierigkeit zu beachten, die der Patient durch den *veränderten Blickwinkel* hat. Am Bett anzubringende, erhöhte, steil gestellte *Arbeitsbretter* (Lesepult) schaffen einen gewissen Ausgleich, die Arme des Patienten, die jetzt in diesem Bereich arbeiten müssen, ermüden allerdings rasch. Abstützung an Oberarmen und Ellenbogen ist nur bedingt möglich, da sie die Mobilität einschränkt. Als technisches Hilfsmittel kann eine *Prisma-Brille* genutzt werden, eventuell können auch *Spiegel* eingesetzt werden.

Ist die Rückenlage für den Patienten nicht möglich, läßt sich die Ergotherapie auch in **Seitenlage** durchführen. Sie ist allerdings weniger günstig. Der jeweils unten liegende Arm ist nur schlecht einsetzbar. Zur Aufrechterhaltung des Gleichgewichtes in der Seitenlage ist durch entsprechende *Polster* zu verhindern, daß der Patient in die Rückenlage zurückrollt.

Wenn die Rückenlage nicht möglich ist, ist die **Bauchlage** vorteilhafter als die Seitenlage. Zur Entlastung der Arme *sind Polster unter dem Oberkörper* anzubringen, die denselben etwas aufrichten. Besonders günstig ist es, wenn der Patient in dieser Lage im Bett an die vordere Bettkante rücken (eventuell vordere Bettwand entfernen) und mit den jetzt freien Armen auf einer vor dem Bett stehenden *Fußbank als Arbeitstisch* sich betätigen kann (Abb. 3.21). Gefährdet sind bei der Bauchlage die Ellenbogen, besonders bei Patienten mit Störungen der Sensibilität (ohne Querschnittlähmungen). Durch die Reibung auf dem Laken entstehen Druckgeschwüre. Rechtzeitiges *Abpolstern* der Ellenbogen und regelmäßige Kontrolle der Haut mit Abbruch der Ergotherapie, zumindest in der Bauchlage, bei den ersten Anzeichen verhindern das Entstehen der Druckgeschwüre. Die Ergotherapie am Bett beschränkt sich im allgemeinen auf Arbeitsvorgänge für die obere Extremität.

In Sonderfällen ist es auch möglich, über entsprechende besondere Geräte eine Ergotherapie im Sinne

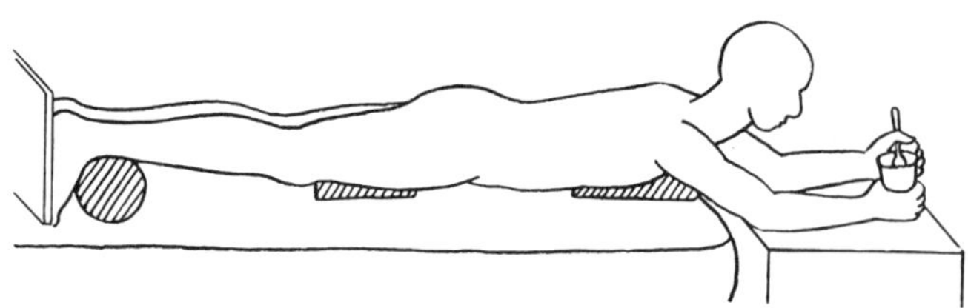

Abb. 3.21
Ergotherapie in Bauchlage

einer funktionswiederherstellenden Therapie für die unteren Extremitäten am Bett durchzuführen.

Hingewiesen sei auf die *Pflicht des Ergotherapeuten zur Einhaltung hygienischer Vorschriften* (bei Behandlung am Bett Einweisung im Einzelfall durch das Pflegepersonal) und auf die Verantwortung für die „Sauberkeit und Ordnung am Arbeitsplatz", d. h. seine Verantwortung für Arbeitsgeräte, Material und entsprechenden Abfall um das Bett des bettlägerigen Patienten herum.

3.9 Methoden der Ergotherapie

3.9.1 Zielstellung und Mittel

Die funktionswiederherstellende Ergotherapie wird als *Einzeltherapie im Rahmen der ergotherapeutischen Gruppe* durchgeführt.

Ihr **Ziel** ist es, durch Training einzelner geschädigter Abschnitte des Bewegungsapparates

- Kraft
- Bewegungsausmaß
- Koordination
- Reaktionsfähigkeit
- Ausdauer
- Schnelligkeit

einzeln oder kombiniert zu verbessern. Vor allem (aber nicht nur) hat die Ergotherapie in der prä- und postoperativen Phase Bedeutung, auch um trophische Störungen zu vermeiden. Daneben können auch folgende *Teilziele* im Vordergrund stehen:

- Stumpfabhärtung
- Prothesenschulung bzw. Schulung mit Apparaten
- Förderung von Restfunktionen
- steigende Belastung
- Selbsthilfetraining
- allgemeine Geschicklichkeits- und Leistungssteigerung.

Der Grad, in dem Kraft, Bewegungsausmaß bzw. die anderen jeweils geschädigten zu trainierenden Qualitäten vorhanden sind, ist vor Beginn der Behandlung vom Ergotherapeuten zu *überprüfen* und zu *dokumentieren*. Überprüfung und Dokumentation sind in bestimmten Abständen im Laufe der Behandlung und auf jeden Fall am Schluß der Behandlung zu wiederholen.

Mittel der Ergotherapie sind:

- eine der therapeutischen Zielstellung entsprechende Technik; soweit erforderlich, sind die Arbeitsvorgänge entsprechend der Schädigung abzuwandeln;
- ein dem Schaden bzw. der therapeutischen Zielstellung angepaßter Arbeitsplatz und entsprechend angepaßte Werkzeuge und Geräte;
- dem Schaden und der Zielstellung entsprechend eingesetztes Material.

3.9.2 Individuelle Arbeitsprogramme

Das vom Ergotherapeuten aufzustellende Programm für den Patienten wird bestimmt durch

- das im Rahmen des Gesamtbehandlungsplans für den Patienten zu erreichende Ziel,
- den für die Anwendung der Ergotherapie bedeutsamen lokalen Befund,
- die persönliche Situation und den Beruf des Patienten.

Die **speziellen ergotherapeutischen Aufgaben** beinhalten vor allem die lokale Schulung der geschädigten Funktion. Dabei sind die *Phase der Wiederherstellung* (keine Ersatzbewegung) und die *Phase der Mobilisierung* der Restfunktionen zu unterscheiden.

Handwerkliche Techniken können verändert werden, um unter Berücksichtigung der jeweiligen Schädigung den Einsatz im Rahmen der Ergotherapie zu ermöglichen.

Veränderung der Arbeitshaltung: Je nach der lateralen Bewegungsfähigkeit des Schultergelenkes kann z. B. die Technik „Weben“ stehend am Flachwebrahmen; sitzend am Flachwebrahmen; stehend oder sitzend am Hochwebrahmen ausgeführt werden (Abb. 3.22a/b).

Veränderung des Arbeitsablaufes: Der Patient wird nur mit dem Teilschritt einer Fertigung betraut, der für ihn besonders nützlich ist, z. B. Ton nur kneten und nicht formen. Da der Patient dabei wenig Erfolgserlebnisse hat, ist diese Arbeit nur kurzzeitig sinnvoll und stellt eigentlich eine Arbeitsvorbereitung dar.

Veränderung am Werkzeug oder Arbeitsgerät: Winkelt man die Griffe an einem Webekamm etwa 20° nach hinten ab, wird beim Greifen des Kammes die Hand nach radial abgewinkelt (Abb. 3.23).

Verwendung untypischer Werkzeuge: Durch Benutzung eines chirurgischen Nadelhalters oder einer Zange beim Fädeln von Leder kann z. B. eine Spitzgriffübung (Greifen mit den Fingerspitzen 1–3) in eine Faustschlußübung (Greifen mit der ganzen Hand) abgewandelt werden.

Verwendung verschiedener Materialien: Dadurch ist es möglich, unterschiedliche Anforderungen an die Kraft des Patienten zu stellen, z. B. Schneiden von Papier – Pappe – dickem Stoff.

Verwendung von Hilfsmitteln: Auch durch Hilfsmittel können Spitzgriffarbeiten in Faustschlußarbeiten umgewandelt werden, z. B. Wickeln von Bast mit Hilfe eines Suralingriffes, dessen Griffstärke dem derzeit möglichen Faustschluß angepaßt wird.

Anwendung von Orthesen und technischen Hilfen: Orthesen dienen der Funktionsverbesserung, z. B. Omegaschiene (s. Kap. 16.2.1.2) zum Mitnehmen eines mittelständigen Fingers beim Faustschluß, oder der Ruhigstellung (s. Kap. 16.2.1.1). Technische Hilfen sind z. B. Griffverdickungen zur Umwandlung des Spitzgriffes in einen Faustschluß.

Unter Beachtung des Faktors der Motivierung des Patienten, d. h. weitgehender Berücksichtigung seiner

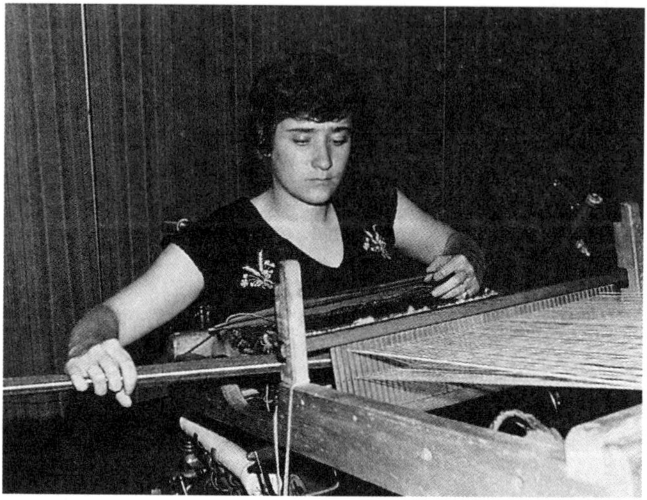

Abb. 3.22
Veränderung der Arbeitshaltung
a sitzend am Flachwebrahmen

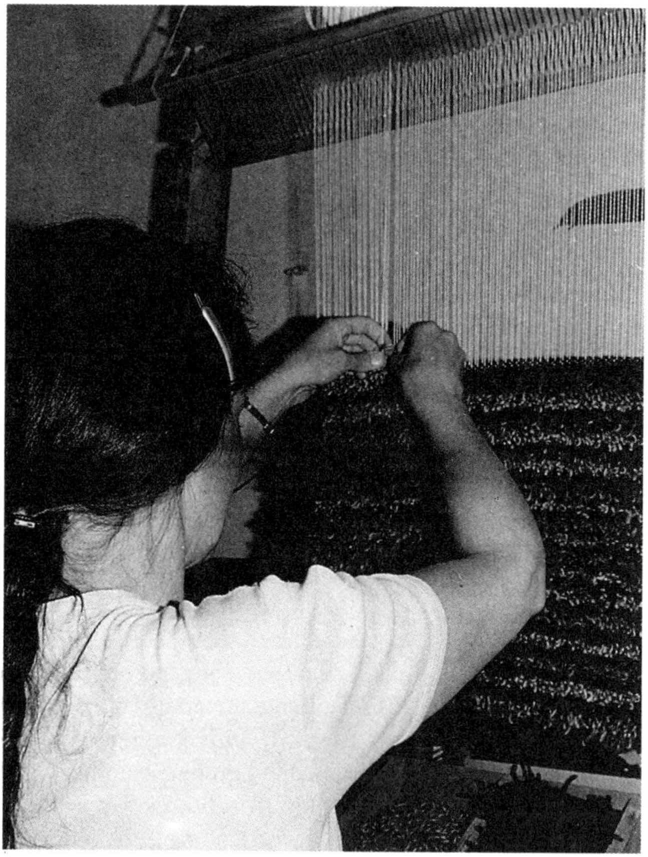

b sitzend am Hochwebrahmen

Abb. 3.23 Greifform bei Veränderung des Werkzeuges

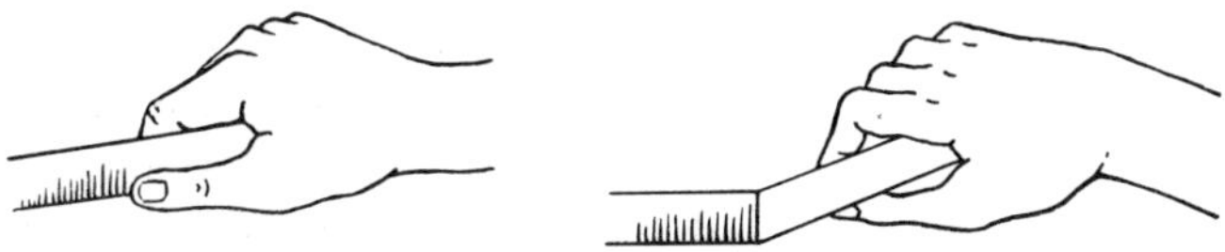

gerader Webkamm

gewinkelter Webkamm radiale Abwinkelung der Hand

Neigungen und Wünsche, ist die *Wiederaufnahme der vorhergehenden Berufstätigkeit* vorzubereiten. Wenn der alte Beruf aufgrund der Schädigung nicht mehr aufgenommen werden kann, muß das Therapieprogramm so aufgebaut werden, daß der Patient durch entsprechende Wahl der Arbeitsmittel allmählich auf eine *neue Berufstätigkeit vorbereitet* wird.

3.9.3 Verbesserung der Gelenkbeweglichkeit

In der Ergotherapie spielen die Gelenke eine besondere Rolle. Bei jeder Tätigkeit werden die Gelenke in unterschiedlicher Anzahl und in unterschiedlichem Ausmaß in Anspruch genommen. Solche Inanspruchnahme muß nicht immer *Bewegung* sein. Zur Unterstützung bestimmter Bewegungen in einem Gelenk kann es notwendig sein, ein benachbartes Gelenk ruhigzustellen, d. h. durch andere Muskeln zu fixieren (z. B. das Handgelenk beim Faustdruck). Dabei nimmt der Tonus der Muskeln, die das Gelenk umgeben, zu. Folge ist, daß die sich gegenüberliegenden Gelenkflächen aneinandergepreßt werden. Das Gelenk ist also einem *Druck* ausgesetzt.

Beispiel: Je dünner ein runder glatter Gegenstand ist, der mit Spitzgriff gegen Widerstand gehalten wird, um so größer ist die aufzuwendende Kraft und damit auch der Druck in den beteiligten Fingergelenken (günstigste Kraftentfaltung der Finger bei halbgeöffneter Hand). Die Beanspruchung eines Gelenks besteht also einmal in der Bewegung, die durch die Häufigkeit (Wiederholung der Bewegung in der Zeiteinheit) und das Ausmaß der einzelnen Bewegung (Bewegungsumfang) gekennzeichnet ist. Zum anderen üben die sich gegenüberliegenden Gelenkflächen einen Druck aufeinander aus. Dieser Druck wird mit der Schwere der Arbeit, d. h. mit dem steigenden Kraftaufwand der das Gelenk umgebenden Muskeln stärker, unabhängig davon, ob dieser Kraftaufwand zur Leistung einer Bewegungsarbeit im Gelenk oder zur Fixierung des Gelenks im Rahmen der Bewegungsarbeit des benachbarten Gelenks eingesetzt wird.

Eine über Jahre dauernde hohe bzw. zu hohe Belastung führt zu degenerativen Veränderungen im Gelenk, kurzfristige Überlastungen führen zu Schmerzen und Schwellungen im Bereich des Gelenks bzw. der umgebenden Weichteile (s. Kap. 15 u. 7).

Zu einer solchen Überbeanspruchung wird es leichter bei Gelenken kommen, die wenig beansprucht werden, besonders lange ruhiggestellt waren sowie bei vorgeschädigten Gelenken. Neben speziellen Maßnahmen, wie sie z. B. für rheumatisch erkrankte Gelenke vorgesehen sind (s. Kap. 6), gelten als allgemeine **Grundsätze für einen Gelenkschutz:**

- Erhalten der Kraft, der das Gelenk umgebenden Muskeln und der Beweglichkeit des Gelenks
- Wechsel zwischen Belastung und Entlastung
- Vermeidung längeren Verharrens in einer Gelenkstellung.

Der angegebene Umfang für die Bewegungen im einzelnen Gelenk gibt im allgemeinen nur den passiv zu erreichenden Bewegungsumfang an (s. Kap. 3.7.1). Das Ausmaß der passiven Bewegung ist für viele Bewegungen höher als das, was der Patient bei aktiver Bewegung selbst erreichen kann.

Ursachen von Bewegungseinschränkungen

Wenn bei Bewegungseinschränkungen der *Unterschied zwischen aktiver und passiver Beweglichkeit größer* ist als im vergleichbaren gesunden Bereich, muß an folgende Ursachen gedacht werden:

- Die Muskelkraft ist durch lange Ruhigstellung vermindert.
- Muskeltraining ist erforderlich.
- Die Nervenversorgung des Muskels ist gestört → ärztliche Diagnostik ist erforderlich.
- Die die Muskelkraft übertragenden Sehnen sind durchtrennt oder in ihrer Beweglichkeit behindert → operative Maßnahmen sind erforderlich; bis dahin häufige passive Bewegungen durchführen lassen, um die Beweglichkeit zu erhalten.
- Die Bewegung im Gelenk ist so schmerzhaft, daß eine reflektorische Verspannung der Muskulatur eintritt → zunächst sind Schmerzbekämpfung und Bewegung im schmerzfreien Bewegungsraum erforderlich.
- Der Patient spannt seine Muskulatur nicht so an, wie er an sich könnte. Mehrfache kurz hintereinander liegende Bewegungen der gesunden und der kranken Seite auf Kommando oder Beobachtung bei einer Arbeit, die dem Patienten Freude macht, geben hier Aufklärung.

Sind der *aktive und der passive Bewegungsausschlag* gegenüber der gesunden Seite *gleichmäßig eingeschränkt*, liegt die Ursache der Bewegungsbehinderung im Bereich des Gelenks und seiner unmittelbaren Umgebung. → Dann muß nach ärztlicher Diagnostik evtl. eine operative Korrektur erfolgen.

Der Bewegungsumfang im einzelnen Gelenk ist konstitutions- und altersbedingt und für bestimmte Bewegungen variabel. Für bestimmte Bewegungen wird der Bewegungsumfang bei älteren Menschen allmählich geringer und oft auch die Erhaltung der Gebrauchsbewegung reduziert.

Bei Prüfung des Bewegungsausmaßes in einem Gelenk ist immer die andere Seite mit zu überprüfen.

Ergotherapie zur Verbesserung der Gelenkbeweglichkeit

Folgende Ziele sollen erreicht werden:
- Förderung der Durchblutung der Umgebung des betroffenen Gelenks
- allmähliche Dehnung der die Kontraktur verursachenden Gewebsanteile
- Kräftigung der das Gelenk umgebenden Muskeln.

Die dafür erforderliche **Dosierung** hängt ab von der Art der Dehnung. In bezug auf die *aktive Dehnung* ist eine Einschränkung nur durch Ermüdung gegeben. Bei *passiver Dehnung* besteht die Gefahr der Überbeanspruchung, bei bestimmten Erkrankungen der Überdehnung.

Die Schmerzgrenze darf nicht überschritten werden.

Die Schmerzgrenze ist der Punkt, an dem eine weitere Dehnung der verkürzten Anteile, die die Gelenkbewegung einschränken, Schmerz verursacht. Diese Schmerzgrenze wird in der Ergotherapie nicht überschritten, es sollte jedoch der zur Kontrakturbehandlung angesetzte ergotherapeutische Bewegungsvorgang in seinem Ausmaß *so dicht wie möglich an die Schmerzgrenze herankommen.* Auch das trägt zur allmählichen Dehnung der verkürzten Teile bei. Die Ergotherapie erreicht mit ihren Methoden in der Kontrakturbehandlung eine Wiederherstellung im Sinne der Gebrauchsbewegung. Extreme Ausschläge einzelner Gelenke außerhalb der Gebrauchsbewegungen werden durch ergotherapeutische Methoden nicht erreicht und auch nicht angestrebt. Denn das würde dazu führen, daß der Patient die Ergotherapie vordergründig als Therapie erlebt und ihm das Erfolgserlebnis bei der Herstellung eines Produktes vorenthalten wird. Soweit notwendig, ist die Wiederherstellung extremer Bewegungsausschläge der Krankengymnastik vorbehalten.

Gelenkkontrakturen, die auf der Verordnung nicht angegeben sind, dürfen erst nach Rücksprache mit dem Arzt behandelt werden.

Bei *drohenden Kontrakturen*, aber auch schon bei Funktionseinschränkungen durch Überwiegen einer Muskelgruppe besteht die Gefahr, daß die Fehlhaltung aufgrund des gestörten Muskelgleichgewichts zur Kontraktur wird. In diesem Fall sind *Lagerungsorthesen*, evtl. nur als Nachtschienen außerhalb der Therapiezeit, zum Erhalten der richtigen Stellung bzw. zum Vermeiden einer Kontraktur erforderlich. Überwiegt eine Muskelgruppe soweit, daß eine sinnvolle Funktion im Sinne der Ergotherapie erschwert wird, sind auch *während der Behandlung Orthesen* anzuwenden. Sie fixieren das oder die betreffenden Gelenke in der ergotherapeutisch zu erreichenden Zielstellung oder der dem dazu gewählten Arbeitsvorgang entsprechend günstigsten Stellung. Im allgemeinen ist das die Gebrauchsstellung.

Zunehmend wird im Laufe der Behandlung auch die Frage der Selbständigkeit des Patienten aktuell. Die günstigsten Stellungen der betreffenden Gelenke können ermittelt und bei der Wahl der Orthesen und technischen Hilfen berücksichtigt werden.

3.9.4 Anwendung mechanischer Prinzipien

Die Anwendung mechanischer Prinzipien, insbesondere von Hebeln und Rollen, kann die Wirksamkeit der ergotherapeutischen Maßnahmen erhöhen oder überhaupt erst möglich machen.

Einsatz von Hebelwirkungen

Bei der Anwendung des Hebelgesetzes bestehen 3 Möglichkeiten.

Der *Drehpunkt* liegt *zwischen Kraftarm und Lastarm*. Bei längerem Kraftarm verringert sich die einzusetzende Kraft, gleichzeitig aber auch der Bewegungsausschlag am Ende des Lastarms; bei kürzerem Kraftarm erhöht sich die aufzuwendende Kraft bei gleichzeitiger Vergrößerung des Bewegungsausmaßes am Ende des Lastarms. Diese Form des Hebels findet sich bei vielen Werkzeugen (Scheren, Zangen usw.). Die Last liegt *zwischen dem Drehpunkt und Ansatzpunkt der Kraft* (Kraftarm) z. B. Schubkarre.

Der Ansatzpunkt der Kraft liegt zwischen dem Drehpunkt und der zu bewegenden Last (z. B. Pinzette). Nach diesem Prinzip arbeitet der menschliche Bewegungsapparat zum großen Teil (z. B. M. biceps brachii). Der Vorteil des Prinzips liegt in den relativ großen Bewegungsausschlägen am Ende des Lastarmhebels und in der Schnelligkeit der Bewegung (kleine Verkürzung des Muskels bewirkt großen Ausschlag). Nachteilig ist das ungünstige Kraft-Last-Verhältnis durch kurzen Krafthebelarm. Der Muskel entwickelt die größte Kontraktionskraft aus gedehnter Stellung. Die auf den Hebel einwirkende Kraft ist um so größer, je mehr sich der Ansatzwinkel der Kraft am Hebelarm einem Winkel von 90° nähert. Daraus ergibt sich für die größtmögliche Auswirkung der Muskelkraft im betreffenden Gelenk eine Kompromißstellung zwischen größter Dehnung und günstigstem Ansatzwinkel des beteiligten Muskels als Arbeitsstellung (im Ellenbogengelenk etwa 45° Beugung).

Mit der Anwendung der unterschiedlichen Hebelformen lassen sich die eingesetzte Kraft, aber auch das Bewegungsausmaß über die Länge von Last- und Kraftarm beliebig dosieren.

Einsatz von Rollen

Rollen werden in der Ergotherapie eingesetzt um:

- Bewegungsrichtungen zu verändern oder umzukehren (Abb. 3.24a, vergl. Bild 4.1)
- Kräfte durch Wegverlängerung zu reduzieren (Abb. 3.24b)

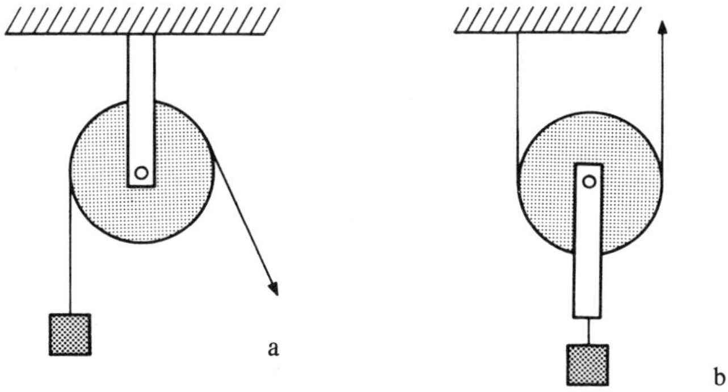

Abb. 3.24 Rollen
a feste Rollen
b lose Rollen

Der *Flaschenzug* vermindert die für eine Arbeit benötigte Kraft. Jede Rolle, die zusätzlich eingesetzt wird, halbiert die Kraft und verdoppelt das Ausmaß der notwendigen Bewegung.

Ein *kombinierter Einsatz* zur Umlenkung der Bewegungsrichtung mit Veränderung des Verhältnisses von Kraft und Weg bringt weitere Einsatzvarianten zur individuellen Adaptation.

3.9.5 Krafttraining

Die Kraft wird trainiert durch *wiederholte Anspannung* der zu trainierenden Muskulatur gegen einen Widerstand. Im Rahmen der Arbeitstherapie wirkt der *Arbeitsvorgang als Widerstand.* Der Widerstand wird im Rahmen der einzelnen Behandlung bzw. über mehrere Behandlungen *allmählich erhöht.*

Wenn der Widerstand zu klein ist, erzielt man keinen oder nur einen geringen Trainingseffekt.

Zu großer Widerstand führt zu schneller örtlicher Ermüdung.

Die *günstigste Kraftentfaltung* des Muskels ist aus einer Kompromißstellung zwischen größter Dehnung des zu untersuchenden oder zu trainierenden Muskels und dem größten Ansatzwinkel seiner Sehne (in Richtung auf 90°) am distalen (körperfernen) Ansatz des Muskels gegeben.

Die *Einbeziehung der Schwerkraft und der Hebelgesetze* ermöglicht die Variation der auf die Muskelbewegung wirkenden Kräfte. Die Länge des freigeführten Werkzeuges (Hammer) erhöht z. B. den Kraftaufwand, die Länge des angesetzten Werkzeugs (angesetzter Schraubenschlüssel) vermindert den Kraftaufwand.

3.9.6 Koordinationstraining

Das durch das zentrale Nervensystem gesteuerte Zusammenwirken der Muskeln und damit das sinnvolle und schnelle Zusammenspiel der einzelnen Körperabschnitte bei den unterschiedlichen Tätigkeiten kann durch Schädigung im Bereich des zentralen Nervensystems gestört sein (z. B. spastische Lähmungen). Störungen treten außerdem u. a. bei Teilausfällen von Muskeln bzw. nach langer Ruhigstellung einzelner Abschnitte des Bewegungsapparates auf.

Eine Besserung bzw. Wiederherstellung der Koordination – soweit dies auf Grund des vorhandenen Schadens möglich ist – setzt das *Üben der entsprechenden Bewegungen* voraus. Zur Einübung der Koordination muß der Patient *ausgeruht* sein. Da die zu beübende Muskulatur relativ schnell ermüdet, werden zur Aufrechterhaltung des Bewegungsablaufs Hilfsmuskeln eingesetzt, die den ermüdeten Muskel entlasten. Damit kommt es aber zu Ungenauigkeiten im Bewegungsablauf, zu unökonomischem Muskeleinsatz und zum Aufbau falscher dynamischer Stereotype. Ergotherapeutische Anwendungen zur Schulung der Geschicklichkeit sollten am Anfang des Behandlungsprogramms stehen.

Zum Training der Koordination ist bei einseitig hand- und armamputierten Patienten evtl. eine Umschulung von links auf rechts notwendig, seltener von rechts auf links.

Vor einer solchen Umschulung sind im Rehabilitationsteam die *Fragen der prothetischen Versorgung* zu klären.

3.9.7 Ausdauertraining

Das Ausdauertraining hat die Aufgabe, die *Ermüdungsgrenze weiter hinauszuverlagern.* Es ist zu unterscheiden zwischen

- peripherer Ermüdung und
- zentraler Ermüdung.

Die *periphere und örtliche Ermüdung* entsteht im Muskel, wenn die Stoffwechselvorgänge bei der Muskelarbeit auf die Dauer nicht im Gleichgewicht gehalten werden können, so daß es zu einer Kontraktionsermüdung kommt. Andererseits kann die Erregungsübertragung von Nerven auf die Muskelfasern gehemmt sein.

Die *zentrale Ermüdung* ist ZNS-bedingt und entsteht bei langandauernder mäßiger körperlicher Tätigkeit, bei der der Muskel selbst nicht überfordert wird.

Die für die Durchführung der Ergotherapie wesentliche Ausdauer (Kondition), die **Ausdauer zur Arbeit** am Arbeitsplatz kann eingeschränkt sein entweder durch physische Ursachen (unzureichende Kreislaufanpassung) oder durch psychische Ursachen (geistige Schädigung, evtl. auch Neurosen), die zusätzlich zur körperlichen Schädigung vorhanden sind. Den psychischen Ursachen für mangelnde Ausdauer steht die zentrale Ermüdung nahe. Sie tritt insbesondere bei Patienten auf, die für längere Zeit wegen einer Erkrankung nicht mehr im Arbeitsprozeß gestanden haben. Durch das *Wecken des Interesses* an der jeweiligen Anwendung (Arbeit) und durch *häufige, aktiv gestaltete kurze Pausen* (Ausgleichsübungen, gemeinsames Singen usw.) kann die Ausdauer allmählich gesteigert werden.

3.9.8 Verbesserung der örtlichen Durchblutung

Die Ergotherapie spielt eine große Rolle bei der Verbesserung der Trophik bzw. bei der Vermeidung trophischer Störungen, besonders in der prä- und postoperativen Phase sowie nach Frakturen (s. Kap. 5).

Verbesserung der örtlichen Durchblutungsverhältnisse als Ziel oder Teilziel der Ergotherapie erfordert dynamische Arbeit der Muskeln der betroffenen Gliedabschnitte. Statische Arbeit ist kontraindiziert.

3.9.9 Abgestufte Anwendung der Ergotherapie

Zur abgestuften Anwendung bzw. Dosierung der Ergotherapie ergeben sich verschiedene Möglichkeiten. Grundsätzlich wird mit der Dauer der einzelnen Ergotherapieanwendung auch die Anzahl der wöchentlichen Behandlungsstunden festgelegt. Dabei kann die *tägliche Behandlungszeit* entsprechend der Belastbarkeit des Patienten relativ kurz sein. Sie sollte jedoch möglichst *nicht unter 1 h* betragen, da zu der Zeit, die der Patient tatsächlich mit der therapeutischen Arbeit beschäftigt ist, noch Einweisungszeit, Vorbereitungszeiten, Aufräumarbeiten hinzukommen. Auch die Fragen der allgemeinen Kommunikation mit anderen Patienten sind als Teil der Ergotherapie zu sehen. Für Patienten, die in einem vollen Rehabilitationsprogramm stehen, kann die tägliche Arbeitszeit durchaus *auf 4 h und mehr erhöht werden.*

Über die rein zeitliche Mehrbelastung hinaus kann in der zur Verfügung stehenden Zeit durch zusätzlich gewählte andere ergotherapeutische Aktivitäten eine verstärkte Belastung erzielt werden. Das ist z. B. auch möglich durch *Forderungen an die Schnelligkeit*, mit der der therapeutische Arbeitsvorgang ausgeführt wird. Sie kommen dadurch zustande, daß der Patient in einer Gruppe gewisse Zuarbeiten für die Tätigkeit anderer Patienten zu liefern hat und das Tempo durch die Gruppe bestimmt wird.

Die Belastung kann variiert werden durch *Veränderung der Arbeitshaltung* bzw. die *Plazierung der Arbeit* in bezug auf den Körper, z. B.

- Erniedrigung der Sitzhöhe (Notwendigkeit, die Arme in den Schultern stärker zu heben),
- die Möglichkeit von der sitzenden Haltung in die stehende Arbeitshaltung zu wechseln (Flachwebrahmen zum Hochwebrahmen),

- die Arbeit näher an den Körper heranzubringen (größerer Bewegungsausschlag in den Gelenken der oberen Extremität),
- die Arbeit weiter zu entfernen (mehr Kraft nötig).

Durch *Größenveränderung* der Arbeitsgegenstände lassen sich größere Bewegungsausschläge der oberen Extremität erzwingen, z. B. durch

- Arbeiten an kleinen oder großen Werkstücken
- Verbreiterung des Webrahmens
- Verlängerung des Fadens.

Durch *Veränderung der Werkzeuge* (Gewicht, Hebellänge, Grifform, Abwinkelung, u. a.) lassen sich Krafteinsatz und Bewegungsausmaß beeinflussen.

Dasselbe gilt für die Wahl des Materials. In der Bearbeitung von verschiedenen Materialien kann von weicherem zu härterem (Pappe, Gipsplatten, Holz, Metall) bzw. von dickem zu dünnerem (Flechtarbeiten) übergegangen werden.

3.9.10 Beeinflussung von Umweltfaktoren

Bei Anwendung der Ergotherapie darf der Ergotherapeut nicht vergessen, daß Schädigungen und Störungen des Bewegungsapparates nicht nur bestimmte Funktionen des Bewegungsapparates behindern, sondern sehr häufig auch *berufliche, familiäre* und ganz allgemein *soziale Auswirkungen* haben und damit auch die Psyche des Patienten beeinflussen. Daraus resultierende psychische Alterationen des Patienten, wie Angst, Mutlosigkeit, Resignation, Minderung des Selbstwertgefühls, Neigung zur Passivität, Unselbständigkeit u. a. bedürfen in jedem Fall mindestens ebensosehr der Beeinflussung wie der Schaden am Bewegungsapparat.

Die *therapeutische Zuwendung* ist Angelegenheit jedes Mitgliedes des Behandlungsteams. Dem Ergotherapeuten kommt aber in diesem Zusammenhang eine besondere Bedeutung zu. Gerade er ist durch den engen und relativ langen Kontakt mit dem Patienten in der Lage, Motivationsfähigkeit und Aktivität über die Arbeit als spezielle Therapieform wiederzuerwecken und sein Selbstwertgefühl wieder aufzubauen.

Die unter dem Begriff „Betreuungsmilieu“ zusammenzufassenden objektiven und subjektiven Kriterien für die Patientenzufriedenheit wirken besonders auf die Psyche. Wenn auch vorhandene Räume und Ausrüstungen der Abteilung sich allgemein nur langfristig verändern lassen, so kann aber die *Raumgestaltung* gerade in Ergotherapieabteilungen durch die Mitarbeiter selbst verbessert werden. Neben den materiellen und objektiven Kriterien spielt jedoch die Zuwendung zu den zu betreuenden Patienten die wichtigere Rolle (s. Kap. 2). Sie vermittelt das Gefühl von Geborgenheit und signalisiert darüber hinaus, hier gut betreut zu werden. Hier wird mir geholfen!

3.9.11 Hinweise für die Praxis

- Die Ergotherapie wird vom Arzt verordnet und kontrolliert. Diagnose, Behandlungsaufgabe und Behandlungsziel werden festgelegt. Zur Betreuung gehört die ständige Zusammenarbeit mit den anderen Abteilungen des Krankenhauses, die den Patienten behandeln.
- Die Behandlung soll systematisch und präzise sein. Die Dosierung ist einzuhalten.
- Die Behandlung soll in jedem Fall den besonderen Bedürfnissen des jeweiligen Patienten angepaßt werden, d. h. sie ist in jedem Fall individuell.
- Wenn die Kraft und die Fähigkeiten des Patienten steigen, müssen Art und Dauer der Arbeit modifiziert und oftmals verändert werden.
- Beobachtung des Patienten und Dokumentation sind unerläßlich, um die Wirksamkeit der Behandlung zu beurteilen.
- Die von Ergotherapeuten ausgewählte Tätigkeit sollte den Interessen des Patienten entsprechen und darf seine Fähigkeiten nicht übersteigen.

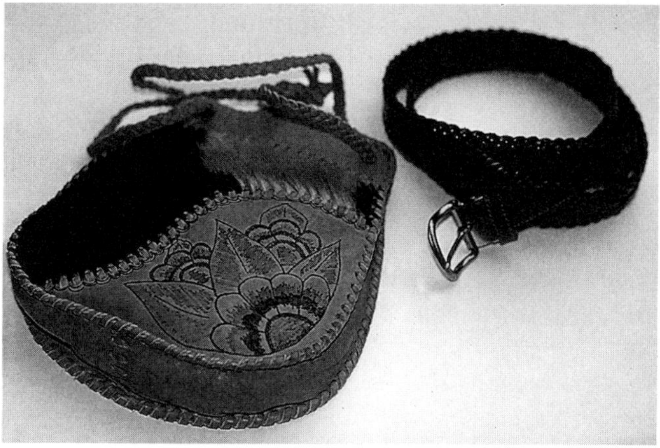

Abb. 3.25
handgefertigte Gebrauchsgegenstände

- Es ist zu empfehlen, die Patienten sobald wie möglich in Gruppen arbeiten zu lassen. Hierdurch ist die Notwendigkeit der Anpassungen an andere gegeben, und der stimulierende Einfluß des Beispiels und der Meinung der Gruppe unterstützt die therapeutische Wirkung.
- Es ist manchmal angebracht, einen Patienten eine Arbeit auch dann weiter ausführen zu lassen, wenn die Resultate nicht sehr schön aussehen. Manche Patienten benötigen eine längere Zeit der Einarbeitung und haben auch Freude daran. Im allgemeinen aber gilt die Regel, daß auf gute und saubere Arbeit gesehen werden muß.
- Die Herstellung eines gut gelungenen, nützlichen und gefälligen Gegenstandes oder die Ausführung einer anderen nützlichen Tätigkeit fordert Körper und Geist, schafft Befriedigung und erzielt auf diese Weise die besten Wirkungen (Abb. 3.25).
- Neuartigkeit, Abwechslung, Individualität und Nützlichkeit steigern den Wert einer Tätigkeit als Behandlungsmethode.
- Qualität, Quantität und Verkaufsmöglichkeiten eines Produktes mögen manchmal zur Befriedigung und Anregung des Patienten dienen, aber niemals darf darüber der therapeutische Sinn der Behandlung vergessen werden.

- Körperübungen, Spiele und Musik sind nützliche Ergänzungen der Ergotherapie.

Gymnastik und Übungen werden zur körperlichen Wiederherstellung des Patienten in spezialisierten Krankenhäusern verordnet.

Unterhaltungen, wie Musik, Spiele, Volkstänze usw., sind wegen ihrer allgemeinen und gesellschaftlichen Werte für alle Patienten gut.

4 Grundlagen der Ergotherapie bei Schäden des Bewegungsapparates

4.1 Die obere Extremität als Ganzes

Durch den aufrechten Gang ist der Arm des Menschen von der Aufgabe der Fortbewegung befreit worden. Der Mensch kann die obere Extremität voll bei der Gestaltung seiner Umwelt und damit seiner Lebensqualität einsetzen. Das hochentwickelte Werkzeug dafür, Arbeits- und Sinnesorgan zugleich, ist die Hand. Die Hand wird in die zur Ausführung der Tätigkeit nötige Lage durch die Bewegungen der übrigen Gelenke der oberen Extremität gebracht. Von der durch die Beweglichkeit in den verschiedenen Gelenken des Armes möglichen Reichweite, in der die Hände arbeiten können, werden normalerweise nur die Positionen genutzt, die von den Augen her leicht kontrolliert werden können. Sie werden im wesentlichen in einer nicht zu großen Entfernung vor dem Körper eingesetzt. Das Ausmaß der möglichen Bewegungen in den Gelenken beschränkt sich im täglichen Leben auf die sog. Gebrauchsbewegungen. Dabei bilden sich für immer wiederholte Bewegungen bestimmte *Stereotype* heraus, die entsprechend dem jeweiligen Einsatz unterschiedlich für den linken und rechten Arm sind. Das ist unabhängig davon, daß im allgemeinen eine Hand, bei der Mehrzahl der Menschen die rechte, die führende Rolle übernimmt. Sie führt die Feinbewegungen aus, während die andere Hand vor allem als Hilfs- und Haltehand eingesetzt wird.

Das **Phänomen der „führenden Hand“** beruht auf der bei den meisten Menschen vorliegenden angeborenen Rechts- oder Linkshändigkeit. Entsprechend der überwiegenden Rechtshändigkeit sind bestimmte Vorrichtungen, Maschinen und Werkzeuge für deren Benutzung es wichtig ist, welche Hand eingesetzt wird, vor allem für Rechtshänder konstruiert. Das betrifft z. B. Werkzeuge und Vorrichtungen, deren Gebrauch eine Drehbewegung des Unterarmes voraussetzt. Durch die stärkeren zur Verfügung stehenden Muskeln (M. biceps brachii) ist die Außendrehung (Supination) des Unterarmes deutlich stärker als die Innendehnung (Pronation). Durch die *Rechtsgewinde* unserer Werkzeuge kann der Rechtshänder den Schraubendreher (Anziehen der Schrauben), den Bohrer, das Schließen des Wasserhahns mit der kräftigeren Außendrehung der rechten Hand, der Linkshänder aber nur mit der schwächeren Innendrehung der linken Hand, ausführen. Ähnliches gilt für die Konstruktion unserer *Scheren*. Die kräftige Schneidbewegung wird durch das Heranführen des Daumens an den zweiten Finger, ausgeführt, gleichzeitig damit verbunden ist ein Druck der beiden Scherenblätter aufeinander und damit die eigentliche Scherenbewegung. Bei Bedienung der Schere mit der linken Hand führt der beim Schließen der Schere gleichzeitig ausgeübte Druck des Daumens statt zum Scheren der Scherenblätter gegeneinander zu einem Auseinanderklaffen der Scherenblätter. Damit wird der Schneidevorgang beeinträchtigt. Der Nachteil, den der Linkshänder hat, kann durch spezielle Linkshänderscheren ausgeglichen werden.

Bei Ausfall oder Teilausfall der führenden Hand bereitet es größere Schwierigkeiten, die bis dahin vorwiegend als Hilfshand eingesetzte Hand umzuschulen. Solche *Umschulung* – die auch Aufgabe des Ergotherapeuten ist – sollte nur dann vorgenommen werden, wenn der *Ausfall endgültig* ist und vorhandene Restfunktionen der bis dahin führenden Hand zur Realisierung der Tätigkeit nicht ausreichen. Das gilt besonders für das Schreiben.

Grundsätzlich ist der Arm immer als Ganzes zu sehen.

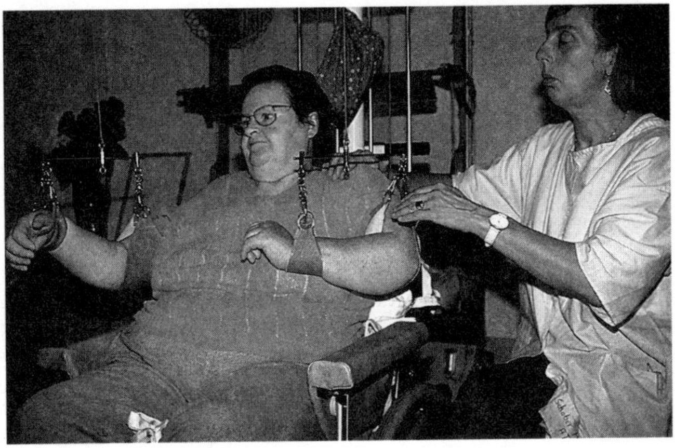

Abb. 4.1
Schlingengerät zur Beübung der oberen Extremität

Das gilt sowohl für die Untersuchung in bezug auf die Funktionsfähigkeit als auch für die Behandlung von Ausfällen, auch wenn diese isoliert im Bereich der oberen Extremitäten bestehen.

Im täglichen Gebrauch gibt es auch kaum isolierte Bewegungen, Ausfälle an einer Stelle führen sehr leicht zu sekundären Funktionsausfällen auch in weiter entfernten Gelenken, die dann den Gesamtgebrauch der Extremitäten zusätzlich beeinträchtigen. Deshalb ist es wichtig bei Lähmungen, Kontrakturen mit isolierten oder auch generalisierten Ausfällen die gesamte Extremität in allen Gelenkebenen zu bewegen und zu beüben (Abb. 4.1).

Wegen der außerordentlichen Bedeutung der oberen Extremität für den Menschen wird der Ergotherapie bei Verletzungen und Schädigungen der oberen Extremität ein gesondertes Kapital gewidmet (s. Kap. 5).

4.2 Rumpf – Wirbelsäule

4.2.1 Anatomisch-funktionelle Voraussetzungen

Grundlage und Stütze des Rumpfes ist die Wirbelsäule. Schultergürtel und Beckenring sind mit ihr und durch sie verbunden. Die Wirbelsäule ist eine funktionelle

Einheit. Sie setzt sich aus einer Reihe prinzipiell gleichartiger Knochen (Wirbelkörper) zusammen, die jeweils durch Zwischenwirbelscheiben (Bandscheiben) gepuffert sind. Zur Stabilisierung sind die Wirbelkörper mit Bändern verspannt, die durch die Wirbelsäulenmuskulatur unterstützt werden.

Aufgaben der Wirbelsäule

Statische Aufgabe: Sie trägt Rumpf, Kopf und Arme.
Dynamische Aufgabe: Sie ermöglicht die Bewegung von Kopf und Rumpf, außerdem die gegenläufige Rotation von Schultergürtel und Becken beim Gehen.
Schutzfunktion: Sie schützt als Hohlorgan das empfindliche Rückenmark gegen äußere Einflüsse.

Bewegung der Wirbelsäule

Die Gesamtbewegung der Wirbelsäule setzt sich zusammen aus den relativ kleinen Bewegungsausschlägen zwischen den einzelnen Wirbeln.

Als wichtigste *Bewegungsausmaße* werden gemessen:
- für LWS-BWS der Finger-Boden-Abstand (Rumpfbeugung bei gestreckten Knien)
- für LWS das sog. Schober'sche Zeichen für die LWS-Beugung vom 5. LWS-Dornfortsatz kranialwärts 10 cm gemessen am stehenden Patienten und bei maximaler Beugung, normal 10:15–16 cm
- für BWS das sog. Ott'sche Zeichen; es werden 30 cm kaudalwärts vom Dornfortsatz des 7. HWK gemessen beim Stehen, bei Beugung Vergrößerung normal auf 34 cm, also 30:34 cm
- für die HWS den Kinn-Jugulum-Abstand.

Die *Rückenmuskulatur* bewirkt Streckung, Seitwärtsneigung und Drehung.

Die *Bauchmuskulatur* ist verantwortlich für Beugung, Seitwärtsneigung und Drehung.

Bei der Rumpfstreckung, insbesondere beim Heben schwerer Gewichte, wird die Bauchmuskulatur im

Sinne der *Bauchpresse* häufig mit eingeschaltet. Bei Patienten mit Herz-Kreislauf-Erkrankungen oder mit Eingeweidebrüchen können durch diese Pressung zusätzliche Schäden entstehen.

Beim Heben (Aufrichten aus gebückter Stellung mit Heben von Lasten) darf die Bauchpresse nicht zu Hilfe genommen werden.

Das ist zu erreichen, indem die Patienten gleichzeitig mit dem Heben hörbar (sch, sch, sch) ausatmen. Die richtige Hebetechnik, d. h. körper- also wirbelsäulennah, ist im Kapitel 3 dargestellt.

4.2.2 Ergotherapie

Die ergotherapeutischen Anwendungen für den Rumpf sind im allgemeinen unspezifisch. Sie betreffen im wesentlichen

- die Verbesserung der Kraft der Bauch- und Rükkenmuskulatur
- den Erhalt bzw. die Verbesserung der Kondition
- evtl. auch das Bewegungsausmaß.

Als *Beispiel* soll die Behandlung der **Bechterew-Erkrankung** beschrieben werden.

Klinik

Entzündliche Veränderungen im Bereich vor allem der Zwischenwirbelgelenke, aber auch der übrigen Anteile der Wirbelsäule. Fortschreitend; zunächst schmerzhafte Einschränkungen der Wirbelsäulenbeweglichkeit, die in jahrelangem Verlauf allmählich in eine völlige Versteifung der Wirbelsäule übergeht, meist mit mehr oder weniger starker fixierter Rundrückenbildung (Kyphose) im Bereich der Brustwirbelsäule. Schubweiser Verlauf. In akuter Phase hohe Schmerzhaftigkeit, keine Ergotherapie. Neben der Wirbelsäule auch Befall der großen Gelenke (Schultergelenke, Hüftgelenke) mit zunehmender Bewegungseinschränkung.

Therapieziele

Medikamentös: antirheumatische Schmerzbekämpfung. *Physiotherapie, Ergotherapie:* Verhinderung von Versteifungen und Fehlstellungen. Ergotherapeutische Zielstellung in bezug auf die betroffene Wirbelsäule: Erhalt der Wirbelsäulenbeweglichkeit, Erhalt bzw. Verbesserung der aufrechten Haltung der Wirbelsäule, Verhinderung der Zunahme von Kontrakturen in Beugestellung besonders der Brustwirbelsäule.

In Akutphase keine Ergotherapie anwenden.

Therapiemaßnahmen

Kräftigung der Rücken- und Schultergürtelmuskulatur.

Dosierung: Da der Patient krankheitsbedingt schnell ermüdbar ist, sind Zeitbeschränkung, Wechsel der Tätigkeit und Ausgleichgymnastik erforderlich. Der Einsatz der Ergotherapie richtet sich nicht allein auf die Wirbelsäule, sondern soweit erforderlich, auch auf die Schultergelenke. Günstig sind Arbeiten am Webrahmen, z. B. Flachwebrahmen, aufgestelltem Webrahmen, Hochwebrahmen. Die Breite richtet sich immer nach der Schulterbeweglichkeit.

Da die Kopfbeweglichkeit häufig eingeschränkt ist, kann der Patient evtl. trotz der Fähigkeit, die Arme über die Horizontale zu heben, das Werkstück nicht sehen.

4.3 Die untere Extremität als Ganzes

4.3.1 Anatomisch-funktionelle Voraussetzungen

Ihr anatomischer Aufbau läßt sich prinzipiell mit dem der oberen Extremität vergleichen:

Schultergürtel	–	Beckenring
Schultergelenk	–	Hüftgelenk
Ellenbogengelenk	–	Kniegelenk
Handgelenk	–	Sprunggelenk
Fuß	–	Hand.

Durch den aufrechten Gang kommt der unteren Extremität die Aufgabe zu:

- den Körper zu tragen – statische Funktion
- die Fortbewegung zu realisieren – dynamische Funktion.

Die *große statische Belastung* bedingt, im Gegensatz zur oberen Extremität, einen höheren Anteil von Verschleißerkrankungen der Gelenke (s. Kap. 7).

Im Rahmen der *Fortbewegung* (Schrittzyklus) werden im hohen Maße Bewegungsstereotype, die im wesentlichen ohne optische Kontrolle ablaufen, wirksam. Die jeweilige Gehtechnik wird dem Erfordernis (ebenes/unebenes Gelände) angepaßt und läuft dann stereotyp ohne optische Kontrolle im einzelnen ab. Das führt auch dazu, daß z. B. innerhalb einer regelmäßigen Schritt- oder Trittfolge, wie bei einer Treppe, ein Fehltreten erfolgt, wenn eine Stufe nur etwa 1 cm in der Höhe von der anderen abweicht.

Beim Gehen arbeiten die Gelenke im Sinne einer *zeitlich und räumlich abgestimmten Kettenbewegung*. Der gesamte Körper wird dabei unterstützend in die Bewegung einbezogen.

Der harte Auftritt wird durch die Gelenkkette der unteren Extremität abgefangen, gepuffert. Wenn ein Teil der Gelenkkette in seiner Funktion eingeschränkt ist, reagieren alle Teile, um die Fortbewegung weiterhin flüssig und möglichst harmonisch zu gewährleisten. Dabei werden die Bewegungsumfänge der Gelenke beim normalen Schrittzyklus nicht ausgenutzt.

4.3.2 Ergotherapie

Sollten in der Ergotherapie entzündliche oder degenerativ geschädigte Gelenke (s. Kap. 6 und 7) funktionell behandelt werden, so ist allgemein auf folgendes zu achten:

- statische Belastung reduzieren
- Übungen im mittleren Bewegungsausmaß sind gelenkschonend

- auf achsengerechte Belastung achten (Gelenkschutz bei RA und degenerativen Erkrankungen)
- extreme Gelenkbewegungen, besonders spitzwinklige Beugungen, erhöhen den Gelenkinnendruck und werden nicht immer vertragen.

Im Vordergrund der Behandlung von **Schäden des Hüftgelenks** stehen die Beübung von Kraft und Bewegungsausmaß sowie Beugung und Streckung über Fahrradantrieb. Das Ausmaß von Beugung und Streckung wird durch den Abstand Sattelhöhe – Pedale bestimmt (z. B. Fahrradsäge). Für Innendrehung und Außendrehung ist z. B. der Kufenwebstuhl günstig (s. Abb. 6.8).

Beim **Kniegelenk** kommen zum Einsatz
- Fahrradantrieb zum verstärkten Schulen von Beugen oder Strecken durch Verlängerung des Abstandes Fahrradsattel – Pedale
- Töpferscheibe
- Kufenwebstuhl.

Bei Übung zur Streckung des Kniegelenks Sitz erhöhen, damit die Hüfte nicht bis zum rechten Winkel gebeugt wird.

Kniestreckung bei stärker gebeugtem Hüftgelenk ist schwierig durch Spannung der Unterschenkelbeuger.

An den **Fußgelenken** werden verschiedene Funktionen geschult.
Strecken, Beugen
- Fahrradantrieb, Vorfuß auf der Pedale befestigt
- Nähmaschinenantrieb
- Spinnrad.

Pro- und Supination

- Kufenwebstuhl
- Scherenschleiferantrieb mit Schwungrad
- Trittbrettnähmaschine.

Das *Nähmaschinenprinzip* ist sowohl für Training der Fußheber wie der Fußbeuger anwendbar, je nach Stellung des Scharniers für den Tritt bzw. der zusätzlichen Feder- oder Gewichtswirkung.

Beim *Kufenwebstuhl* ist der Umbau des Rollschuhs (Räder quer gestellt) erforderlich. Eine Kugelgelenkverbindung der Räder mit dem Schuh wird empfohlen, da statt Pro- und Supination des Fußes eventuell nur eine Rotation im Hüftgelenk resultiert.

Bei *Apparaten mit Beinantrieb* (insbesondere Fahrradantrieb) muß der Patient die regelmäßige Beinarbeit erst erlernen. Er muß sich eventuell zunächst mit beiden Händen festhalten, möglicherweise auch festgehalten werden, bis er gelernt hat, sich zu stabilisieren. Hat der Patient auf Grund der Ausfälle keinen festen Stand auf den Pedalen der fahrradangetriebenen Maschine, muß der Fuß entsprechend auf den Pedalen fixiert werden, um Verletzungen zu vermeiden.

Bei Patienten mit Behinderungen im Bereich der unteren Extremität daran denken, daß auch wechselnde Tätigkeiten, (Aufstehen, Zurücklegen kurzer Wege und sich wieder setzen) eine Trainingsmaßnahme darstellen können (Küchenarbeiten, Aufräumarbeiten usw.).

4.4 Grundlagen der Ergotherapie bei Lähmungen

4.4.1 Schlaffe Lähmungen

Paralyse ist die vollständige Lähmung einer Extremität z. B.

Monoplegie	=	Lähmung einer Extremität
Paraplegie	=	Lähmung beider Beine
Hemiplegie	=	Lähmung einer Körperhälfte
Tetraplegie	=	Lähmung aller Extremitäten.

Parese ist die unvollständige Lähmung.

Lähmungen (Paresen, Paralysen) können *total* oder *partiell* auftreten und sehr unterschiedliche Ursachen haben. Gemeinsam ist ihnen die Schwächung bzw. der Ausfall einzelner Muskeln oder Muskelgruppen bzw. auch ganzer Extremitätenabschnitte oder ganzer Extremitäten. Bei schlaffen Lähmungen liegt die Störung (Krankheit, Verletzung, Mißbildung) im Bereich

- des Muskels
- der peripheren Nerven
- der Vorderhornzellen des Rückenmarks.

Die geschwächten oder ausgefallenen Muskeln fühlen sich schlaff an, ihr Tonus ist erniedrigt bzw. nicht mehr vorhanden. Die Muskelmasse nimmt als Folge der Lähmung ab (Hyperthrophie, Atrophie).

4.4.1.1 Behandlungsziele

Die Behandlung der jeweiligen Grundkrankheit hat das Ziel, die Lähmung zu verhindern bzw. rückgängig zu machen. Falls dies nicht möglich ist, müssen sekundäre Lähmungsschäden an nicht betroffenen Körperteilen oder Muskeln verhindert werden.

Weitere Behandlungsziele sind

- Kräftigung der geschwächten Muskeln durch Physiotherapie (Elektrogymnastik, Krankengymnastik), Ergotherapie und Sporttherapie;
- Verhinderung der Inaktivitätshypotrophie (Rückbildung) bzw. Atrophie (Schwund) von voraussichtlich nur vorübergehend ausgefallenen Muskeln durch Elektrogymnastik;
- Verhinderung der Hypothropie nicht geschädigter Muskeln.
  Ein an sich gesunder Muskel wird z. B. durch Ausfall eines Antagonisten nicht mehr genügend beansprucht. Damit besteht die Gefahr der Hypotrophie;
- Verhinderung von Kontrakturen.

Durch den Ausfall des Muskeln (bzw. die mit der schlaffen Lähmung oder Teillähmung einhergehende

Verminderung seines Tonus) verkürzt sich der entsprechende Antagonist allein schon durch die ihm innewohnende normale Muskelgrundspannung. Eine solche Verkürzung führt zur Schrumpfung des nicht geschädigten Muskels (Kontraktur), die nur schwer – evtl. gar nicht – wieder rückgängig zu machen ist. Die Verhinderung von Kontrakturen der nicht bzw. weniger geschädigten Muskeln ist ein besonders wichtiges Ziel der Lähmungsbehandlung durch die Physiotherapie und Ergotherapie.

4.4.1.2 Behandlungsmaßnahmen

1. Behandlungsabschnitt *(primäre Wiederherstellung)*

Gezielte Behandlung einzelner Muskeln oder Muskelgruppen unter Vermeidung der Substitution (Ersatzfunktion durch Ausweichbewegung)

Solange Aussicht auf die Wiederherstellung stark geschwächter Muskulatur besteht, ist es wichtig, daß in der Wiederherstellungsphase sog. Ausweichbewegungen vermieden werden.

Ausweichbewegungen übernehmen „ersatzweise“ die Funktion eines geschwächten Muskels. Sie sind immer unökonomischer als die Bewegung, die sie zu ersetzen versuchen. Wenn es nicht gelingt, solche Bewegungen zu vermeiden, bleiben sie als dynamischer Stereotyp erhalten. Der geschwächte Muskel kann dann nicht gezielt geschult werden, obwohl er eigentlich trainierbar gewesen wäre. Für das Training der gezielten Bewegungen ist der Einsatz von Physiotherapie und Ergotherapie indiziert.

Einsatz von Hilfsmitteln

Um die Behandlungsziele zu erreichen, erweist es sich häufig schon im Behandlungsabschnitt 1 als notwendig, Hilfsmittel zunächst als *therapeutische Hilfen* (u. a. Orthesen zur Lagerung oder zur Übung mit Gummi- oder Federzügen) im Rahmen der Ergotherapie herzustellen und anzuwenden (s. Kap. 16). Solche Hilfsmittel können *verschiedene Funktionen* haben. Sie *ersetzen* das durch den Ausfall eines Muskels oder einer Muskelgruppe *gestörte Muskelspiel* bzw. -gleichgewicht zwischen Agonist/Antagonist. Eine entsprechend angelegte Orthese mit Federzug kann z. B. den ausgefallenen Antagonisten ersetzen.

Entsprechendes gilt für die Schwächung eines Muskels oder einer Muskelgruppe.

Bei Störung des Muskelgleichgewichts verhindert eine Orthese die Fehlstellung durch *Fixation des Gelenkes in Gebrauchsstellung*. Dadurch wird eine bessere Funktion ermöglicht, da die funktionsfähigen Muskeln nicht überdehnt werden und arbeitsfähig bleiben.

Orthesen dienen ferner zur *Verhinderung von Kontrakturen* (als Nachtschiene oder dauernd zu tragende Orthese). Sie werden ggf. für die Durchführung der Ergotherapie entfernt, evtl. auch zeitweilig durch Orthesen der beiden obengenannten Arten ersetzt.

Dasselbe gilt für sog. Quengelschienen, die im Sinne einer *passiven Dehnungsbehandlung von Kontrakturen* stundenweise oder über längere Zeit im Rahmen der Therapie vom Arzt angeordnet werden können (passive Dehnungstherapie). Solche Orthesen können evtl. sowohl der Dehnung einer vorhandenen Kontraktur als auch dem Ersatz des ausgefallenen Gegenspielers dienen.

Die Ergotherapie unterstützt diese Kontrakturbehandlungen durch Einsatz geeigneter Techniken, die mit oder ohne Orthese durchgeführt werden können (Abb. 4.2).

2. Behandlungsabschnitt *(primäre Substitution)*

Schulung von Ausgleichs-(Ersatz)bewegungen, Substitution

Wenn eine Wiederherstellung der geschädigten Muskulatur – völlig oder auch nur teilweise – mit einiger Sicherheit nicht zu erwarten ist, verändert sich die Zielstellung der Therapie. Substitution wird nicht mehr

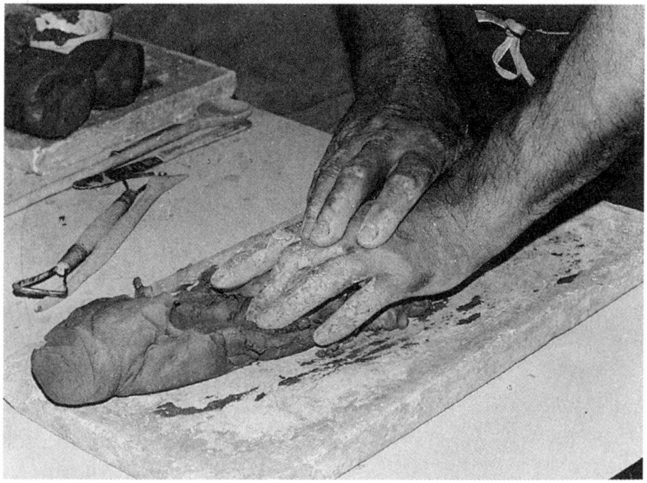

Abb. 4.2 Dehnungsbehandlung im Rahmen des Arbeitsablaufs bei der ergotherapeutischen Beschäftigung

vermieden, sondern gefördert. Für die voraussichtlich endgültig ausgefallenen Bewegungen müssen neue antrainiert werden (Ergotherapie, Sporttherapie, Physiotherapie). In dieser Phase wird der Einsatz von technischen Hilfsmitteln vorbereitet.

Einsatz technischer Hilfen (s. Kap. 16)
Sie können eingesetzt werden, um zu überprüfen, ob die Möglichkeit oder die Notwendigkeit besteht, technische Hilfen aus der Serienproduktion einzusetzen. Außerdem kann mit ihnen getestet werden, wie effektive Hilfen individueller Art (orthopädische Hilfsmittel) angefertigt werden müssen.

4.4.2 Spastische Lähmung

Im Unterschied zu den schlaffen Lähmungen ist bei den sog. spastischen Lähmungen der *Tonus erhöht.* Die reflektorische (unwillkürliche) Erregbarkeit ist ebenfalls erhöht, so daß es durch äußere Reize zu *reflektorischen, überschießenden Bewegungen* kommt. Durch Spasmen (krampfartige Zusammenziehungen) der übererregbaren Muskulatur werden auch die passiven Bewegungen behindert, der Bewegungsversuch löst eine überstarke Kontraktion des entsprechenden Antagonisten aus, der die weiteren Bewegungen zunächst sperrt. Grundlage für die spastische Lähmung ist eine Störung im Bereich des zentralen Nervensystems, deren Ursache sehr unterschiedlicher Art sein kann (s. Kap. 12).

4.4.2.1 Behandlungsziele

Da als Ursache eine Schädigung des ZNS vorliegt, die nur sehr bedingt durch Behandlung beeinflußt werden kann, liegt der Schwerpunkt auf dem Gebiet der Prophylaxe. Durch die Behandlung auf neurophysiologischer Basis ist es aber möglich, eine Besserung nicht nur des Bewegungsumfanges herbeizuführen, indem falsche Bewegungsmuster zurückgedrängt und neue Bewegungsabläufe geübt werden, sondern koordinative Qualitäten.

Ziele der Behandlung sind
- Training der Koordination
- Erweiterung des Bewegungsumfanges
- Erreichen einer möglichst weitgehenden Selbständigkeit.

Dabei müssen die besonderen Reflexmechanismen (erhöhte Erregbarkeit, pathologische Reflexe) beachtet werden (s. Kap. 4.5.).

4.4.2.2 Behandlungsmaßnahmen

Verhinderung von Kontrakturen

Für die Ergotherapie gilt das, was allgemein für die funktionswiederherstellende Ergotherapie gesagt wurde. Erschwert wird die Behandlung durch verschiedene Faktoren:
- Bei spastischen Paresen, die mit Hirnschädigungen verbunden sind, z. B. Zustand Schädel-Hirn-Trauma, bestehen Hirnleistungsschwächen mit Konzentrations- und Belastungsschwächen.

- Um die gesteigerte Reflexerregbarkeit zu dämpfen, stehen die Patienten häufig unter *zentral dämpfenden Medikamenten*, die jedoch meist die Aktivität erheblich herabsetzen und ein verstärktes Schlafbedürfnis zur Folge haben.
- Im Rahmen der Therapie erreichte Verbesserungen von Gelenkstellungen sind nur sehr *schwer zu fixieren.*
- Die unwillkürlichen Kontraktionen der spastischen Muskulatur (Spasmen), die das Gelenk in die Fehlstellung zurückzuziehen versuchen, führen zu *Hautdruckerscheinungen*, die auch durch gute Polsterung der Schienen nicht immer zu verhindern sind.

Behandlung von Koordinationsstörungen

Koordinationsstörungen behindern die vor allem feinmotorischen Bewegungsabläufe, wie z. B. Greifen. Sie können sogar im Vordergrund des Schadensbildes stehen (z. B. bei der Ataxie).
Aufgabe der Ergotherapie bei erwachsenen Patienten mit spastischen Lähmungen ist es, die vorhandenen Bewegungsmöglichkeiten optimal zu nutzen. Dazu gehört bei Patienten mit einseitiger oder einseitig stärker ausgeprägter Spastik die Nutzung der stärker betroffenen Extremität als Hilfs- und Haltehand. Gegebenenfalls müssen geeignete technische Hilfen verwendet werden.

Geübt wird nach folgendem Prinzip:
- Training unsicherer Bewegungsabläufe unter ständiger Korrektur und Kontrolle,
- Verhütung sekundärer Bewegungsformen, d. h. Unterdrückung von Bewegungen, die nicht primär zur zielgerichteten Bewegung gehören,
- Einschleifen von Stereotypen durch ständige Wiederholung und Präzisierung des Bewegungsablaufes.

Besondere Schwierigkeiten haben Patienten mit spastischen Lähmungen häufig auch in bezug auf die Arbeitshaltungen (s. Kap. 3.8).

4.5 Neurowissenschaftliche Grundlagen der Ergotherapie

Die moderne Neurowissenschaft erforscht die Strukturen und Funktionen des gesamten Nervensystems des Menschen von der molekularen und zellulären Ebene über die komplizierten Vernetzungen innerhalb des Zentralnervensystems bis zu den Gesamtfunktionen des Organismus unter einem ganzheitlichen Aspekt. Sie hat sich von dem früher vorherrschenden streng deterministischen Denken gelöst und geht davon aus, daß zum Verständnis der Entwicklung der Lebewesen wahrscheinlichkeitsprognostische und zufallsbedingte Denkweisen erforderlich sind (Pickenhain 1996).

Sie betrachtet und analysiert die Phänomene und die Entwicklung des Lebens als ein ganzheitliches Geschehen, bei dem selbstorganisierende Teilsysteme niederer Ordnung in übergeordnete selbstorganisierende Systeme eingeordnet sind und erst deren Existenz und Lebensfähigkeit ermöglichen. Dies erstreckt sich beim Menschen bis zur führenden Rolle der psychischen und psychosozialen Funktionen für seine Existenz und sein Verhalten. Dabei wird die Ordnung der Lebensprozesse und ihrer Entwicklung durch das angeborene genetische Potential vorgegeben, das in der im wesentlichen zufallsbedingten Umwelt realisiert wird. Der Mensch setzt sich aber in seiner Umwelt nicht durch konstante, fixierte, sondern durch variable Handlungsprogramme durch, die unter wechselnden Bedingungen das Erreichen eines bestimmten Effektes erlauben. Es gibt keine identischen Wiederholungen von Bewegungen. Die Innervationsmuster der an der gleichen Bewegung beteiligten Muskelgruppen sind stets unterschiedlich. Dies sichert die Anpassungsfähigkeit des Organismus im Rahmen seiner jeweiligen Gesamttätigkeit.

Ausgangspunkt der spezifisch menschlichen Willkürbewegungen ist in der Regel die Absicht oder die geforderte Aufgabe, ein bestimmtes Ziel oder einen bestimmten Effekt zu erreichen. Nur in seltenen Fällen ist eine Bewegung die unmittelbare Reaktion auf einen Reiz. Die Kenntnis dieser Grundgesetze der Entwicklung und Organisation des menschlichen Verhaltens in der wechselnden Auseinandersetzung mit seiner Umwelt ist eine wichtige Voraussetzung für den Einsatz ergotherapeutischer Verfahren. Ihr wirksamer Einsatz setzt sowohl bei den betreuenden Ergotherapeuten und ihrem Hilfspersonal als auch bei den betroffenen Patienten und ihren Angehörigen Verständnis für die folgenden vier Grundprinzipien der Entwicklung und Existenz des Menschen voraus:

- Die aktive Beziehung des Organismus zu seiner Umwelt.
- Die Einheit von Wahrnehmen und Bewegen.
- Ausbildung und Umbau komplexer Bewegungsprogramme.
- Die Realisierung der Bewegungsvorstellung.

4.5.1 Die aktive Beziehung des Organismus zu seiner Umwelt

Jeder Organismus entwickelt sich in aktiver Auseinandersetzung mit seiner Umwelt. Das genetische Programm, das mit der Befruchtung der Eizelle ererbt wurde, enthält die Ordnungsprinzipien für diese Entwicklung. Demgegenüber sind die Umweltbedingungen, mit denen der Organismus sich auseinandersetzen muß, weitgehend zufallsbedingt. Die genetische Anlage enthält deshalb eine große Variationsbreite unterschiedlicher Entwicklungsmöglichkeiten. Ihre Auswahl und aktuelle Realisierung entscheidet sich unter dem Einfluß der Umweltfaktoren, mit denen der Mensch sich ständig aktiv auseinandersetzt. Man bezeichnet diese Faktoren als epigenetisch, da sie der Entfaltung des genetischen Potentials dienen.

Das genetische Programm hat sich im Laufe der Evolution so entwickelt, daß es auf die zu erwartenden Umweltbedingungen angepaßt ist. Es enthält beim Menschen von Anfang an außer den biologischen auch sozial orientierte Elemente. Mit anderen Worten, die ausreifenden biologischen Partialsysteme entwickeln sich schon beim Embryo in einer Richtung, die später die Entstehung des sozialen Kontakts, der verbalen Kommunikation und auf der höchsten Ebene die bewußte Orientierung und Handlungsplanung ermöglicht.

Ein gutes Beispiel für die hochgradige Anpassungsfähigkeit der angelegten Potenzen ist die Entwicklung der Sprache. Das Neugeborene verfügt über das genetische Potential, jede auf der Erde gesprochene Sprache zu erlernen. Die Entscheidung über die Sprache (oder die Sprachen), die das heranwachsende Kind dann tatsächlich erlernt, fällt in der ständigen Kommunikation mit seiner Umgebung. Es bilden sich diejenigen zentralen Programme der Artikulation, der Grammatik und der Syntax aus, die von den umgebenden Personen immer wieder bekräftigt werden. Die genetische Anlage bietet somit eine Vielzahl von Entwicklungsvarianten an, über deren Auswahl die epigenetischen Bedingungen entscheiden.

Maria Montessori hat dies vollkommen richtig erkannt. Sie sagte (Montessori 1952, Böhm 1996): Das Kind „verfügt über einen inneren Bauplan der Seele und über vorbestimmte Richtlinien für seine Entwicklung“. Die Pädagogik hat die Aufgabe, dem Kind die Möglichkeit zu geben, diesen Bauplan zeitgerecht optimal zu entwickeln. Die Rolle des Erwachsenen besteht somit nicht darin, dem Kind seine Entwicklung vorzuschreiben, sondern seine Umwelt so zu gestalten, daß sich die Entwicklung des Kindes optimal vollziehen kann. „Hilf mir, es selbst zu tun!“ ist das Grundprinzip der Montessori-Pädagogik.

Auch die Schweizer Pädagogin Félicie D. Affolter (1987) betont aufgrund ihrer umfangreichen pädagogischen Erfahrungen die Bedeutung der aktiven schöpferischen Tätigkeit des Kindes in der Auseinandersetzung mit seiner Umwelt. In der englischsprachigen Ausgabe ihres Buches „Wahrnehmung, Wirklichkeit und Sprache“ diskutiert sie die Frage der Übersetzung des Wortes „Wirklichkeit“. Sie kommt zu dem

Schluß, daß es ein sinngemäß gleichbedeutendes Wort im Englischen nicht gibt. Die Übersetzung durch das Wort „reality" lehnt sie ab. Dieses Wort ist von dem lateinischen Wort „res" = „Ding" abgeleitet. Die Umwelt existiert aber für das Kind nicht als ein objektives „Ding". Vielmehr erschafft das Kind seine Umwelt erst durch die aktive sensomotorische Auseinandersetzung mit ihr. Es eignet sich die Kenntnisse über die Umwelt an, indem es auf sie „einwirkt". Deshalb behält Affolter in der englischen Ausgabe ihres Buches das deutsche Wort „Wirklichkeit" bei.

Die genetische Anlage entfaltet ihre Potenzen durch Zellteilungen, Zelldifferenzierungen und im Zentralnervensystem (ZNS) durch die Ausbildung eines neuronalen Netzwerkes zwischen den auswachsenden Fortsätzen der Nervenzellen. Dieses neuronale Netzwerk dient der Informationsspeicherung und -verarbeitung. Es besteht beim erwachsenen Menschen aus mehr als 100 Milliarden Neuronen mit je etwa 30000 Synapsen (Übertragungsstellen auf den Neuronenfortsätzen).

Im Laufe der aktiven Entwicklung bilden sich innerhalb dieses neuronalen Netzwerkes relativ stabile Teilsysteme aus, die bestimmte Funktionen steuern (Greifen, Saugen, Schlucken u. a.). Diese erfahren ihre zunehmende multifunktionelle Ausformung (z. B. die Verdauungsfunktion, die Fortbewegung im Raum) im Laufe der individuellen Entwicklung unter dem Einfluß der jeweiligen epigenetischen Umweltbedingungen.

In der frühen Embryonalphase bilden sich aufgrund des genetischen Programms im ZNS pro Minute etwa 250000 Neurone. Von ihnen geht bis zur Geburt mindestens die Hälfte zugrunde. Die Ursache dafür liegt darin, daß im genetischen Programm für die einzelnen Neurone keine bestimmten Zielzellen vorgesehen sind, die sie erreichen müssen. Vorgegeben sind vielmehr nur der Zeitpunkt der Reifung der Neurone und die Richtung, in der ihre efferenten Fortsätze auswachsen. Mit dem Erreichen einer Zielzelle, z. B. einer Muskelzelle oder eines anderen Neurons, nimmt es seine Übertragungsfunktion auf. Erreicht es jedoch keine

Zielzelle, geht das Neuron zugrunde. Die Nutzung des Neurons ist somit entscheidend für sein Überleben.

Die Entwicklung des genetischen Potentials erfolgt also in der aktiven Auseinandersetzung des Organismus mit den gegebenen Umweltbedingungen nach dem Prinzip der Selbstorganisation der funktionellen Systeme des Organismus. Die genetische Vorgabe realisiert sich über eine Kette von Zufällen unter dem Einfluß variierender epigenetischer Faktoren.

4.5.1.1 Die selbstorganisierende Einheit Organismus-Umwelt

Die ersten Spontanbewegungen des menschlichen Embryos sind gegen Ende der 7. Woche nach der Befruchtung des Keimes zu beobachten. Es treten Zukkungen in der Rumpf- und Lippenmuskulatur auf. Sie kommen dadurch zustande, daß die Axonfortsätze reifender Motoneurone reifende Muskelzellen (Myoblasten) erreichen und auf sie aktivierende Impulse übertragen. Auf der Grundlage des genetischen Programms bilden sich innerhalb des neuronalen Netzwerkes selbstorganisierende funktionelle Systeme aus, die Elemente oder Bausteine von späteren komplizierteren funktionellen Einheiten sind. Innerhalb dieser funktionellen Einheiten finden von Anfang an Rückmeldungen über die ausgeführten Kontraktionen statt. Durch häufige Wiederholungen festigt und erweitert sich das in unterschiedlichen Abschnitten des neuronalen Netzwerkes gespeicherte integrierte Innervationsprogramm.

Dieser genetisch kontrollierte Reifungsprozeß erfaßt in den darauf folgenden Wochen (8.–12. Embryonalwoche) immer weitere Bereiche elementarer Motorik. Dabei reifen zuerst diejenigen selbstorganisierenden motorischen Systeme aus, die bereits unmittelbar nach der Geburt voll funktionsfähig sein müssen: Atembewegungen, Saugbewegungen, Schluckbewegungen, Bewegungen des Kopfes und des Unterkiefers sowie einfache Rumpf-, Arm- und Beinbewegungen. Die

Ausreifung und vielfältig variable Ausgestaltung dieser funktionellen Systeme erstreckt sich über einen Zeitraum von 6–7 Monaten bis sie – unmittelbar nach der Geburt – ihre lebenswichtigen Aufgaben zu erfüllen haben. In dieser Zeit werden in den neuronalen Netzen unüberschaubar vielfältige Variationen komplexer Innervationsmuster geübt und bereitgestellt, die nach der Geburt die elementar lebenswichtigen Funktionen des Säuglings gut angepaßt abzusichern vermögen.

Dieser Entwicklungsprozeß selbstorganisierender funktioneller Systeme schreitet nach der Geburt unaufhaltsam weiter fort, wobei jetzt die unmittelbare aktive Auseinandersetzung mit den zufälligen Umweltbedingungen einen wesentlichen Faktor der Selektion und Differenzierung darstellt. Während der Embryonalzeit entwickelt sich das Gehirn von allen Teilen des Organismus am stürmischsten. In dieser Zeit trägt die rasche Vermehrung der Nervenzellen den entscheidenden Anteil an der Ausbildung und Reifung der selbstorganisierenden funktionellen Systeme, wobei in verschiedenen Teilen des Gehirns lokalisierte Neuronengruppen zusammenwirken. Nach der Geburt finden keine Teilungen von Nervenzellen im Gehirn mehr statt. Nunmehr vollziehen sich die weiteren Anpassungen durch das Aussprossen zahlloser Nervenzellfortsätze und die Bildung einer immensen Anzahl von Synapsen.

Das bei der Geburt bereitgestellte funktionelle Potential bedarf zu seiner Realisierung der aktiven Nutzung durch den Organismus in seiner natürlichen Umwelt.

Die Ausbildung, zunehmend bessere Anpassung und subtile Verfeinerung immer komplizierterer funktioneller Systeme erfolgt durch ständiges Üben entsprechend dem vorgegebenen genetischen Programm. Die Umweltbedingungen hierfür müssen möglichst optimal gestaltet werden. In dieser frühen Zeit auftretende funktionelle Störungen können infolge der hohen Plastizität und der großen funktionellen Reserven der zentralen Steuerorgane durch richtiges Üben weitgehend beseitigt werden.

4.5.1.2 Der Reflexbegriff

Es ist heute eindeutig bewiesen, daß die ersten Partialbewegungen des reifenden Embryos spontan auftreten und in wiederholter Ausführung eine spontane Entwicklung erfahren. Selbstverständlich läßt sich ein einmal spontan verschaltetes funktionelles System durch Reizung an einem seiner Glieder als Reflex auslösen. Reflexprüfungen werden bei Neugeborenen und auch später zur Prüfung der Funktionsfähigkeit bestimmter Leitungswege des Nervensystems eingesetzt. Es wäre jedoch ein Trugschluß anzunehmen, daß sich die Verhaltensaktivitäten des Menschen auf bloße Reflexketten reduzieren ließen. Sie stellen stets – von der Embryonalzeit bis ins hohe Alter – eine ganzheitliche Aktion der betreffenden Persönlichkeit dar.
Etwas anderes ist es, wenn im Laufe des 1. und 2. Lebensjahres bei bestehender Zerebralparese Reflexsummationen, d. h. die intensive, längerdauernde Aktivierung bestimmter afferenter Bahnsysteme, zur Durchbrechung zentraler Blockaden eingesetzt werden. Dadurch kann eine Hemmung in der Entwicklung der Aufrichtungsmechanismen und der Gleichgewichtsreaktion des ZNS in differenzierter Weise ganz oder partiell überwunden werden (Vojta 1974). Dies dient der Verbesserung der funktionellen Gesamtentwicklung des Organismus.

4.5.2 Die Einheit von Wahrnehmen und Bewegen

Die Entwicklung der aktiven Umweltbeziehungen des Menschen vollzieht sich in der Einheit von Wahrnehmen und Bewegen (Weizsäcker 1939). Die Wahrnehmung der Umwelt durch den Menschen ist ein aktiver Vorgang. Wir richten unsere Aufmerksamkeit auf die Vorgänge, mit denen wir uns beschäftigen oder mit denen wir uns auseinandersetzen wollen. Dies bedeutet die Aktivierung efferenter Neurone, die die beteiligten Sinnesorgane steuern. Zusammen mit der Aufmerksamkeit wird auch der emotionale Bereich des ZNS (das limbische System des Gehirns) – zumindest als Bereitschaft – aktiviert.

Bei allen Sinnesorganen läßt sich die Beteiligung motorischer Komponenten nachweisen. So sorgen beim Sehen minimale sakkadierende (springende) Augenbewegungen dafür, daß beim Betrachten eines Gegenstandes das einfallende Licht auf immer neue Retinazellen fällt, so daß das gebleichte Rhodopsin sich regenerieren kann. Durch Veränderung der Pupillengröße wird die Intensität des Lichteinfalls ins Augeninnere geregelt. Außerdem verändern wir die Projektionsbedingungen auf die Netzhaut durch Augen- und Kopfbewegungen und durch Bewegungen des Körpers im Raum.

Die große Bedeutung der Motorik für die taktile Wahrnehmung hat sogar Eingang in unsere Umgangssprache gefunden. Durch das Betasten von Gegenständen „begreifen" wir deren Bedeutung für unser Verhalten. Infolge der raschen Habituation unseres Tastsinnes ist der schnelle Wechsel der Berührungspunkte besonders wichtig. Einen integrierenden Bestandteil aller Bewegungen spielen die über die Propriorezeptoren in den Muskeln und über die Sehnen- und Gelenksrezeptoren laufenden reafferenten Signale. Sie informieren das ZNS ständig über die Bewegungen des Körpers und seiner Gliedmaßen, über seine Stellung im Raum und über den Tonuszustand seiner Muskeln. Im Schema des Regelkreises ist dieser schon von N. A. Bernstein 1927 und von P. K. Anochin 1936 beschriebene Mechanismus im Jahre 1950 noch einmal durch von Holst und Mittelstaedt neu entdeckt worden. Er ist heute in jedem Physiologielehrbuch dargestellt.

Unter den üblichen Bedingungen läuft die Mehrzahl der die Einheit von Wahrnehmen und Bewegen sichernden Informationen unbewußt ab. Die Aufmerksamkeit ist in der Regel auf das zu erzielende Ergebnis und nicht auf die an seinem Zustandekommen beteiligten Informationskanäle gerichtet. Bei ergotherapeutischen Maßnahmen kann es aber erforderlich sein, Teilkomponenten dieses ganzheitlichen Vorganges bewußt zu machen, um sie auf diese Weise wirksamer zu üben. Besonders wichtig ist dies, wenn aufgrund einer Schädigung ein verändertes Programm eingeübt werden muß.

4.5.2.1 Multisensorische Integration

In der Regel steuern wir unser Umweltverhalten und unsere Handlungen nicht über einzelne Sinneskanäle, sondern über die integrierte Funktion mehrerer Sinnesorgane. Diese sensorische Integration beginnt sich schon im frühen Säuglingsalter auszubilden. Jean Ayres (1984) stellt fest, daß das Kind in bezug auf seine Umwelterfahrungen zuerst diejenigen Sinne entwickelt, die ihm etwas über den eigenen Körper und seine Beziehungen zum Gravitationsfeld der Erde aussagen. Erst später werden die Informationen über das Sehen und Hören integriert, die ihm auch etwas über die Dinge aussagen, die entfernt vom eigenen Körper sind. In ihrer Monografie „Bausteine der kindlichen Entwicklung“ gibt sie eine umfassende Darstellung der Entwicklung der multisensorischen Integration beim Säugling und Kleinkind.

Die zunehmende sensorische Integration wird von Félicie Affolter (1987) in zahlreichen Bildern anschaulich illustriert. Aus ihrer Darstellung wird deutlich, daß die multisensorische Integration ein wichtiger Bestandteil der ganzheitlichen Entwicklung des Kindes ist. Dabei spielen auch emotionale Komponenten eine wichtige Rolle. Für Marianne Frostig (1975) ist die Eigenmotivation des Kindes, die zu positiven Emotionen führt, ein wichtiger Bestandteil des therapeutischen Bewegungstrainings. Nach dem Frostig-Konzept bilden die ganzheitlich orientierte Wahrnehmungsförderung und die differenzierte Bewegungserziehung eine wichtige gegenseitige Ergänzung. Freude an der Bewegung zu wecken ist ein vorrangiges Ziel in der Bewegungserziehung nach Marianne Frostig.

Bei allen Maßnahmen der Ergotherapie sollte die Einheit von Wahrnehmen und Bewegen dem einzelnen Patienten bewußt gemacht werden. Da häufig Einschränkungen einzelner Bewegungselemente bestehen und/oder einzelne Sinneskanäle ausfallen oder eingeschränkt sind, muß bei der Aufstellung des Behandlungskonzepts auf erforderliche Kompensationsmaßnahmen orientiert werden.

4.5.3 Ausbildung und Umbau komplexer Handlungsprogramme

Die immer komplexer werdenden Bewegungsprogramme festigt das Kleinkind und Schulkind aus eigenem Antrieb durch ständige Wiederholungen in vielfältigen Ausführungsvarianten. Maria Montessori (1969) schildert hierfür eindrucksvolle Beispiele. So kann sich ein dreijähriges Kind eine halbe Stunde lang auf die Arbeit mit einem altersgemäßen Material konzentrieren und dieselbe Tätigkeit 40mal und mehr wiederholen. Ein sechsjähriges Kind kann 2 Stunden lang mit einem komplizierteren Material 100–200mal die gleiche Arbeit ausführen. Diese „spielerische" Wiederholung der gleichen Tätigkeit dient der Fixierung zahlloser im Detailablauf unterschiedlicher Innervationsmuster im neuronalen Netzwerk des Gehirns, die im Endergebnis jedes Mal zum gleichen Ergebnis führen. Die ständige Wiederholung sichert für das künftige Leben die erforderliche hohe Anpassungsfähigkeit an die jeweilig unterschiedliche Situation. Die selbstorganisierenden funktionellen Systeme sind nicht starr aufgebaut, sondern verfügen über zahllose Variationsmöglichkeiten in der raumzeitlichen Verschaltung der Einzelelemente. Bei ergotherapeutischen Maßnahmen ist der therapeutische Effekt umso besser, je mehr es gelingt, eine hohe Variabilität des Bewegungseinsatzes zu erreichen.

4.5.3.1 Schrittweise Reifung und Anpassung von Bewegungsprogrammen

Die Variationsbreite der Spontanbewegungen z. B. der Arme, Hände und Finger ist unerhört groß, während die durch Umwelteinwirkungen ausgelösten reflektorischen

Antworten gleichförmig sind und im Gesamtablauf wie in den Bewegungsdetails einen vorprogrammierten weitgehend monotonen Ablauf zeigen.

Betrachten wir die Entwicklung der Greifbewegungen. Das erste Ausstrecken des Armes nach einem Gegenstand führt der Säugling etwa im Alter von 2 Monaten mit geschlossener Hand aus. Das erste Greifen mit geöffneter Hand ist etwa im Alter von 4 Monaten zu beobachten; doch sind die Bewegungen noch weitgehend chaotisch. Mit 9 Monaten kann das Kind die Hand rechtzeitig vor dem Zugreifen öffnen und an die Form des zu ergreifenden Objekts anpassen, wobei die visuelle Zusatzinformation eine wichtige Rolle spielt. Erst im Alter von etwa 13 Monaten wird der Handschluß mit guter zeitlicher Abstimmung ausgeführt. Mit der Exaktheit der Gesamtbewegung nehmen die Variabilität der Teilbewegungen, beim Greifen z. B. der Fingerbewegungen, und die unvorhersehbare Vielfalt der durch Zufallseinwirkungen oder Änderungen der Zielstellung auftretenden Bewegungsvarianten stark zu. All diese Vorgänge werden in dem diffus verschalteten neuronalen Netzwerk der Repräsentationsgebiete des Gehirns in variabel abrufbarer Form gespeichert. Hinzu kommt, daß die gleichen Muskeln oder Muskelgruppen auch zur Realisierung anderer Handlungsziele mit eingesetzt werden (z. B. Kratzen, Schieben, Schreiben und vieles andere). Die hierfür erforderlichen Programme werden in vielfältig variabler Form in die funktionellen Abläufe der neuronalen Netzwerke mit eingebaut und sind nach Übung bei Bedarf in immer exakterer Form abrufbar. Die allgemeine genetische Vorgabe erfährt damit eine den jeweiligen Bedürfnissen entsprechende, immer vielfältigere Realisierung.

4.5.3.1 Ausbildung flüssig ablaufender Bewegungen

Ein anderes Beispiel ist die Fortbewegung im Raum, die Lokomotion. An ihr läßt sich zeigen, daß die volle Ausbildung einer harmonisch ausgeglichenen, gut anpassungsfähigen, ästhetisch ansprechenden Lokomotion sich über einen Zeitraum von 1 1/2 bis 2 Jahrzehnten erstreckt. Das genetisch angelegte Programm für die abwechselnde Aktivierung und Hemmung der Beuger und Strecker in den unteren Extremitäten entwickelt sich bereits in der Embryonalzeit und wird vom heranwachsenden Embryo zunehmend geübt. Es handelt sich um ein segmentales Programm, das im Lumbalmark lokalisiert ist. Bei querschnittsgelähmten Patienten kann es auch später noch isoliert reflektorisch ausgelöst werden.

In den ersten Wochen nach der Geburt kann man die rhythmischen Schreitbewegungen dadurch auslösen, daß man den Säugling unter den Schultern faßt und den Körper senkrecht hält, so daß seine Füße die Unterlage berühren. Läßt man nun die Unterlage langsam unter den Füßen vorwärtsgleiten, so führt die Reizung der Fußsohlen zur reflektorischen Ausführung von Schreitbewegungen. Dies ist die künstliche Auslösung eines noch nicht in die selbständige Gehbewegung eingeordneten partiellen Lokomotionsmusters. Sein Reflexbogen läuft über den lumbalen Anteil des Rückenmarks. Nach 3–4 Monaten läßt sich dieses Partialmuster nicht mehr auslösen. Es wird durch die Reifung höherer Zentren im ZNS gehemmt. Im Liegen übt der Säugling jedoch durch häufig wiederholte Strampelbewegungen weiterhin die Stabilisierung vielfältiger Innervationsprogramme abwechselnder Beuge- und Streckbewegungen seiner unteren Extremitäten. Das Lokomotionsmuster tritt erst wieder gegen Ende des 1. Lebensjahres in Erscheinung, wenn das Kind seinen Körper infolge der Kräftigung der Rumpf- und Kopfmuskulatur und infolge der Stabilisierung der Gleichgewichtsfunktion in senkrechter Haltung stabilisieren kann. Nun werden die Schreitbewegungen in zunehmend kompliziertere Gesamtbewegungen zur Fortbewegung des Körpers im Raum eingebaut.

Da der Körper des Menschen über mehrere hundert Freiheitsgrade verfügt, die durch in Raum und Zeit aufeinander abgestimmte, koordinierte Bewegungsvor-

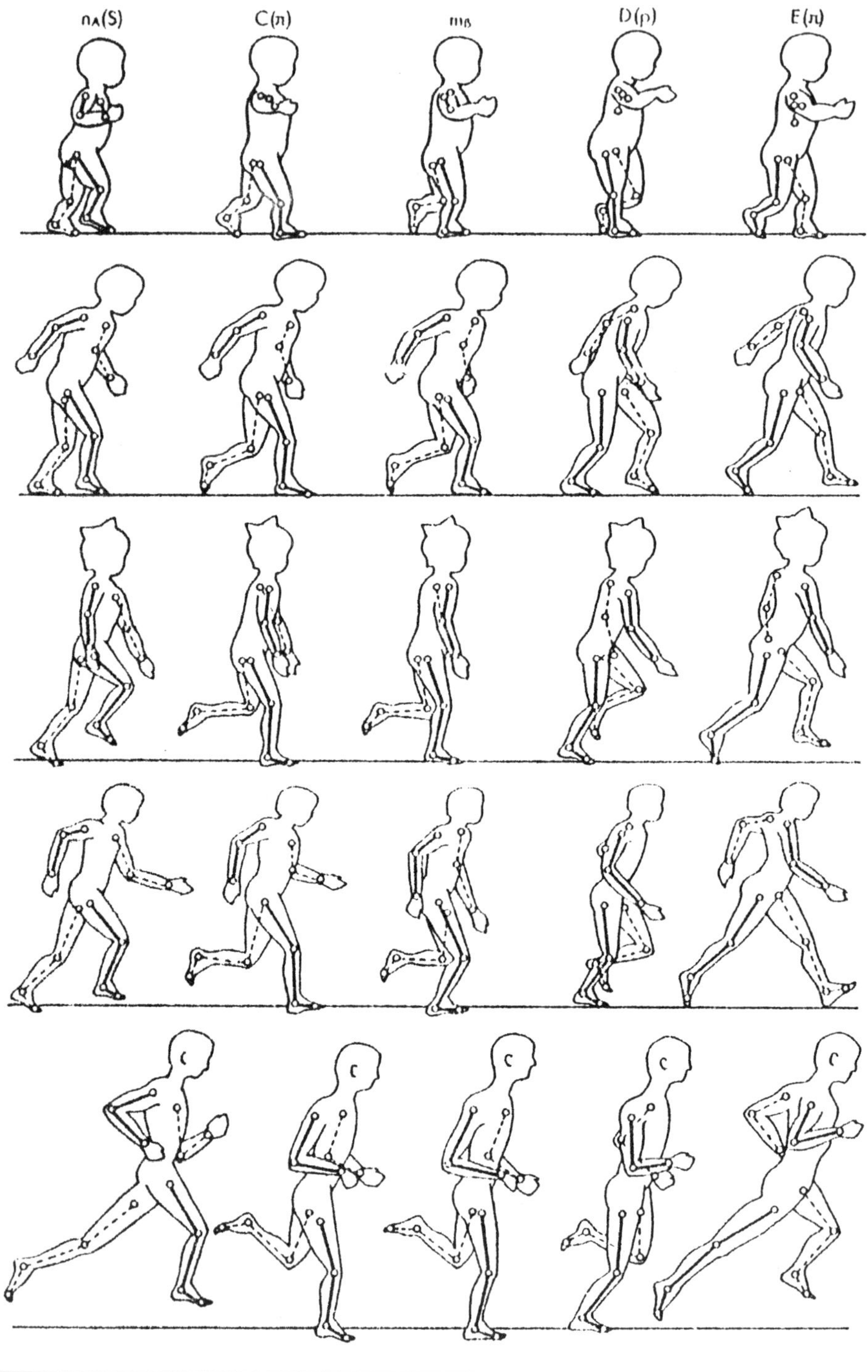

nA(S)
C(л)
mB
D(p)
E(л)

gänge beherrscht und gesteuert werden müssen, ist die Ausarbeitung eines hohen Ansprüchen genügenden flüssigen Lokomotionsprogramms eine außerordentlich schwierige Aufgabe. Sie nimmt, wie Abbildung 4.3 von N. A. Bernstein (1975) zeigt, einen Zeitraum von mindestens 1 1/2 Jahrzehnten in Anspruch. Wie Bernstein schon vor 80 Jahren anhand zyklografischer Analysen nachwies, wird sie so gelöst, daß anfangs die Mehrzahl der Freiheitsgrade durch Fixierung von Gelenken ausgeschaltet wird. Dadurch wirken die Bewegungen unbeholfen und ungeschickt. Mit zunehmendem Lebensalter, d. h. mit zunehmender Übung der Lokomotion unter wechselnden Umweltbedingungen, erfolgt eine allmähliche Lockerung der Freiheitsgrade. Dadurch erfahren die selbstorganisierenden Systeme für die freie Lokomotion eine immer subtilere und differenziertere Ausgestaltung, und es können schließlich in der 2. Hälfte des 2. Lebensjahrzehnts ganz lockere, ästhetisch wirkende Laufbewegungen ausgeführt werden.

Das Vorhandensein von Behinderungen, Lähmungen, pathologischen Verspannungen oder gar Amputationen, erfordert vom Ergotherapeuten den gezielten Einsatz spezieller Übungsprogramme, um die unter den gegebenen Bedingungen günstigste Form der zentralen Innervationssteuerung zu erreichen. Je eher diese Hilfe einsetzt, ein um so besserer Effekt läßt sich erzielen.

4.5.3.3 Hochgradige Individualisierung der Bewegungsabläufe

Das Bobath-Konzept (Bobath u. Bobath 1964) geht schon beim Säugling von einer hochgradigen Individualisierung bei der Ausbildung der Motorik und der dabei auftretenden Störungen aus. Durch Beobachtung

◀ **Abb. 4.3** Schematische Darstellung der Körperstellungen während der Schrittphasen: n_A – Abwärtsstoß in der Hüfte des hinteren Beines; C – Stoß nach hinten durch das hintere Bein; m – Grenze des Anhebens des Knies nach hinten; D – Stoß nach hinten; E – das letzte dynamische Element der Stützphase (Bernstein 1975)

und wiederholte Testuntersuchungen werden Lokalisation, Art und Grad der vorhandenen oder sich entwickelnden Fehlinnervationen festgestellt. Auch nach diesem Konzept wird sich andeutenden Fehlentwicklungen so frühzeitig wie möglich durch physiotherapeutische Maßnahmen entgegengewirkt. Die subjektive Erfahrung der normalen Bewegungskoordination soll dem heranwachsenden Kind so früh wie möglich vermittelt werden. Auf diese Weise kann die Fixierung pathologischer Innervationsmuster verhindert werden. Auch beim Bobath-Konzept wird das ganzheitliche Vorgehen unterstrichen. Die Therapeuten bemühen sich, die angestrebten günstigeren Bewegungskoordinationen nicht durch die bewußt gelenkte Aufmerksamkeit, sondern vielmehr durch den Einbau weitgehend automatisierter Teilbewegungen zu erreichen, wie dies z. B. beim Spiel der Fall ist.

Diese hochgradige Individualisierung der Bewegungsprogramme erfährt im weiteren Leben zunehmende Ausgestaltung. Jeder Mensch verfügt über seine eigenen unverwechselbaren Bewegungsprogramme. Erfahrene Beobachter können daraus Rückschlüsse auf sein Wesen und seine Persönlichkeit ziehen (z. B. in der Graphologie). Für die Ergotherapie besitzt dies doppelte Bedeutung: Einerseits muß diese Individualisierung der Bewegungsprogramme bei den ergotherapeutischen Maßnahmen Berücksichtigung finden. Zum anderen eröffnen die individualisierten Innervationsprogramme größere Spielräume für das ergotherapeutische Vorgehen.

4.5.4 Die Bedeutung der Bewegungsvorstellung

Auf der mentalen Repräsentationsebene des Gehirns verfügen wir über eine Vorstellung von unserem Körper, von der uns umgebenden Welt und ihren Wechselbeziehungen. Dies ist keine „Widerspiegelung“ der Umwelt in unserem Bewußtsein, wie es heute häufig noch angenommen wird. Zwischen der Umwelt und unserer mentalen Repräsentation besteht keine Punktzu-Punkt-Projektion. Vielmehr werden in der mentalen Repräsentation all jene Informationen gespeichert und verarbeitet, die wir in der aktiven Auseinandersetzung mit der Umwelt gewinnen. In ihr bilden wir die variablen Zielvorstellungen und Handlungsprogramme aus, die zur Erhaltung und Weiterentwicklung unserer Existenz erforderlich sind. Bei der Realisierung unserer willkürlichen Handlungen bedienen wir uns automatisierter Handlungsprogramme, die in tieferen Ebenen des ZNS gespeichert sind. Um den ständig wechselnden Anforderungen des Lebens gerecht zu werden, ist eine immer erneute Überprüfung unserer mentalen Repräsentation durch aktuelle Auseinandersetzung mit der Umwelt erforderlich. Auch die automatisierten Handlungsabläufe können durch Zuwendung der Aufmerksamkeit auf die Ebene der bewußten mentalen Repräsentation gehoben und – wenn nötig – korrigiert werden.

Auf der Ebene der mentalen Repräsentation spielen subjektive Wertvorstellungen und sozial bedingte Einflüsse eine entscheidende Rolle. Auch ihre Entstehung ist beim Menschen bereits in seinem genetischen Programm angelegt. Ihre individuelle Ausprägung im täglichen Verhalten bestimmt den Charakter der betreffenden Persönlichkeit. Emotionale Komponenten spielen dabei eine wichtige Rolle.

4.5.4.1 Das Körperschema

Von grundlegender Bedeutung für die Entwicklung der mentalen Repräsentationsebene ist die Ausbildung der Erfahrungen mit dem eigenen Körper. Die zuerst bruchstückhaften Elementarerfahrungen in der aktiven Auseinandersetzung mit der Umwelt summieren sich allmählich zu der mentalen Repräsentation des Körperschemas. Die multisensorischen Informationen über die Wahrnehmung der Körperbewegungen, an denen außer den Muskel- und Gelenkempfindungen sowie den Berührungsempfindungen vor allem auch die Schwerkraftempfindung und die Informationen aus dem Körperinneren vermittelnde Tiefensensibilität teilnehmen, lassen in der mentalen Repräsentation, der „Innenwelt“, des Menschen eine Vorstellung vom Körper und seinen Bewegungen entstehen. Für die Entstehung und Stabilisierung des adäquaten Körperschemas als selbstorganisierendes System auf der mentalen Repräsentationsebene des Gehirns ist ein jahrelanges immer wiederholtes Üben unter ganz variablen Bedingungen erforderlich.

Störungen und Verzerrungen des Körperschemas können bei den verschiedensten Schädigungen auftreten. Die möglichst weitgehende Wiederherstellung des Körperschemas auf der mentalen Repräsentationsebene des Gehirns ist bei peripheren wie bei zentralen Schädigungen eine grundlegend wichtige Aufgabe. Die mentale Repräsentationsebene des Gehirns bedarf der ständig erneuten Informationszufuhr, um die weitgehende Übereinstimmung mit der Realität zu erhalten und dadurch voll funktionsfähig zu sein.

Deutlich wird dies am Beispiel des Phantomgliedes (Pickenhain 1996). Nach der Durchführung einer Amputation bleibt in den meisten Fällen auf der mentalen Repräsentationsebene das Körperschema unversehrt erhalten. Der Patient nimmt den amputierten Teil der Extremität auch weiterhin als vorhanden wahr. In seiner Vorstellung ist er an den Ganzkörperbewegungen auch weiterhin beteiligt. Das Phantomglied kann Einzelbewegungen ausführen, und es können in ihm Empfindungen verschiedenster Art wahrgenommen werden, obwohl es in Wirklichkeit gar nicht vorhanden ist. Da diese subjektiven Wahrnehmungen jedoch nicht durch Rückmeldungen über die ausgeführten Bewegungen und die Existenz des Gliedes bestätigt werden, vollziehen sich in der Vorstellung des Phantomgliedes Veränderungen, die bei den einzelnen Menschen ganz unterschiedlich sind. So kann das Phantomglied sich vom Körper entfernen und trotzdem an den Körperbewegungen teilnehmen. Es kann in den verbliebenen Stumpf projiziert werden und in seinen einzelnen Bestandteilen wesentliche Veränderungen erfahren. Die

Ursache hierfür ist klar. Da das Phantomglied nicht objektiv, sondern lediglich auf der subjektiven mentalen Repräsentationsebene existiert, unterliegt es vielfältigen verändernden Einflüssen aus anderen Hirnregionen.

Es kann heute als gesichert angesehen werden, daß auch das Körperschema genetisch vorprogrammiert ist. Von thalidomidgeschädigten Kindern mit Verstümmelung der oberen Extremitäten wurde mehrfach die Existenz eines Phantomgliedes geschildert. Die Ursache für sein Auftreten kann nur darin liegen, daß das Körperschema genetisch als Programm angelegt ist. Wird ein Teil dieses Schemas über längere Zeit nicht bestätigt, so verändert sich dieser allmählich, und er kann schließlich verschwinden.

Die Existenz des genetisch vorgegebenen Körperschemas bedarf bei ergotherapeutischen Maßnahmen dringend der Beachtung. So müssen die Übungen immer in Orientierung auf Ganzkörperbewegungen ausgeführt werden. Das heißt, es muß versucht werden, die Vorstellung des Körperschemas auch nach Bewegungsbeeinträchtigungen oder gar dem Verlust einer Extremität weitgehend zu erhalten und zu fördern. Dies dient zugleich der Festigung des Selbstwertbewußtseins und führt zu positiven emotionalen Effekten. Nach einer Amputation sollte der Entstehung der Phantomgliedvorstellung durch eine möglichst baldige Anpassung und Nutzung der Prothese vorgebeugt werden.

4.5.4.2 Bedeutung der basalen Stimulation

Die Repräsentation des Körperschemas enthält sowohl multisensorische als auch motorische Komponenten. Diese können jedoch ihre optimale Ausprägung nur erfahren, wenn ausreichend Informationen über tatsächlich erfolgte körperliche Aktivitäten und multisensorische Erfahrungen in das ZNS eingehen. Dabei spielen unbewußt einlaufende Informationen eine wichtige Rolle, um die Basisverbindungen zwischen den verschiedenen Hirnteilen zu stabilisieren. Diese nicht zum Bewußtsein kommenden afferenten Informationen werden jedoch nicht, wie man früher annahm, nur in den tieferen Strukturen des ZNS wie dem Rückenmark, dem Stammhirn und dem Mittelhirn verarbeitet, sondern tragen auch zum Ausbau und zur Erhaltung der Feinstruktur in den höchsten Bereichen des menschlichen Gehirns bei.

Fröhlich (1992) hat mit allem Nachdruck auf die Bedeutung dieser unbewußt wirkenden Afferenzen für die Ausbildung der mentalen Repräsentation hingewiesen. Die von ihm entwickelten Methoden der „Basalen Stimulation" werden gezielt eingesetzt, um auch bei bewußtlosen oder in ihrem Bewußtsein gestörten Menschen die mentale Repräsentation weitgehend zu erhalten bzw. weiter zu entwickeln. Bei Patienten, die durch ein schweres Trauma über längere Zeit ihrer Kommunikationsmöglichkeiten weitgehend beraubt sind, setzt er multisensorisch stimulierende Maßnahmen ein, um den „ganzheitlichen Genesungsprozeß zu unterstützen. Gesundung", so schreibt er, „ist ein aktiver Prozeß des kranken Menschen, der sich wieder neu organisieren muß".

4.5.4.3 REM-Schlaf als Phase der Stabilisierung

Die selbstorganisierenden Systeme im neuronalen Netzwerk des Gehirns entwickeln schon sehr früh die Voraussetzungen für die Ausbildung einer mentalen Repräsentation der aus der Körperperipherie und der Umwelt stammenden Informationen. Dabei spielen die dauerhafte Stabilisierung erworbener Wahrnehmungs- und Bewegungsprogramme und ihre kontinuierliche Weiterentwicklung eine entscheidende Rolle. Die Stabilisierung erfordert die ständige Wiederholung und Erprobung neu erworbener Programme. Dabei kommt dem Schlaf große Bedeutung zu.

Das Neugeborene verbringt bis zu 90% des Tages im Schlafzustand. Die Hälfte dieser Schlafzeit ist in diesem Alter, wie wir aus EEG-Untersuchungen wissen, REM-Schlaf (REM = rapid eye movement, d. h.

rasche Augenbewegungen). In dieser Phase des „aktivierten“ Schlafs laufen in den selbstorganisierenden Systemen des Gehirns ständig variierende Informationsverarbeitungsprozesse ab. Sie sind die Grundlage für die Stabilisierung und immer komplexere Ausbildung dieser Systeme auf der vorgegebenen genetischen Grundlage.

Mit zunehmendem Älterwerden des Säuglings und Kleinkindes nimmt die tägliche Schlafdauer ab und stabilisiert sich beim älteren Jugendlichen und beim Erwachsenen bei etwa 7–8 Stunden. 20% dieser Schlafdauer sind REM-Schlaf, über die Nacht verteilt auf fünf Phasen von je etwa 20 min Dauer. Auch beim Erwachsenen vollziehen sich während des REM-Schlafs im neuronalen Netzwerk des Gehirns intensive Aktivierungen, in denen die Eindrücke des vergangenen Tages in Verbindung mit Erinnerungen an frühere Erlebnisse aufgearbeitet und gespeichert werden. Es treten jedoch keine aktiven Umweltbeziehungen auf, und die Informationsverarbeitung kommt nur in bruchstückhaften Träumen zum Bewußtsein. Sie zeigen, daß die selbstorganisierenden funktionellen Systeme psychische und sozialbezogene Elemente enthalten.

Diese REM-Phase des Schlafs ist von lebenswichtiger Bedeutung. Wird ihr Auftreten über längere Zeit verhindert, so kommt es zum völligen Zusammenbruch der zentralen Regulationssysteme, und es treten schwere psychische Störungen auf.

4.5.4.4 Durchführung von mentalem Training

Die mentale Repräsentationsebene des Gehirns mit ihren vielfältig verknüpften selbstorganisierenden funktionellen Systemen stellt somit die Schlüsselfunktion für das subjektive Empfinden, die Formulierung von Zielstellungen und die Realisierung des Verhaltens des Menschen dar. Sie ist entscheidend für die Ausführung aller Willkürbewegungen. Schädigungen und Störungen in der Peripherie haben Störungen in den Rückmeldungen zur Folge und können über längere Zeit ungewollte Veränderungen in der Bewegungsprogrammierung und -ausführung zur Folge haben. Es ist deshalb zweckmäßig, bei derartigen Patienten ihren Schädigungen angepaßte mentale Trainingsprogramme zu entwickeln und im Rahmen der ergotherapeutischen Behandlung einzusetzen. Im Leistungssport werden derartige Verfahren, die auch als ideomotorisches (oder mentales) Training bezeichnet werden, schon seit langem angewandt (Pickenhain 1990).

4.5.4.5 Das Eutonie-Konzept von Gerda Alexander

Während sich die meisten verhaltenstherapeutischen Schulen heute auf eine bloße Entspannung körperlicher und psychischer Funktionen orientieren, strebt Gerda Alexander (1976) mit der von ihr entwickelten Methode der „Eutonie" die Harmonisierung des Tonus der Körpermuskulatur und die Harmonisierung des Psycho-Tonus, d. h. des Tonus auf der mentalen Repräsentationsebene, an. Sie geht davon aus, daß nicht nur eine anomale Tonuslage wie der Hypo- und Hypertonus einen pathologischen Zustand darstellt, sondern auch eine Fixierung des Tonus in der Mittellage, die keine „emotionale oder künstlerische Schwingungsfähigkeit" und keine „Dynamik der Entfaltung" zuläßt.

Ihr Weg zur Veränderung geht über die bewußte zentrale Steuerung vegetativer Funktionen (der Atmung) und das bewußte Erleben des Kontaktes (mit dem Boden, mit der Raumtiefe und mit der sozialen Umwelt) sowie über die bewußte Entwicklung der Oberflächen- und Tiefensensibilität. Da das Ichbewußtsein wesentlich vom Körpergefühl abhängig ist, wird bei einer nicht bewußt vollzogenen Veränderung des Körpergefühls das Ichbewußtsein gefährdet.

Gerda Alexander geht dabei davon aus,

„a) daß die Integrierung bisher dem Bewußtsein entzogener, d. h. noch unbewußter Körperzonen ins Körperbild verdrängte emotionale Erlebnisse zum Bewußtsein kommen läßt,

b) daß durch bewußte Ordnung körperlicher Funktionen, von Tonus, Atmung und Bewegung, das gestörte psychische Gleichgewicht wiederhergestellt werden kann;
c) daß alle Arbeit am Körper . . . sich immer auf das Ganze der Persönlichkeit auswirkt, ob man dessen inne wird oder nicht:
d) daß es eine eindeutige Scheidung in ‚rein geistig' und ‚nur körperlich' nicht geben kann. Darum gilt es, das den Körper bis in seine innersten Teile durchwirkende Geistige, welches das persönliche und kollektive Unbewußte und zudem alle Stufen vergangener und künftiger Schöpfungsevolutionen mit einschließt, in das Offenbare des Bewußtseins zu heben."

4.5.5 Zusammenfassung

Für das Gebiet der Ergotherapie ergeben sich aus den neuesten neurowissenschaftlichen Erkenntnissen folgende wichtige Schlußfolgerungen:

a) Die Beziehungen zwischen Organismus und Umwelt entwickeln sich als ganzheitlicher selbstorganisierender Prozeß. Die ergotherapeutischen Maßnahmen müssen in diesen ganzheitlichen Prozeß eingeordnet werden.
b) Im Rahmen dieser Wechselbeziehungen spielt der Organismus die aktive Rolle. Ergotherapeutische Verfahren müssen zur Förderung und Entwicklung dieser aktiven Rolle des Patienten beitragen.
c) An der Ausbildung der „Inneren Welt" des Menschen sind unbewußt wahrgenommene Einwirkungen entscheidend beteiligt. Auch die vom Patienten nicht bewußt wahrgenommenen ergotherapeutischen Einwirkungen sind deshalb von großer Bedeutung.
d) Von der mentalen Repräsentationsebene aus erfolgt der Einsatz der willkürlichen Bewegungsprogramme. Sie sind auf ein bestimmtes Ziel gerichtet und

aktivieren zahlreiche automatisierte Teilprogramme, die über tiefere Regionen des ZNS realisiert werden.

e) Auch mentale Übungen können zur Stabilisierung von Wahrnehmungs- und Bewegungsvorstellungen auf der mentalen Repräsentationsebene führen. Sie bedürfen jedoch der intermittierenden Verknüpfung mit real ausgeführten Bewegungen.

f) Nicht genutzte Fähigkeiten des Organismus bilden sich schnell zurück. Deshalb müssen ergotherapeutische Maßnahmen nach der Feststellung einer Schädigung oder der Durchführung einer Operation so schnell wie möglich eingesetzt werden.

5 Ergotherapie bei Schädigungen der oberen Extremitäten

5.1 Funktionen der oberen Extremitäten

„Die Hand ist das wichtigste Werkzeug des menschlichen Gehirns. Nach der Hand führen mehr Empfindungs- und Bewegungsnerven als zu jedem anderen Körperteil. Die Lehre von der Hand ist die Suche nach dem wahren Menschen" (Ch. Bell, 1794–1842).

Erst mit der Entwicklung des aufrechten Gangs wurde die obere Extremität von der Aufgabe, den Körper zu tragen und zu bewegen, befreit und konnte zum Halten und Greifen genutzt werden. Der Arm erhielt dabei die Aufgabe, die Hand in die richtige Position zu bringen.

Die Bewegungsfertigkeiten der Hände werden erst im nachgeburtlichen Leben erlernt; ihre Qualität von der Veranlagung eines Menschen und von den Einwirkungen seiner konkreten Umwelt bestimmt.

Der junge Säugling schließt die Faust fest um einen Gegenstand, wenn er ihn in der Handinnenfläche fühlt. Er kann die Hand aber noch nicht öffnen, solange der Berührungsreiz anhält. Später lernt er, nach einem Gegenstand zu greifen, den er wahrnimmt, und ihn loszulassen, wenn er seiner Aufmerksamkeit entgleitet.

Mit der zunehmenden Integration aller auf das Kind einwirkenden Sinnesreize zu einem immer differenzierter werdenden Bild von seinem Körper und seiner Umwelt verfeinert sich auch die Handfunktion. Wir erzielen die Geschicklichkeit unserer Hände durch langfristiges Üben den Zielen entsprechend, die wir uns stellen. Wir hantieren und handeln, greifen und begreifen.

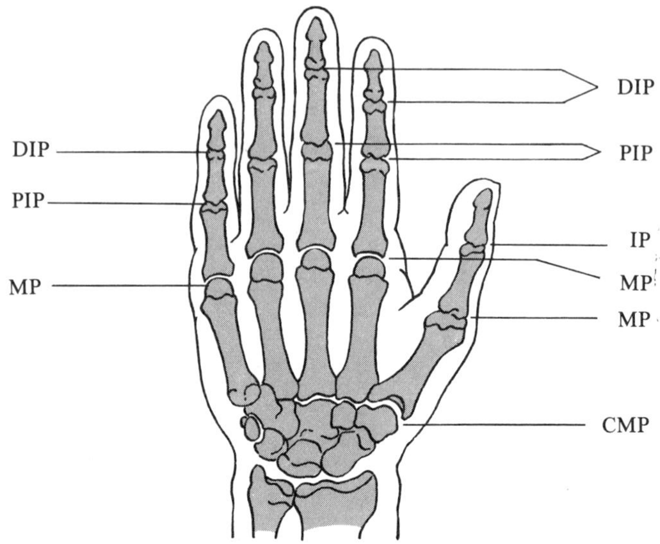

Abb. 5.1
Gebräuchliche Abkürzungen der Fingergelenke

Sobald Schädigungen an Händen und Armen auftreten oder die Sinnesorgane die Außenweltreize nicht mehr vollständig aufnehmen können oder das Gehirn diese Reize nicht mehr gut verarbeiten kann, dann verringert sich auch die Handgeschicklichkeit.

!

Da die Bewegungsfähigkeit der oberen Extremität beim täglichen Gebrauch erworben wurde, können verminderte oder verloren gegangene Funktionen durch Gebrauchsbewegungen wiedererlangt werden.

Dafür bietet die Ergotherapie die besten Möglichkeiten. Gebrauchsbewegungen laufen überwiegend im Bereich des Gesichtsfeldes ab, also vor der Frontalebene. Sie erfordern nicht immer den vollen Bewegungsumfang der beteiligten Gelenke (Abb. 5.1). Man kann durch Veränderungen am Arbeitsgerät (Werkzeug, Spiel) oder am Tätigkeitsablauf unter Umständen Bewegungen außerhalb des Gesichtsfeldes und/oder volle Gelenkausschläge erreichen.

Weil dabei aber einseitige Belastungen entstehen können oder diese Tätigkeit den Patienten befremdet, müssen solche Adaptierungen gut überlegt werden.

Die Aufgabe der Hand ist das Fühlen, Ergreifen, Festhalten und Wiederloslassen eines Gegenstandes. Dazu gehören nicht nur eine ausreichende Beweglichkeit von Hand und Arm, sondern auch eine gute Sensibilität. Störungen schon einer der beiden Qualitäten beeinträchtigen den Greifakt.

5.1.1 Grobgreifformen

Der *Faustschluß* mit allen Langfingern wird zum Umgreifen und Festhalten verwendet. Bei kraftvollem Halten verriegelt der Daumen die Hand und liegt auf der Streckseite des 2. und 3. Fingers. Bei weniger Krafteinsatz liegt der Daumen der Radialseite des 2. Fingers an oder wird abduziert gehalten.

In Form des *Zylindergriffs* ist er geeignet zum Fassen und Halten zylindrisch geformter Gegenstände.

Beim *sphärischen Griff* um eine Kugel konvergieren die Längsachsen der Mittel- und Endphalangen der Finger am Pol der Kugel.

Beim *Hakengriff* um eine Schachtel oder einen Klotz sind die MP-Gelenke gestreckt, die PIP-Gelenke gebeugt, der Daumen dient als Widerlager. Eine Tasche wird mit Hakengriff ohne Beteiligung des Daumens getragen (Abb. 5.2).

Nicht nur Form und Größe eines Gegenstandes sind für die Ausführung eines Griffes von Bedeutung, auch die durchgeführten Manipulationen verändern die Stellung und die Bedeutung der einzelnen Finger und deren Kraftaufwand.

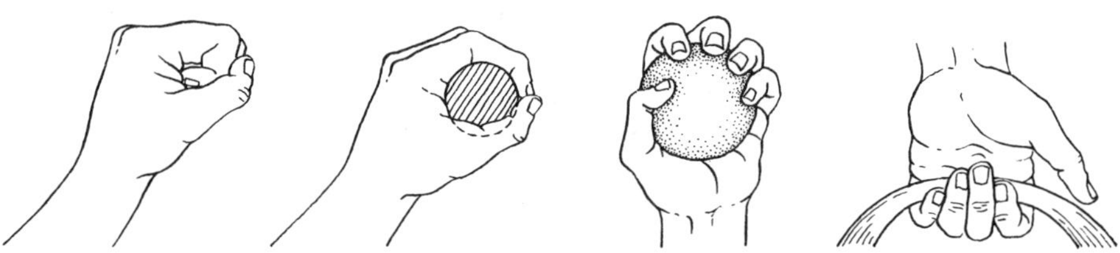

Abb. 5.2 Grobgreifformen

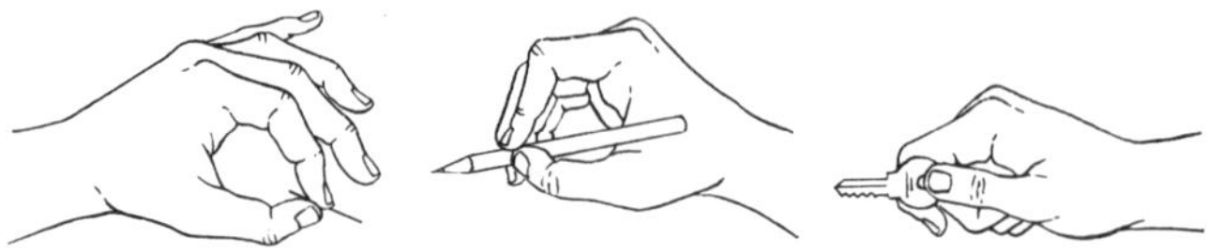

Abb. 5.3 Feingreifformen — Terminale Opposition (feiner Spitzgriff); Palmare Opposition (grober Spitzgriff); Schlüsselgriff

Sägt man z. B. mit einem Fuchsschwanz, dann können die randständigen Langfinger ausgespart werden. Es resultiert eine Verminderung der Kraft, aber nicht der Bewegungssicherheit. Beim Sägen mit der Laubsäge dagegen ist der 5. Finger wichtig für die sichere Führung der Laubsäge. Arbeitet man mit einer Zange, ist die Kraftentfaltung des 5. bedeutungsvoll, weil er am Hebelarm am weitesten außen ansetzt.

5.1.2 Feingreifformen

Der *feine Spitzgriff* oder die *terminale Opposition* zwischen Daumen- und Zeigefingerspitze wird beim Auflesen feiner Gegenstände (Nadel) benutzt (Abb. 5.3).

Der *grobe oder palmare Spitzgriff* mit den Fingerbeeren des Daumens und des 2. und 3. Fingers ist die häufigste Greifform bei Präzisionsarbeiten (Schreiben, Malen, Nähen). Für alle Feingriffe ist die intakte Sensibilität von entscheidender Bedeutung.

Der *Schlüsselgriff* zwischen Daumenbeere und Radialseite des 2. Fingers und der *Klemmgriff* zwischen zwei Langfingern (Zigarette halten) werden weniger genutzt. Sie können aber größere Bedeutung erlangen, wenn sensible oder motorische Ausfälle die anderen Greifformen erschweren.

! Zum Training der Beugung der Langfinger eignen sich vorwiegend Tätigkeiten mit Faustschluß, dagegen eignen sich Spitzgrifftätigkeiten zum Training von Sensibilität und Feinmotorik.

Bei feinen Spitzgriffarbeiten ist die Druckbelastung der Fingergelenke gering, da das Auflesen feiner Gegenstände einen ständigen Wechsel zwischen Druck

(Fassen) und Entlastung (Loslassen) bedingt. Dagegen verlangen andauernde Präzisionsarbeiten, wie Malen, Zeichnen und Schreiben viel Haltearbeit, also isometrische Muskelkontraktionen. Das führt zu anhaltender Druckbelastung der Fingergelenke. Je kleiner und glatter der gehaltene Gegenstand ist und je länger er festgehalten werden muß, um so höher ist die Belastung der Gelenke. Deshalb sind bei geschädigten Gelenken (Rheumatoidarthritis) anhaltende Spitzgrifferarbeiten zu vermeiden oder das Werkzeug muß adaptiert werden; letzteres durch Verdickung z. B. eines Stiftes, ersteres durch Umwandlung des Spitzgriffs in einen Faustschluß mittels eines Griffes (Abb. 5.9).

5.2 Erhebung des Befundes

Bevor die Behandlung begonnen wird, verschafft sich der Ergotherapeut anhand ärztlicher Unterlagen und durch ein Gespräch mit dem Patienten einen Überblick über die Schädigung, den Krankheitsverlauf und die z. Zt. vorhandenen Beschwerden und Beeinträchtigungen. Dabei bereits betrachtet der Therapeut aufmerksam den Patienten, ob an den oberen Extremitäten Schwellungen, Deformierungen, Hautverfärbungen oder Atrophien sichtbar sind.

5.2.1 Untersuchung der Gelenkbeweglichkeit

Sichtbarer Befund

Um eine schnelle Übersicht über die Beweglichkeit der Gelenke an Armen und Händen zu erhalten, läßt man den Patienten im Stehen mit beiden Armen gleichzeitig folgende Bewegungen ausführen:

- Heben beider Arme nach vorn bis die Fingerspitzen nach oben zeigen, dann beide Arme seitwärts nach unten führen. Wiederholung in umgekehrter Richtung.

- Beide Hände in den Nacken legen und hinter dem Kopf verschränken. Ellenbogen nach hinten drücken.
- Beide Hände den Rücken heraufführen lassen, so hoch es geht.

Dann läßt man im Sitzen am Tisch folgende Bewegungen mit beiden Händen ausführen, das Ellenbogengelenk ist gebeugt und der Oberarm liegt am Körper an:

- Beide Hände gestreckt auf den Tisch legen, Handrücken nach oben – Unterarme liegen ebenfalls auf.
- Dann die Handinnenflächen bei gestreckten Fingern vom Tisch abheben, der Unterarm bleibt auf dem Tisch liegen. Die Finger zur Faust schließen und die Faust auf dem Tisch ablegen.
- Die Finger wieder ausstrecken und die Hände gegenüber der Unterarmachse nach ulnar und nach radial bewegen.
- Die Hände mit dem Handrücken auflegen lassen und im Handgelenk beugen.
- Die gestreckten Finger spreizen und zusammenschließen lassen.
- Den Daumen radial an die Mittelhand anlegen und im weiten Bogen erst radial, dann palmar abduzieren lassen und am Ende bis zum MP-Gelenk des 5. Fingers opponieren.
- Die Daumenspitze nacheinander zu den Spitzen des 2.–5. Fingers führen lassen.

Mit diesen einfachen Bewegungen erhält man schnell eine Übersicht, welche Bewegungen eingeschränkt sind.

Meßbarer Befund

Die Messungen der Gelenkausschläge und der Umfänge sind immer erst nach Überprüfung des sichtbaren Befundes durchzuführen, denn manche Patienten haben Angst vor Berührungen und halten daher ihre Muskeln verspannt. Das kann leicht zu falschen Meßergebnissen führen.

Die Messungen erfolgen aktiv und passiv nach der Neutral-0-Durchgangsmethode (s. 3.7.1).

Die passiven Messungen müssen vorsichtig und unter Beachtung der Schmerzgrenze durchgeführt werden.

Die ganze Beugefähigkeit eines Fingers kann auch durch die Distanz der Fingerspitze zur distalen Beugefalte der Hohlhand ausgedrückt werden (in cm). Bei Überprüfung der Streckfähigkeit mißt man den Abstand des Fingernagels zur Tischplatte. Diese Methode empfiehlt sich, wenn mehr als ein Gelenk eines Fingers bewegungseingeschränkt sind. Ist jedoch nur ein einzelnes Fingergelenk betroffen, dann ist die direkte Gelenkmessung vorzuziehen.

Umfangsmessungen

sind erforderlich, wenn
- Schwellungen oder Verschmächtigungen sichtbar sind,
- der Patient angibt, Schwellungen zu haben,
- der Patient berichtet, daß er Schwellungen nach der Behandlung bemerkt habe.

Im letzteren Fall ist dringend anzuraten, die Umfangmessungen an der geschädigten Partie vor und nach der Behandlung zu machen. Nimmt der Umfang während der Behandlung zu, ist zu überprüfen:
- wurde nicht oder nur ungenügend in entstauender Haltung geübt?
- war die Belastung zu groß?

Entsprechende Veränderungen im Therapiekonzept sind umgehend zu veranlassen.

Nimmt die Schwellung während der Behandlung ab, ist die entstauende Haltung richtig, die Belastung angemessen und die Muskelarbeit fördert den Rückfluß der Gewebsflüssigkeit.

Umfangmessungen werden im Allgemeinen in folgenden Abschnitten durchgeführt:
- Mitte des Oberarmes (der Meßpunkt muß genau angegeben werden, z. B. 15 cm proximal des Epicondylus rad.

- Ellenbogengelenk im Bereich beider Epicondylen
- Mitte Unterarm (Meßpunkt z. B. 15 cm proximal des Proc. styloideus ulnae)
- Handgelenk in Höhe des Ulnaköpfchens
- Mittelhand an tiefsten Punkt der ersten Zwischenfingerfalte
- MP-Gelenke 2–5 gemeinsam über den metakarpalköpfchen
- MP-Gelenk des Daumens am tiefsten Punkt der ersten Zwischenfingerfalte
- PIP- und DIP-Gelenke im Bereich der Beugefalten.

5.2.2 Muskelfunktionsprüfungen

Sie dienen auch dazu, die Ursachen für Unterschiede zwischen aktiver und passiver Beweglichkeit eines Gelenkes aufzudecken.

Diese Unterschiede können bedingt sein durch:
- Lähmungen
- Muskelatrophien
- Sehnendurchtrennungen oder -verwachsungen
- gleichzeitiges Anspannen von Agonisten und Antagonisten oder bewußtes Nichtanspannen der Agonisten. Beides ist durch Betasten von unter der Haut liegenden Sehnen feststellbar.

Funktionsprüfungen zur Feststellung von Schädigungen der Armnerven

Nervus radialis

Läsionen im Oberarmbereich führen zum Ausfall aller Handgelenk- und Fingerstrecker und des M. supinator. *Fallhand* und Aufhebung der Supination bei gestrecktem Ellenbogengelenk sind die klinischen Zeichen. *Läsionen distal des Ellenbogengelenks:* Sie führen zum Ausfall des ulnaren Handgelenkstreckers, aller Fingerstrecker und des M. abductor poll. longus.

Bei der Streckung weicht die Hand im Handgelenk nach radial ab, die MP-Gelenke können nicht gestreckt werden und der Daumen steht in Adduktionsstellung.

Nervus medianus

Läsion im Bereich des Ellenbogens:
Es fallen folgende Muskeln aus:

- M. pronator quadratus
- M. pronator teres
- M. flexor carpi radialis
- M. palmaris longus
- M. flexor digitorum superficialis
- M. flexor digitorum profundus radialer Teil

Die Hand kann bei gebeugtem Ellenbogengelenk aus der 0-Stellung nicht proniert werden und beim Faustschluß bleiben der 1. und 2. Finger in Streckstellung (Schwurhand).

Liegt die *Läsion im Handgelenkbereich* sind von den kleinen Handmuskeln folgende betroffen:

- M. opponens pollicis
- M. abductor poll. brevis
- M. flexor poll. brevis, oberflächlicher Kopf
- *Mm. lumbricales I und II*

Die Parese wird deutlich bei Bewegungen, die eine vollständige radiale Abduktion des gestreckten Daumens erfordern, wie z. B. beim Umfassen einer Flasche. Dabei liegt die Flasche nicht in der Tiefe der ersten Zwischenfingerfalte (Flaschenzeichen, Abb. 5.4).

Die Ursache liegt darin, daß beim Ausfall des M. opponens pollicis das Metacarpale I nicht genugend nach palmar stabilisiert werden kann und damit kann der Extensor pollicis brevis seine streckende Kraft nicht voll auf die *Grundphalanx* des Daumens ausüben.

Auch ohne eine Flasche kann man dieses Defizit leicht nachweisen: Man läßt den Patienten beide Hände mit den Handinnenflächen zusammenlegen und fordert ihn auf, beide Daumen so weit als möglich abzuspreizen. Dabei bleibt auf der geschädigten Seite der Daumen deutlich zurück.

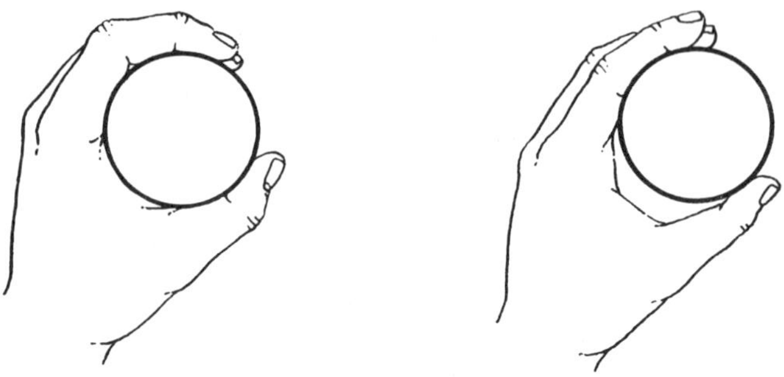

Abb. 5.4
Flaschenzeichen bei Medianuslähmung

Nervus ulnaris

Läsion im Ellenbogenbereich: Es kommt zum Ausfall des Flexor carpi ulnaris, des ulnaren Anteils des Flexor digitorum profundus, der Mm. lumbricales III und IV, aller Mm. interossei, aller Muskeln des Kleinfingerballens und des M. adductor pollicis sowie des tiefen Kopfs des M. flexor poll.

Die Hand steht in Krallenstellung: MP-Gelenke überstreckt, PIP-Gelenke gebeugt. Der Kleinfingerballen ist abgeflacht, der Daumenballen verschmächtigt, die Interkarpalräume sind eingesunken.

Die Langfinger können mit Hilfe des M. extensor dig. communis gestreckt werden, wenn die MP-Gelenke in etwa 20° Beugung fixiert werden (siehe auch 5.7.4.2, Abb. 5.14).

Liegt die Läsion im Bereich des Handgelenks, fallen nur die oben beschriebenen kleinen Handmuskeln aus.

Unvollständige Läsionen (z. B. durch Druck) kann man wie folgt erkennen:

Der 5. Finger steht in leichter Abduktion und kann nur mit Hilfe des Flexor dig. superficialis, also in leichter Beugung der Finger, adduziert werden, denn der normalerweise adduzierende M. inteross. palmaris VI ist paretisch.

Der Schnipptest (Abb. 5.5) weist ebenfalls auf eine Ulnarisschädigung hin:

Man läßt den Patienten zunächst auf der gesunden Seite mit Daumen-Zeigefinger, Daumen-Mittelfinger

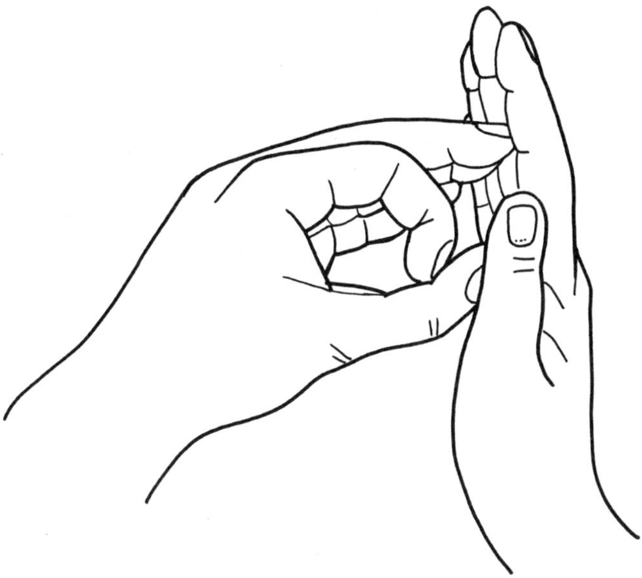

Abb. 5.5
Schnipptest
bei Ulnarislähmung

usw. gegen die Handinnenfläche des Untersuchers schnippen, danach auf der geschädigten Seite. Normalerweise erfolgt die Bewegung schnellend, bei einer Ulnarisschädigung schwach und langsam.

Muskelfunktionsprüfungen bei Verdacht auf Sehnendurchtrennungen oder -blockierungen

Tiefe Fingerbeuger: Beim Faustschluß kann das Endglied eines Fingers, dessen tiefe Beugesehne durchtrennt oder verwachsen ist, nicht in die Hohlhand hinein gebeugt werden.

Oberflächliche Fingerbeuger: Die Nachbarfinger des zu untersuchenden Fingers werden passiv in Streckstellung fixiert und der Patient aufgefordert, den freigelassenen Finger zu beugen. Kann er es nicht, funktioniert der M. flexor dig. superficialis dieses Fingers nicht. Normalerweise kann der M. flex. dig. profundus DIP- und PIP-Gelenk beugen. Er wird aber durch die passive Streckung der benachbarten Langfinger behindert, weil seine Muskelbäuche miteinander verwachsen sind (Quadrigasyndrom oder Test nach Aplay, Abb. 5.6).

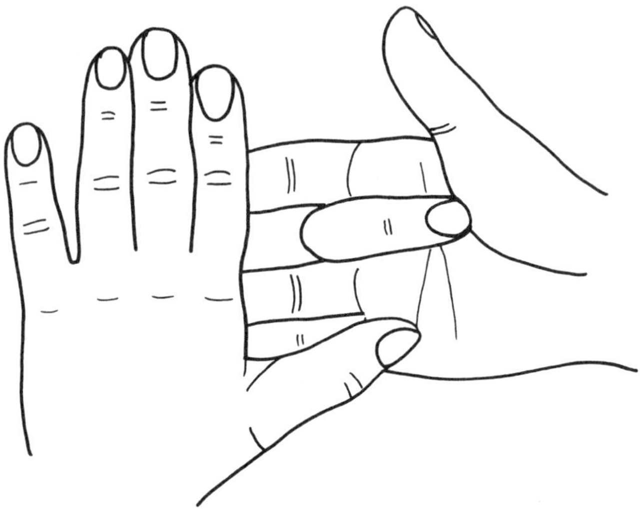

Abb. 5.6
Test nach Aplay oder Quadrigasyndrom (Funktion des Flex. digitorum superficialis)

M. flex. pollicis long.: Das IP-Gelenk kann bei in Streckstellung fixiertem MP-Gelenk aktiv nicht gebeugt werden.

M. extensor dig. communis: Bei Durchtrennung aller Sehnen proximal der MP-Gelenke können der 3. und 4. Finger in den MP-Gelenken aktiv nicht gestreckt werden (der 2. und 5. Finger haben eigene Strecker).

Ist nur eine Sehne proximal der juncturae tendinei (sehnige Verbindungen zwischen den Strecksehnen) durchtrennt, ist die Streckung geringfügig eingeschränkt.

Erfolgt die Durchtrennung distal einschließlich der Streckaponeurose, ist die Streckung im MP-Gelenk sehr behindert.

Ist nur der Mittelzügel der Streckaponeurose durchtrennt, entsteht die sogenannte Knopflochdeformität. Bei Durchtrennung oder beim subkutanen Riß der Seitenzügel proximal des DIP-Gelenks kommt es zum Hammerfinger (Abb. 5.7).

M. extensor poll. long.: Bei palmar aufgelegter Hand hebt der Ext. poll. long. den gestreckten Daumen von der Unterlage ab und adduziert ihn etwas. Er ist dabei durch seine vorspringende Sehne auch sicht- und tast-

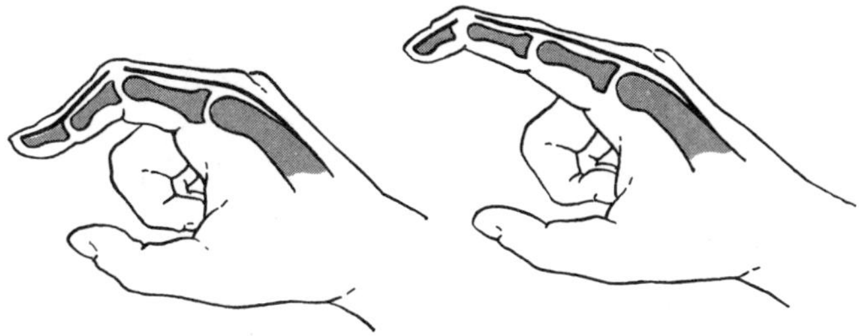

Abb. 5.7
li. Durchtrennung des Mittelzügels Knopflochdeformität
re. Durchtrennung des Seitenzügels Hammerfinger

bar. Ist er durchtrennt oder gerissen, kann der Daumen nicht angehoben werden und die Sehne ist nicht zu sehen oder zu tasten.

Muskelfunktionsprüfungen bei erheblichen Unterschieden zwischen aktiver und passiver Gelenkbeweglichkeit

Besteht kein Hinweis auf eine Schädigung von Nerven oder Sehnen, kann folgende Situation vorliegen:

Der Patient innerviert bewußt oder unbewußt Agonisten und Antagonisten gleichzeitig oder überhaupt nicht. Da am Unterarm Sehnen von Flexoren und Extensoren tastbar sind, kann man das dort durch Betasten während der angeordneten Bewegung nachweisen. Man kann aber auch einige Muskeln in ihrer Wirkung als Stabilisatoren überprüfen, denn diese Funktion kann nicht bewußt gesteuert werden:

- Die Handgelenkbeuger stabilisieren das Handgelenk in leichter Beugestellung bei voller Fingerstreckung.
- Die Handgelenkstrecker stabilisieren das Handgelenk in Streckung (20–30°) bei vollem Faustschluß (Abb. 5.8).
- Der M. ext. carpi ulnaris stabilisiert das Handgelenk bei Abduktion des Daumens.
- Der M. abductor pollicis stabilisiert das Handgelenk bei Abduktion des 5. Fingers.

5.2.3 Sensibilitätsprüfung

Die intakte Sensibilität ist für die Hand von gleicher Bedeutung wie die intakte Motorik, denn nur in Kombination beider ist die richtige Funktion möglich.

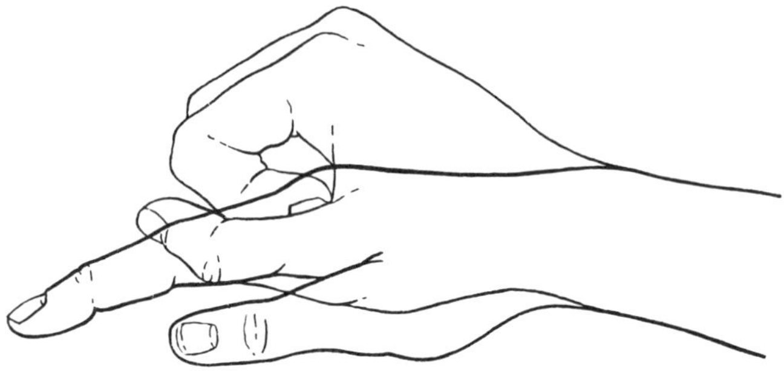

Abb. 5.8
Streckung im Handgelenk beim Faustschluß Beugung im Handgelenk bei Fingerstreckung

Ein normal beweglicher, aber empfindungsloser Finger wird nicht mehr in den Bewegungsablauf einbezogen.

Man unterscheidet folgende *Sensibilitätsstörungen:*
- **Anästhesie:** Es fehlen sämtliche Empfindungsqualitäten.
- **Primitive Sensibilität:** Die Tiefensensibilität ist vorhanden, die Lage im Raum wird empfunden. Man kann so schwerwiegende Sensibilitätsstörungen bereits durch Betasten der Haut feststellen. Normale Haut fühlt sich samtig an. Desensibilisierte Haut ist glatt und trocken.
- **Schutzsensibilität:** Die Berührung mit einem spitzen Gegenstand löst eine Empfindung aus. Der Unterschied zwischen Wärme und Kälte wird wahrgenommen.
- **Funktionelle Sensibilität:** Das Feingefühl ist gegenüber der Vergleichsseite deutlich eingeschränkt. Grobmotorische Arbeiten sind voll, feinmotorische eingeschränkt möglich.
- **Normästhesie:** Normales Feingefühl (taktile Gnosis).

Aufleseprobe nach Moberg

Diese einfache Methode gibt einen Überblick über normale, eingeschränkte und fehlende Sensibilität. Der Patient liest mit geschlossenen Augen von einer glatten Unterlage kleine Gegenstände (Büroklammern, Nadeln, Schräubchen, Muttern usw.) in ein Gefäß. Zuerst wird die Probe mit der *gesunden* Hand gemacht und dabei das individuelle Geschick und die Geschwindigkeit des Patienten beobachtet. Bei Nadeln benutzt der Patient meist die terminale Opposition (vergl. Greifformen), bei gröberen Gegenständen den palmaren Spitzgriff.

Bei der Aufleseprobe mit der geschädigten Hand können sich Abweichungen ergeben:

- Der Patient spart einen Finger aus oder nutzt nur eine Seite des Fingers (Sensibilitätsausfall durch Läsion beider oder eines Fingernerven).
- Der Patient kann nur größere Gegenstände einlesen und einmal erfaßte Gegenstände fallen wieder aus der Hand, das Auflesen erfolgt langsam (eingeschränkte Sensibilität).
- Der Patient liest mühsam mittels Klemmgriff zwischen dem 4. und 5. Finger die Gegenstände auf (Ausfall der Sensibilität im Medianusbereich).
- Der Patient kann mit geschlossenen Augen nichts ertasten und findet die Gegenstände nur mit offenen Augen (Sensibilitätsausfall im Bereich des N. medianus und des N. ulnaris).

Je nach dem Grad der Sensibilitätsstörung gibt es natürlich Zwischenformen. Die Methode führt zu einer Einschätzung der vorhandenen Sensibilität, aber nicht zu meßbaren Ergebnissen.

Zweipunktediskriminierung nach Weber

Diese Untersuchung beruht auf der Beobachtung, daß zwei spitze Berührungen der Haut erst ab einem bestimmten Abstand als zwei Punkte wahrgenommen werden. Dieser Abstand ist an Orten mit feiner Sensibilität deutlich geringer als an Körperpartien mit weniger feiner Sensibilität. Auch hier bietet die gesunde Hand den Maßstab.

Beim Test sind die Augen des Patienten geschlossen oder die zu untersuchende Hand wird gegen die Sicht der Patienten abgeschirmt. Die zu untersuchende Hand liegt fest auf. Mit einem Stechzirkel oder einer aufgebogenen Büroklammer werden zwei Punkte im Abstand von mehr als 4 mm mit gleichem Druck gleichzeitig berührt. Werden die zwei Reizpunkte deutlich als zwei wahrgenommen, wird der Abstand so lange verringert, bis der Patient die zwei Meßpunkte als einen empfindet.

Der Meßwert, bei dem die zwei Berührungspunkte noch auseinandergehalten werden können, wird dokumentiert.

Die Normalwerte an den Fingerbeeren liegen zwischen 2 und 4 mm. An der geschädigten Hand wird mit einem größeren Abstand als oben beschrieben begonnen und der Abstand der Reizpunkte ermittelt, bei dem diese noch als zwei Punkte erkannt werden können.

5.2.4 Kraftmessung

Vor Beginn der Ergotherapie ist es wichtig zu wissen, welche Kraft der Patient mit der geschädigten Hand aufbringen kann.

Mit folgender Übung erhält man einen Überblick:
Man läßt den Patienten beide Hände des Untersuchers umgreifen und fordert ihn in *unregelmäßigem Wechsel* auf, mit der rechten, der linken oder beiden Händen fest zuzudrücken. Erfolgt der Wechsel schnell und unkoordiniert, wird es schwierig, für den Patienten eine Kraftminderung vorzutäuschen.

Die Kraftmessung mit einem *Dynamometer* oder einem *Vigorimeter* ergibt dokumentierbare Werte, die die Grundlage für spätere Vergleichsmessungen sind. Es werden immer *drei Messungen hintereinander* – erst mit der normalen, dann mit der geschädigten Seite – durchgeführt und der *Mittelwert* errechnet. Das Ergebnis ist abhängig von der *Anstrengungsbereitschaft* des Patienten.

5.3 Festlegungen des Behandlungsziels

Nach einer exakten Dokumentation aller erhobenen Befunde auf einer Behandlungskarte ergeben sich:

- Art und Ausmaß der Schädigung
- Einschränkungen der Belastungsfähigkeit lokal (Wunden, Schwellungen, Verbände) oder allgemein (z. B. Herz-Kreislauf-Erkrankungen, Schädigungen anderer Bereiche)
- Ist der Schaden durch Ergotherapie zu beheben oder zu vermindern oder liegt ein bleibender Defekt vor
- Welche Beeinträchtigungen im täglichen Leben liegen vor (Selbstversorgung, Haushalt, Arbeit, Hobby).

Aus diesen Daten ergibt sich das *Behandlungsziel*:

- Wiederherstellung oder Besserung der eingeschränkten Funktionen
- Verbesserung der Kondition
- Erlernen von Umwegstrategien

Man unterscheidet zwischen dem endgültigen oder dem Fernziel und den etappenweise zu erreichenden Nahzielen. Diese Zielstellungen sind keine festen Größen, sie können und müssen nicht selten der Reaktionsweise des Patienten entsprechend verändert werden.

Da die *Belastbarkeit* eines Patienten auch bei exakter Befunderhebung nicht sicher eingeschätzt werden kann, sollte mit einer Behandlung begonnen werden, deren Belastung vom Patienten toleriert werden kann. Die Dosierung kann durch die Intensität der Tätigkeit aber auch durch deren Dauer erfolgen.

Während der ersten Therapiezeit muß der Patient aufmerksam *beobachtet* und am Ende jeder Behandlung befragt werden, ob ihn die Behandlung sehr angestrengt oder Schmerzen bereitet hätte. *Vor Beginn* der nächsten Therapie muß er erneut befragt werden, ob er

- nach der Behandlung Schmerzen oder Schwellungen beobachtet habe,

Tabelle 5.1 Zusammenhang zwischen Reaktion auf die Behandlung und Reizdosierung

Reaktion	**Schlußfolgerungen**
Keine Reaktion, keine Ermüdung	Patient wurde unterfordert, die Intensität kann gesteigert werden
Leichte Ermüdung, geringer Muskelschmerz	Belastung ist ausreichend
Schmerzen, die über 2 h nach der Behandlung anhalten	Belastung muß verringert werden

- wie lange diese Beschwerden angehalten hätten,
- ob der Nachtschlaf noch dadurch gestört wäre.

Die geschilderten Reaktionen auf die Behandlung erlauben Schlußfolgerungen für die weitere Reizdosierung (Tab. 5.1) Man braucht Erfahrungen, um die richtige Stufe der Belastung zu finden.

Wie beim sportlichen Training gilt der Grundsatz, daß nur die Belastung trainingswirksam sein kann, die die Leistungsfähigkeit des Patienten deutlich beansprucht.

5.4 Bewegungseinschränkungen des Schultergürtels und des Schultergelenks

5.4.1 Klinische Grundlagen

Schultergürtel und Schultergelenk werden als eine funktionelle Einheit betrachtet. Im Gegensatz zur stabilen Verbindung des Beckengürtels mit dem Achsenskelett hat der Schultergürtel keinen direkte Kontakt zur Wirbelsäule, sondern lediglich eine mittelbare Verbindung über das Sternoclaviculargelenk. Die Fixierung am Rumpf erfolgt muskulär. Dadurch wird eine enorme

Beweglichkeit erreicht. Mit Hilfe aller Arm- und Handgelenke erreicht die Hand fast jede Stelle des Körpers und kann entsprechend einen Gegenstand zu jedem Teil des Körpers heranziehen.

Auf diesen großen Greifraum des Menschen sind viele Dinge seines täglichen Lebens abgestimmt: Möbel, Kleidung, Sportgeräte, Fenstergriffe, Schalterhöhen, Ablageflächen, Haltegriffe in Verkehrsmitteln.

Eine Einschränkung des Greifraumes durch Schmerzen, Kontrakturen, Paresen oder fixierende Verbände beeinträchtigt die Lebensqualität erheblich.

Man unterscheidet *aktive* und *passive* Bewegungseinschränkungen bei Gelenken.

Aktive Bewegungseinschränkungen:

- Das Gelenk wird blockiert durch gleichzeitiges Anspannen von Agonisten und Antagonisten wie z. B. bei heftigem Bewegungsschmerz.
- Die das Gelenk bewegenden Muskeln fallen bei Lähmungen oder Durchtrennungen von Muskeln oder Sehnen aus.

Passive Bewegungseinschränkungen:

- Nach längerer Ruhestellung kann es zu Verkürzungen der periartikulären Gewebe kommen.
- Durch entzündliche Erkrankungen treten Verklebungen und Schrumpfungen der periartikulären Gewebe auf (Periarthritis).
- Im Gelenk selbst kommt es zu Veränderungen, die die Beweglichkeit einschränken (Gelenkdeformierungen, Gelenkentzündungen).

Am Schultergelenk kommen folgende Ursachen von Bewegungseinschränkungen häufig vor:

- Längere Fixierung des Oberarmes an den Thorax im Desault-Verband, längeres Tragen des Armes in einer Schlinge oder einer Mitella
- längere Schonhaltung des Armes in Adduktion bei Schulterschmerzen oder Schmerzen in Arm und Hand (Radiusfraktur, Morbus Sudeck)

- Verletzungen der Rotatorenmanschette (Sehnen der Mm. supraspinatus, infraspinatus und teres minor)
- Erkrankungen des periartikulären Gewebes (Schultersteife = „frozen shoulder“, Periarthritis humeroscapularis)
- Erkrankungen des Gelenkinneren (Rheumatoidarthritis, infektiöse Arthritis, Arthrose).

Bewegungseinschränkungen durch Schonhaltungen sind vermeidbar.

Für den Ergotherapeuten bedeutet diese Forderung, daß er bei allen Patienten mit Gipsverbänden oder schmerzhaften Erkrankungen oder Verletzungen an Hand und Arm darauf achtet, daß das Schultergelenk im Verlauf der Therapie häufig im gesamten Bewegungsablauf durchbewegt oder in Abduktion gelagert wird.

5.4.2 Gelenkmobilisation durch Ergotherapie

Tabelle 5.2 gibt eine Übersicht über Bewegungen, die bei Arbeitstätigkeiten gut geschult werden können. Die anderen Bewegungsabläufe können besser und intensiver durch Bewegungsübungen (Krankengymnastik) geübt werden (Tab. 5.2).

Schmerz- oder lähmungsbedingte Bewegungseinschränkung der Schulter

Der Arm wird gerade noch unterhalb der Schmerzgrenze in Abduktion 45° vor der Frontalebene gelagert oder im Helparm aufgehängt oder durch eine aufblasbare Gummirolle bzw. eine Schaumstoffrolle abduziert. Von dieser Haltung aus können folgende Tätigkeiten ausgeführt werden: Makramee, Knüpfen, Weben stehend oder sitzend am Flachwebrahmen, großflächiges Malen, Steckspiele usw. Dabei sollte immer die maximal schmerzfrei mögliche Abduktionshaltung eingenommen werden. Durch diese langsame langfristige Dehnung kommt es allmählich zur Vergrößerung des schmerzfreien Bewegungsraumes.

Tabelle 5.2 Bewegungen im Schultergelenk

Bewegungsachse	**Bewegungsausmaß**
Frontalachse	Vorheben bis ca. 160° Rückheben bis ca. 30°
Sagittalachse	Abduktion bis ca. 160° (diese Bewegung erfolgt aber nicht exakt seitlich, sondern vor der Frontalebene = innerhalb des Gesichtsfeldes)
Transversalachse	Horizontalextension bis ca. 25° Horizontalflexion bis ca. 135°
Oberarmlängsachse	Außenrotation bis ca. 60° Innenrotation bis ca. 60°

Teilversteifte Gelenke

Aktive Mobilisation mit Unterstützung: Sie kommt zum Einsatz, wenn die passive Beweglichkeit deutlich größer ist als die aktive. Es können Abschwächungen des M. deltoideus vorliegen (nach Schulterluxationen oder Schädigungen d. M. axillaris) oder Verletzungen der Rotatorenmanschette. Im Helparm wird der Arm schwerelos aufgehängt. Die abgeschwächte Muskulatur ist dann in der Lage, den Arm weiter anzuheben. Tätigkeiten oder Spiele wie oben beschrieben.

Aktive Mobilisation ohne äußeren Widerstand

(Ausnahme der Schwere des Armes und der innere Widerstand der verkürzten Gewebe): Sie kann z. B. erfolgen beim Abwickeln von Wolle von einer großen hoch gestellten Weife, durch Aufziehen einer Kette auf ein an der Wand angebrachtes Schärbrett, durch Knüpfen am senkrecht angebrachten Knüpfrahmen (Behälter mit Fäden in gerade noch überwindbarem Abstand vom Patienten deponieren, damit der Bewegungsraum möglichst groß gehalten wird). Auch unterschiedliche Spiele können in dieser Position angebracht werden.

Aktive Mobilisation mit Widerstand: Sie ist zu erreichen z. B. beim Weben an einem breiten Webrahmen mit straffer Kette, beim Durchschieben einer dickbewickelten Webnadel durch ein enges Fach (Horizontalextension und -flexion) oder beim Schleifen auf einem Schrägbrett, das seitlich neben dem Patienten angebracht ist (Abduktion).

Ein genau dosierter Widerstand kann durch am Arbeitsgerät angebrachte Gewichte oder Federn gegeben werden.

Aktiv-passive Mobilisation: Man nutzt dazu die Schwerkraft bzw. die Schwungkraft des Arbeitsgeräts. Der Bewegungsvorgang wird mit einer aktiven Muskelarbeit eingeleitet und durch die Schwer- und Schwungkraft des bewegten Gegenstandes weitergeführt (z. B. Hobeln, Verschieben des Schlittens einer Strickmaschine). Auch mit Hilfe von Bällen oder Keulen ist diese Art der Mobilisierung zu erreichen.

Passive Mobilisierung: Sie ist möglich mit allen Werkzeugen, die beidhändig zu bedienen sind. Der Patient bestimmt durch seine gesunde Extremität die Intensität der Mobilisierung. Dadurch sind Schäden durch zu forsche Mobilisierung kaum zu befürchten.

Die Mobilisierung eines kontrakten Gelenks erfordert immer einen längeren Zeitraum. *Häufige Bewegungen* innerhalb des *ganzen* freien Bewegungsraumes führen zu einer Verbesserung der Beweglichkeit. Sie kräftigen die Muskulatur, die damit besser in der Lage ist, den Widerstand der verkürzten Gewebe zu überwinden. Wichtig ist, daß die Aufmerksamkeit des Patienten sich auf das entstehende Produkt richtet.

Brüske Mobilisierungsversuche sind zu unterlassen, da sie leicht zur Verstärkung der Schmerzen und zu einer Verringerung der Beweglichkeit führen können. Der Patient versucht natürlich auch bei der Ergotherapie eine ihm schmerzhafte Bewegung durch Ausweichbewegungen zu kompensieren. So beginnt er die Abduktion mit dem Heben der Schulter, Biegung der Wirbelsäule nach der gesunden Seite. Beim Elevieren des Armes neigt er den Oberkörper nach hinten (Verstärkung der Lordose).

Da es kaum möglich ist, alle diese Ausweichbewegungen auszuschalten, muß man dem Patienten diese Ausweichbewegungen *bewußt machen.* Das gelingt, indem man einen Spiegel vor dem Patienten anbringt (Bewußtmachung über die optische Wahrnehmung) oder am Boden eutonische Übungen durchführen läßt (Bewußtmachung über die taktile Wahrnehmung).

5.5 Bewegungseinschränkungen der Ellenbogengelenke

5.5.1 Klinische Grundlagen

Das Ellenbogengelenk umfaßt das Humeroulnargelenk, das an der Beugung und Streckung beteiligt ist. Das proximale Radioulnargelenk arbeitet bei Pro- und Supination nur gemeinsam mit dem distalen Radioulnargelenk und wird daher bei den Schädigungen des Handgelenkes mit besprochen.

Die häufigsten Ursachen für Bewegungsbehinderungen an diesen Gelenken sind Frakturen und Gelenkverletzungen: Suprakondyläre und diakondyläre Humerusfrakturen, Olekranonfrakturen, Radiusköpfchenfrakturen, Knochenaussprengungen (Osteochondritis dissecans), Luxationen. Auch Entzündungen im Gelenk können zu Bewegungseinschränkungen führen.

Da die Ellenbogengelenkbeugung im täglichen Leben wesentlich häufiger vorkommt als die Streckung, ist die Wiederherstellung der vollen Streckung langwieriger und schwieriger als die Wiederherstellung der vollen Beugung. Da die volle Beugung für das tägliche Leben bedeutungsvoller ist als die Streckung, können

Defizite in der Streckung (bis 30°) besser toleriert werden als Beugedefizite.

Eine Einschränkung der Beugung bis 90° ist für die Körperpflege und das Essen hinderlich, weil die Hand nicht nahe genug an den Kopf herangebracht werden kann. Man muß technische Hilfen – Löffel und Gabel mit verlängertem Stiel, Kamm mit verlängertem und gewinkeltem Griff – zur Anwendung bringen.

In der Ergotherapie sollte ausprobiert werden, welche Hilfsmittel geeignet sind. Der Patient hat ein Anrecht darauf, im Gebrauch von Hilfsmitteln unterwiesen zu werden.

Eine Streckbehinderung von 30° schränkt lediglich die Reichweite des Armes ein.

5.5.2 Ergotherapie

Für die Behandlung von Beuge- und Streckenbehinderungen eignen sich Tätigkeiten, bei denen diese Bewegungen im schnellen Wechsel möglichst weiträumig erfolgen:

- Hobeln
- Schleifen auf einer Schräge
- Stricken auf einer Maschine
- Weben an breiten Webrahmen mit langer Webnadel
- Makrameearbeiten mit langen Fäden
- Anfertigung von Kleisterpapier (große Bögen).

Dabei kann der Patient auch durch Vor- und Rückneigen oder Seitneigen des Oberkörpers ausweichen. Ein Stuhl mit hoher Rückenlehne und Armlehnen, der nahe an den Arbeitstisch gerückt wird, kann das erschweren.

Der Nervus ulnaris kann bei Verletzungen des distalen Humerusendes in Mitleidenschaft gezogen sein. Bei Befunderhebung ist deshalb besonders auf die Zeichen einer Ulnarisschädigung zu achten (s. 5.2.2).

5.6 Schädigungen der Handgelenke und der Hände

5.6.1 Schädigungen der Haut an den Händen

5.6.1.1 Klinische Grundlagen

Zum ungestörten Gebrauch der Hand gehören nicht nur die freie Beweglichkeit aller Gelenke, sondern auch eine intakte, verschiebliche, belastungsfähige Haut mit normaler Sensibilität und eine ungestörte motorische Nervenversorgung.

Die Haut einer Hand kann deutliche Hinweise auf die vorliegende Funktionsstörung geben. Normalerweise ist die Haut an der Streckseite der Hand dünn und fein gefältelt. Sie ist sehr verschieblich und gut abhebbar.

Infolge dieser lockeren Struktur des Unterhautfettgewebes treten Schwellungen an der Hand deutlicher an der Streckseite zutage, auch wenn die Ursache der Schwellung sich in der Hohlhand befindet.
Die Haut der Beugeseite ist dick, straff, weniger gefältelt und haarlos. Beim Faustschluß bleibt sie im Bereich der Beugefalten fixiert. Das bedingt die Palmaraponeurose, ein derbes faserreiches Gewebe zwischen der Haut und den Gebilden der Hohlhand (Sehnen, Gefäß-Nervenbündeln). Die Palmaraponeurose schützt Sehnen, Gefäße und Nerven vor heftigen Druckeinwirkungen von außen.

Eine verminderte Hautfältelung weist immer auf eine Bewegungseinschränkung hin.

Hautverfärbungen signalisieren:
Rötung – Vermehrung der Blutzufuhr
Blässe – Verminderung der Blutzufuhr
Blaufärbung – ungenügende Sauerstoffversorgung
„glasig"-bläuliches Aussehen – Störung des Abflusses.

Die dicht unter der Haut liegenden Sehnen und Gelenke können ihre Funktion nur voll erfüllen, wenn das Gleitgewebe intakt ist. So kann eine tiefreichende Hautnarbe durchaus die Gleitfähigkeit einer Sehne beeinträchtigen. Man kann u. U. sehen, wie die Haut sich mit der Sehne bewegt.

Wegen der räumlichen Nähe wichtiger Strukturen können sog. *Bagatellverletzungen*, wie Nadelstiche, Riß- und Schnittwunden zu Infektionen von Gelenken oder Sehnenscheiden führen.

Hautdefekte, die am übrigen Körper folgenlos abheilen, führen an der Hand – im Bereich der Gelenke – bereits zu Bewegungseinschränkungen.

Längsverlaufende Wunden, die die Fingerbeugefalten kreuzen, führen häufig zu Kontrakturen. Der ständige Zug an der Narbe bei jeder Bewegung führt zu Schrumpfvorgängen im Bindegewebe.

5.6.1.2 Ergotherapie nach Hautverletzungen

Im allgemeinen gilt der Grundsatz, daß eine heilende Wunde ruhiggestellt werden muß. Das gilt uneingeschränkt für alle Hauttransplantationen. Bei Operationswunden oder großen Hautverletzungen wird ebenfalls die Wundheilung abgewartet. Besteht aber die Gefahr, daß während dieser Zeit (7–14 Tage) Bewegungseinschränkungen entstehen können (z. B. nach Gelenkoperationen bei Rheumatoidarthritis oder nach Tenolysen), dann sind bewegungstherapeutische Maßnahmen (Ergotherapie – Krankengymnastik) bereits während der Wundheilung notwendig.

Heilende Wunden oder frische Narben auf den Greifflächen der Hände müssen bei Ergotherapie geschützt werden.

Das wird erreicht durch Hantieren mit ganz weichen Materialien oder durch Umwickeln der Werkzeuggriffe mit Schaumstoff. Man kann auch die Innenfläche eines Handschuhs mit Schaumstoff polstern. Besteht die Gefahr der Verschmutzung von Verbänden, sind weite Plastikhandschuhe überzuziehen. Stöße oder heftige

Druckeinwirkungen (hämmern) müssen vermieden werden.

Hinweise auf geeignete Tätigkeiten siehe unter 5.6.3.

5.6.2 Verbrennung

5.6.2.1 Klinische Grundlagen

Großflächige Verbrennungen der Hände sowie kleinflächige im Bereich der Fingergelenke führen oft zu Kontrakturen. Liegt eine solche vor, dann ist eine Hauptplastik das Mittel der Wahl. Ist sie nicht möglich,dann kann man vorsichtig im freien Bewegungsraum im ständigen Wechsel von Spannung und Entspannung versuchen, das Narbengewebe etwas zu dehnen. Jede brüske Zugbelastung muß vermieden werden. Spezialbekleidung und -handschuhe, die einen ständigen elastischen Druck auf das Narbengewebe ausüben, verhindern die Bildung von derben, wulstigen (hypertrophen) Verbrennungsnarben.

Nach einer *Narbenexzision* können folgende *Hautplastiken* zur Anwendung kommen:

Spalthautlappen heilen am leichtesten ein, weil sie dünn sind, erreichen bald eine Schutzsensibilität, sind aber nicht sehr belastungsfähig.

Vollhautlappen benötigen einen sauberen, gut durchbluteten Wundgrund. Sie erreichen mit der Zeit eine ausreichende Verschieblichkeit, Schutzsensibilität und Belastungsfähigkeit.

Hautlappen mit Unterhautfettgewebe können nur verpflanzt werden, wenn die Blutversorgung über die Blutgefäße des Lappens gewährleistet wird. Das kann geschehen über einen Stiel, der Blutgefäße enthält, vom Spender zum Empfängergebiet, oder durch eine freie Verpflanzung mit einer Vereinigung von Spender- und Empfängergefäß durch Gefäßnaht. Diese dicken Lappen erreichen nur am Rand eine Schutzsensibilität, sind aber sehr belastungsfähig und ergeben ein gutes Gleitlager für darunterliegende Sehnen oder ein gutes Polster über Knochen und Gelenken.

5.6.2.2 Ergotherapie

Bei kleinflächigen Verbrennungen dient die Ergotherapie der Vermeidung von Bewegungseinschränkungen und Kraftverlusten. Der Patient kann Tätigkeiten ausführen, die einen häufigen Wechsel von Beugung und Streckung ohne großen Kraftaufwand beinhalten. Verschmutzungen der Verbände mit feuchten oder staubenden Substanzen sind wegen der Infektionsgefahr zu vermeiden.
Nach Hauttransplantationen muß die Anheilung des Transplantats abgewartet werden. Die Ergotherapie hat zum Ziel, den durch die Narbenexzision erreichten Bewegungsumfang zu erhalten. Die transplantierte Haut ist zunächst gefühllos und daher ohne Schutz gegenüber Hitze, rauhen Oberflächen und spitzen Gegenständen. Auch der ausgeübte Druck wird bei dicken Transplantaten vorerst nicht wahrgenommen. Die verwendeten Werkzeuge, Materialien und Tätigkeiten müssen daraufhin überprüft werden.

5.6.3 Dupuytrensche Kontraktur

5.6.3.1 Klinische Grundlagen

Die Dupuytrensche Kontraktur ist eine Erkrankung der *Palmaraponeurose.* Sie führt zunächst zu knotigen Verdickungen, die unter der Hohlhandhaut zu tasten sind und manchmal zu grübchenförmigen Einziehungen der Haut führen. Später kommt es zur Bildung von Strängen, die schrumpfen und die Fingerstreckung behindern. Der Patient glaubt eine „Sehnenschrumpfung" zu haben. Die Sehnen liegen jedoch unter der Palmaraponeurose und bleiben meistens unbeteiligt. Besteht eine Kontrakur über mehrere Jahre, ist es durchaus möglich, daß die Kapsel des beteiligten Gelenkes schrumpft und damit auch nach einer operativen Entfernung der behindernden Stränge die volle Gelenkstreckung nicht möglich ist.

Die Ursache der Erkrankung ist noch nicht bekannt. Die Krankheit tritt überwiegend in der 2. Lebenshälfte auf. Männer sind häufiger betroffen als Frauen. Eine Disposition für diese Erkrankung scheint erblich zu sein.

Bei der Operation wird möglichst viel von der Palmaraponeurose entfernt. Da es technisch nicht möglich ist, jede Faser zu entfernen, muß immer mit einer *Neuerkrankung der verbliebenen Anteile der Palmaraponeurose* gerechnet werden. Je jünger die Patienten bei Beginn der Erkrankung sind, um so schneller treten Knoten und Kontrakturen wieder auf. Deshalb wird erst operiert, wenn die Streckbehinderung für den Patienten hinderlich ist.

Nach der Operation ist eine *ungestörte Wundheilung* ausschlaggebend für ein gutes Ergebnis. Das bedeutet aber nicht, daß die Hand bis zur Wundheilung ruhiggehalten werden muß. Vorsichtige Beugungen und Streckungen ohne Kraftaufwand sind schon vor dem Entfernen der Fäden erlaubt.

Mit der Ergotherapie wird meist begonnen, wenn die Fäden entfernt worden sind. Die verheilte Wunde bleibt dann unbedeckt, nur kleine Epitheldefekte und restliche Wunden werden verbunden. Welche Tätigkeiten und welche Werkzeuge verwendet werden, richtet sich nach der Kraft und dem Faustschlußvermögen des Patienten. Auch hierbei wird zunächst mit einer geringen Belastung begonnen.

Alle harten Griffe müssen abgepolstert werden.

Da die meisten wenig belastenden Arbeiten mit Spitzgriff ausgeführt werden, sollte man versuchen, durch einfache technische Hilfen die Spitzgriffarbeit in eine Faustschlußarbeit umzuwandeln.

Bastwickeln z. B. ist eine wenig belastende Tätigkeit. Der Bastfaden wird aber nicht wie üblich mit Spitzgriff gefaßt, sondern durch einen zylindrischen

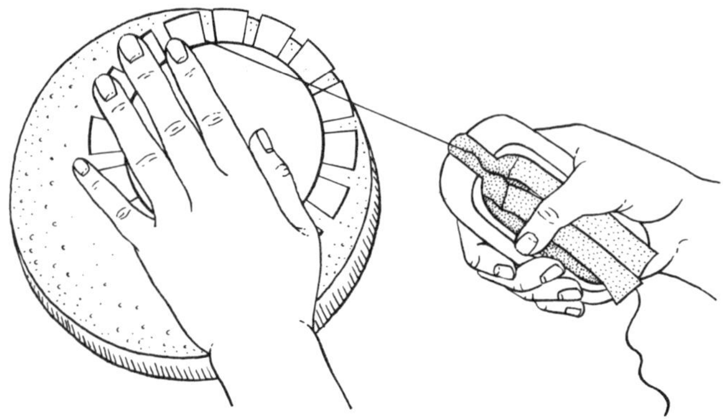

Abb. 5.9 re. Hand – Faustschluß statt Spitzgriff
li. Hand – passive Streckung

Griff geleitet (Abb. 5.9), der mit Faustgriff gefaßt werden kann. Sobald die Wunden fest verheilt sind und die Kraft zugenommen hat, können Lederarbeiten durchgeführt werden. Die Griffe der Lochzange müssen abgepolstert sein. Die Handkraft sollte ca. 10 kp betragen. Der Wechsel zwischen Lochen und Bändeln vermeidet Überlastungen.

Zunehmend mit der Belastbarkeit der Narben auf Zug werden auch Streckübungen eingebaut:

aktive – beim Einlesen eines Musterfadens mittels Klemmgriff in ein Webfach oder beim Rollen von Ton,
passive – beim Fixieren eines flachen Gegenstandes auf der Unterlage.

Je nachdem, ob Beugung oder Streckung der Finger mehr eingeschränkt sind, werden Arbeiten mit Beugung oder Streckung bevorzugt.

Anhaltende milde Dehnung bringt mehr Erfolge als ein kurzer kräftiger Zug

In der letzten Behandlungsphase sollte der Patient auf seine berufliche Tätigkeit vorbereitet werden. Patienten, die grobe Arbeiten zu verrichten haben, können mit Holz-, Garten- oder Hofarbeiten beschäftigt werden.

Werden beruflich aber leichte Arbeiten gefordert, kann mit anhaltenden Spitzgriffarbeiten (Ton aufsetzen und Modellieren, Malen, Nähen, Sticken, Fingerweben) die erforderliche Kondition erreicht werden.

Ist nach der Operation einer schweren Dupuytrenschen Kontraktur die Wiederherstellung der vollen Handfunktion nicht mehr möglich, muß der Patient vorrangig lernen, mit der Behinderung zu leben und den Anforderungen des Alltags gerecht zu werden (Umwegstrategien).

5.6.4 Frakturen und Luxationen an der Hand

Wie bei allen Frakturen ist die wichtigste Voraussetzung für eine völlige Ausheilung die *exakte Reposition und Fixation.* Die reponierten Frakturen und Luxationen werden überwiegend mit Gipsverbänden ruhiggestellt, wobei nur in Ausnahmefällen ein unverletzter Finger mit einbezogen werden darf. – Bei operativ behandelten Knochenbrücken ist nur in Ausnahmefällen eine zusätzliche äußere Fixierung erforderlich. – Gipse von Unterarm- und Radiusfrakturen enden dorsal an den Mittelhandköpfchen und palmar an der distalen Hohlhandbeugefalte. Nur so ist die freie Beweglichkeit der Finger möglich. Müssen Finger fixiert werden, ist die *Funktionsstellung* (Beugung mindestens 60° im MP-Gelenk und 30° im PIP-Gelenk) zu beachten. Die Dauer der Ruhigstellung richtet sich nach der Heilungstendenz der Fraktur: 4 Wochen bei einer Radiusfraktur, 12 Wochen bei einer Scaphoidfraktur.

Unabhängig von der Art der Fraktur gilt:

Empfehlungen für die Ergotherapie:

- Die Ergotherapie sollte so früh wie möglich beginnen. Sie kann bereits mit Gips nach Abklingen der Schwellung und des Schmerzes, etwa nach 3 Tagen, erfolgen. Ist die verletzte Hand völlig funktionsunfähig, sollte dennoch Ergotherapie mit der unverletzten Hand begonnen werden, weil das zu einer Verbesserung der Zirkulation der verletzten Seite führt und außerdem die emotionale Stimmungslage des Patienten verbessern kann.

- Mit Hilfe einer Pendel- oder Verordnungskarte sollte ein unmittelbarer Informationsaustausch zwischen dem Arzt und dem Ergotherapeuten erfolgen.
- Die Ergotherapie sollte so oft wie möglich, optimal 5mal wöchentlich, durchgeführt werden.
- Die Beendigung der Ergotherapie sollte erst erfolgen, wenn keine Funktionsverbesserungen mehr erreichbar sind.

5.6.4.1 Radiusfrakturen

5.6.4.1.1 Klinische Grundlagen

Die *Extensionsfraktur* des Radius entsteht beim Sturz auf die ausgestreckte Hand. Sie ist die häufigste Form der Radiusfraktur. Die *Flexionsfraktur* kommt seltener vor. Ältere Menschen erleiden häufiger eine Radiusfraktur als jüngere. Gewöhnlich erfolgt Ruhigstellung in einem Unterarmgipsverband (s. oben), bei erheblicher Verletzung des distalen Radioulnargelenks wird auch ein Oberarmgipsverband angelegt, um Pro- und Supination auszuschalten.

Mit dem Unterarmgips kann der Patient die meisten Greifbewegungen des täglichen Lebens bewältigen. Häufig aber werden die möglichen Bewegungen nicht ausgeführt. Man sieht, wie diese Patienten den verletzten Arm ängstlich an den Körper pressen und nicht selten den angebeugten Unterarm mit der anderen Hand noch unterstützen oder ihn in einer Schlinge tragen. Bei dieser Haltung kann weder das Frakturödem ablaufen, noch die Blutzirkulation angeregt werden. Schultersteifen oder Sudeck'sche Dystrophien werden so vorprogrammiert. Wird dagegen der Patient nach der ersten Gipskontrolle bereits zur Ergotherapie überwiesen, lassen sich Bewegungseinschränkungen an den nicht fixierten Gelenken und Konditionseinbußen weitgehend vermeiden.

5.6.4.1.2 *Ergotherapie*

Während der Gipsbehandlung

Die Tätigkeiten in der Ergotherapie haben folgende Ziele:
- Ablauf des Frakturödems
- Erhaltung der Beweglichkeit von Schulter-, Ellenbogen- und Fingergelenken
- Vermeidung von erheblichen Einbußen bei der Muskelkraft.

Pro- und Supinationsbewegungen sind in dieser Phase einzuschränken.

Solange *Schwellung und Bewegungseinschränkung* der Finger dominieren und der Arm ängstlich am Körper gehalten wird, sind große Armbewegungen mit geringen Anforderungen an den Faustschluß erforderlich:
- Wolle wickeln von einer hoch angebrachten Weite,
- Aufziehen einer Kette auf ein an der Wand angebrachtes Schärbrett,
- Weben am hochgestellten Flechtboy,
- Seidenmalerei (Pinselgriff verdicken),
- Steckspiele, beides in entstauender Armhaltung.

Sofern nicht gleichzeitig eine krankengymnastische Übungsbehandlung abläuft, sind im Rahmen einer Pausengymnastik alle Bewegungen zu üben, die bei den oben geschilderten Tätigkeiten nur ungenügend anfallen.

Nach Abklingen der Stauung, bei noch vorhandenen Bewegungseinschränkungen in Schulter-Ellenbogen- und Fingergelenken, sind Webarbeiten am Flach- oder Hochwebrahmen mit dickem, weichen Material und lockerer Kette geeignet. Die meiste Kraft wird beim Einhängen und Anschlagen des Kammes gebraucht. Sofern eine normale Webnadel noch nicht gehalten werden kann, ist eine breitere zu wählen, die dick mit dem Schußmaterial bewickelt ist.

Durch Straffung der Kette, Verwendung dünneren Schußmaterials und ein dichteres Gewebe können die Anforderungen an die muskuläre Kraft gesteigert werden. Sobald nicht mehr die muskuläre Insuffizienz, sondern eher Verminderungen der Geschicklichkeit im Vordergrund stehen, können verstärkt *Spitzgriffarbeiten* zum Einsatz kommen. Um die dabei typische Haltung des Armes (Oberarm am Körper angelegt) zu verändern, kann man die Arbeiten am schräg gestellten Tisch ausführen lassen, oder man deponiert beim Knüpfen z. B. die Knüpffäden in einem auf Armlänge vom Patienten entfernten Behälter.

Der Patient sollte auch konkret erfahren, was er sich zu Hause zumuten kann. Jeder Haushalt bietet eine Fülle von Übungsmöglichkeiten, die man dem Patienten erläutern sollte.

Nach der Gipsabnahme

Zu diesem Zeitpunkt kann durchaus wieder eine Schwellung der Hand auftreten. Außerdem ist das bis dahin fixierte Handgelenk zunächst bewegungsschmerzhaft. Das Übungsprogramm beginnt also praktisch von vorn – mit dem Unterschied, daß nun auch das Handgelenk in die Tätigkeiten einbezogen werden kann.

Man kann z. B. Bastwickeln um eine Pappschablone mit dem vorher geschilderten Handgriff durchführen lassen, dabei werden Arbeitshand und Haltehand in Abständen gewechselt. Gehalten wird das Werkstück mit der flach ausgestreckten Hand auf dem Tisch in Sitzhaltung (Streckung im Handgelenk 0–20°) oder im Stehen (Streckung im Handgelenk ca. 70°). Beugung und Streckung können so in einem Arbeitsgang geübt werden (s. Abb. 5.9).

Kurzzeitiges Tonkneten ist eine gute Übung. Man beginnt mit 10 Minuten und steigert im Verlauf eine Behandlungsserie – je nach Reaktion des Patienten – auf 20 Minuten.

- Weicher, wenig durchmischter Ton, der zwischen den knetenden Fingern durchquillt, wird im Wechsel zwischen Fingerstreckung und -abduktion und Fingerbeugung und -abduktion durchgeführt, stärkt also die kleinen Handmuskeln.

- Festere Tonklumpen werden vorwiegend mit dem Handballen geknetet. Das bedeutet abwechselnd Beugung und Streckung im Handgelenk.
- Soll der Patient vorwiegend mit den Fingern im Spitzgriff kneten, wählt man kleine Tonklumpen und läßt die Hand mit der ulnaren Kante auf dem Tisch aufliegen.

An den Eindrücken der Finger im Tonklumpen kann der Patient ablesen, welche Finger noch nicht voll mitarbeiten.

Die Weiterverarbeitung des Tones bietet vielfältige Übungen für Handgelenk und Finger:

- Streckung der Finger und leichte Beugung im Handgelenk – Tonschlangen rollen und Eindrücken von Ton in eine flache Form.
- Beugung der Finger und Streckung im Handgelenk – Auswalzen von Ton mit einem Nudelholz.
  Pro- und Supination – Verstreichen von Tonröllchen im Inneren eines runden Gefäßes. Das Gefäß muß feststehen und nicht auf einer Drehscheibe. An der gegenhaltenden Hand wird der Daumen palmar abduziert, die Langfinger je nach Größe des Gefäßes gering gebeugt bis gestreckt.
- Spitzgriff – Bearbeiten des Tones mit Modellierhölzern.

Lederarbeiten bieten ebenfalls viele nützliche Bewegungsabläufe:

- Das Lochen (Faustschluß) mit einer Lochzange ist kraftaufwendig und nicht unter einem Dynamometerwert von 10 kp möglich. Es ist aber eine Tätigkeit, die den Einsatz des 5. Fingers erfordert (Druck am Ende des Hebelarmes). Patienten mit weniger Kraft können mit einem Balancier lochen.

- Lochen mit einen Locheisen ist in der Handtherapie wenig sinnvoll, da dabei heftige Erschütterungen der Arbeitshand auftreten.
- Zum Schneiden von Leder kann man Scheren mit unterschiedlichen Grifflängen benutzten und damit verschieden weite Abduktionen des Daumens erzielen und die von der Daumenballenmuskulatur aufzuwendende Kraft beim Schneiden dosieren.
- Die Spitzgriffarbeit des Lederbändelns läßt sich durch den Gebrauch eines chirurgischen Nadelhalters in eine Faustschlußarbeit umwandeln. Bei Patienten mit Rheumatoidarthritis oder Arthrosen der Gelenke des ersten und zweiten Fingers sollten immer die Druckbelastung dieser Gelenke beim kraftvollen Spitzgriff vermieden werden.

In der letzten Phase der Ergotherapie richtet sich die Belastung nach den Anforderungen, die der Beruf an den Patienten stellt.

Bei Patienten, die grobe Handarbeit leisten müssen, wird die Kraft trainiert. Bei Berufen mit Feinarbeiten kommt es auf Geschicklichkeit und Schnelligkeit an.

5.6.4.2 Scaphoidfrakturen

5.6.4.2.1 Klinische Grundlagen

Die Scaphoidfraktur betrifft im Gegensatz zur Radiusfraktur vorwiegend jüngere Menschen. Auch entsteht sie durch Sturz auf die ausgestreckte Hand oder Schlag gegen die überstreckte Hand.

Da die Beschwerden manchmal denen einer Distorsion ähneln, werden sie manchmal nicht als Frakturen erkannt und die notwendige langfristige Gipsbehandlung unterbleibt. Nach Jahren stellen sich immer wieder nach stärkeren Belastungen anhaltende Schmerzen ein, deren Ursache eine Pseudarthrose des Scaphoid ist. Da die Knochen und Gelenkflächen der Handwurzel minutiös zueinander passen, kommt es bei Deformierung eines dieser Knochen wie bei einem Kugellager zu schnellem Verschleiß – *einer Handgelenksarthrose.*

Eine Scaphoidfraktur heilt wesentlich langsamer als eine Radiusfraktur.

Je nach Lage und Form des Bruches kann die Gipsbehandlung bis zu 12 Wochen dauern.

Ergotherapie

Während der Gipsbehandlung
Solange der Patient einen Faustgips trägt, kann die verletzte Hand nur zur *Fixierung eines größeren Gegenstandes auf der Unterlage* eingesetzt werden. Schultersteifen sind bei den meist jüngeren Patienten weniger zu befürchten. Die anhaltende Untätigkeit bei ansonsten völliger Gesundheit ist für junge Menschen problematisch. Obwohl der therapeutische Effekt der Ergotherapie in dieser Phase für die verletzte Hand gering ist, sollte man nicht unterschätzen, wie wichtig es sein kann, daß der junge Patient in der Ergotherapie Pflichten zu erfüllen hat und möglichst in eine Gruppe eingebunden ist.

Werden während der Gipsbehandlung die Langfinger frei gegeben, sind alle *Faustschlußübungen ohne Beteiligung des Daumens* möglich.

Grobe Kraftleistungen und Arbeiten, die mit Erschütterungen verbunden sind, müssen unterlassen werden.

Nach der Gipsabnahme
Der behandelnde Arzt muß exakt vorgeben, wie hoch die Belastung der Hand nach der Gipsabnahme sein darf. Wegen der *Pseudarthrosengefahr* ist *besondere Vorsicht* angeraten.

Anhaltende Schmerzen bei endgradiger Beugung und Streckung und eine flache Schwellung an der radialen Streckseite des Handgelenks (Tabatière) lassen den Verdacht aufkommen, daß die Scaphoidfraktur noch nicht belastungsstabil ist.

Der behandelnde Arzt muß darum unverzüglich informiert werden.

Grundsätzlich eignen sich für die Ergotherapie die gleichen Tätigkeiten wie bei der Radiusfraktur.

5.6.4.3 Mittelhand- und Fingerfrakturen

Klinische Grundlagen

Mittelhandfrakturen weisen meistens eine Knickbildung (Abb. 5.11) auf, deren Scheitelpunkt dorsal liegt, dadurch wird das Mittelhandköpfchen nach volar verschoben. Man sieht das gut bei gebeugten MP-Gelenken. Normalerweise bilden dabei die Mittelhandköpfchen einen flachen Bogen (Abb. 5.10). Das Köpfchen des verletzten Mittelhandknochens befindet sich volar dieser Bogenlinie (Abb. 5.11).

Es kann auch zu Rotationsfehlstellungen kommen. Diese erkennt man bei Beugung der Langfinger: Die Längsachsen von Mittel- und Endglied treffen sich normalerweise an einem Punkt proximal des Scaphoids. Liegt eine Rotationsfehlstellung vor, weicht ein Finger von dieser Richtung ab.

Die Ruhigstellung kann mit einem Unterarmgipsverband mit Einschluß der Grundphalanx erfolgen, einem Extensionsverband oder operativ. Die Heilung des Knochens nimmt 4–6 Wochen in Anspruch.

Frakturen der Grund- und Mittelphalanx weisen oft eine umgekehrte Knickbildung auf. Der Scheitelpunkt liegt also volar. Dabei besteht die Gefahr, daß

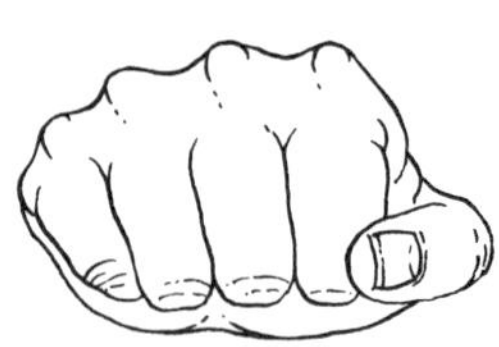

Abb. 5.10
Normales Relief der Mittelhandköpfchen beim Faustschluß

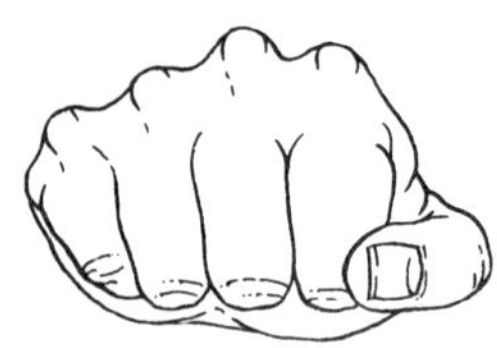

Abb. 5.11
Typische „Knickbildung“ nach Mittelhandfraktur

die Fingerbeugesehnen in den Kallus eingebettet und damit blockiert werden.

Endgliedfrakturen entstehen meist durch direkte Gewalteinwirkung (Quetschung).

Bei der Fixierung von Fingern im Gips ist die Funktionsstellung zu beachten. Werden die MP-Gelenke in Streckstellung fixiert, kommt es zu einer Erschlaffung und nachfolgend Verkürzung der Seitenbänder. Das Resultat ist eine Beugebehinderung, die nur schwer zu bessern ist. Bei gelenknahen Frakturen ist eine exakte Reposition und Fixierung von ausschlaggebender Bedeutung für die Gelenkbeweglichkeit. Daher wird hier oft der operative Weg gewählt.

Ergotherapie

Während der Gipsbehandlung
Die Erhaltung der Beweglichkeit unverletzter Gelenke ist von größter Wichtigkeit.

Je nachdem, welche Finger betroffen sind, können Arbeiten mit Spitzgriff oder Faustschluß (teilweise) gewählt werden. Der Widerstand von Material und Werkzeug wird anfänglich klein gehalten und vorsichtig gesteigert. Stempelgriffe und Schleifklötze, die den Bewegungsmöglichkeiten der Hand angepaßt wurden, sind nützlich.

Nach der Gipsabnahme
Einfache technische Hilfen können zur Mobilisierung eingesteifter Gelenke benutzt werden:

- Eine Achterschiene (Abb. 5.12a) oder einen Doppelfingerling bei randständigen Fingern.
- Eine Omegaschiene (Abb. 5.12b) bei mittelständigen Fingern.

Mit Hilfe dieser Schienen führen die gesunden Finger den behinderten mit. Dabei ist das Kaliber der zu fassenden Gegenstände der Bewegungsmöglichkeit des geschädigten Fingers anzupassen.

Da Fingergelenke sehr empfindlich sind, muß die Belastung langsam und vorsichtig gesteigert werden.

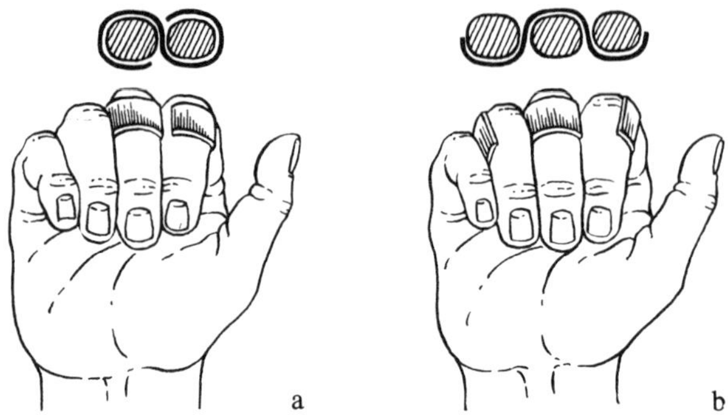

Abb. 5.12
a Achterschiene
b Omegaschine

Das Kneten von sehr weichem Ton dient der Konditionierung der den Finger bewegenden Muskeln.

5.6.4.4 Distorsionen und Luxationen der Fingergelenke

Luxationen sind immer ernst zu nehmende Verletzungen und bedürfen einer präzisen Versorgung und Fixierung. Defekte in der Bandführung eines Gelenkes verursachen eine Instabilität und es entsteht ein schmerzhaftes geschwollenes „Reizgelenk".

Besonders deutlich wird das bei Seitenverbandverletzungen, die nicht versorgt wurden. Es verbleibt eine „Aufklappbarkeit" des Gelenkes.

Die Mobilisierung eingesteifter Gelenke wird, wie unter Fingerfrakturen beschrieben, durchgeführt.

5.6.4.5 Frakturen und Gelenkverletzungen am Daumen

Klinische Grundlagen

Das beweglichste Gelenk des ersten Strahlen ist das Karpometakarpalgelenk, wegen seiner Form auch Daumensattelgelenk genannt.

Am Daumen sind irreparable Verletzungsfolgen besonders kritisch, da der Daumen bei fast jeder Greifform seine Bedeutung als Widerlager oder Verriegelung hat. Das Ergreifen größerer Gegenstände erfordert die volle Abduktion des Daumens.

Die gelenknahe Bennetsche Fraktur muß besonders sorgfältig reponiert und fixiert werden, weil sonst eine Adduktionskontraktur des ersten Mittelhandknochens an den zweiten entsteht. Um dennoch grobkalibrige Gegenstände ergreifen zu können, kommt es im Lauf der Zeit zu einer Hyperextension im MP-Gelenk des Daumens.

Am MP-Gelenk ist die Beugefähigkeit deutlich geringer als an den MP-Gelenken der Langfinger. Eine Versteifung dieses Gelenkes in leichter Beugestellung (10°) hat kaum eine Behinderung der Handfunktion zur Folge. Dagegen behindert eine Instabilität, die nach einer Verletzung des ulnaren Seitenbandes auftreten kann, das Festhalten eines größeren Gegenstandes, weil der Daumen nach radial abrutscht.

Ergotherapie

Je nach Art der Bewegungseinschränkung am Daumen können verschiedene Tätigkeiten zur Anwendung kommen:

Die *radiale Abduktion des Daumens* kann beim Schleifen mit einem flachen kastenförmigen Schleifklotz geübt werden, die *palmare Abduktion* beim Halten einer Flasche, die mit Bast oder Peddigrohr eingebunden wird.

Die *Opposition* übt man beim Schneiden mit einer kleinen Schere. Zur Steigerung kann statt des 2. Fingers ein weiter ulnar gelegener Finger benutzt werden.

Die Beugung im Endgelenk wird beim Auflesen feiner Gegenstände und beim Festhalten einer Nadel geübt. Perlenstickerei wäre die geeignete Technik.

Die Kunst des Therapeuten besteht darin, Techniken, Arbeitsabläufe und Werkzeuge so zu adaptieren, daß die zu übende Bewegung sich flüssig in den Bewegungsablauf einfügt.

5.6.5 Sudecksche Dystrophie

Diese auf neuro-vegetativer Grundlage ablaufende Zirkulationsstörung betrifft Knochen und Weichteile und führt zu Kontrakturen und Atrophien.

5.6.5.1 Klinische Grundlagen

Auslösend können Traumen, Frakturen und Entzündungen wirken. Es soll eine Disposition für diese Erkrankung geben. Ungenügende Ruhigstellung einer Fraktur, einschnürende Verbände und ständige Schmerzen können die Erkrankung begünstigen.

Die Sudecksche Dystrophie verläuft in Stadien:

Im *ersten Stadium* ist die Hand geschwollen, gerötet, warm und äußerst schmerzhaft. In diesem Stadium ist Ruhigstellung erforderlich. Dennoch kann bereits mit Ergotherapie begonnen werden, da der Patient unter einem Leidensdruck steht und allein gelassen, sich vorwiegend mit seiner Krankheit beschäftigt.

Im *zweiten Stadium* fühlt sich die Haut kühl an, sie sieht „gläsern“ aus. Die Schwellung geht zurück und das gesteigerte Haar- und Nagelwachstum vermindert sich.

Im *dritten Stadium* ist die Hand blaß, verschmächtigt durch die Atrophie und weitgehend eingesteift.

5.6.5.2 Ergotherapie

Erstes Stadium

Bei der Ergotherapie ist die Hand entweder durch einen Verband (Schiene, Gips) ruhig gestellt oder am Arbeitsplatz in entstauender Haltung gelagert. Nur mit der gesunden Hand führt der Patient Arbeiten aus, die große Armbewegungen erfordern:
- Sticken am Rahmen mit langen Fäden,
- Schleifen einer großen Fläche,
- Kleisterpapier mit großen Bögen anfertigen.

Da Bewegung immer in beiden Hirnhälften geplant und vorbereitet wird, erhöhen sich Muskeltonus und Blutzirkulation in beiden Extremitäten. So kann durch die einhändige Arbeit die Blutzirkulation der erkrankten Seite verbessert werden.

Zweites Stadium

Bei Verringerung der Schwellung und der Schmerzen kann die erkrankte Hand vorsichtig (immer in entstauender Haltung) zum Fixieren eines Gegenstandes auf der Unterlage in die Hantierungen einbezogen werden. Danach kann die Hand auch aktiv mit Faustschlußbewegungen ohne Kraftaufwand mitwirken.

Die Bewegungen dürfen keine Schmerzen bereiten und müssen immer in entstauender Haltung durchgeführt werden.

Große Bewegungen in Augenhöhe sind nützlicher als kleine Bewegungen am Tisch.

In diesem Stadium sind vor und nach der Behandlung die Umfänge der erkrankten Partien zu messen. Jede Umfangvermehrung ist ein Warnzeichen, jede Umfangverminderung nach der Therapie das Zeichen für eine gut angepaßte Behandlung.

Außerdem sollten die Patienten hier immer vor Beginn der Behandlungseinheit nach den Auswirkungen der letzten genau befragt werden.

Die angewendete Technik sollte für den Patienten leicht erlernbar sein und schnell ein verwertbares Ergebnis liefern. Mißerfolge werden in dieser Situation schwer ertragen.

Die angewendete Tätigkeit wird auf die Belastbarkeit und die Bewegungseinschränkungen ausgerichtet.

Geeignet sind:
- Knüpfen mit sehr dicker weicher Wolle,
- Fingerweben am Flechtboy,
- Bastwickelarbeiten (evtl. mit Griff),
- Tonarbeiten mit kaltem Ton (Fingerschalen, Gefäßaufbau aus Platten, Rollen oder Kugeln).

Sehr bedeutsam ist die Umgebung. Helle Farben, Blumen auf dem Tisch, entspannende Musik und ein gutes Gespräch helfen auch weiter.

Je nach Befinden des Patienten können die Belastungen verstärkt werden. Aktive Gelenkbewegungen im ganzen vorhandenen Bewegungsraum des erkrankten Gelenks haben Vorrang. Ganz vorsichtig kann im Stadium der Normalisierung das Gelenk *schmerzfrei* passiv ein wenig weiter bewegt werden.

Tritt keine Besserung der Erkrankung ein, erreicht sie ein

Drittes Stadium

Gegen die nun vorhandenen Kontrakturen und Aprophien kann intensiver vorgegangen werden:

- Passive Dehnungen z. B. mit Qengeln,
- Arbeiten gegen erhöhten Widerstand,
- verstärktes passives Nachdehnen nach der aktiven Bewegung.

Die Behandlung in diesem Stadium ist immer eine langfristige und kann nur Verbesserungen, aber keine Normalisierung erreichen. Daher überwiegen in der Therapie Anpassungsstrategien wie:

- Übungen mit adaptierten Geräten des täglichen Lebens, Haushaltstraining,
- Übungen zur Anpassung an den Arbeitsplatz,
- Übungen zur Vorbereitung auf einen neuen Arbeitsplatz.

5.6.6 Volkmannsche Kontraktur

5.6.6.1 Klinische Grundlagen

Die Volkmannsche Kontraktur kommt überwiegend bei Kindern und Jugendlichen nach Frakturen am distalen Humerusende vor. Durch Blutungen, Ödeme und abschnürende Verbände kommt es zu einer Druckerhöhung in den Muskellogen des Vorderarmes mit nachfolgender Nekrose der Muskulatur. Dieses Krankheitsbild entwickelt sich in kurzer Zeit und kann nur durch umgehende Druckentlastung aufgehalten werden.

In der Ergotherapie sieht man nur die Folgen:
- Narbige Verkürzung der Hand- und Fingerbeuger mit erheblicher Verschmächtigung des Unterarmes,
- Beugekontrakturen in Hand- und Fingergelenken, Adduktion des Daumens.

Meist liegen auch Sensibilitätsstörungen vor, weil die Nn. medianus und ulnaris ebenfalls durch den Druck geschädigt wurden. Die Hand ist meist funktionslos.

5.6.6.2 Ergotherapie

Um die Durchblutung zu bessern und damit bessere Voraussetzungen für eine operative Therapie zu schaffen, soll auch die funktionslose Hand in eine Tätigkeit einbezogen werden. Dies kann z. B. mittels doppelgriffiger Werkzeuge (Stempel) erreicht werden. Die funktionslose Hand wird an einem Griff fixiert, und die gesunde Hand führt die Bewegung aus.

Jedes Minimum an Beweglichkeit muß mit Hilfe speziell angefertigter Griffe und adaptierter Arbeitstechniken ausgenutzt werden.

Ist die Funktion auch durch einen operativen Eingriff nicht mehr zu verbessern, müssen Umwegstrategien erarbeitet werden:
- Übungen zur Umstellung auf die gesunde Hand,
- Übungen mit technischen Hilfsmitteln,
- Austesten auf noch mögliche berufliche Tätigkeiten,
- Finden geeigneter Freizeitbeschäftigungen.

5.6.7 Sehnenverletzungen

Sehnengewebe ist gefäßarm und bei seiner Heilung auf Nährstoffzufuhr aus der Umgebung angewiesen. Das bedeutet, daß es bei der Sehnenheilung zwangsläufig zu Verwachsungen mit dem umgebenden Gewebe kommt. Ist diese Verbindung locker und dehnbar, wird die Bewegungsamplitude einer Sehne kaum eingeschränkt.

Verlaufen Sehnen aber in engen Sehnenscheiden (wie an den Fingern), können Verwachsungen zwischen Sehne und Sehnenscheide die Beweglichkeit einer Sehne erheblich einschränken. Sehnenscheiden befinden sich immer dort, wo Sehnen in ihrem Verlauf die Richtung ändern. Durch ihre bandartigen Verstärkungen halten sie die Sehne in Knochennähe. An der Hand ist das der Fall am Handgelenk beuge- und streckseitig und an den Beugeseiten der Finger. Die Aufhebung dieser Fixierung, z. B. bei Defekt der Ringbänder an den Beugesehnenscheiden, läßt die Beugesehnen wie bei einem Fiedelbogen vorspringen. Man kann das unter der Haut tasten. Durch Vorspringen wird der Weg der Sehne kürzer und sie kann dadurch nicht mehr ihre volle Kraft entfalten. Am Finger kann man den Verlust eines Ringbandes im Bereich der Grundphalanx durch das Tragen eines Ringes ersetzen.

5.6.7.1 Sehnennähte

Klinische Grundlagen

Die besten Aussichten auf eine Heilung mit nachfolgend guter Funktion bietet die umgehende Sehnennaht in einer spezialisierten Abteilung.

Sekundäre Sehnennähte sind bis 6 Wochen nach der Verletzung mit komplikationsloser Wundheilung möglich.

In der ersten Heilungswoche sprossen Kapillaren und Bindegewebszellen in die Nahtstelle ein, und es kommt zu einer lockeren Verbindung beider Sehnenenden. In der zweiten Woche etwa bilden sich in diesem sulzigen Narbengewebe die ersten Sehnenfasern. Am Ende der dritten Woche ist der Defekt schon ziemlich fest durch kollagene Fasern überbrückt.

Im allgemeinen wird zu diesem Zeitpunkt die Immobilisierung beendet. Die Sehne kann nun wieder in Aktion treten. Sie ist aber noch nicht voll belastbar.

Ergotherapie

In den ersten drei Wochen nach Freigabe sind nur Bewegungen *in Zugrichtung* der Sehne gegen gerin-

gen Widerstand erlaubt (siehe unter Sehnentransplantationen).
Sind durch die längere Ruhigstellung Gelenke eingesteift, können diese vorsichtig passiv bewegt werden aber nur in Zugrichtung der Sehne, nicht gegen die Zugrichtung. Letzteres kann frühestens sechs Wochen nach der Sehnennaht vorsichtig begonnen werden.

Ihre volle Belastbarkeit erreicht eine Sehne erst nach etwa 10 Wochen.

5.6.7.2 Sehnentransplantationen und -transpositionen

Klinische Grundlagen

Nach Ablauf der Frist, in der eine Sehnennaht nochmöglich ist, kommen Sehnentransplantationen oder -transpositionen in Frage.

Für die *Transplantationen* wird meist die Sehne des M. palmaris longus genommen, ist sie nicht vorhanden, die Sehne eines Zehenstreckers. Die Sehne wird dabei völlig aus ihrer bisherigen Verbindung gelöst und entweder mit beiden Sehnenenden oder mit dem proximalen Sehnenende und dem Knochen der Insertionsstelle vernäht.

Sehnentranspositionen kommen in Frage, wenn eine nicht unbedingt benötigte Sehne in gleicher Zugrichtung wie die zu ersetzende verläuft. Beispiel: Transposition der Sehne des M. extensor indicis prop. auf den defekten langen Daumenstrecker.

Sehnentranspositionen werden auch angewandt zur Kraftübertragung von einem intakten auf einen gelähm ten Muskel (s. muskuläre Ersatzplastiken).

Ergotherapie

Die Ergotherapie nach Sehnennähten und -transplantationen verläuft nach gleichen Prinzipien. Man muß für den zu übenden Bewegungsausschlag die *optimale Ausgangsposition* schaffen.

Bei den Fingerbeugern ist dies die Streckung im Handgelenk (30°) und die Streckung im MP-Gelenk. Das ist beim Umfassen eines flachen rechteckigen Gegenstandes zu erreichen, dessen Breite etwa der Distanz zwischen der Basis der ersten Zwischenfingerfalte und der Beugefalte des PIP-Gelenkes entspricht. Beim Plättchenweben kann das durch den angepaßten Plättchenstoß, beim Weben mit der Webnadel durch eine entsprechend breite Webnadel, erreicht werden. Ein Übungsklötzchen gleicher Breite, das der Patient bei sich tragen und während inaktiver Zeiten (Busfahren, Fernsehen) umgreifen kann, sollte ihm mitgegeben werden.

Beim Training der langen Daumenbeugesehne kann die günstige Ausgangsposition (Abduktion des Daumens und Extension im MP-Gelenk) erreicht werden, wenn bei Spitzgrifftätigkeiten ein Klötzchen zwischen PIP-Gelenk des 2. Fingers und MP-Gelenk des Daumens eingeklemmt wird (Abb. 5.13) oder der Daumen durch einen am Handgelenk befestigten Zügel in der oben angegebenen Position fixiert wird. Man kann aber auch hier Plättchenweben und Weben mit breiter Webnadel anwenden.

Passive Streckungen sind in den ersten 6 Wochen nicht erlaubt.

Die richtige Ausgangsposition beim Training von Langfingerstrecksehnen ist eine leichte Beugung im Handgelenk (ca. 15°–20°).

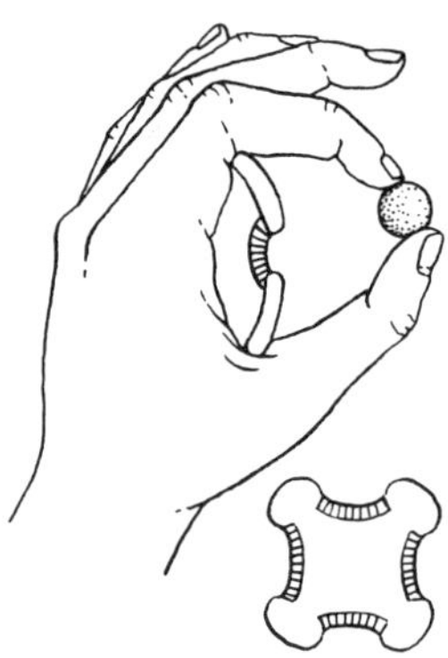

Abb. 5.13
Bunnell-Brettchen als Übungshilfe

Man kann die aktive Streckung üben:

- beim Rollen von Tonrollen oder Tonkügelchen auf dem Tisch,
- beim Einlesen eines Musterfadens mit Klemmgriff in ein Webfach.

Kräftige Faustschlußübungen sind nach Strecksehnennähten in den ersten 6 Wochen nicht erlaubt.

Die Daumenextension kann man üben:

- durch Fassen eines Webkammes mit Aufgriff,
- beim Verschieben von Stoff an der Nähmaschine oder Holz an der elektrischen Laubsäge,
- beim Umgang mit Handbohrer oder Schraubendreher,
- beim Fassen von großen Klötzern.

5.6.7.3 Tenolysen

Gelingt es nach mehrmonatiger Übungstherapie nicht, eine ausreichende Gleitfähigkeit der Sehne zu erreichen, bietet die operative Tenolyse noch eine Möglichkeit, das Ergebnis zu verbessern.

Vor einer Tenolyse muß eine gute passive Beweglichkeit der zugehörigen Gelenke erreicht werden.

Das ist einmal durch Krankengymnastik, aber auch in der Ergotherapie durch Fixierung des bewegungseingeschränkten Fingers an einen oder zwei Nachbarfinger (siehe Omegaschine) möglich.

Nach einer Tenolyse muß sofort im operativ erreichten Bewegungsraum geübt werden, auch wenn Schmerzen oder Schwellungen auftreten. Eine medikamentöse Schmerzbekämpfung ist hier erlaubt.

Die durch die Operation erreichte Gleitfähigkeit nimmt nämlich schnell ab, wenn der Finger nicht ständig bewegt wird, weil sich erst Verklebungen und dann Verwachsungen bilden, die das Operationergebnis in Frage stellen können.

In den ersten Wochen nach der Tenolyse besteht die Gefahr einer Sehnenruptur. Passive Dehnungen gegen die Zugrichtung der Sehne dürfen nur ganz langsam und mit geringem Kraftaufwand durchgeführt werden. Das ist auch beim Gebrauch von Quengelschienen zu beachten.

Ohne die intensive aktive Mitarbeit des Patienten ist eine Tenolyse nicht erfolgversprechend. Das muß *vor* der Operation mit dem Patienten besprochen werden.

5.7 Schädigungen der Armnerven

Man unterscheidet folgende Grade von Nervenschädigungen:

Neurotmesis: Komplette Durchtrennung eines Nerven oder eines Nervenbündels.

Es kommt zu einem völligen Funktionsausfall im Versorgungsgebiet, der distale Anteil des Axons geht zugrunde.

Gelingt es, die bindegewebige Nervenscheide wieder zu vereinigen, dann kann das Axon von zentral her wieder vorwachsen und das Erfolgsorgan erreichen. Man rechnet mit einem Wachstum von 1 mm pro Tag.

Axonotmesis: Nur das Axon ist defekt und kann in der intakten Nervenscheide wieder vorwachsen (kommt vor bei Druckschädigungen).

Neurapraxie: Nur die Leitfähigkeit des Axons ist vorübergehend unterbrochen. Die Funktion kehrt innerhalb von Tagen oder Wochen zurück.

Bei *Nervendurchtrennung* wird primär oder früh sekundär (innerhalb von 6 Wochen) die Nervennaht ausgeführt. Spätere Nervennähte haben nur so lange Aussicht auf Erfolg, wie das Erfolgsorgan noch funktionstüchtig ist. Nach etwa zwei Jahren muß man damit rechnen, daß der Muskel atrophiert ist. Lassen sich die Nervenendigungen nicht mehr vereinigen, kann ein Nerventransplantat eingeschaltet werden.

Bei *Druckschädigungen*, z. B. durch narbige Umhüllung der Nerven, Knochenvorsprünge oder Einengung durch umgebendes Gewebe, ist baldigst der Nerv durch eine Neurolyse zu befreien, Verlagerung des Nerven oder Aufspaltung des einengenden Gewebes.

Aufgaben der Ergotherapie

Vor einer Nervenrekonstruktion

- Verhütung von Kontrakturen der intakten und Überdehnung der gelähmten Muskulatur (Radialislähmung),
- Verhinderung von Gelenkkontrakturen
- Verhütung von Hautschädigungen an desensibilisierten Hautpartien.

Nach einer Nervennaht

- Schonung der Nervennahtstelle vor Dehnung für acht Wochen,
- Übung der reinnervierten Muskulatur
- Förderung der Koordination
- Sensibilitätstraining
- Verhinderung von Trickbewegungen

5.7.1 Plexuslähmungen

5.7.1.1 Klinische Grundlagen

Nach dem Ort der Schädigung unterscheidet man verschiedene Lähmungsformen.

Die *obere Plexuslähmung* (Erbsche Lähmung) betrifft vorwiegend die Muskeln für die Bewegungen im Schulter- und Ellenbogengelenk. Der Arm hängt schlaff neben dem Körper, die Hand steht in Pronationsstellung. Je nach Ausdehnung der Schädigung können die Finger aktiv bewegt werden. Die Hand kann aber nur mit Hilfe der gesunden Hand in Arbeitsposition gebracht werden.

Die *mittlere Plexuslähmung* betrifft vorwiegend das Gebiet der N. radialis (s. 5.7.2).

Die *untere Plexuslähmung* (Klumpkesche Lähmung) betrifft einige Vorderarmbeuger, die Fingerbeuger und die kleinen Handmuskeln. Die Hand kann zwar in Arbeitsposition gebracht werden, ist aber infolge der motorischen und sensiblen Ausfälle praktisch funktionslos.

Je nachdem, welche Nervenwurzeln geschädigt wurden, ist das Bild der funktionellen Ausfälle sehr vielgestaltig.

Dehnung oder Druckeinwirkungen führen meist nur zu vorübergehenden Ausfällen. Durchtrennungen und Ausrisse bedingen bleibende Ausfälle, wenn eine Nervennaht ohne Erfolg bleibt.

5.7.1.2 Ergotherapie

Bei Lähmung der Schultergelenkmuskulatur kommt es durch das Gewicht des herabhängenden Armes zu einer Dehnung der Gelenkkapsel. Der Arm muß folglich während der Ergotherapie durch Schlingenaufhängung oder Lagerung in eine für die Tätigkeit günstige Ausgangsstellung gebracht werden.

Bei Ausfall der Handgelenk- und Fingerstrecker ist unbedingt eine Radialisschiene erforderlich, um eine Überdehnung der Extensoren zu vermeiden.

Zunächst dient die Ergotherapie der Vermeidung von Gelenkkontrakturen. Bei der oberen Plexuslähmung können Knüpfarbeiten mit waagerecht aufgehängtem Arm ausgeführt werden. Außerdem sind Tätigkeiten mit doppelgriffigen Werkzeugen möglich (Schleifen, Hobeln, Sägen, Drucken).

Synchron zur Ergotherapie läuft meistens auch eine physiotherapeutische Behandlung, deren Belastung einkalkuliert werden muß.

Bis sich eine Reinnervation nach einer Nervennaht einstellt, vergeht eine lange Zeit. In dieser Phase der Ungewißheit benötigt der Patient Zuwendung, Aufmunterung und Erfolgserlebnisse.

Zeigt sich eine Reinnervation, sind die betroffenen Muskeln zunächst ohne Widerstand zu aktivieren. Das kann durch schwerelose Aufhängung des Armes geschehen, aber auch durch beidhändige Bedienung von Arbeitsmitteln.

Da keineswegs immer mit einer Reinnervierung gerechnet werden kann, muß der Patient auf alle Fälle lernen, die Verrichtungen des Alltags einarmig durchzuführen.

5.7.2 Schädigungen des N. radialis

5.7.2.1 Klinische Grundlagen

Der Nerv kann gedrückt oder verletzt werden bei

- Schulterluxationen
- Druck auf die Achselhöhle (Krücke, Stuhllehne bei über die Lehne herabhängendem Arm)
- bei Oberarmfrakturen (im Sulcus nerve radialis)
- der Ramus profundus am Radiusköpfchen und im Supinatorschlitz
- der Ramus superficialis bei Schnittverletzungen der Haut der radialen Unterarmstreckseite.

Die Funktionsausfälle sind von der Höhe der Verletzungsstelle abhängig (s. Tab. 5.3).

Sensibel versorgt der N. radialis die Haut auf der Streckseite des Oberarmes, die radiale Streckseite des Unterarmes bis zu der Streckseite des Daumens (bis zum DIP-Gelenk), und der Streckseite des zweiten Strahles.

5.7.2.2 Ergotherapie

Bei *hoher Radialislähmung* kann z. B. an einer Strickmaschine im Stehen gearbeitet werden, deren Schlitten über zwei Griffe verfügt. Das Vorschieben des Schlittens durch Streckung im Ellenbogengelenk führt der gesunde Arm aus, das Rückschieben des Schlittens mittels Beugung der geschädigte Arm. Liegt die ge-

Tabelle 5.3 Muskelausfälle bei Verletzungen des N. radialis

Höhe der Verletzung	**Muskel**
Achselhöhle	M. triceps brachii M. brachioradialis
Sulcus Nervi radialis	M. ext. carpi rad. long. M. ext. carpi rad. brev.
Radiusköpfchen	M. supinator
Supinatorschlitz	M. ext. dig. communis M. ext. carpi ulnaris M. ext. dig. minimi M. ext. poll. long. M. ext. poll. brev. M. abd. poll. long. M. ext. indicis

lähmte Hand auf den kugelförmigen Griffen auf, bleibt sie in leichter Handgelenksstreckung fixiert, und es kommt nicht zu einer Überdehnung der Handgelenkstrecker durch die Fallhand.

Um eine Beugekontraktur durch das Überwiegen der Handgelenk- und Fingerbeuger zu vermeiden, kann im Stehen mit einem Stempel, der die Finger in Streckstellung fixiert, gedruckt werden. Bei der Strahlenweberei mit Bast über eine Pappschablone fixiert die gelähmte Hand diese mit der flachen Hand auf dem Tisch (s. Abb. 5.9).

Lederlochen mit einer Lochzange, Lederbändeln mit einem chirurgischen Nadelhalter und Lederschneiden mit einer Ballenschere sind gute Übungen bei distalen Radialisparesen, weil die Federn in diesen Werkzeugen die Finger in den MP-Gelenken wieder strecken.

Da die vom N. ulnaris versorgten kleinen Handmuskeln die Langfinger in den PIP- und DIP-Gelenken strecken können, sollten sie durch Kneten von weichem Ton gekräftigt werden.

5.7.3 Schädigungen des N. medianus

5.7.3.1 Klinische Grundlagen

Isolierte Verletzungen des N. medianus am Oberarm sind selten. In der Ellenbeuge kann der N. medianus gelegentlich bei Venenpunktionen verletzt werden, auch bei Frakturen des distalen Humerusendes und bei Ellenbogengelenkluxationen.

Weitaus am häufigsten wird der N. medianus bei Schnittverletzungen an der Beugeseite des Handgelenks ganz oder teilweise durchtrennt oder im Karpaltunnel komprimiert.

Auch hier sind die Muskelausfälle abhängig von der Höhe der Schädigung (s. Tab. 5.4).

Sensibel versorgt der N. medianus die funktionell wichtigsten Hautgebiete der Hand:

- Beugeseitig die Haut des 1.–3. Fingers und die Radialseite des 4. Fingers.
- Streckseitig die Haut der Endphalanx des Daumens und der Mittel- und Endphalangen des 2. und 3. Fingers.

Die Muskelfunktionsprüfungen wurden unter 5.2.2 beschrieben.
Eine sehr häufig vorkommende Medianusschädigung ist das Karpaltunnelsyndrom, bei dem die sensiblen Störungen im Vordergrund stehen. Der Nerv verläuft am Handgelenk unter dem sehr dicken Ligamentum carpi transversum auf den Sehnen der Fingerbeuger. Kommt es zu einer Raumverminderung in diesem Karpaltunnel durch Verdickung des Querbandes, Entzündungen der Sehnenscheiden (häufig bei Rheumatoidarthritis), vorspringende Knochenteile (nach Radiusfraktur), dann wird zuerst das weiche Nervengewebe unter Druck gesetzt. Es stellen sich nächtliche Schmerzen mit Gefühl des Absterbens der Finger ein. Während der täglichen Hantierungen sind die Beschwerden deutlich geringer als in Ruhe. Nach

Tabelle 5.4 Muskelausfälle bei Verletzung des N. medianus

Höhe der Schädigung	Muskel
Ellenbeuge	M. pronator teres M. flex. carpi rad. M. palmaris long. M. flex. dig. superfic. M. flex. dig. prof. 2 und 3 M. flex. proll. long. M. pronator quadratus
Handgelenk	M. abd. poll. brev. M. opponens M. flex. poll. brev. (oberfl. Kopf) Mm. lumbricales 1 und 2

einiger Zeit bemerken die Betroffenen, daß sie keine Nadel mehr halten können und Schwierigkeiten haben, Kleingeld aus der Geldbörse zu nehmen. Manchmal ist auch eine Verschmächtigung des Daumenballens (Atrophie der Mm. opponens und abd. poll. brev. sowie des oberflächlichen Kopfes des M. flexor poll. brev.) sichtbar. Infolge einer Mischinnervation mit dem N. ulnaris in diesem Bereich ist die oben beschriebene Atrophie nicht immer vorhanden.

Die Behandlung besteht in einer Durchtrennung des Querbandes und wenn nötig, einer Synovialektomie der Fingerbeuger.

5.7.3.2 Ergotherapie

Die motorischen Ausfälle bei einer *hohen Medianusläsion* sind in der Ergotherapie gut zu kompensieren. Mit Hilfe eines Handschuhs, bei dem alle Langfingerlinge aneinander genäht wurden, können Faustschlußarbeiten mit geringen Kraftaufwendungen durchgeführt werden (die Fingerbeugung erfolgt durch die tiefen Beuger des 4. und 5. Fingers). Statt des Spitzgriffs wird der Klemmgriff genutzt.

Sehr bedeutungsvoll sind die sensiblen Ausfälle.

Jeder Umgang mit rauhen, scharfen, spitzen und heißen Gegenständen ist zu vermeiden.

Der Patient kann nur grobkalibrige Gegenstände unter Sicht ergreifen und halten.

Ein Sensibilitätstraining ist daher sehr wichtig, besonders in der Phase der Reinnervation und nach der Operation eines Karpaltunnelsyndroms:

- Der Patient betastet unter Sicht unterschiedliche Oberflächenstrukturen (Fell, Filz, Seide, Sandpapier, Papier) – kann er sie unter Sicht unterscheiden, versucht er es mit geschlossenen Augen.
- Das Gleiche kann man bei Auflesen unterschiedlich großer Gegenstände erreichen, zuerst unter Sicht, dann mit geschlossenen Augen.

Bei distaler Medianusparese sind Spitzgriffarbeiten möglich, zunächst mit grobem und zunehmend mit immer feineren Materialien (Tonmodellieren, Knüpfen, Arbeiten mit Perlen, Sticken, Malen).

Nach der Operation eines Karpaltunnelsyndroms besteht die Gefahr der Verklebung und später Verwachsung der Beugesehnen mit der Umgebung. Daher müssen nach der Operation Übungen mit wechselseitigem Beugen und Strecken der Finger mehrmals täglich durchgeführt werden.

Dazu sollte für den Patienten ein genau definiertes Übungsprogramm erstellt werden, das enthalten sollte:

- Beschreibung der Übungen
- Anzahl der durchzuführenden Übungen
- Zahl der Wiederholungen der einzelnen Übung
- wie oft das Programm täglich durchzuführen ist.

Da verbale Übungsanleitungen manchmal nicht verstanden werden, sollte jede einzelne Übung während der Therapie mit dem Patienten mehrmals durchgeführt werden.

5.7.4 Schädigungen des N. ulnaris

5.7.4.1 Klinische Grundlagen

Die häufigsten Ulnarisschädigungen kommen an Stellen vor, wo der N. ulnaris relativ dicht unter der Haut liegt (Tab. 5.5). Bei Frakturen am distalen Humerusende kann es gelegentlich auch zu Verletzungen des N. ulnaris kommen.

Häufiger aber treten Druckschädigungen im Canalis ulnaris am Ellenbogen auf. Dieser Kanal kann durch Knochenwucherungen nach Frakturen oder bei schweren Arthrosen durch eine Synovialitis (Rheumatoidarthritis) oder bindegewebige Züge eingeengt werden.

Wie beim Karpaltunnelsyndrom muß der Nerv aus seiner Umklammerung befreit werden. Er wird meist zur Beugeseite verlagert.

Scharfe Durchtrennungen kommen vorwiegend im distalen Unterarmdrittel (ulnare Beugeseite) und am Handgelenk vor (Sturz in eine Glasscheibe, Selbstmordversuch). Nicht selten werden dabei Ulnaris und Medianus durchtrennt. Hier ist die schnellstmögliche präzise Nervennaht von ausschlaggebender Bedeutung für die Wiederherstellung der Handfunktion, da nach dieser Verletzung die gesamte beugeseitige Sensibilität und die Funktion der kleinen Handmuskeln ausgefallen sind.

Im Handgelenkbereich können Druckschädigungen des tiefen Ulnarisastes vorkommen, und zwar in der Guyonschen Loge in Höhe des Os pisiforme. Er innerviert die kleinen Handmuskeln. Die Sensibilität ist ungestört. Die Patienten klagen anfangs nur über etwas Kraftverlust und eine Verringerung der Geschicklichkeit. Später sieht man Atrophien in der ersten Zwischenfingerfalte und am Handrücken. Das erste Zeichen einer diskreten Ulnarisschädigung kann das Unvermögen sein, den abduzierten 5. Finger in Streckstellung an den 4. Finger anzulegen. Für die Diagnostik ist der „Schnipptest" (s. unter 5.5.2) sehr bedeutungsvoll.

Tabelle 5.5 Muskelausfälle bei Verletzungen des N. ulnaris

Höhe der Schädigung	**Muskel**
Canalis ulnaris am Ellenbogen	M. flex. carpi ulnaris M. flex. dig. prof. 4 und 5 M. abd. dig. 5
Distales Unterarmdrittel und Guyonsche Loge	M. flex. dig. 5 brev. M. opponens dig. 5 Mm. interossei M. add. poll. M. flex. poll. brev., tiefer Kopf Mm. lumbricales 3 und 4

! Während Zerreißungen und scharfe Durchtrennungen einen völligen Funktionsausfall distal der Schädigung verursachen, führen Druckeinwirkungen meist nur zu Paresen oder Abschwächungen einzelner Muskeln.

5.7.4.2 Ergotherapie

Die völlige Ulnarisparese verursacht eine Krallenstellung der Finger, die Hand kann zum Ergreifen eines Gegenstandes nicht völlig geöffnet werden und sich nicht mehr dem Relief eines Gegenstandes anpassen (Abb. 5.14).

Die langen Fingerstrecker sind aber in der Lage, die PIP- und DIP-Gelenke zu strecken, wenn sie durch Beugung der MP-Gelenke von ca. 20° in die richtige Ausgangsposition gebracht werden. Man kann das mit Hilfe von Schlaufen erreichen, die über die Grundphalangen gezogen werden und mit Gummizügeln an der Handgelenkbeugeseite an einer Bandage befestigt

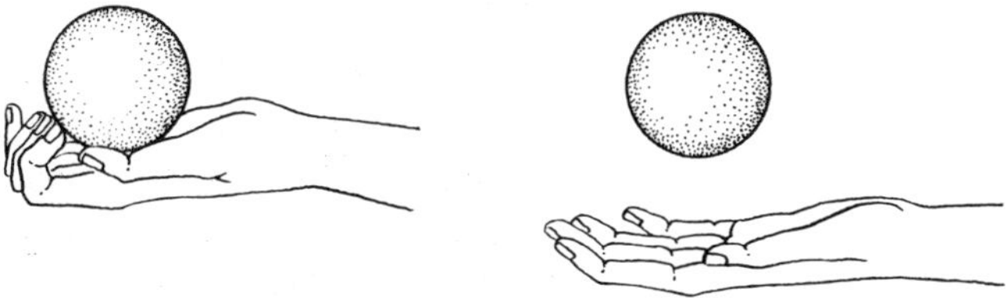

Abb. 5.14 Greifbehinderung bei Ulnarislähmung

werden. Die Zügel müssen eine völlige Streckung verhindern. Die Hand läßt sich dann zum Greifen öffnen.

Tätigkeiten mit Faustschluß oder Spitzgriff können ausgeführt werden.

Nach einer Dekompressionsoperation oder während der Reinnervation nach einer Nervennaht werden die paretischen Muskeln gekräftigt durch Tonkneten, Aufsetzen und Ausdrücken von Ton sowie Modellieren.

5.7.5 Verletzung von Digitalnerven

5.7.5.1 Klinische Grundlagen

Bei Schnittwunden in der Hohlhand oder an den volaren Fingerkanten kommt es häufig zu Verletzungen der Fingernerven. Bei jeder spritzend blutenden Wunde besteht der Verdacht auf eine Nervendurchtrennung, da Arterie und Nerv unmittelbar nebeneinander liegen.

Liegt die Verletzung in der Hohlhand proximal der Aufspaltung des Fingernerven, dann sind nach einer Nervendurchtrennung die einander gegenüberliegenden Fingerhälften gefühllos. Liegt die Verletzung distal der Nerventeilung, ist jeweils nur eine Fingerhälfte betroffen. Verläuft die Verletzung quer über den ganzen Finger, können auch beide Fingernerven durchtrennt sein, häufig verbunden mit einer Beugesehnenverletzung. Der Finger ist dann völlig gefühllos. Es fehlt dann auch das Gefühl für die Stellung des Fingers im Raum. In solchen Fällen gestaltet sich die Wiederherstellung der Beugung nach Sehnenrekonstruktion sehr schwierig, bis sich eine Reinnervierung zeigt. Der Patient kann bis dahin seinen Finger nur optisch wahrnehmen.

5.7.5.2 Ergotherapie

Bei einseitigem definitiven Ausfall eines Fingernerven wird der Patient angeleitet, die intakte Fingerseite zu benutzen. Er soll das zunächst unter Sicht, später mit geschlossenen Augen üben. Bei beidseitigen Fingernervenverletzungen mit Beugesehnendurchtrennung erfolgt *nach* der Rekonstruktion **beider** Strukturen sowohl ein Training der Fingerbeugung (s. unter 5.6.7) wie auch ein Sensibilitätstraining (s. 5.7.3.2).

5.7.6 Methoden zum Ersatz von motorischen Funktionen

5.7.6.1 Klinische Grundlagen

Mit Arthrodesen, Tenodesen und Kapselraffungen an Gelenken kann man negative Auswirkungen von Paresen verbessern:

Mit einer *Arthrodese* des Handgelenkes zum Beispiel erreicht man, daß die für eine kräftige Beugung erforderliche Handgelenkstreckung (20°–30°) fixiert wird. Eine beidseitige Handgelenkarthrodese behindern Patienten z. B. auf der Toilette.

Durch eine *Tenodese* an Sehnen, die über mehrere Gelenke ziehen, kann man einen Bewegungseffekt an den distal gelegenen Gelenken bei Bewegung des proximalen Gelenks erzielen. So kann keine Tenodese der Fingerbeuger (Fixierung der Sehnen an den Unterarmknochen) bewirken, daß sich bei extremer Streckung des Handgelenks die Finger zur Faust schließen.

Transpositionen von intakten Muskeln auf gelähmte können zu einer weitgehenden Wiederherstellung der ausgefallenen Bewegungen führen.

Dabei ist grundsätzlich zu beachten:
Die Funktion jedes einzelnen Muskels und das Zusammenwirken mehrerer Muskeln ist im Zentralnervensystem als Funktionsschema gespeichert. Abänderungen in diesem Funktionsschema sind nur durch langes intensives Üben zu erreichen. Die Fähigkeit zu solchen Veränderungen nimmt mit zunehmendem Alter ab. Für den Umlernprozeß ist auch eine starke Motivation erforderlich.

Voraussetzungen für eine erfolgreiche Transposition
- Der Kraftspender muß in einer funktionellen Beziehung zum gelähmten Empfänger stehen (s. u.).

- Die Kraftleistung des Spenders soll in etwa der normalen Kraft des Empfängers entsprechen.
- Der Bewegungsausschlag des Kraftspenders soll etwa dem des Empfängers ähneln. Spender mit geringerer Bewegungsamplitude sind geeignet, wenn das zu bewegende Gelenk etwas bewegungseingeschränkt ist.
- Die Funktion der betroffenen Gelenke soll **vor** der Transposition so intensiv geübt werden, daß passiv eine annähernd freie Beweglichkeit vorhanden ist.
- Die Lähmung muß den Patienten stark behindern, damit er für den Umlernprozeß genügend motiviert ist.

5.7.6.2 Ergotherapie

Nach Arthrodesen kommt es darauf an, mit Patienten Bewegungsabläufe zu üben, bei denen das versteifte Gelenk mehr nützlich als hinderlich erscheint.

Zum Beispiel: Nimmt man Gegenstände aus einem auf seiner Grundfläche stehenden Kasten, muß das Handgelenk gebeugt werden. Stellt man den Kasten auf eine Seitenfläche in Greifhöhe, können die Gegenstände auch mit einer im Handgelenk versteiften Hand leicht entnommen werden. Oder man nimmt einen flachen Kasten und stellt ihn neben den Patienten in Höhe der herabhängenden Hand.

Nach Tenodesen muß der Patient lernen, durch Bewegung des proximalen Gelenks die distalen Gelenke zu bewegen (s. 5.7.6.1).

Nach einer Tenodese der Fingerbeuger wird der Faustschluß durch Überstreckung des Handgelenks erreicht. Faustschlußarbeiten sollten an einer schräg gestellten Tischplatte oder an einem Schrägkissen ausgeführt werden.

Vor einer *Transposition* sollte bereits geübt werden, den Spendermuskel isoliert anzuspannen. Bei tastbaren Muskeln ist es nützlich, wenn der Patient durch Betasten mit der anderen Hand spürt, wie der Muskel sich anspannt.

Nach einer *Transposition* sollte man zunächst die alte und die neue Funktion des transponierten Muskels gleichzeitig üben.

Beispiel: Nach Transposition des M. ext. indicis proprius auf den M. ext. poll. longus streckt der Patient zunächst Zeigefinger und Daumen gleichzeitig. Wenn das funktioniert, wird der Zeigefinger in leichter Beugung mit der gesunden Hand fixiert, dabei denkt der Patient aber daran, Daumen und Zeigefinger zu strekken. Die passive Fixierung wird immer geringer, bis der Patient gelernt hat, nur den Daumen zu strecken.

Überläßt man einen Patienten nach einer Muskelverpflanzung sich selbst oder wird die Übungstherapie nicht sachgerecht durchgeführt, dann ist abzusehen, daß der transponierte Muskel nicht genutzt wird.

Der transponierte Muskel sollte immer im Wechsel angespannt und entspannt werden. Anhaltende Kontraktionen sind erst nützlich, wenn der Muskel in das Funktionsschema eingeordnet wurde.

Beispiel: Nach einer Opponensersatzplastik nicht Dauerspitzgriff (Malen, Häkeln) üben, sondern Spitzgriffübungen mit Fassen und Loslassen (Steckspiele, Perlen auffädeln).

Im einzelnen muß immer mit dem Operateur gemeinsam der Behandlungsplan aufgestellt werden.

5.7.7 Sensible Ersatzplastiken

5.7.7.1 Klinische Grundlagen

Durch Nervenverletzungen oder Hautverpflanzungen kommt es zum Verlust der Sensibilität wichtiger Greifflächen der Finger (Fingerbeeren). Am Wichtigsten ist die Sensibilität an Daumen, Zeige- und Mittelfinger.

An der Ulnarkante der Hand und des 5. Fingers (Abstützfläche) muß ebenfalls Sensibilität vorhanden sein, sie kann aber weniger fein sein.

In den Fällen, wo die Sensibilität nicht durch eine Nervennaht wiederhergestellt werden kann, ergeben sich verschiedene plastische Möglichkeiten:

Lokale sensible Lappenplastik: Der Defekt wird mit sensibler Haut aus der unmittelbaren Umgebung gedeckt.

Neuro-vaskulärer Insellappen: Eine am Gefäß- und Nervenstiel hängende Hautinsel wird von einem Finger auf den anderen übertragen. Man entnimmt diese Inseln in Bereichen, die für die Feinmotorik weniger bedeutsam sind, z. B. von der Ulnarseite des 4. Fingers.

5.7.7.2 Ergotherapie

In der Funktionsschulung muß der Patient *sensibel umlernen*. Er empfindet nämlich die Berührung im Bereich der Spenderzone. Durch Augenkontrolle muß er lernen, daß die Berührung nicht am Ringfinger (Spenderzone), sondern am Zeigefinger (Empfängerzone) erfolgte. Auch hier ist das häufige Erfassen und Loslassen kleiner Gegenstände (Perlen, Stecker) günstig.

Zunehmend soll der Patient von der Arbeit wegsehen, bis er die Hantierungen auch „blind“ beherrscht.

6 Ergotherapie bei rheumatischen Erkrankungen

6.1 Der rheumatische Formenkreis – Definition und Einteilung

In Analogie zu anderen Subspezialisierungsrichtungen in der Medizin definiert sich die Rheumatologie vom erkrankten Organ her als *Lehre von den Gelenkerkrankungen*, also als Arthrologie. Der Gelenkbegriff wird dabei relativ weit gefaßt. Es sind neben den peripheren Gelenken auch die gelenkig aufgebaute Wirbelsäule und die das Gelenk bewegende Muskulatur, ihre Sehnen und Schleimbeutel bzw. die dort lokalisierten Krankheiten als Weichteilrheumatismus einbezogen. Diese Definition umfaßt auch große Teile der Orthopädie. Da sich die Rheumatologie aber vorwiegend mit den entzündlichen Gelenkerkrankungen bzw. der konservativen Therapie nichtentzündlicher Formen befaßt, ergeben sich aus der Überschneidung in der Betreuungspraxis keine Schwierigkeiten.

Zum **rheumatischen Formenkreis** gehören weit über 100 Krankheitsbilder mit unterschiedlicher Klinik, Ätiologie, Pathogenese und Prognose, die man vereinfacht wie folgt einteilen kann:

Entzündliche Gelenkerkrankungen

- Formenkreis der Rheumatoiden Arthritis bzw. chronischen Polyarthritis, u. a. auch juvenile chronische Arthritis;
- Gruppe der Erkrankungen mit vorwiegender oder potentieller Beteiligung der Wirbelsäule (sog. Spondarthritiden): u. a. Spondylitis ankylosans (= M. Bechterew), Psoriasis-Arthritis;

- Kollagenosen (= Bindegewebserkrankungen) u. a. Systemischer Lupus erythematodes, Sklerodermie;
- Reaktive (= infektallergische) Gelenkerkrankungen, u. a. M. Reiter, Rheumatisches Fieber.

Gelenkbeteiligung bei anderweitigen Grundkrankheiten
(symptomatische Arthropathien)

- Arthropathien bei Stoffwechselerkrankungen, u. a. Gicht;
- Gelenkbeteiligungen bei Darm-, Lungen-, Blut-, Nerven- und sonstigen Erkrankungen.

Degenerative Gelenk- und Wirbelsäulenerkrankungen

- Arthrosen;
- Rückensyndrome auf degenerativer Basis.

Weichteilrheumatismus

- Muskelrheumatismus (Fibromyalgie-Syndrom, Funktionelle Myopathie);
- Entzündungen von Sehnenansätzen (Enthesopathien), u. a. Epikondylitis;
- Sehnenscheidenentzündungen (Tenosynovialitis) und Schleimbeutelentzündungen (Bursitis);
- Veränderungen des Fettgewebes (Pannikulose, Pannikulitis);
- Nervenkompressionssyndrome, am häufigsten im Karpaltunnel (Karpaltunnelsyndrom).

Die volkswirtschaftliche und individuelle Bedeutung dieser Krankheitsgruppe ist außerordentlich groß. Sie macht 12 bis 15% aller Arbeitsunfähigkeitsfälle bzw. -tage, aller Invalidisierungen und etwa 20% aller allgemeinärztlichen Konsultationen aus. Insbesondere die entzündlichen rheumatischen Erkrankungen treten bevorzugt im jugendlichen bis mittleren Erwachsenenalter auf. Sie haben in der Regel einen *chronisch-progredienten Verlauf*, belasten die Betroffenen und ihre Familien lebenslang und führen nicht selten zur sozialen Isolierung.

6.2 Rheumatoide Arthritis

6.2.1 Klinische Grundlagen

Da die Indikation zur Ergotherapie in der Rheumatologie am häufigsten Patienten mit Rheumatoider Arthritis (RA, auch als chronische oder progredient chronische Polyarthritis bezeichnet) betrifft, soll dieses Krankheitsbild im folgenden beispielhaft kurz skizziert werden. Die Ergotherapie bei anderen Erkrankungen des rheumatischen Formenkreises richtet sich nach den jeweils dominierenden Funktionsausfällen.

Die Rheumatoide Arthritis ist eine chronische, schubweise, meist progrediente Erkrankung, die mit Störungen des immunologischen Abwehrsystems einhergeht.

Vom Entzündungsprozeß betroffen sind in erster Linie die *Gelenkinnenhaut* (Synovialmembran) und die *synoviale Auskleidung der Sehnenscheiden* in Form einer Synovialitis oder Tenosynovialitis. Darüber hinaus können eine *Vielzahl anderer Organsysteme* – u. a. Gefäße, Herz, Lunge – einbezogen werden. Zwei Drittel der Betroffenen sind Frauen. Der Krankheitsbeginn liegt in der Regel zwischen dem 30. und 50., bei juveniler chronischer Arthritis vor dem 16. Lebensjahr. Die Häufigkeit ist mit einem Befall von 0,5 bis 1% der Wohnbevölkerung recht groß.

Erste **Krankheitszeichen** sind eine *Morgensteifigkeit* der Hand- und Fingergelenke mit Bewegungsschmerz. Bald darauf treten Schwellungen dieser oder anderer Extremitätengelenke auf, die im jahrzehntelangen Verlauf durch den ständigen Entzündungsprozeß die Gelenke zerstören und zu charakteristischen Deformierungen führen können (Bild 6.1). Es kommt dadurch zur *fortschreitenden Einschränkung der Bewegungsfunktion*, die in 4 Funktionsgrade eingeteilt wird (Tab. 6.1).

Tabelle 6.1 Funktionsgerade der Bewegungseinschränkung

Funktionsgrad	Gelenkfunktion	Arbeitsfähigkeit	Selbstversorgung
1	leicht eingeschränkt	gering gemindert	normal
2	stark eingeschränkt	deutlich gemindert	möglich
3	ausgeprägt eingeschränkt	nicht vorhanden	nur inkomplett möglich
4	sehr stark eingeschränkt	nicht vorhanden	dauernde Plegebedürftigkeit

Veränderungen von Laborbefunden betreffen eine regelmäßig beschleunigte Blutkörperchensenkungsreaktion, in 70% fallen die Nachweisreaktionen der Rheumafaktoren (Latex- und Hämagglutinationstest) positiv aus. In fortgeschrittenen Stadien und bei Kranken mit hoher Entzündungsaktivität können sich Anämien und ein Eiweißmangel entwickeln.

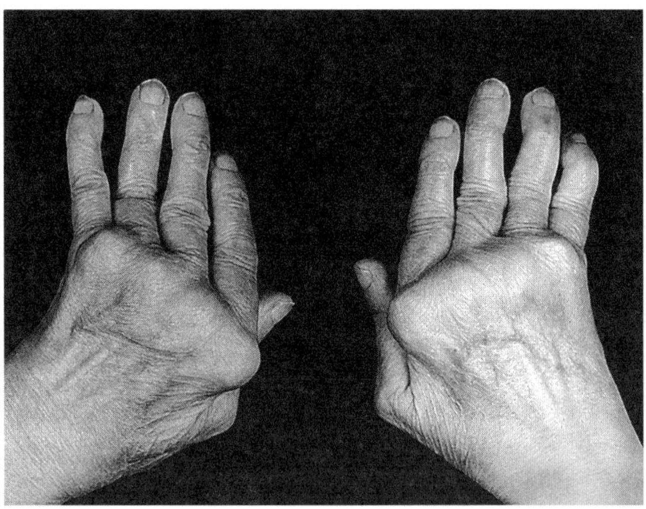

Abb. 6.1 Hände bei fortgeschrittener RA; angedeutete Radialabduktion in den RC-, ausgeprägter Ulnardrift der MCP-Gelenke (= Handskoliose, Zickzackform der Hand)

6.2.2 Charakteristische Krankheitsfolgen am Bewegungsapparat

Schultergelenke. Sie sind oft schon im Krankheitsbeginn, aber in relativ geringem Schweregrad betroffen. Im späteren Verlauf kommt es zu Degeneration, Schrumpfung oder Ruptur der Rotatorenmanschette, was zu erheblichen Bewegungseinschränkungen führen kann. Im Einzelfall steht dann möglicherweise die physio- und ergotherapeutische Beübung dieser Gelenke im Vordergrund der Behandlungsstrategie.

Ellenbogengelenke. Die Synovialitis betrifft in der Regel den ulnaren und radialen Gelenkanteil gleichzeitig. Stärkere funktionelle Behinderungen treten meist erst nach einigen Jahren und relativ selten auf, wenn sich knöcherne Destruktionen ausbilden.

Karpaltunnelsyndrom. Sehr früh, mitunter als Initialsymptom, kommt es zur Synovialitis der Sehnenscheide im Karpalkanal. Die Symptome (nächtliche Hand- und Armschmerzen, Parästhesien des Daumens, Zeige- und Mittelfingers, später Atrophie der Daumenballenmuskulatur) sind charakteristisch. Im volaren Bereich des Handgelenkes ist eine weiche Schwellung tastbar, oft auch sichtbar.

Hand-(RC-)Gelenke. Die Entzündungsvorgänge lokalisieren sich zuerst im distalen Radioulnargelenk. Nach Zerstörung des fibrösen Bandes kann die Ulna nach dorsal wandern (Caput ulnae-Syndrom). Später kommt es zu einer Instabilität des Karpus, der nach radial und volar disloziert. Hierdurch resultieren die typische *Bajonettstellung* (= Subluxation in der Horizontalebene, Abb. 6.2) und die *Zickzackform* der Hand (= radiale Abweichung im RC-Gelenk, Ulnardrift der MCP-Gelenke). Ihre Prophylaxe durch Maßnahmen des Gelenkschutzes sowie Orthesenverordnung ist eine der wichtigsten Aufgaben der Ergotherapie bei diesem Krankheitsbild!

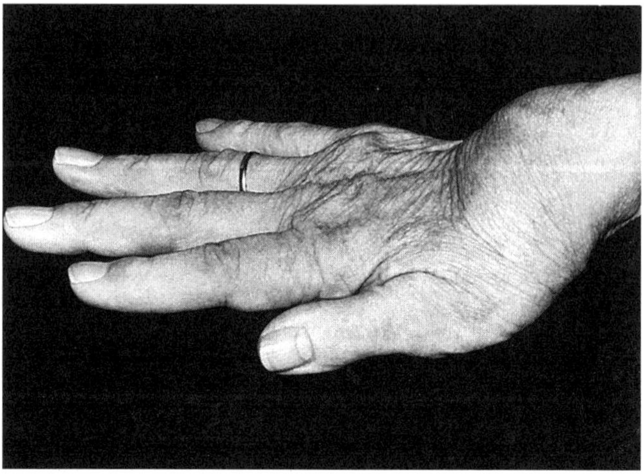

Abb. 6.2 Volare Subluxation im RC-Gelenk (= Bajonettstellung)

Langfinger und Daumen. Die entzündlichen Veränderungen der Synovialis innerhalb der Gelenkkapsel und in den Sehnen sowie die als Folge durch Überdehnung bewirkten Schwächungen der Gelenkkapsel führen zu einer Reihe von typischen Deformierungen, deren Prophylaxe durch Gelenkschutz und Orthesen ebenfalls dringliches Anliegen der Ergotherapie ist. Die *Knopflochdeformität der Langfinger* (Abb. 6.3) besteht in einer Beugekontraktur des Fingermittel-(PIP-) Gelenkes und einer Überstreckung des End-(DIP-) Gelenkes. Bei der *Knopflochdeformität des Daumens* (sog. Schusterdaumen) liegt eine fixierte Beugung im Fingergrund-(MCP-)Gelenk und Überstreckung im DIP-Gelenk vor, die jeweils etwa 90° beträgt (Abb. 6.4), so daß auch die Bezeichnung „90:90-Deformität" üblich ist. Die Ursache der sog. *Schwanenhalsdeformität* mit Überstreckung der PIP-Gelenke und Beugekontraktur der DIP-Gelenke (Abb. 6.4) liegt z. T. wahrscheinlich in Veränderungen der kurzen Handmuskeln (Interossei und Lumbricales) durch Entzündung, Spasmus, Kontraktur oder durch Verschiebung ihrer Zugrichtung bei volarer Subluxation der Handwurzeln. Jedoch sind die Ursachen aller dieser Deformierungen sehr komplex und noch teilweise umstritten. Dies trifft auch für die häufige und charakteristische ulnare

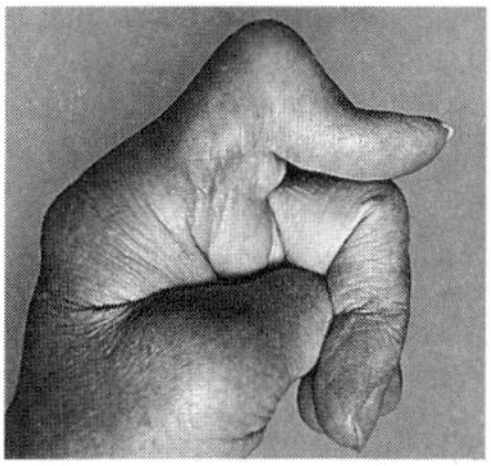

Abb. 6.3 Knopflochdeformität des rechten Zeigefingers

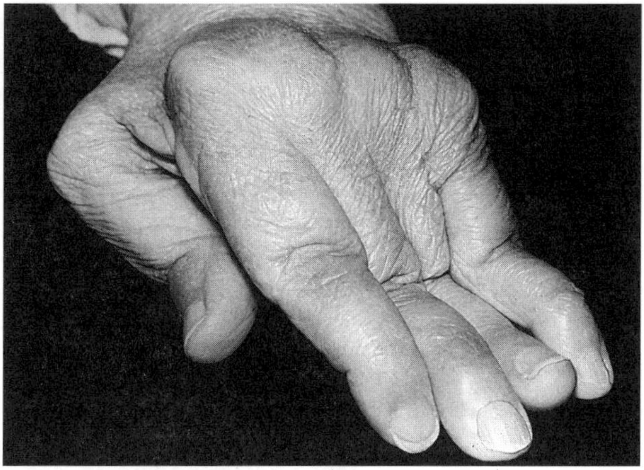

Abb. 6.4 Schwanenhalsdeformität der Langfinger, 90:90 Deformität des Daumens

Deviation der Finger in den Grundgelenken zu, die besser als *Ulnardrift* bezeichnet wird (Abb. 6.1). Hier dürfte zusätzlich die im Alltagsleben stärkere Belastung der Hand in radioulnarer Richtung eine Rolle spielen.

Hüftgelenke. Ihr Befall ist im Vergleich zu der regelmäßigen Mitbeteiligung der Gelenke der oberen Extremität mit 30% im späteren Krankheitsverlauf deutlich seltener. Die daraus resultierenden Konsequenzen, die nahezu in jedem Fall früher oder später einen endoprothetischen Gelenkersatz notwendig machen, erfordern eine frühzeitige ergotherapeutische Beratung der Patienten in Richtung auf Gelenkschutz, den Gebrauch einer Stockstütze und deren richtige Auswahl, wobei u. a. auch das Ausmaß von Gelenkveränderungen an der oberen Extremität zu berücksichtigen ist (z. B. individuelle Griffgestaltung zur Anpassung an die vorliegende Deformität der Hände).

Kniegelenke. Sie sind bei RA regelmäßig und oft schon im Krankheitsbeginn befallen. Schmerz und dadurch bedingte Schonhaltung können innerhalb kurzer Zeit zur Atrophie der Oberschenkelmuskulatur und zum Streckdefizit führen. Auch die Bildung der häufigen Popliteazysten (Baker-Zysten), die durch Ausstülpung der hinteren Gelenkkapsel entstehen, trägt zur Entwicklung einer Streckhemmung bei. Bei fehlender – auch ergotherapeutischer! – Intervention resultiert meist eine Instabilität und progrediente Valgusdeformität. Die Beratung hinsichtlich der korrekten gestreckten Lagerung im Sitzen und Liegen und der frühzeitigen Entlastung durch eine Stockstütze kann diese Entwicklung deutlich verzögern.

Sprunggelenke und Rückfuß. Ihre Beteiligung ist mit etwa 75% nach zehnjähriger Krankheitsdauer relativ häufig. Ergotherapeutische Einflußmöglichkeiten bestehen insbesondere in der Beratung des Patienten (Gelenkschutz durch mechanische Entlastung, orthopädische Schuhversorgung).

Zehengrundgelenke. Oft noch vor einem nachweisbaren Befall der Hände entwickeln sich hier häufig röntgenologisch erkennbare, destruierende Veränderungen. Später luxieren die Zehen nach oben und außen. Das Fett- und Bindegewebspolster, welches normalerweise unter den Metatarsaleköpfchen liegt, rutscht nach vorn, so daß der erodierte Knochen nur noch von der Haut bedeckt ist und bei jedem Schritt starke Schmerzen auftreten (Abb. 6.5). Auch hier gilt: Durch eine frühzeitige Beratung des Patienten zu vernünftigem, bequemem Schuhwerk lassen sich die schlimmsten Veränderungen hinauszögern.

Halswirbelsäule. Bei gezielter Befragung geben fast die Hälfte aller RA-Patienten mit einer Krankheitsdauer von über 10 Jahren Beschwerden an, die auf Veränderungen der HWS zu beziehen sind: schmerzhafte Bewegungseinschränkungen sowie persistierender, quälender Kopfschmerz. Ursache sind auch hier vielfältige Veränderungen, die auf entzündliche Prozesse vorwiegend im Bereich des ersten und zweiten Halswirbels zurückzuführen sind. Bereits im Anfangsstadium sollten die Patienten daher zu aufrechter Kopf- und Sitzposition (Vermeidung langer Beugehal-

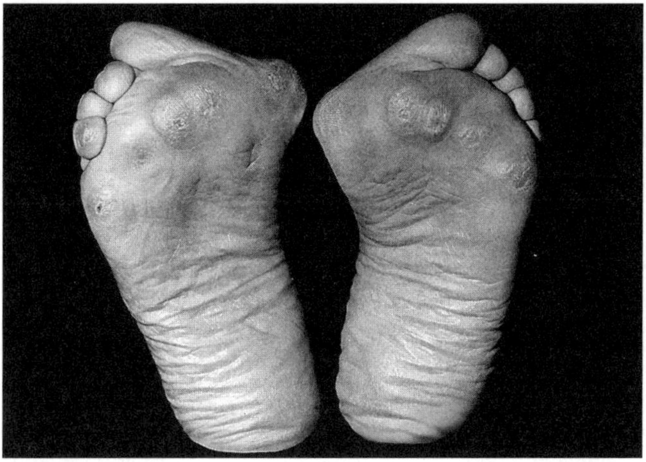

Abb. 6.5 Vorfußdeformität durch RA: Hallux valgus bds., Druckschwielen unter den luxierten Metatasaleköpfchen

tungen) angehalten werden. Bei auftretenden Beschwerden ist tagsüber eine Nackenstütze, nachts die Verwendung eines Witschikissens empfehlenswert.

Rheumaknoten. Meist erst nach jahrelangem Verlauf entwickeln sich bei etwa 20% der Patienten erbs- bis kirschgroße, im Extremfall noch wesentlich größere Knoten besonders an druckbelasteten Stellen. Sie finden sich vorzugsweise an den Streckseiten der Unterarme distal von den Ellenbogengelenken, seltener an den Fingern oder an der unteren Extremität. Ausnahmsweise können sie sich auch in inneren Organen, z. B. der Lunge entwickeln.

6.2.3 Komplexe Therapie

Die Therapie ist komplex ausgerichtet und umfaßt die in der Tabelle 6.2 genannten Formen. Alle fünf in der Tabelle aufgeführten Behandlungsgruppen spielen – in unterschiedlichem Ausmaß – auch bei anderen rheumatischen Erkrankungen eine Rolle. Bei ihrer Anwendung ist darauf zu achten, daß sie nicht isoliert, sondern im Behandlungsteam sinnvoll aufeinander abgestimmt verordnet und durchgeführt werden.

Tabelle 6.2 Therapiekomplexe und ihre Ziele bei RA

Therapiearten	Therapieziele
Medikamentöse Therapie	
• nichtsteroidale Antirheumatika (u. a. Diclofenac, Ibuprofen, Indometazin, Piroxicam)	Herzabsetzung der Entzündungsaktivität, Schmerzbeeinflussung (lokal oder allgemein)
• Basistherapie (Goldpräparate, Methotrexat u. a. m.)	
• Kortisonoide intraartikulär oder oral	
Orthopädische Therapie	
• Synovialektomie	wie medikamentös
• Plastische und Korrekturoperationen	Verhütung/Beseitigung von Fehlstellungen der Gelenke
• Konservativ (u. a.) Orthesen	
Physiotherapie	Verbesserung der Muskelfunktion
Ergotherapie	Verbesserung der Muskelfunktion psychische Beeinflussung
Psychologische Führung	Bewältigung von Schmerz und Erkrankung

6.3 Ergotherapie

6.3.1 Behandlungsziele

Innerhalb der komplexen Betreuungsstrategie rheumatischer Erkrankungen verfolgt die Ergotherapie Ziele, die von keiner anderen therapeutischen Disziplin im vollen Umfang übernommen werden können:

- Schulung, Übung und Wiederherstellung bei gestörten Bewegungsabläufen sowie Training der geschwächten Muskulatur;
- Verbesserung der psychischen Grundhaltung, Beseitigung depressiver Verstimmungen, Wiederanbahnung sozialer Kontakte;
- Vorbereitung der Wiedereingliederung arbeitsunfähiger, nicht berufstätiger Patienten in den Arbeitsprozeß;

- Beratung jugendlicher Rheumatiker bei der Berufsfindung oder Erwachsener bei der beruflichen Umstellung;
- Anfertigung von Orthesen, Unterweisung und Übung im Gebrauch technischer Hilfen und in den Prinzipien des Gelenkschutzes, Empfehlungen zur behinderungsgerechten Umgestaltung der Wohnumgebung.

Die *Schulung der Muskulatur* steht im Mittelpunkt der funktionellen Ergotherapie. Sie verfolgt ein Funktionstraining des Bewegungsapparates und geht so mit der Zielsetzung der Physiotherapie parallel (s. Tabelle 6.2). Die Ergotherapie ist hier eine Fortsetzung der Physiotherapie mit anderen Mitteln. Der Patient wird dabei motiviert, ein Produkt herzustellen, und damit von seinen Beschwerden abgelenkt. Deshalb bestehen hier besonders gute Voraussetzungen für günstige Behandlungsergebnisse.

Die *Verbesserung der psychischen Grundhaltung* tritt besonders bei schwerstgeschädigten Kranken und langdauernden Verläufen in den Vordergrund. Man schafft damit günstige Voraussetzungen für die erfolgreiche Durchführung der anderen in Tabelle 6.2 genannten Elemente der Komplexbehandlung. Unter ihnen setzen insbesondere die aktiven Formen der Physiotherapie, die Vorbereitung auf Operationen und die postoperative Rehabilitation eine positive Grundhaltung des Patienten, seine Bereitschaft zur Kooperation voraus. Bei invalidisierten und älteren Kranken kann die ambulant durchgeführte Ergotherapie das Abgleiten in die soziale Isolierung verhindern.

Die *Erleichterung der erneuten Eingliederung in die Berufstätigkeit* wird zwar bei den entzündlichen rheumatischen Erkrankungen wegen ihres progredienten Verlaufes die Ausnahme bleiben müssen, man kann jedoch in Einzelfällen durch Zuweisung besonders geeigneter Techniken auch hier deutliche Rehabilitationserfolge erzielen. Regelmäßig ist das der Fall bei Formen des Weichteilrheumatismus und allen anderen

Kranken, bei denen psychische Faktoren an der Pathogenese der rheumatischen Erkrankung beteiligt sind.

Da die entzündlichen rheumatischen Erkrankungen bevorzugt das Jugendalter betreffen, kommt den *Rehabilitationsmaßnahmen zur Berufsfindung* für Jugendliche besondere Bedeutung zu. Die Realisierung setzt allerdings ein relativ großes Spektrum an verfügbaren Techniken voraus.

Die *Unterweisung und Übung im Gebrauch von technischen Hilfen*, in den Prinzipien des Gelenkschutzes, bei den Aktivitäten des täglichen Lebens und die Beratung zur behindertengerechten Wohnraumgestaltung sind erst in den letzten Jahren als Gegenstand der Ergotherapie formuliert worden. Sie können zwar von Fall zu Fall auch von anderen Mitgliedern des Behandlerteams – Physiotherapeut, Fürsorger, Arzt – wahrgenommen werden, der Ergotherapeut besitzt aber die besten Voraussetzungen für ihre sachgerechte Durchführung. Die Beachtung dieser Gesichtspunkte ist von entscheidender Bedeutung für den Langzeit-Rehabilitationserfolg.

Generell ist zu beachten, daß die Behandlungssituation in der Rheumatologie sich grundlegend von der in anderen Fachgebieten, z. B. der Neurologie oder Traumatologie, unterscheidet. Bei Paresen, bei Zustand nach Frakturen oder Amputationen kann man von einer einmaligen Schädigung ausgehen und den Adaptationseffekt in den Rehabilitationserfolg einbeziehen.

Unregelmäßige Aktivitätsschübe bei entzündlich-rheumatischen Erkrankungen erfordern oft eine Unterbrechung der Serie und später einen Neubeginn auf einer tieferen funktionellen Stufe.

Der Ergotherapeut sollte sich dieser Möglichkeit stets bewußt sein, um sich selbst und dem Kranken Enttäuschungen zu ersparen.

6.3.2 Voraussetzungen und Indikationen

Voraussetzung für die Durchführung der Ergotherapie in der Rheumatologie ist

- eine ausreichende allgemeine Belastbarkeit und
- die Belastungsfähigkeit der speziell zu beübenden Funktionskette.

Jedoch kann man auch bei geschwächten, bettlägerigen Patienten bestimmte ergotherapeutische Techniken durchführen, die einen besonders geringen Kraftaufwand erfordern. Eine hohe allgemeine oder lokale Entzündungsaktivität läßt sich durch eine systemische antientzündliche Therapie oder durch intraartikuläre Injektionen von Kortikoiden beseitigen. Proteinmangelzustände und Anämien sind zu beheben. Störfaktoren, die die Beübung beeinträchtigen könnten, wie instabile oder in ungünstiger Stellung versteifte Gelenke, sind nach Möglichkeit vorher operativ zu behandeln. Vom Patienten wird erwartet, daß er die Anweisungen des Therapeuten befolgt, sich in die Behandlungsgruppe einordnet und allgemein ein gesundheitsförderndes Verhalten zeigt.

Die **Indikation** zur Durchführung der Ergotherapie ist bei entzündlichen rheumatischen Erkrankungen mit *polyartikulärem Befall* – RA, Psoriasis-Arthritis, chronischer Arthritis im Kindesalter – am dringlichsten. Aber auch bei *Spondylitis ankylosans,* der *Sklerodermie*, verschiedenen Formen des *Weichteilrheumatismus* (besonders Schultersteife und Algoneurodystrophie, Fibromyalgiesyndrom), anderen psychisch mitbedingten Erkrankungen des Bewegungsapparates (unspezifischer Rückenschmerz) sowie *degenerativen Gelenk- und Wirbelsäulenerkrankungen* ist eine Einbeziehung der Ergotherapie oft für den guten Rehabilitationserfolg ausschlaggebend. Wenn nur Einzelgelenke befallen sind oder Erkrankungen ohne chronischen Verlauf vorliegen, erreicht man das Behandlungsziel dagegen schneller durch lokale Injektionen bzw. sonstige medikamentöse Behandlung oder Physiotherapie.

Bei allen Kranken mit chronischen rheumatischen Leiden bestehen *psychische Störungen.* Die oft lange Zeit zu Hause isolierten Kranken sind kontaktgestört, scheu und verletzlich. Sie leiden an Ängsten und Depressionen, haben oft bereits resigniert, sich passiv in ihr Schicksal ergeben und stehen Rehabilitationsbemühungen vielfach gleichgültig oder sogar ablehend gegenüber. Diese psychischen Schäden stellen ein weiteres großes Indikationsgebiet für Ergotherapie bei rheumatischen Erkrankungen dar.

Dazu kommen Kranke zur *Vorbereitung der Berufstätigkeit, Berufsfindung*, sowie solche, bei denen die *anderen oben aufgeführten Behandlungsziele* gegeben sind.

6.3.3 Befunderhebung

Die Vorstellung des Patienten im Behandlerteam und wöchentliche Ergotherapievisiten (s. unten) können nur in stationären Einrichtungen durchgeführt werden. Sie oder die ärztliche Diagnose bei Überweisungspatienten ersetzen keinesfalls eine zumindest orientierende Anamnese, eine sorgfältige Befunderhebung und Funktionsanalyse durch den Ergotherapeuten. Diese stellen unbedingt notwendige Voraussetzungen für die Planung und Durchführung der Behandlung und eine sehr wichtige berufstypische qualitätssicherende Maßnahme dar. Dabei haben sowohl die Anamneseerhebung als auch die körperliche Untersuchung in der Ergotherapie eine etwas andere Funktion als beim Arzt. Während der Arzt beides eher diagnoseorientiert durchführt, gilt das Interesse des Therapeuten überwiegend dem Behandlungsaspekt.

Im **Einführungsgespräch** muß er zunächst die krankheitsbedingten Sorgen, Probleme und Wünsche des Patienten sowie seine auf die vorgesehene Behandlung gerichteten Erwartungen und Einstellungen kennenlernen. Dazu kommen Fragen zum psychosozialen Hintergrund und zu Funktionsbehinderungen im Alltag

– idealerweise in einem Funktionsfragebogen dokumentiert. Die wichtigsten Formen der medikamentösen Therapie (Basistherapie, Glukokortikoide) sowie vorangegangene operative Behandlung sollten vermerkt werden.

Die fachspezifische **Untersuchung des Bewegungsapparates** umfaßt

- den *Gesamteindruck:* Beobachtung der Körperhaltung und des Bewegungsablaufes;
- die *Inspektion und Palpation der Gelenke:* Rötung, Schwellung, Erguß, Überwärmung, Druck- und Bewegungsschmerz, knöcherne Auftreibungen, Deformierungen (im Handbereich mit Beurteilung der Funktion und evtl. Skizze);
- *Beurteilung der umgebenden Weichteile:* Atrophie sowie Verhärtungen und Verspannungen (Myogelosen) der Muskulatur, Hautveränderungen, Infiltrationen, Ödeme, sog. Trigger-points (vom Druckpunkt ausstrahlende Schmerzen), Palpation der Sehnen (Krepitationen), Sehnenscheiden und Sehnenansätze, der Schleimbeutel, Beurteilung des subkutanen Fettgewebes.
- *Funktionsprüfungen:* Hier sind in erster Linie alle Untersuchungen angezeigt, die auch der Erfolgsermittlung dienen (s. Kap. 6.3.12). Zusätzlich gehören die Beurteilung der Belastungsfähigkeit des Patienten und die Messung oder zumindest Abschätzung seiner groben Kraft (s. Kap. 6.3.5) in diesen Bereich.

Am Ende der Befunderhebung empfiehlt sich die *Aufstellung eines Rehabilitationsplanes.* Dies ist besonders wichtig bei Patienten mit polyartikulärer Beteiligung, erheblichen Funktionsdefiziten und hoher Krankheitsaktivität. Dabei wird eine grobe zeitliche Reihung aufgestellt, in welche die verschiedenen zu erreichenden Ziele einzuzordnen sind. Damit bietet man dem Patienten eine längerfristige Perspektive und vermeidet ein störendes Nebeneinander verschiedener Anliegen, z. B. der funktionellen Beübung der einen und der adaptativen Verbesserung der anderen Körperfunktion.

6.3.4 Verordnungsweise

Der **Arzt** geht bei der Verordnung von Ergotherapie in der Regel zunächst von funktionellen Gesichtspunkten aus, d. h., er wird die *vorrangig zu schulende Teilfunktion des Bewegungsapparates* benennen, etwa die Elevation des Schultergelenkes, die Fingerbeugung bzw. -streckung oder die Beübung der Quadrizepsmuskulatur. Nach diesen Festlegungen und der ärztlich eingestuften *Belastbarkeit* des Patienten entscheidet der **Ergotherapeut**, durch *welche Technik* das Übungsziel am günstigsten erreicht werden kann. Als Orientierungshilfe dafür ist Tabelle 6.3 gedacht.

Um die Übersichtlichkeit der Tabelle zu erhalten, war eine Auswahl der für die Rheumatologie wichtigsten Methoden erforderlich; die meisten von ihnen werden unten noch näher erläutert. Hier nicht enthaltene, örtlich beübte Techniken lassen sich ohne Schwierigkeiten einfügen.

Bei depressiv gestimmten und ängstlichen Patienten mit Gelenkerkrankungen wird die Ergotherapie vorrangig nach psychischen Gesichtspunkten verordnet.

Das betrifft sowohl die Arbeitsmethoden als auch die Gruppe, in der der Proband tätig wird. Bei der *Technik* ist besonders darauf zu achten, daß sie nicht zu schwierig zu erlernen und die Produkte in relativ kurzer Zeit herzustellen sind, um Enttäuschungen zu vermeiden und um immer wieder kleine Erfolgserlebnisse schaffen zu können. Der Kranke sollte in eine Gruppe von Mitpatienten gebracht werden, in der die optimistischen, aktiven und kooperativen Elemente überwiegen. Es liegt am Geschick des Therapeuten, die Arbeitsatmosphäre durch Pausen, Gespräche und bei besonderen Gelegenheiten (Geburtstag, Weihnachten) durch kleine

Tabelle 6.3 Eignung ergotherapeutischer Techniken zur Schulung bestimmter Bewegungsausschläge

Gelenk	Bewegungsrichtung	Kufenwebstuhl	Hochwebrahmen	Flachwebstuhl	Fahrradspulgerät	Fahrradsäge	Brettchenweberei	Sprang	Knüpfen	Klöppeln	Leder fädeln	Leder stanzen (Hebel)	Makramee	Fadengrafik	Ton-Aufbautechnik	Ton-Dekorgestaltung	Korbflechten
Schulter	Ante-Retroversion	1	1	1				1	2		2	2	1	3	2	3	2
	Abduktion-Adduktion	1	1	1			2	1	3		2	2	2	3			2
	Rotation	3	2	3				3									
Ellenbogen	Flexion-Extension	1	1	2		3		2	3		2	2	2	2	2		1
	Pro-Supination	2	2	2			1		3	1	2	3	1	2	2		2
Hand	Volar-Dorsalflexion	2	2	2			3		3	2	3	3	2	2	1	3	2
	Pro-Supination	2	2	2			1		3	1	2	3	1	2	2		2
	Radiale Abduktion	2	2	2			2				3	3	3	3	2		3
Finger	Flexion		2			2			2	2	2	3	2		1	2	2
	Extension		3					1		2			1		1		2
	Spitzgriff		2			2		3	1				2		1	2	2
	Breitgriff	2	2	2			1	3		2	1	1		2	1	2	2
Wirbelsäule	Flexion-Extension		1					3	3				2				2
	Lateroflex.-Rotation		2														2
Hüfte	Abduktion-Adduktion			3													
	Flexion-Extension	2		3	2	2											
Knie	Flexion-Extension	1		3	3	1											
	Plantar-Dorsalflex.	2		3	2	2											
	Pro-Supination																

1 = Methode der Wahl, 2 = Gute Beeinflussung, 3 = Geringe Beeinflussung

Feiern aufzulockern und das gegenseitige Kennenlernen zu fördern. Neben der Aufklärung über den Sinn der Behandlung muß der Therapeut öfter anerkennende, wenn nötig, auch aufmunternde und kritische Worte finden.

So betrieben ist die Ergotherapie eine unschätzbare Hilfe bei der Wiederherstellung des seelischen Gleichgewichtes. Sie wirkt den latenten Inaktivitätstendenzen der Patienten entgegen und schafft bessere Voraussetzungen für die anderen aktiven Elemente der Komplextherapie.

Wenn mehrere Techniken für ein funktionelles oder psychisches Behandlungsziel gleich geeignet erscheinen, ist die weitere Auswahl nach der Neigung, Geschicklichkeit und Vorbildung des Patienten zu treffen.

Die Verordnungsweise der Ergotherapie und ihre Integration in die komplexe medizinische Rehabilitation soll nachfolgend an einem **Fallbeispiel** verdeutlicht werden.

Eine 26jährige Patientin mit RA, Krankheitsdauer 9 Jahre, kommt mit deutlichen Aktivitätszeichen an allen Gelenken (Schwellung, Überwärmung, Schmerz- und Bewegungseinschränkung) zur Aufnahme. Es liegt der Funktionsgrad 3 vor, der Bewegungsfunktionstest (s. Tab. 6.7) beträgt 47 von 100 möglichen Punkten, es besteht eine erhebliche Atrophie der Oberschenkelmuskulatur. Auch der Allgemeinzustand ist deutlich reduziert (Körpergewicht 53,5 kg bei 1,70 m Körpergröße). Die Laborwerte sprechen für eine hohe Entzündungsaktivität (BSG 93/100 mm, Anämie). In diesem Zustand ist die Patientin körperlich wenig belastbar.

Das *allgemeine Therapieziel* muß darin bestehen, durch medikamentöse Maßnahmen die Entzündungsaktivität zu reduzieren, mittels Physio- und Ergotherapie eine vorsichtige Übungsbehandlung der atrophierten Muskulatur zu beginnen und zu versuchen, die Patientin aus dem seelischen Tief herauszuführen, in dem sie sich als Folge der hohen Krankheitsaktivität befindet. Dies erreicht man im vorliegenden Fall mit intraartikulären Kortikoid-Injektionen in beide Schulter- und Ellenbogengelenke über 4 Wochen verteilt, Beginn einer Basistherapie mit einem geeigneten Präparat und Fortsetzung der ambulant begonnenen Behandlung mit nichtsteroidalen Antirheumatika. Es werden zunächst physiotherapeutische Einzelbeübungen zur Muskelkräftigung, dann Gruppengymnastik, Unterwasser-Übungen, Pelosekneten mit den Händen und Pelosepackungen der Sprunggelenke durchgeführt.

Die *ergotherapeutische Schulung* erfolgt in einer sehr aktiven Gruppe, welche in den Gelenkschutzprinzipien unterwiesen wird und mit besonders dazu adaptierten Geräten Ornamente auf Keramikprodukte aufbringt. Einzelgespräche und Demonstrationen beschäftigen sich ebenfalls mit Fragen des Gelenkschutzes, der architektonischen Barrieren in der Wohnung der Patientin und ihrer Beseitigung.

Nach 6 Wochen Therapiedauer ist die Entzündungsaktivität wesentlich geringer, es ist zu einer Gewichtszunahme von 3 kg gekommen, das Blutbild hat sich normalisiert. Die Patientin ist jetzt psychisch stabil, so daß man ihr nach einem dreimonatigen Intervall, das sie zu Hause verbringt, die Synovialektomie am rechten Knie vorschlagen kann. Dort sind im Gegensatz zu allen anderen Gelenken noch deutliche Entzündungszeichen nachweisbar. Bei der Wiederaufnahme werden gezielt physio- und ergotherapeutische Vorbereitungen für den Eingriff begonnen. Die Ergotherapie erfolgt präoperativ durch Arbeit am Kufenwebstuhl zum Training der Quadrizepsmuskulatur. Am gleichen Gerät wird auch nach Abschluß der Wundheilung die postoperative Nachbehandlung durchgeführt. Bei der Entlassung ist das operierte Knie reizlos und belastungsstabil, an den übrigen Gelenken ist die Entzündungsaktivität nur noch gering ausgeprägt. Der Bewegungsfunktionstest beträgt jetzt 72 von 100 möglichen Punkten (s. Tab. 6.7, S. 294).

Eine solche optimale Eingliederung der ergotherapeutischen Verordnungen in den Gesamtplan der Behandlung und ihre Korrektur je nach Erfordernis und veränderter Situation ist **unter stationären Bedingungen** durch *Beteiligung der Ergotherapeuten an den Zugangs- und Physiotherapievisiten* zu erreichen.

Bei der *Aufnahmevisite* wird der Kranke mit einem genauen Gelenkstatus und unter Berücksichtigung seiner psychologischen und sozialen Probleme dem Behandlerkollektiv vorgestellt, das in der Regel interdisziplinär zusammengesetzt ist. So können Rheumatologe, Orthopäde, Physio- und Ergotherapeut sowie ein Sozialarbeiter und idealerweise ein Psychologe die Elemente der Komplextherapie aufeinander abstimmen. Für die Überprüfung und bei Notwendigkeit zur Korrektur der dort verordneten Maßnahmen hat sich eine *wöchentliche Visite* bewährt, bei der die Unterlagen zur medikamentösen Therapie unberücksichtigt bleiben und unter Teilnahme der Physio- und Ergotherapeuten nur diese Behandlungselemente erörtert werden. Hier besteht auch Gelegenheit für den Behandler, über die Einstellung seines Patienten zur Therapie und über die Probleme bei der Behandlung zu berichten.

Bei der **ambulanten Durchführung der Ergotherapie** ist ein solcher enger Kontakt zwischen allen Behandlern nicht möglich. Hier muß der Therapeut durch einen *genau ausgefüllten Verordnungsbogen* vom Arzt über die Krankheitssituation informiert werden. Gegebenenfalls sind Rückfragen erforderlich (s. Abschnitt 6.3.7).

6.3.5 Dosierung

Die vielfältigen Dosierungsmöglichkeiten der Ergotherapie gestatten und erfordern eine Adaptation nahezu jeder gewählten Technik auf die individuelle Belastbarkeit bzw. das Ausmaß der Schädigung.

Modifizierende Faktoren sind die
- tägliche Dauer der Behandlung;
- Dicke von Flechtmaterial, Garn und Faden, die Stärke der Nadeln, die mechanischen Eigen-

schaften von Arbeitsmaterialien wie Pappe und Leder;
- Beschaffenheit des Werkzeuges (Veränderungen nach den Gesichtspunkten des Gelenkschutzes);
- Länge der Staken, Riemen oder Fäden bei Korb- (Abb. 6.6), Leder- und Textilarbeiten sowie die Höhe des Hochwebrahmens;
- Körperhaltung bei der Arbeit im Sitzen, Stehen oder Liegen (z. B. Handarbeiten im Bett);
- Stellung des Probanden zum Produkt: Je näher, desto größer der Bewegungsradius – je weiter, desto größer der Kraftaufwand.

Von den Variationsmöglichkeiten ist auch Gebrauch zu machen, um während der Behandlungsserie die Anforderungen an den Patienten zu erhöhen. Techniken, die von sich aus durch den Fortgang des Fertigungsprozesses den Bewegungsumfang und/oder Kraftaufwand vergrößern (z. B. zunehmende Höhe eines Flechtproduktes oder der Objekte beim Weben und Knüpfen) enthalten bereits ein automatisches Steigerungsprogramm.

Der Ergotherapeut muß Faktoren erkennen, die die **Belastbarkeit** des Patienten mit Gelenkerkrankungen reduzieren. Diese sind *allgemeine Entzündungszeichen* (Schwellung und Schmerzen) an den zu schulenden oder den statisch belasteten Gelenken. Dazu kommen Muskelatrophien und ein mangelnder Trainingszustand der Muskulatur. Aber auch *Hinweiszeichen außerhalb des Bewegungsapparates* sind zu beachten:
- eine Reduzierung des Allgemein- oder Ernährungszustandes,
- eine Anämie (Blässe),
- eine reduzierte kardiopulmonale Leistungsbreite (Atemnot, stark erhöhte Pulsfrequenz) durch Organbeteiligungen bei der Grundkrankheit. Begleiterkrankungen in Form einer Hypertonie oder koronaren Herzkrankheit, eine reduzierte Sehfähigkeit sowie höheres Alter stellen ebenfalls begrenzende Faktoren dar.

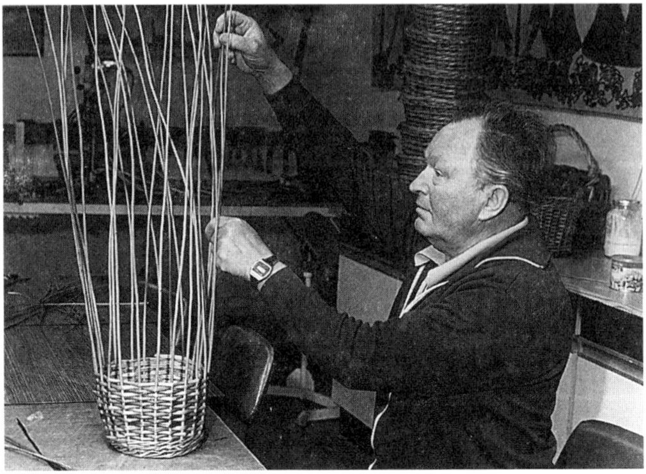

Abb. 6.6 Flechtarbeit mit hohen Staken

Die Gefahren und Schädigungsmöglichkeiten bei einer *Überforderung* des Patienten sind offensichtlich. Andererseits ist es aber auch zu vermeiden, einen Kranken mit noch guten Restfunktionen durch eine wenig belastende Methode zu *unterfordern*. Jeder Ergotherapeut sollte es sich daher zur Regel machen, bei der Zuweisung von Techniken auch *ergometrische Gesichtspunkte* zu beachten.

Die Kraft das Patienten läßt sich durch Händedruck oder Prüfungen gegen den Widerstand des Therapeuten grob abschätzen. Zur Bewertung dient die Skala nach Janda (s. Tab. 3.1, Kap. 3.7) oder Messung mittels Ergometer (Tab. 6.4).

Empfehlenswert ist auch ein *Arbeitsversuch* mit der Technik, welche zur Behandlung eingesetzt werden soll. Genauere Messungen mit mechanischen oder elektrischen Dynamometern sind – mit Ausnahme der Ermittlung der Handkraft – für die Praxis entbehrlich. Sie können aber für wissenschaftliche und Vergleichsuntersuchungen, also für Kraftmessungen vor und nach einer ergotherapeutischen Serie verwendet werden.

Obwohl die Angabe einer Leistungseinschränkung Teil der ärztlichen Verordnung sein sollte, entbindet dies den Ergotherapeuten nicht von der Pflicht, jeden

Tabelle 6.4 Kraftaufwand für häufige Arbeitsgänge bei Techniken zur Beübung des Bewegungsapparates

Gerät/Arbeitsgang	Bewegung/Material	Kraft (kp)
Kufenwegstuhl	Kniestreckung	5
	Kniebeugung	4
Tonkneten	Weich	14
	Hart	22
Lochzange	Leder	20–24
Hebelzange		4–7
Schere	Faden	1
	Leinen	2
	Pappe	2–8
	Leder	4–6

neu zu behandelnden Kranken nach derartigen Faktoren zu befragen, ihn auch im Hinblick auf Zeichen der körperlichen Überforderung im Übungsprozeß zu *beobachten* und diese Gesichtspunkte in die gegenseitige Information aller am Behandlungsprozeß Beteiligten einzubeziehen.

Was die **Zeitdauer** der einzelnen Behandlungen angeht, unterscheidet sich die Ergotherapie in der Rheumatologie nicht von den allgemeinen Regeln: Eine Zeit von unter 30 min dürfte kaum effektiv, eine Steigerung auf über 3 bis 4 h täglich kaum sinnvoll sein. Zwischen diesen Extremen bestehen alle Möglichkeiten einer individuell zeitlichen Dosierung. Hinsichtlich der **Intervalle** wäre eine täglich, d. h. 5mal wöchentlich durchgeführte Behandlung optimal und für *stationäre Bedingungen* anzustreben. Auch die *ambulante Behandlung* sollte mindestens 2mal wöchentlich durchgeführt werden. Die **Seriendauer** richtet sich nach dem Krankheitsbild und den äußeren Bedingungen. Vier Wochen stellen ein Minimum dar, eine Begrenzung nach oben gibt es bei bestehender medizinischer Indikation und einer guten Erreichbarkeit der Behandlungsstelle durch den Patienten praktisch nicht. Bei chronischem Verlauf entzündlicher Gelenkerkrankungen wäre also durchaus eine jahrelang durchgeführte Ergotherapie möglich.

6.3.6 Empfehlenswerte Arbeitstechniken

Viele an handelsüblichen Geräten durchgeführte Arbeitsmethoden bieten nicht die Gewähr einer optimalen Behandlung von Patienten mit rheumatischen Krankheiten. Daraus ergibt sich die *Notwendigkeit, vorhandene Geräte abzuändern* oder neue Übungsmöglichkeiten zu schaffen. Diese Modifikationen haben folgende Ziele:

- Sie dienen den unten näher zu besprechenden Gesichtspunkten des Gelenkschutzes.
- Sie sollen den Belastungsgrad und/oder den Bewegungsausschlag variabel gestalten, um individuelle Dosierungen (Erleichterungen und Steigerungen) zu gestatten.

Letzteres Anliegen läßt sich mitunter am einfachsten durch Anbringen von Federn oder zusätzlichen Gewichten am Gerät verwirklichen. Jedoch sollte diese Möglichkeit nicht zu offensichtlich und zu häufig genutzt werden, da sonst bei den Patienten leicht das Gefühl aufkommen kann, er werde Schikanen ausgesetzt.

Entsprechend dem frühzeitigen, alleinigen Befall und ihrer wichtigen Funktion als Greiforgan steht die **ergotherapeutische Schulung der Hand** bei vielen Kranken im Vordergrund. Als Grundsatz gilt, daß jeder Schematismus der Verordnung vermieden und ein individuelles Behandlungsprogramm erstellt werden soll. Dies ist *nach der vorrangig behinderten Teilfunktion* der Hand auszurichten:

- Beuge- oder Streckdefizit;
- Eine oder mehrere der oben beschriebenen Fehlformen (Ulnardrift, Knopfloch- oder Schwanenhalsdeformität, 90:90-Deformität des Daumens).

Das Übungsziel wird um so eher erreicht, je sorgfältiger der Ergotherapeut den Patienten bei der Übung kontrolliert und korrigiert.

Ist diese Anleitung nicht gegeben, wird der Patient immer wieder versuchen, dem beabsichtigten Ziel unter Benutzung intakter Restfunktionen auszuweichen.

Bei der *Brettchenweberei* werden in erster Linie der wichtige Breitgriff der Finger, daneben Pro- und Supination im Hand- und Ellenbogenbereich trainiert.

Der *FEPS-Übungsplatz* (**F**lexion, **E**xtension, **P**ronation, **S**upination) für die Hand bietet besonders günstige und variabel zu gestaltende Trainingsmöglichkeiten.

Papierfaltarbeiten, z. B. Herstellung von Lampenschirmen, wirken vorwiegend auf die Fingerextension. Variationsmöglichkeiten der Belastung sind durch die Dicke des Materials gegeben.

Bei der *Tonaufbautechnik* werden gleichermaßen die Fingerextension wie die Flexion, der Spitzgriff wie der Breitgriff beübt. Wegen der freien Gestaltungsmöglichkeiten fördert man mit dieser Technik auch Kreativität und Feinmotorik, die psychologischen Auswirkungen sind besonders intensiv.

Lederstanzen und Lederfädeln können ebenfalls zum Training des Breitgriffes eingesetzt werden. Dies gilt verstärkt bei Verwendung besonderer Hilfsgeräte (Drehstanze oder Hebelzange für das Lochen anstelle eines Hohlmeißels oder einer Lochzange, die einen erheblich größeren Kraftaufwand erfordern; Fädelnadeln mit verdicktem Griff).

Fadenspanngrafiken, das Aufbringen der Muster auf Tonprodukte, Stempeldruck-Techniken auf Stoff oder Papier sind als nicht zu sehr belastende Methoden mit vorwiegender Beanspruchung der Fingerbeugung einzustufen, wobei die erstgenannte Technik auch für die Behandlung bettlägeriger Probanden geeignet ist. Andere Handarbeiten, z. B. Sticken, beanspruchen ebenfalls in erster Linie die Fingerbeuger. Sie sind wie das Knüpfen für die Dauerschulung der Hand nicht sehr geeignet.

Alle bisher genannten Techniken wirken außer auf Finger- und Handgelenke auch in mehr oder weniger großem Umfang auf die Ellenbogen und Schultern, was grundsätzlich im Sinne des angestrebten Übungszieles liegt.

Wenn die Kranken zu lange isoliert die Finger beanspruchen, können dabei Fehlhaltungen anderer Gelenke in der Funktionskette, besonders Adduktionen im Schultergelenk, entstehen.

Notfalls muß innerhalb der Übungseinheit ein Wechsel der Methode vorgenommen oder eine *Pausengymnastik* durchgeführt werden.

Die folgenden Techniken beanspruchen mehr oder weniger gezielt die **Radiokarpal-, Ellenbogen- und/oder Schultergelenke.**

Der *höhenverstellbare Knüpfrahmen* ist günstig zur Schulung der Schultergelenke. Dies trifft vor allem zu, wenn er bei Drehung um 180° die Elevation erfordert, um das Webblatt nach oben zu drücken.

Für das gleiche Trainingsziel eignet sich ebenso gut oder noch besser die *Sprangtechnik.* Hier ist der Kraftaufwand für die Finger etwas geringer, die Belastung erfolgt gleichmäßiger, und es wird nicht so sehr die Fingerbeugung als vielmehr deren Streckfunktion trainiert.

Ähnliches gilt für *Makramee.* Wenn man dazu einen Sattelstuhl als Drehsitz verwendet, ergeben sich zusätzlich sehr günstige Schulungsmöglichkeiten für die langen Rückenstrecker und damit u. a. für die Behandlung von Kranken mit Spondylitis ankylosans.

Das *Klöppeln* setzt zwar einige Kenntnisse und Fertigkeiten des Therapeuten voraus, kann aber vom Patienten innerhalb weniger Einführungsstunden erlernt werden und stellt dann eine gute Schulung für Pro- und Supination der Hand- und Ellenbogengelenke dar.

Am *Flachwebstuhl* wird vor allem die Abduktion und Anteversion im Schultergelenk gefördert. Durch Bedienen der Zugleine, die dem Schützen den Schwung für das Durchfahren der Kettfäden gibt, ist der Patient zu ausgreifenden Bewegungen gezwungen, welche die gesamte Muskulatur des Schultergürtels einbeziehen.

Hobeln und Schleifen wirken vorzugsweise auf die Ellenbogengelenke. Eine Überforderung durch zu lange, isolierte, monotone Beanspruchung ist unbedingt zu vermeiden.

Der **isolierten Schulung der unteren Extremität** dienen der *Kufenwebstuhl,* die *Fahrradsäge* und eine ebenfalls auf dem Fahrradprinzip beruhende *Vorrichtung zum Aufspulen der Webschützen* sowie der spezielle *Übungsplatz für die Sprunggelenke,* der als vierte Einheit in den Inselarbeitsplatz eingefügt werden kann.

Als Beispiel für eine **komplexe Schulungsmöglichkeit der oberen und unteren Extremität** soll der Inselarbeitsplatz (Fa. Nitzbon, Hamburg) genannt werden. Er besteht aus dem Arm-Schulter-Trainer, dem Knie-Beuger-Strecker-Webrahmen und dem Skoliose-Webrahmen.

Am *Arm-Schulter-Trainer* (Abb. 6.7) ist ein Helparm vorhanden, der eine vollständige oder teilweise Aufhebung der Schwerkraft der Arme mittels Gewichten gestattet. Die Dosierung des Gegengewichtes während der Behandlung ist vom Krankheitsbild und dem subjektiven Gefühl des Patienten abhängig. Der Helparm kann für die Gewerke Weben, Makramee und Peddigrohr, für Funktionsspiele, Knetarbeiten und

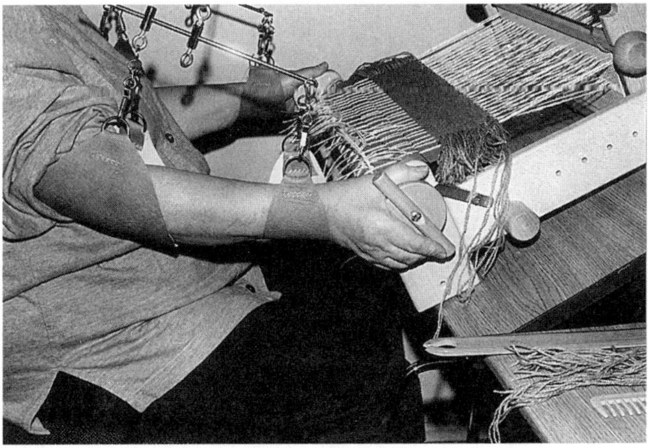

Abb. 6.7 Weben mit Hilfe des Helparms am Inselarbeitsplatz

zum Schreib- bzw. Schreibmaschinentraining eingesetzt werden. Neben der Rheumatoiden Arthritis sind auch die verschiedenen Schultersyndrome (vom Gelenk- bzw. Kapselmuster), aber auch mit Paresen einhergehende neurologische Erkrankungen wichtige Indikationsgebiete, bei denen sich durch die Beübung eine Muskelkräftigung und Funktionsverbesserung im Schultergelenk erreichen lassen.

Am *Knie-Beuger-Strecker-Webrahmen* (Abb. 6.8) führt der Patient auf Rollschuhen fixiert Beugungen und Streckungen der Kniegelenke durch. Diese Bewegungen werden über ein Zugsystem auf den Kamm übertragen. Durch unterschiedliche Anschnürungen können verschiedene Funktionen trainiert werden. Besonders günstig wirken sich die vielfältigen Steigerungsmöglichkeiten durch das Verstellen der Kufenneigung, Veränderungen der Sitzposition, die Kettbreite und Materialauswahl, Schiffchenlänge u. a. m. aus. Der Einsatz ist bei allen Krankheitsbildern angezeigt, bei denen eine Muskelkräftigung der unteren Extremität angestrebt wird (Rheumatoide Arthritis, Arthrosen der Kniegelenke, posttraumatischer bzw. Zustand nach Synovektomie). Er verspricht auch gute Resultate bei Stumpftraining.

Der *Skoliose-Webrahmen* (Abb. 6.9) kann in der Höhe stufenlos eingestellt werden. Je nach Krankheitsbild stehen unterschiedliche Sitzgelegenheiten – Stuhl mit gerader Rückenlehne und Armausschnitten, Hocker ohne Lehne, Stehhilfe und Kniehocker – zur Verfügung. Die Arbeit kann aber auch im Stehen durchgeführt werden. Einsatzgebiete sind alle entzündlichen und nichtentzündlichen Wirbelsäulenerkrankungen, u. a. die Spondylitis ankylosans, der M. Scheuermann, aber auch „unspezifische" LWS-Syndrome, wenn es auf eine Verbesserung der Wirbelsäulenfunktion (Aufrichtung, Kyphoseprophylaxe), eine Kräftigung der Bauch- und Rückenmuskulatur, aber auch auf eine Beübung der Schultergelenke, z. B. bei Rheumatoider Arthritis, ankommt.

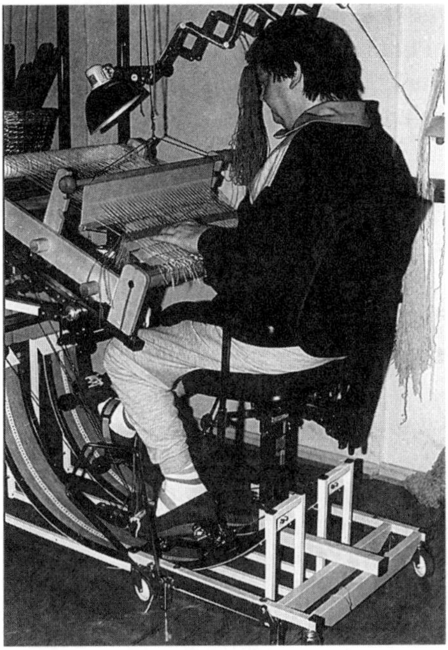

Abb. 6.8 Knie-Beuger-Strecker-Webrahmen (Kufenwebstuhl)

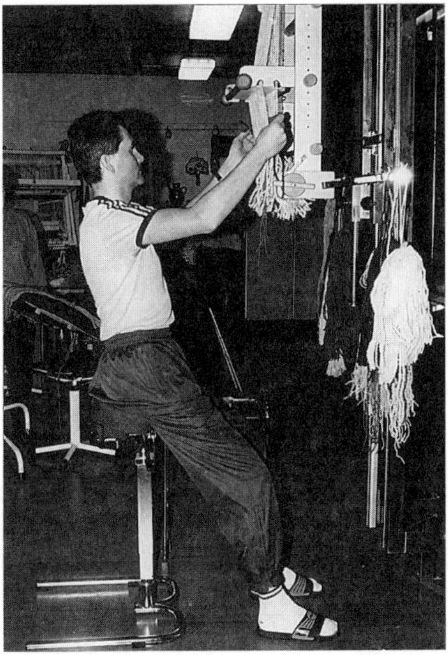

Abb. 6.9 Arbeiten am Hochwebrahmen dienen besonders der Kräftigung der Schulter-Rückenmuskulatur und der Kyphoseprophylaxe bei Spondylitis ankylosans

6.3.7 Ambulante Ergotherapie

Die allgemeinen Ziele, die Verordnungsweise und Techniken sind bei ambulanter Durchführung der Ergotherapie im Grundsatz die gleichen wie bisher geschildert. Es gibt jedoch für die ambulanten Patienten einige Besonderheiten, die nachfolgend kurz aufgeführt werden.

Da der Kontakt zwischen verordnendem Arzt und Ergotherapeuten nicht so eng wie in der Klinik sein kann, muß besonderer Wert auf eine *sorgfältige Verordnungsweise* gelegt werden. Am besten sind dazu von der Ergotherapiepraxis Vordrucke an die überweisenden Ärzte auszuhändigen, die neben den Personalien folgende Punkte enthalten sollten:

- Diagnose und Funktionsgrad;
- Vorrangig zu schulendes Gelenk und Bewegungsrichtung;
- Angaben zur körperlichen Belastbarkeit, Begleiterkrankungen und psychischen Besonderheiten;
- Therapeutische Zielstellung hinsichtlich der Arbeitsfähigkeit, eines eventuellen Arbeitsplatz- oder Tätigkeitswechsels;
- Beratung des Patienten in Bezug auf Gelenkschutz, den Gebrauch von Orthesen, technischen Hilfen oder der Adaptation der Wohnung.

Es ist mehr Wert auf die *psychische Führung* der Patienten zu legen als bei der stationären Ergotherapie. Das beginnt mit einem einführenden Gespräch, um sich gegenseitig kennenzulernen und um die wichtigsten Probleme des Patienten zu erfahren. Bei älteren Kranken muß die Einführung in die Technik besonders behutsam erfolgen. Bei Tonarbeiten wird man zunächst mit dem Drücken von Kacheln beginnen, um die häufig vorhandene Scheu des Patienten vor dem Material abzubauen. Seine Skepsis den eigenen Fähigkeiten gegenüber muß durch Erfolgserlebnisse überwunden werden.

Wegen der meist länger dauernden Ergotherapie ist bei ambulanter Durchführung die Gefahr besonders groß, daß die Arbeit zur leeren Routine und der Patient unterfordert wird.

Sein Interesse muß wach gehalten werden, indem ihm *zunehmend anspruchsvollere und schwierigere Aufgaben* übertragen werden.

Da die medikamentöse Therapie dem Wechsel der Entzündungsaktivität nicht so eng angepaßt ist wie in der Klinik, muß der Therapeut noch ausgeprägter mit einem stärkeren Wechsel des Befindens, der Belastbarkeit und Arbeitsleistung des Probanden rechnen.

Unter ambulanten Bedingungen fehlt häufig eine die Ergotherapie begleitende Physiotherapie. Der *Wechsel zwischen einzelnen Gewerken* – Ton und Sprang, Ton und Holz – muß daher zur Vermeidung einseitiger Belastungen ständig als Möglichkeit ins Auge gefaßt werden. *Ausgleichsgymnastik* ist noch häufiger als unter stationären Bedingungen in das Programm aufzunehmen. Da die Behandlungen in der Regel nur 2- bis 3mal wöchentlich erfolgen, sollte der Patient auch zu *zusätzlichen häuslichen Übungen* angehalten werden, etwa durch Mitgabe einer Knotenschule, wenn er Makrameearbeiten durchführt.

Die Vorbereitung des Arbeitsplatzes verlangt besondere Sorgfalt, damit der Patient bereits bei seinem Eintreffen Material vorfindet und sofort mit dem Zuschneiden oder der eigentlichen Arbeit beginnen kann. Bei längerer oder dauernder Durchführung der Ergotherapie ist alle 6–8 Wochen eine *Funktionsmessung* angezeigt, um Fortschritte oder ggf. auch einen Stillstand des funktionellen Status erkennen zu können. In etwa den gleichen zeitlichen Intervallen sollten die Belohnungen durchgeführt werden.

6.3.8 Mobile Ergotherapie

In ländlichen, aber auch städtischen Bereichen gibt es oft *Schwierigkeiten in der Erreichbarkeit* von ergotherapeutischen Praxen durch schwerbehinderte Kranke. Dies trifft in besonderem Maße – aber nicht nur – auf solche in fortgeschrittenen Stadien der entzündlich-rheumatischen Erkrankung zu. Für diese Patienten wurde in Absprache mit der gesetzlichen Krankenversicherung 1986 in Schleswig-Holstein, später auch in anderen Gebieten der Bundesrepublik eine Mobile Ergotherapie eingerichtet, die Patienten mit erheblich eingeschränkter Bewegungsfunktion zu Hause aufsucht. Die Ergotherapeuten führen als „Grundausrüstung“ die wichtigsten Hilfsmittel für Rheumakranke und das notwendige Schienen- und Arbeitsmaterial für die Hausbehandlung mit sich. Die Zeiteinheit für die Einzelbehandlung beträgt in der Regel 60 Minuten. Wenn Umfang und Art der Maßnahmen noch einer Klärung bedürfen, sollte die *ärztliche Verordnung* lauten: „Ergotherapeutischer Hausbesuch bei ... (Diagnose)". Diese erste Verordnung dient der Befunderhebung und der Aufstellung einer längerfristigen Behandlungsstrategie. Nach Rücksprache mit dem Arzt können dann *Folgerezepte* ausgestellt werden, auf denen die Art und Anzahl der Behandlungen sowie nochmals die Diagnose verzeichnet sein müssen. Der Schwerpunkt der Mobilen Ergotherapie liegt meist auf rheumatologischen Gebiet, aber es ist grundsätzlich auch die Verordnung aus anderen Indikationen möglich.

Verordnungsfähig sind, wie auch in der sonstigen Ergotherapie,
- die Gelenkschutzinstruktion, das Gelenkschutztraining: Vermittlung von Gelenkschutzprinzipien zur Vermeidung von Kontrakturen, zur Vorbeugung von Deformierungen;
- funktionelle Ergotherapie: Gelenkmobilisation und Training der Muskelfunktion;
- Training bei täglichen Eigenversorgung zur Aufrechterhaltung der Selbständigkeit im täglichen Leben;
- Versorgung und Training mit Funktionshilfen: Auswahl und Adaptation rehabilitativer Hilfsmittel zur Funktionsverbesserung oder im Dienste des Gelenkschutzes;
- Beratung zur krankheits- bzw. funktionsgerechten Umgestaltung der Wohnung;
- Schienenversorgung: individuelle Anfertigung von Funktions- und Lagerungsschienen, z. B. zur Prophylaxe von Deformierungen, zur Verbesserung der Handfunktion (s. 6.3.10).

6.3.9 Gelenkschutz

Chronische Gelenkentzündungen, besonders bei Rheumatoider Arthritis, führen bei jahrelangem Bestehen zu

Zerstörung und Funktionsverlust der Gelenke. Diese Prozesse können bei zu starker Beanspruchung der Gelenke verstärkt und beschleunigt werden. Daher sind die Gesichtspunkte des Gelenkschutzes dem Kranken immer wieder zu erläutern, zu demonstrieren und mit ihm zu üben. Das kann am besten in der Ergotherapieabteilung erfolgen. Die folgenden Grundregeln des Gelenkschutzes wurden im wesentlichen von der schwedischen Ärztin Dr. Merete Brattström entwickelt.

Ausschlaggebend ist, daß Gelenkschutz nicht mit einer körperlichen Schonhaltung verwechselt wird.

Es ist streng zu unterscheiden zwischen der täglich notwendigen gymnastischen Übung und einer schädlichen Überforderung durch zu schwere, zu lange oder falsche Belastung bei der Berufs-, Haus- oder Gartenarbeit. Es gelten folgende **Grundsätze:**

- Gelenkschutz und Muskeltraining sind als Einheit, keinesfalls als Gegensatz zu betrachten.
- Gelenkschutz heißt nicht, auf bestimmte Aktivitäten zu verzichten; man verändert dabei nicht, was man tut, sondern wie man es tut.
- Der Patient muß lernen, das richtige Gleichgewicht zwischen Ruhe und Aktivität zu finden; er sollte öfter Pausen machen, sich bewußt entspannen, den Schmerz als Warnsignal einer zu großen Belastung verstehen und, wenn nötig, um Hilfe bitten und die Arbeit an andere abgeben.

Therapeut und Patient müssen verstehen, daß die *Vorteile* sowohl der Ruhigstellung und Gelenkfixation als auch der Bewegungs- und Übungstherapie sich sehr schnell in ihre *Nachteile* verkehren können, wenn eines der Behandlungsprinzipien jeweils überbetont wird (Tab. 6.5).

Diese allgemeinen Regeln sollen durch einige Ratschläge und Beispiele, die besonders auf die Ergotherapie Bezug nehmen, ergänzt werden.

Tabelle 6.5 Vor- und Nachteile von Ruhe- und Bewegungsbehandlung

	Vorteile	Nachteile
Ruhe/Gelenkfixation	Rückgang der Entzündung (im Tierexperiment; in gelähmter Extremität)	Kontrakturfördernd Nachteilig für • Muskulatur, • Knorpel, Knochen • Herz, Kreislauf
Bewegung/Übung	Muskeltraining, Förderung von Durchblutung und Koordination	Verstärkt die Entzündung

Richtig belasten

Die Belastung muß in einer Stellung erfolgen, die der Bewegungsachse des Gelenkes entspricht, die möglichst wenig Schmerz verursacht und eine Deformierung der Gelenke nicht begünstigt. Kleine Gelenke sind zu entlasten, das Gewicht ist auf größere Gelenke zu verteilen. Das Tragen schwerer Gegenstände sollte körpernah erfolgen.

Beispiele: Das Festhalten dünner Gegenstände erfordert mehr, ein dicker Griff weniger Kraft. Daher sollten alle Handwerkszeuge in der Ergotherapie angepaßte und verdickte Griffe erhalten. Am einfachsten geschieht dies durch Umwickeln mit Schaumgummi, vor allem bei den Griffeln zum Anbringen des Dekors für Keramikprodukte, bei Häkelnadeln, Nadeln zum Fädeln von Leder oder Garn (Fadenspanngrafik) und Knüpfhaken.

Das Abgleiten der Finger in den Grundgelenken nach der Kleinfingerseite (Ulnardrift) ist eine der häufigsten Fehlstellungen der Hände bei RA (s. Kap. 6.2.2). Es wird durch viele Alltagsverrichtungen, aber auch bei Tätigkeiten in der Ergotherapie begünstigt. Daher hat der Therapeut darauf zu achten, daß die Belastung der Hand in radial-ulnarer Richtung möglichst vermieden wird.

Das Eindrücken von Ton in Gipsformen mit der Hand fördert die Subluxation im Daumenendgelenk als

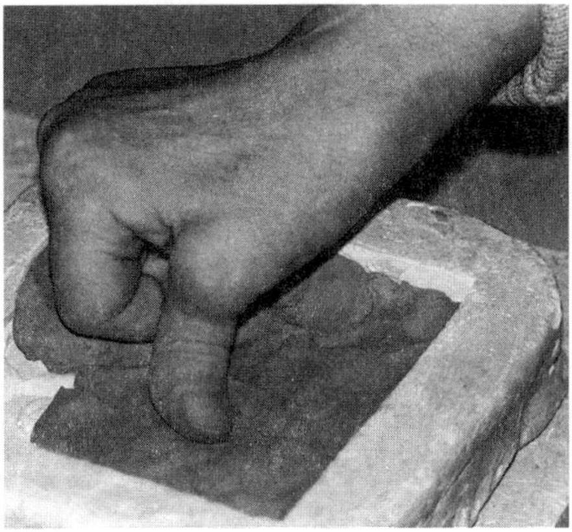

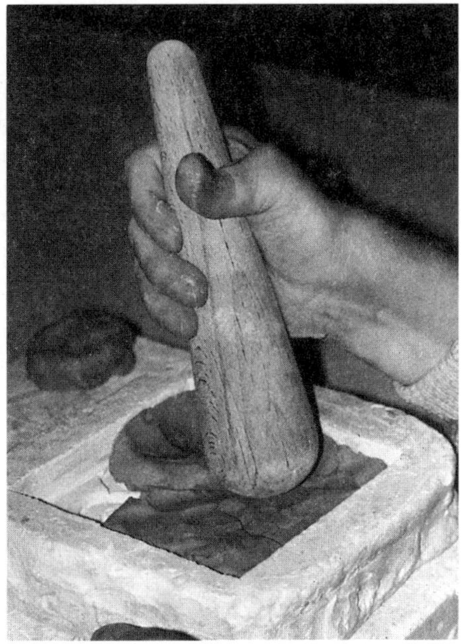

Abb. 6.10 Arbeiten mit Ton
a) Eindrücken mit dem Daumen begünstigt die Entwicklung von Deformitäten
b) Verwendung eines Stößels dient dem Gelenkschutz

Teil der 90 : 90-Deformität (Abb. 6.10a). Man vermeidet diese, dem Gelenkschutz zuwiderlaufende Belastung durch Verwendung eines einfachen, stößelartigen Holzgerätes, welches in Breitgriff erfaßt wird (Abb. 6.10b).

Belastung verteilen

Bei jeder Verrichtung sind möglichst mehrere Gelenke zu belasten.
Beispiele: *Schwere Arbeitsmaterialien mit beiden Händen anheben, beim Tragen möglichst auch die Handfläche und die Unterarme verwenden.*

Vernünftige Arbeitsmethoden anwenden

Als Regel gilt, eine Tätigkeit mit so wenig Muskelkraft wie möglich durchzuführen.

Beispiele: Bei Lederarbeiten statt einer Lochzange besser eine Drehstanze verwenden, zum Aufwickeln von Garn und Fäden mechanische Konstruktionen benutzen. Scheren und Zangen mit Federbügeln (Spreizscheren, -zangen) können mit der ganzen Hand gehalten werden und ermöglichen auch bei eingeschränkter Fingerbeweglichkeit feinmotorisches Arbeiten.

Sehr kraftaufwendige oder lang dauernde, monotone Arbeitsgänge sind durch andere zu ersetzen oder zu vereinfachen, Stoß- und Schlagbewegungen zu vermeiden. So sollte ein Kranker nicht gezwungen sein, in Zwangshaltung stundenlang Laubsägearbeiten zu verrichten. Die Teile sind vielmehr durch den Behandler mit einer elektrischen Säge herzustellen und vom Patienten dann nur noch weiter zu behandeln (Schleifen, Bekleben, Malen, Zusammenfügen). Im häuslichen Bereich sollten Bücher nicht mit den Händen gehalten, sondern Buchständer benutzt, beim Kartenspielen die Karten in einen Halter gesteckt werden. Wenn durchführbar, sollten Hebelwirkungen eingesetzt werden (Einhebelmischbatterie am Waschbekken, Flaschen-, Büchsen-, Dosenöffner u. a. m.). Der Patient sollte nichts tragen, was sich rollen läßt (Servier- oder Teewagen, Einkaufswagen, Rollenkoffer).

Auf gute Arbeitsorganisation achten

Die Arbeit ist möglichst zu vereinfachen, unnötige Verrichtungen sind zu unterlassen.

Beispiele: Die Verteilung der Arbeitsgegenstände ist neu zu überdenken. Dinge, die zusammen benutzt werden, sind auch zusammen aufzubewahren. Häufig gebrauchte Geräte werden griffbereit abgelegt, um ständiges Aufstehen oder Bücken zu vermeiden.

Bei anstrengenden Verrichtungen sind ausreichende Ruhepausen einzuplanen, bei längerdauernden Vorhaben ist auf eine gute Tages- und Wochenplanung Wert zu legen.

Tragende Gelenke schützen

Den Hüft- und Kniegelenken ist besondere Aufmerksamkeit zu schenken. Die Schulung der entsprechenden Muskulatur dient hier direkt dem Gelenkschutz, da die Verhinderung oder Rückbildung der Atrophie Fehlbelastungen vorbeugt.

Beispiele: Zur Vorbeugung von Fehlhaltungen sind die Kniegelenke bei einer sitzenden Tätigkeit gestreckt, z. B. auf einer Fußschaukel, zu lagern. Die Sitzmöbel in der Ergotherapie sollten sorgfältig ausgewählt und ggf. der Körpergröße individuell durch Kissen angepaßt werden. Bei Tätigkeiten im Stehen erweist es sich oft als günstig, einen Fuß entspannt auf einen 10 cm hohen Tritt zu stellen. Arbeiten sind nur dann im Stehen, besser mit Stehsitz durchzuführen, wenn dies nach dem Übungsziel, z. B. dem Training der Rückenstreckmuskulatur, erforderlich ist.

Bei Befall der unteren Extremität muß frühzeitig der Gebrauch einer Stockstütze, die bis zu 25% des Körpergewichtes abfängt, empfohlen werden. Sie wird auf der nichtbetroffenen, gesunden Seite geführt. Auf ihre korrekte Länge (leichte Beugung im Ellenbogengelenk bei der Abstützung) ist zu achten. Bei deformierten Händen sollte eine entsprechende Adaptation des Griffes vorgenommen werden.

6.3.10 Orthesen

Schienen und Lagerungshilfen dienen direkt oder indirekt den Gesichtspunkten des Gelenkschutzes, indem sie

- eine Überlastung vermeiden oder
- die achsengerechte Stellung stabilisieren und den Schmerz lindern sowie
- die Funktion erhalten und verbessern.

In der pädiatrischen Rheumatologie, besonders bei Kleinkindern, ist durch die Orthesen auch eine günstige „Wachstumslenkung“ möglich.

Sie stellen ein wesentliches Element dar, um die Entwicklung von *Deformierungen* zu verhindern und die *Unabhängigkeit* in den Aktivitäten des täglichen Lebens *zu gewährleisten.* Sie sehen in der Regel recht einfach aus, benötigen aber sorgfältige Überlegungen hinsichtlich der Verwendung des geeigneten Materials und der Formgebung, wenn sie ihren Zweck erreichen und nicht in sein Gegenteil verkehren sollen.

Häufig werden Orthesen entweder von Orthopädietechnikern oder industriell gefertigt und anschließend adaptiert. Die internationale Entwicklung geht aber dahin, die Verordnung dem Arzt und/oder Ergotherapeuten, die Herstellung dem Therapeuten allein bzw. – wenn es sich um komplizierte Arten handelt – ihm zusammen mit dem Orthopädietechniker zu übertragen. Der Ergotherapeut ist aufgrund seiner funktionellen Schulung und durch tägliche Beobachtung des Patienten besonders geeignet, im individuellen Fall je nach dem Typ der Behinderung, Schädigung oder Deformierung und für die jweils vorherrschende Indikation die Orthese anzufertigen, ihre Eignung unter praktischen Bedingungen zu überprüfen und sie evtl. abzuändern. Die Herstellung von Orthesen gehört daher zum Berufsbild des Ergotherapeuten, die wichtigsten Typen und prinzipiellen Wirkungen sollten ihm geläufig sein (Tab. 6.6, s. auch Kapitel 16).

Grundsätzlich lassen sich die folgenden drei **Orthesentypen** unterscheiden:

- Ruheschienen immobilisieren und stabilisieren maximal die befallenen Gelenke mit dem Nachteil der aufgehobenen Beweglichkeit.
- Arbeitsschienen gestatten bei Stabilisierung einzelner Gelenke im Handbereich den Faustschluß und ermöglichen damit die Greifbewegung.
- Übungsschienen (dynamische Orthesen) werden meist postoperativ zur Korrektur von Fehlstellungen verordnet und wirken über den Zug von Gummibändern oder Spiralfedern.

In den folgenden Bildern sind die wichtigsten Orthesen des Hand- und Fingerbereiches dargestellt.

Stabilisierende Orthesen der Handgelenke (Abb. 6.11a und b). Sie sind ein sehr geeignetes Mittel zur

Tabelle 6.6 Indikationen zur Verordnung von verschiedenen Orthesentypen

Region	Indikation	Zweck	Typ
Hand	Akute Entzündung	Stabilisierung zur Schmerzlinderung, Bewahrung der Funktionsstellung	Volare Ruheschiene (Unterarm und Finger in Funktionsstellung, Abb. 6.12 a)
	Instabilität	Funktionsverbesserung,	
	Karpaltunnelsyndrom	Schmerzlinderung, Verhütung der Hyperflexion (Nervenkompression)	Arbeitsschiene Abb. 6.11 b
Daumen	Arthritis der CMC- und MCP-Gelenke, Tenosynovialitis; Schmerz, Instabilität des IP-Gelenkes	Stabilisierung zur Schmerzlinderung, Aufrechterhaltung der Beweglichkeit; Funktionsverbesserung, Schmerzlinderung	Daumenschiene mit Fixierung am Handgelenk, Abb. 6.11 c Daumen-Spiral-Orthese, Abb. 6.12 b
Langfinger	Knopfloch-, Schwanenhals-Deformität	Bewahrung der Funktionsstellung	Fingerring-Orthese, Abb. 6.12 a

Reduktion von Schmerzen im Handgelenk bei Instabilität oder durch Entzündung. Sie können in Leder oder Kunststoff gearbeitet sein und fixieren das Gelenk in leichter Ulnarabduktion und Extension. Die Beweglichkeit des Daumens und der Fingergrundgelenke ist nicht eingeschränkt. Bei starken Beschwerden im Bereich der MCP- und PIP-Gelenke kann über Nacht eine Orthese getragen werden, die auch diese Bereiche mit immobilisiert (Abb. 6.11 b).

Rhizarthrose- und Fingergrundgelenksschienen. Bei isoliertem Befall des Daumenwurzelgelenkes oder der Grundgelenke der Langfinger sind Orthesen vom Typ der Abb. 6.11 c bzw. d indiziert.

Fingerringorthese (Schwanenhalsorthese, Bunnelschiene, Abb. 6.12a). Sie begrenzt die Extension im PIP-Gelenk, stabilisiert die schlaffe volare Kapsel und löst den Muskelspasmus bzw. die Kontraktur der Intrinsic-Muskeln.

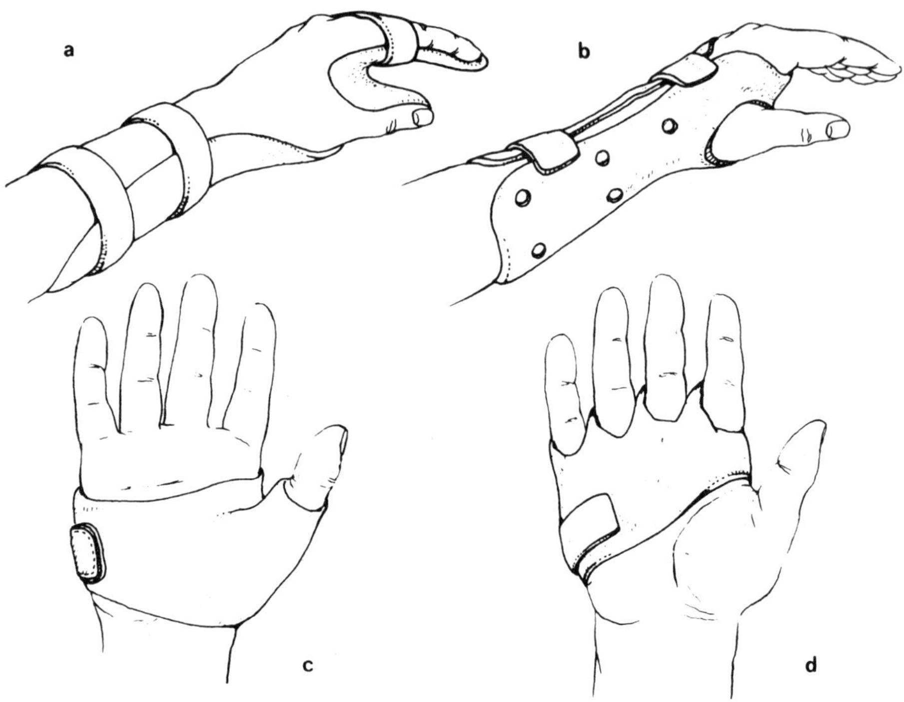

Abb. 6.11 Lagerungsorthesen
a zur Feststellung der Finger, der Hand und des Handgelenkes
b zur Fixation des Handgelenkes in Gebrauchsstellung (Finger bleiben frei)
c Handspange zur Fixation des Daumens
d Mittelhandspange zur Fixation der MCP-Gelenke

Knopflochorthese. Es handelt sich um eine 180° gedrehte Schwanenhalsorthese, die die Extension des PIP-Gelenkes unterstützt.

Spiralorthese. Sie beeinflußt die Knopflochdeformität am Daumen (Abb. 6.12b). Alle Ringorthesen sollten während der normalen täglichen Arbeit getragen werden, sie sind eher kosmetisch als funktionell nützlich.

Dynamische Orthesen. Nach operativen Eingriffen im Handbereich können zur Unterstützung des Therapiezieles und des postoperativen Trainings Orthesen verordnet werden, die über Gummi- oder Federzüge wirken (Abb. 6.12c und d).

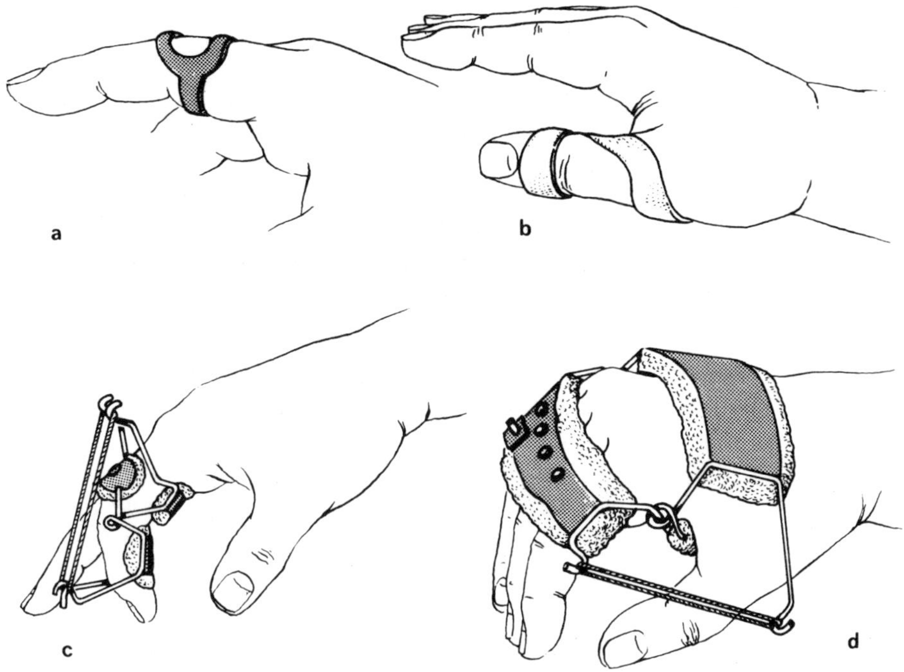

Abb. 6.12 Orthesen zur Funktionsunterstützung
a Fingerorthesen zur Bewahrung der Funktionsstellung
b Daumenorthese zur Fixation des Daumens in Gebrauchsstellung
c Orthese mit streckender Wirkung auf das PIP-Gelenk
d Orthese mit flektierender Wirkung auf die MCP-Gelenke II–V

Die **Materialien** sind je nach Typ und Verwendungszweck (z. B. voraussichtliche Häufigkeit und Dauer des Tragens) der Schiene auszuwählen. Dies erfordert besondere Kenntnisse und Erfahrungen, die nicht im einzelnen dargestellt werden können. Mittlerweile stehen sowohl bei den niedrig- als auch den hochthermoplastischen Kunststoffen sehr viele Fabrikate mit ganz unterschiedlichen Stoffeigenschaften zur Verfügung. Am einfachsten zu verwenden sind thermoplastische Materialien, die sich bei Temperaturen bis etwa 70 °C, in jedem Fall aber unter 100 °C verformen lassen und direkt am Patienten modelliert werden können. Dagegen erfordern die hochthermoplastischen Kunststoffe (Verformung bei ca. 150 °C) die Anpassung über ein speziell angefertigtes Gipsmodell (s. Kap. 16.2).

Wie die Erfahrung gezeigt hat, werden die für den Patienten angefertigten Orthesen nur akzeptiert und wirklich auch getragen, wenn man ihren Zweck genau *erklärt*, ihren Gebrauch in der Praxis *demonstriert* und *übt*. Auch hierfür bietet die Ergotherapie die günstigsten Voraussetzungen.

6.3.11 Verordnung von technischen Hilfen, Training der Eigenversorgung

Für Kranke mit Behinderungen am Bewegungsapparat sind die Elemente der Grundrehabilitation zur *Aufrechterhaltung der Funktionen und zur Selbständigkeit im täglichen Leben* besonders wichtig. Dazu gehören die Bereiche Sitzen und Fortbewegung, Körperpflege und Toilette, An- und Auskleiden, Haushalt sowie Freizeit und Reisen (s. Kap. 16.2).

Auch für die Verordnung von technischen Hilfen ist der Ergotherapeut besser als andere Mitglieder des Behandlerkollektivs befähigt, da er am besten die vorliegenden Behinderungen des Patienten erfassen kann und am ehesten der Versuchung widersteht, alle möglichen Funktionshilfen zu verordnen, die der Patient nicht benutzt. Jede Ergotherapieabteilung sollte neben den Katalogen auch über eine Musterkollektion von Funktionshilfen verfügen, mit der die Beherrschung der defekten Funktionen geübt werden kann.

Grundausstattung der Musterkollektion

Sitzen und Fortbewegung: Fahrrad- oder Stehsitz, Katapultsitz, Koxitisstuhl, Fußschaukel, Unterarmstützen, Steh- und Gehhilfen (Walkerette), Laufgestell, transportable Zwischenstufe, Rollstühle verschiedener Größen.

Körperpflege und Toilette: Stielschwamm, -kamm, -bürste, fixierte Handwaschbürste und Nagelfeile,

„Rubbeltuch“ (Handtuch mit langen Schlaufen), Einsteighilfen für Wannen, Badewanneneinsatz und -lift, Duschhocker, rutschfeste Badematte, Toilettenaufsatz, Toilettenpapierhalter.

An- und Auskleiden: Verlängerter Schuhlöffel, Stiefelknecht, Strumpfanzieher verschiedener Typen, Gummibandverschluß für Schnürschuhe, Anziehhilfe für Hosen, Knöpfhilfe.

Haushalt: Verdickte Griffe an Eßbestecken, Greifgeräte („Helfende Hände“), Halter für Becher oder Eßbestecke, Tassen mit verlängertem oder beidseitigem Henkel, Wasserhahn-, Tür- bzw. Universalöffner, Öffner für Gläser, Flaschen, Büchsen, Dosenöffner verschiedener Konstruktion, Kehrgarnitur, Schwammwischgerät, feststehende Reiben und Bürsten.

Freizeit und Reisen: Schreibhilfen, Lesepult, Buchstützen, Handknüpfrahmen, verdickte Strick- und Häkelnadeln, Spielkartenhalter, Weitwinkelspiegel für Autos, Rollkoffer bzw. Transportwagen.

Dazu gehören idealerweise auch *Demonstrationsmöglichkeiten für die Adaptation der eigenen Wohnung* im Bad-, Toiletten- und Küchenbereich. Hier kann unter Bedingungen, die der Lebenspraxis des Patienten weitgehend entsprechen, eine genaue Analyse funktioneller Defekte in Bezug auf Aktivitäten des täglichen Lebens durchgeführt werden.

Vor der Beratung des Probanden durch den Therapeuten ist zunächst dessen Rolle und Funktion im Haushalt zu ermitteln.

Die Unterweisungen werden unterschiedlich ausfallen müssen, je nachdem, ob es sich um einen behinderten Mann handelt, der zur Entlastung seiner berufstätigen Ehefrau bestimmte Aufgaben im Haushalt übernimmt, um eine Hausfrau, welche die unter normalen Bedingungen ausgeübten Pflichten noch möglichst vollständig wahrnehmen möchte oder um eine alleinstehende Person, die in allen Aspekten weitgehend unabhängig von fremder Hilfe sein muß.

Der zweite Schritt besteht in der *Ermittlung von Funktionsausfällen oder Einschränkungen bei Verrichtungen des täglichen Lebens,* die vom Standpunkt des Beraters trainiert werden können oder müssen. Dies erfolgt am günstigsten, indem man den Patienten einfache Aufgaben stellt, wie Tischdecken, Kaffeekochen, Vorbereiten einer Mahlzeit.
Bei den eigentlichen *Übungen,* dem dritten und letzten Schritt, ist wiederum auf eine stufenweise Steigerung des Therapieprogramms und auf die Einhaltung von Ruhepausen zwischen den Arbeitsgängen zu achten. Der Patient kann realitätsnah über die von ihm einzuhaltenden Gesichtspunkte des Gelenkschutzes und die wichtigsten Faktoren einer kraftökonomischen Arbeitsweise aufgeklärt werden. Die Auswahl und Verordnung von Funktionshilfen sollte also nicht nur unter dem Gesichtspunkt der Selbsthilfe, sondern auch vorbeugend zum Gelenkschutz erfolgen. In besonderen Fällen ergibt sich die Notwendigkeit, *handelsübliche Geräte abzuwandeln* und den vorliegenden Behinderungen anzupassen bzw. auch völlig neu zu konstruieren. Dazu wäre am günstigsten ein *Hausbesuch* über die Mobile Ergotherapie (s. Kap. 6.3.8), um den Patienten ggf. zusammen mit der Fürsorgerin/Sozialarbeiterin oder dem Arzt über die behinderungsgerechte Umgestaltung der Wohnumgebung zu beraten.

6.3.12 Dokumentation und Erfolgsermittlung

Es ist dringend zu empfehlen, sich für jeden Patienten einen Dokumentationsbogen anzulegen. Er stellt in der Ergotherapiepraxis gewissermaßen die Fortsetzung des Verordnungsbogens dar und sollte wegen der jeweils unterschiedlichen Bedingungen von jeder Abteilung oder Praxis selbst, auf die eigenen Möglichkeiten und Bedürfnisse zugeschnitten, entwickelt werden. Ein optimales Dokumentationssystem ist das der Gesellschaft medizinischer Assistenzberufe für Rheumatologie e.V., in welchem besonders das Strichmännchen zur raschen Eintragung von Untersuchungsbefunden an den Gelenken zur allgemeinen Verwendung empfohlen werden kann. Neben den Ergebnissen der in Abschnitt 6.3.3 aufgeführten *Befunderhebung* mit den Rubriken für die Zwischen- oder Abschlußuntersuchung können hier die durchgeführte *Arbeitsschutzbelehrung* dokumentiert, der Bedarf und die Verordnung von *Funktionshilfen*, der *baulichen Angleichung der Wohnung*, die *erreichten Rehabilitationsmaßnahmen*, die *gefertigten Produkte*, eine *Einschätzung der Kooperationsbereitschaft* und *Empfehlungen für die Fortsetzung der Ergotherapie* in Eigeninitiative aufgeführt werden.

Da die **Demonstration eines Behandlungserfolges** auch für die Motivation des Patienten wichtig ist, sollte man in jeder Ergotherapieabteilung, welche Patienten mit Erkrankungen des Bewegungsapparates betreut, ein Grundprogramm des Messens und der Dokumentation durchführen.

Die Voraussetzungen dazu sind bei ambulanter Behandlung besonders günstig, da hier neben der Ergotherapie in der Regel nur eine gleichbleibende medikamentöse Behandlung durchgeführt wird. Alle Veränderungen sind deshalb der Behandlungsserie direkt zuzurechnen. Schwieriger werden die Bedingungen für eine Erfolgsermittlung, wenn die Ergotherapie Teil der klinischen Komplexbehandlung ist. Hier kann nur ein sehr aufwendiger Gruppenvergleich mit statistisch ähnlichen Kontrollen zum Erfolg führen.

Das *Grundprogramm der Messungen* umfaßt folgende Elemente:

- Dynamometerwert bei allen Probanden mit beeinträchtigter Handfunktion;
- Winkelmaße nach der Neutral-0-Durchgangsmethode bei Befall einzelner, z. B. der Schulter- oder Ellenbogengelenke;
- Beschreibung (möglichst mit Maßen oder Skizze von Einzeldeformitäten, besonders der Hand bei RA);

Tabelle 6.7 Bewegungsfunktionstest für die obere Extremität

Aufgabe und Durchführung	Bewertung	Maximale Punktezahl	
		re.	li.
1. Daumenspitze berührt Kleinfingerballen	3 = Aufgabe wird voll und ohne Verzögerung durchgeführt; 2 = Aufgabe wird voll, aber mit Mühe und/oder Verzögerung durchgeführt; 1 = Daumenspitze berührt Grundglied des 3. oder 4. Fingers; 0 = beides wid nicht erreicht	3	3
2.–5. Beugung des 2. bis 5. Fingers	2 = Finger kann normal eingekrallt werden; 1 = Finger kann nicht normal gebeugt werden, Fingerspitze erreicht Hohlhand; 0 = Fingerspitze erreicht Hohlhand nicht	4×2	4×2
6. Bei waagerecht gehaltenen Unterarmen (evtl. auf Tischplatte auflegen) Handflächen aneinanderpressen, Fingerspitzen zeigen nach oben	3 = voll und ohne Verzögerung; 2 = voll, mit Mühe und/oder Verzögerung; 1 = Volar- und Dorsalflexion im Handgelenk noch bis 45 möglich; Hände evtl. einzeln prüfen, im Zweifelsfall nur die Volar- und Dorsalflexion der Hand bewerten	3	3
7. Unterarme wie bei 6, Handrücken aneinander, Fingerspitzen zeigen nach unten		3	3
8. Beide Handrücken gleichzeitig bei rechtwinklig gebeugten Ellenbogen auf Tischfläche. Ulnare Handkante etwas anheben	2 = Aufgabe wird voll durchgeführt 1 = Handrücken liegt voll auf, Handkante kann nicht abgehoben werden; 0 = Handrücken liegt nicht voll auf	2	2

Tabelle 6.7 Fortsetzung

Aufgabe und Durchführung	Bewertung	Maximale Punktezahl	
		re.	li.
9. Radiale Handkanten gleichzeitig auf den Tisch, Daumen zeigt vor der Tischplatte nach unten. Handebene etwas nach innen geneigt, kein seitliches Abbiegen des Oberkörpers!	2 = Aufgabe wird voll durchgeführt 1 = Handebenen stehen senkrecht, können nicht nach innen geneigt werden; 0 = Handebenen stehen nicht senkrecht	2	2
10. Beide Hände gleichzeitig auf gleichseitige Schulter	2 = normale, auch verzögerte Durchführung; 1 = Fingerspitzen nähern sich bis auf 5 cm der Schulter; 0 = größerer Abstand	2	2
11. Beide Hände gleichzeitig in den Nacken legen (unterhalb der Ohrlinie)	3 = voll und ohne Verzögerung 2 = voll, mit Mühe und/oder Verzögerung; 1 = Fingerspitzen berühren Nacken; 0 = Fingerspitzen berühren Nacken nicht.	3	3

- bei Kranken mit Spondylitis ankylosans oder anderen Rückenleiden einfache Maße wie Finger-Boden-Abstand, Hinterhaupt-Wand-Abstand oder das Schobersche Maß;
- in allen Fällen mit polyartikulären Erkrankungen den Bewegungsfunktionstest (Tab. 6.7).

Beim *Bewegungsfunktionstest* werden in 24 Einzelprüfungen verschiedene Funktionsketten untersucht und nach Punkten bewertet. Die Punktzahl von 100 entspricht einer ungehinderten Bewegungsfunktion. Da in der überwiegenden Mehrzahl der Fälle bei der ergotherapeutischen Schulung nur Hände, Arme und Schultern beteiligt sind, genügt für die Praxis die Durchführung der 11 Aufgaben für die obere Extremität, die im Einzelfall weniger als 5 min dauert. Der Normalwert für diesen verkürzten Bewegungsfunktionstest beträgt 52.

Die in diesem Kapitel beschriebenen Abänderungen von Techniken, Konstruktionen spezieller Geräte sowie die Überlegungen zur funktionsbezogenen Verordnung (Tab. 6.3) gehen auf die ehemalige Leitende Ergotherapeutin der Rheumatologischen Klinik Vogelsang, Frau Kristina *Nicolai* zurück. Ohne sie wäre die Gestaltung des Stoffes in dieser Form nicht möglich gewesen. Für weitere fachliche Beratung danke ich den Ergotherapeutinnen Anna *Szadok* und Camilla *Popov*.

7 Ergotherapie bei degenerativen Erkrankungen des Stützapparates

7.1 Einführung

Degenerative Erkrankungen der Wirbelsäule und der Extremitäten sind primär nicht entzündliche Störungen der qualitativen Leistungsfähigkeit des Gelenkknorpels in chemischer, mechanischer und gestaltlicher Hinsicht. Das Gewebe des Gelenkknorpels verliert über eine Reduzierung des Zellstoffwechsels seine mechanische Belastbarkeit, die sich in Um- und Anbauvorgängen – also *Formveränderungen* – äußert.

Die **Ursache** besteht in einem *Mißverhältnis von Belastung und Belastbarkeit.* Die Höhe der Belastung ist dabei relativ und nicht absolut zu sehen. Das bedeutet, eine gleichstarke Dauerbelastung kann in einem Fall zu degenerativen Schäden führen, während sie in einem anderen Fall schadlos vertragen wird.

Ursächliche Faktoren für das Mißverhältnis von Belastung und Belastbarkeit sind:

- angeborene Minderwertigkeit des Knorpels oder des ganzen Gelenkes (Dysplasie, Chondromatose),
- erworbene Minderwertigkeiten des Knorpels auf innersekretorischer Grundlage, nach Wachstumsstörungen (aseptische Nekrosen), nach Entzündungen, Traumen oder toxischen Schädigungen,
- Übergewicht, andauernde schwere Arbeit im Wachstumsalter, statische Fehlbelastung (Fuß, Knie, Hüfte, Wirbelsäule) sowie deform verheilte Frakturen mit lokalen Belastungsspitzen durch Achsenabweichung.

7.2 Degenerative Erkrankungen der Extremitäten

7.2.1 Klinische Grundlagen

Bei den degenerativen Gelenkerkrankungen (Arthrosis deformans) können verschiedene Formen unterschieden werden, die von leichten Beschwerden bis zu schwersten Funktionsstörungen bzw. Versteifungen des Gelenkes verlaufen.

Die Erkrankung verläuft in folgenden *Stadien*:
1. Kapselverspannung durch Reiz der Fehlbelastung
2. Muskelverspannung durch Kompensationsbestreben
3. Abbau von Knorpel und Knochen durch andauerndes Mißverhältnis von Belastung und Belastbarkeit
4. Kontrakturen und Gelenkfehlstellungen als Ausdruck der Gelenkentlastung des überlasteten Gelenkes.

Die untere Extremität erkrankt häufiger als die obere Extremität. Der Ablauf der degenerativen Erkrankung erfolgt entsprechend den genannten Stadien und ist prinzipiell für die obere und untere Extremität gleich. *Statische Fehlbelastungen* wirken bei der **unteren Extremität** stark fördernd auf den Verlauf. Bei der **oberen Extremität** sind *Arbeitsbelastungen*, neben den unter 7.1 genannten Einflüssen, wesentlich für das Entstehen der degenerativen Veränderungen (z. B. Teilkörpervibration, siehe Kap. 15).

Am Beispiel der **Coxarthrose** sollten Klinik und Arbeitstherapie erläutert werden.

Klinische Symptome

Die auftretenden Beschwerden sind stadienabhängig.

Kapselverspannung: Bei Belastung auftretende leichte, teils rheumaartige Beschwerden im Hüftgelenk, besonders medio-ventral, morgendlicher Einlaufschmerz.

Muskelverspannung: Schmerzen im Bereich der Hüftadduktoren und der kleinen Glutäen, Knieschmerzen (durch Kompensationsbestrebungen), schmerzhafte Abduktion und Rotation und endgradige Bewegungseinschränkung mit Schonhinken.

Knorpelabbau: Schmerzhafte Bewegungseinschränkung, Belastungsinsuffizienz, Schonhinken, Rotation, Abduktion und auch Beugung, spontanes Einnehmen einer Entlastungshaltung (Beuge-Adduktionsstellung), Gehen mit Stützen, Beine abduziert.

Kontrakturen: Bewegungseinschränkung in Fehlstellung. Schmerzen auch bei Mikrobewegungen, Ausgleich der Bewegungseinschränkung in erster Zeit durch LWS. Bemerkt wird häufig, daß das Strumpfanziehen Schwierigkeiten macht und daß ein Bein (das gesunde) zu kurz wird (relative Beinverkürzung), stark reduzierte Gehleistung.

Röntgenologisch: Gelenkspaltverschmälerung und leichte bis schwere Deformierungen (Randzacken, Entrundung, Zysten usw.) des Gelenkes (Abb. 7.1).

Therapie

Sie ist ebenfalls abhängig vom Stadium.

Konservativ: Belastungsminderung, bestehende, statisch bedingte Fehlbelastungen korrigieren (Einlagen,

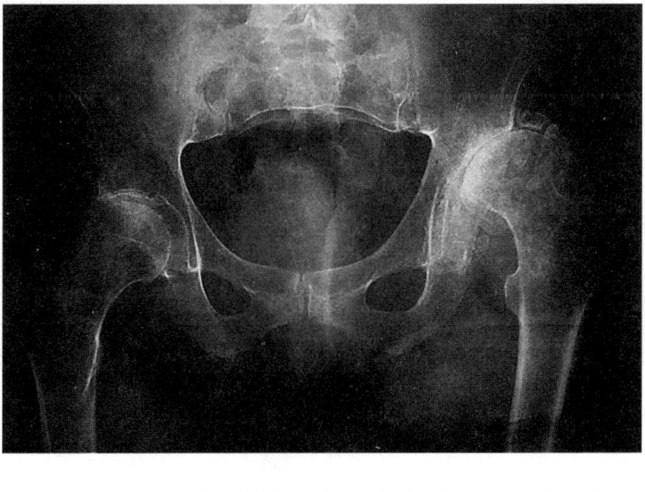

Abb. 7.1 Röntgenbild des Beckens mit starken degenerativen Veränderungen der Hüftgelenke; rechts deutliche Verschmälerung des Gelenkspaltes, links Kopfentrundung mit Subluxationsstellung

Absatzerhöhungen). Wärmeanwendung zur Durchblutungsverbesserung mit Muskelentspannung, Unterwassermassagen, manuelle Massagen, Bewegung unter Entlastung des Gelenkes im schmerzfreien Bereich, Extension.

Intraartikuläre Injektionen eines Anästhetikums.

Zur Entlastung der Hüfte kann eine Orthese gegeben werden, die die schmerzhafte Rotation verhindert und die Beugung und Streckung erlaubt.

Operativ: Im Vordergrund steht der Einsatz von Totalendoprothesen (TEP) des Hüftgelenkes etwa jenseits des 60. Lebensjahres (Abb. 7.2).

Weiterhin werden operative Stellungskorrekturen und Arthrodesen in den Fällen angewandt, bei denen eine TEP nicht angezeigt ist.

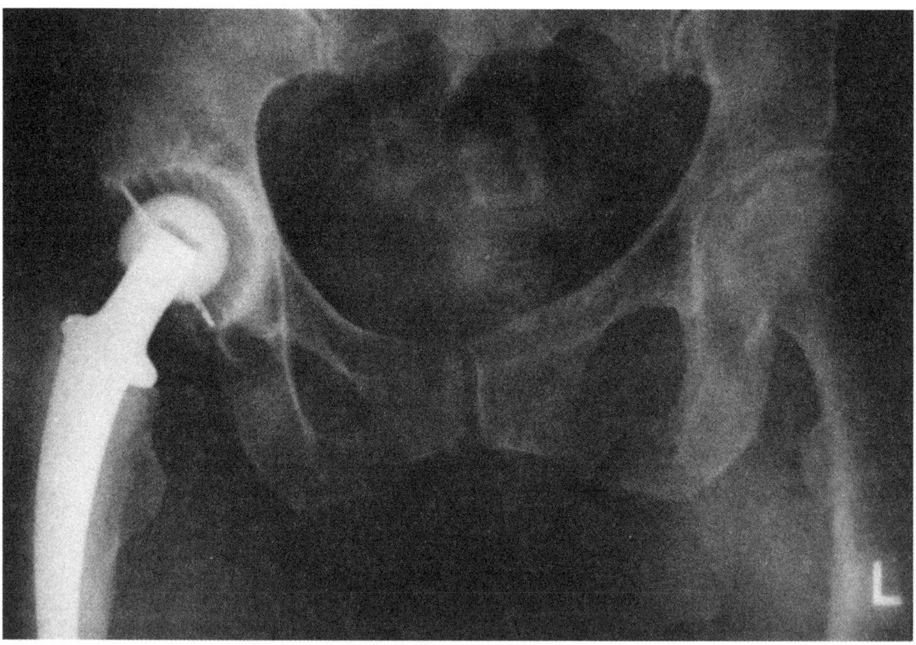

Abb. 7.2 Coxarthrose des Hüftgelenkes; rechts Gelenkersatz durch Totalendoprothese

7.2.2 Ergotherapie

Die Ergotherapie kann unter Berücksichtigung des individuellen Zustandes und des Stadiums der Gelenkerkrankung eingesetzt werden. Aus dem jeweiligen Stadium ergeben sich die Ziele und Aufgaben der Ergotherapie. Das *Gesamtziel* ist die Erhaltung der Leistungsfähigkeit des Patienten.

Im Stadium akuter Reizzustände, die auch unter der Behandlung gelegentlich auftreten können, erfolgt grundsätzlich keine Bewegungsbehandlung.

Solche Reizzustände sind gekennzeichnet durch die klinischen Zeichen der Entzündung:

- Rötung
- Schwellung
- Schmerz
- Überwärmung
- Einschränkung der Funktion.

7.2.2.1 Behandlungsziele

Die Zielstellung im einzelnen ist stadienabhängig.

1. Kapselverspannung
Reizreduzierung durch

- Belastungsminderung
- Kräftigung der Muskulatur
- Vermeidung von Fehlbelastungen
- Gelenkschutz.

2. Muskelverspannung
Beweglichkeit erhalten bzw. steigern durch die unter 1. genannten Maßnahmen. Zusätzlich

- Muskellockerung
- Vorbeugung von Kontrakturen.

3. Knorpelabbau

Erhalten der Selbständigkeit durch die unter 1. und 2. genannten Maßnahmen. Zusätzlich Vermeidung schmerzhafter Bewegungen.

4. Kontrakturen

Selbständigkeitstraining unter Einsatz technischer Hilfen. Zu den bereits genannten Maßnahmen kommt noch die Dehnung der Kontrakturen.

7.2.2.2 Aufgaben und Arbeitstechniken

Grundsätze zur Behandlung, zur Beratung des Patienten und zur Gestaltung der Hausarbeit und des Arbeitsplatzes:

- Dynamische Arbeit ist günstiger als statische Arbeit; Hilfsmittel können Haltearbeit ersetzen;
- ökonomische Methoden anwenden; kraftökonomisch, bewegungsökonomisch (Hebelgesetz beachten);
- achsengerechte Belastung, Haltungs- und Bewegungsrepertoire ausschöpfen;
- Belastungstoleranz beachten, d. h. auf Signalwirkung von Schmerz, Schwellung, Rötung usw. reagieren;
- das Bewegungsprogramm soll Beweglichkeit erhalten und Kontrakturen verbeugen;
- bei Reizzuständen Lagerung in physiologisch günstigen Stellungen;
- bei Schmerzfreiheit dosierte Belastung, Bewegungsausmaß im schmerzfreien Raum nicht überschreiten;
- daran denken, daß Medikamente degenerativ bedingte Schmerzzustände lindern, die Veränderungen aber nicht heilen; deshalb auch bei Schmerzfreiheit Gelenke nicht voll belasten und Wechsel von Belastung und Entlastung (Pausen) einhalten.

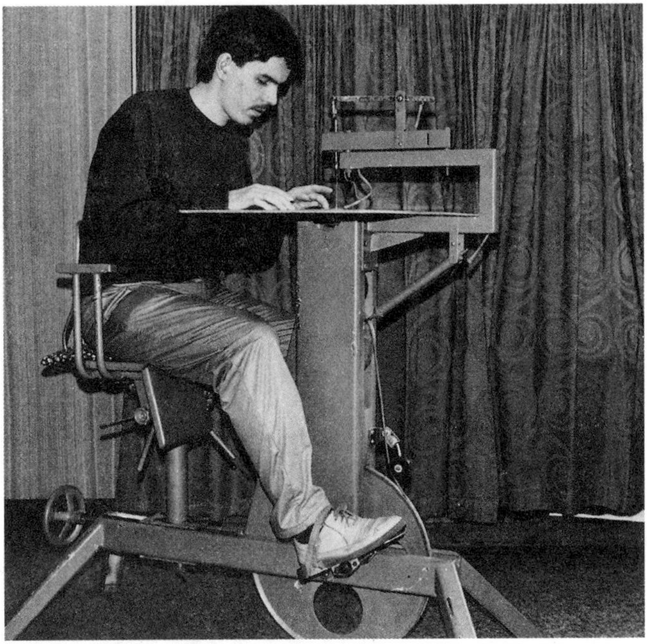

Abb. 7.3 Arbeit an der Fahrradsäge

Ergotherapeutische Techniken

- Fahrradsäge (Abb. 7.3) zur Beugung und Streckung im Hüft- und Kniegelenk (Sattelhöhe bestimmt Grad der Hüftbeugung)
- Kufenwebstuhl (nur bedingt hüftwirksam) (Abb. 6.8)
- Töpferscheibe (Abb. 7.4) zur Beugung und Streckung im Kniegelenk.

Ergotherapie nach Einsatz einer Totalendoprothese (TEP)

Ziel ist, die Hüftbeweglichkeit (Beugung und Streckung) wiederherzustellen und die Beuge- und Streckmuskulatur zu kräftigen. Oft besteht eine Oberschenkelatrophie.

Die **Behandlungsmaßnahmen** sind wie die bei Coxarthrose
- Einsatz von Fahrradsäge und Kufenwebstuhl.

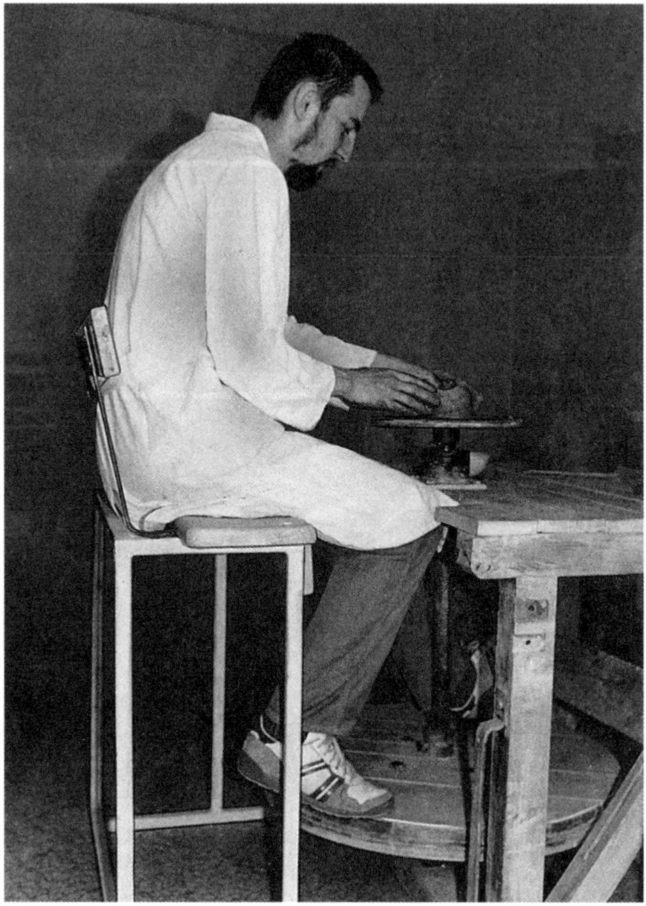

Abb. 7.4 Arbeit an der Töpferscheibe

Rotationsbewegungen sind verboten, ebenso Adduktion, Abduktionsbewegungen nur nach Rücksprache mit behandelndem Arzt üben. Schmerzgrenze beachten!

- Selbständigkeitsübungen durchführen, Ankleiden, besonders Beugebewegungen trainieren, z. B. Schuhe, Strümpfe und Hosen anziehen.
- Technische Hilfen (s. Kap. 6.3 und 16) anwenden, wenn notwendig.

Folgende technische Hilfen sind bei Hüftkontrakturen möglich: langer Schuhanzieher, Ankleidehaken, Strumpfanziehhilfe, Greifzange, Coxitisstuhl, Toilettensitzerhöhung, Haltegriffe in Bad und Dusche, rutschsichere Badematte, Badewanneneinstieghilfen, Badewannensitz, Kehrgarnitur, Wischgerät.

- Allgemein sollten bei mehrstündiger Behandlung in der Arbeitstherapie die Tätigkeiten wechseln und damit Arbeitshaltungen zwischen Sitzen, Stehen, Laufen abwechseln.
- Wird zum Laufen eine Unterarmstütze benötigt, sollte, besonders bei Frauen, in der Übungsküche Haushaltsarbeit (Umgehen mit der UA-Stütze) geübt werden.

Die im Rahmen der Ergotherapie durchgeführte aktive Bewegungsbehandlung, einschließlich der Tätigkeit in der Übungsküche und des Gehtrainings, wirkt sich neben der spezifisch gelenkbezogenen Wirkung ganz allgemein auf die Steigerung der körperlichen Belastbarkeit und auf die Steigerung der Lebensqualität aus.
Die Gewichtszunahme, die durch Schmerz und Bewegungsbehinderung gefördert wurde und weiter zur Inaktivität dieser Patienten beigetragen hat, kann durch die nach der Operation wiedergewonnene Schmerzfreiheit und Beweglichkeit durchaus reduziert werden. Damit wird die weitere Überlastung der Hüftgelenke und auch der gefährdeten nicht operierten Seite gemindert (Gewichtskontrolle, Bewegungs- und Ernährungsberatung; BMI < 25 kg/m^2 anstreben).

7.3 Degenerative Erkrankungen der Wirbelsäule

Bei den degenerativen Erkrankungen der Wirbelsäule ist das *Bewegungssegment* zu betrachten. Es besteht aus der Bandscheibe (Zwischenwirbelscheibe) und der Grund- bzw. Deckplatte des angrenzenden oberen und

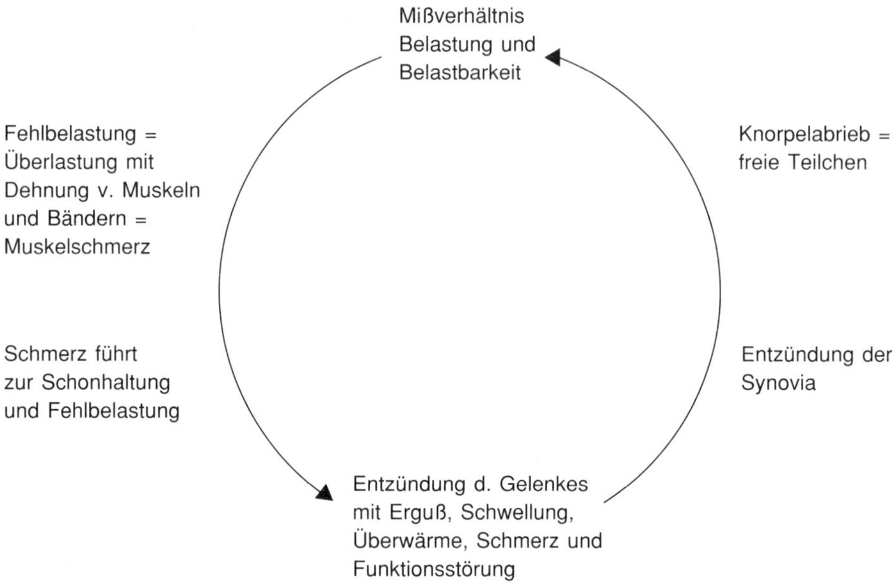

Abb. 7.5 Progredienzzyklus des Arthrosegelenkes

unteren Wirbels. Die Leistungseinbuße eines Bestandteiles bedingt immer Fehlbelastungen und reaktive Veränderungen der gesamten Einheit. Dies gilt nicht nur innerhalb eines Bewegungssegmentes, sondern auch für die gesamte Wirbelsäule und trifft auch für Gelenke und Extremitäten zu, deren Funktionseinschränkung reaktive statisch-dynamische Veränderungen bedingen. Die Chronifizierung des Schmerzes läuft letztlich schematisch ab (Abb. 7.5).

Die Ursachen sind unter 7. 1 genannt.

7.3.1 Klinische Grundlagen

Zu den degenerativen Erkrankungen der Wirbelsäule gehören die Osteochondrose, die Spondylose und der Bandscheibenprolaps, um nur einige wichtige Erkrankungen dieser Gruppe zu nennen.

7.3.1.1 Osteochondrose und Spondylose

Die **Osteochondrose** ist eine degenerative Erkrankung der *Zwischenwirbelscheibe*, bei der es durch altersbedingte Wasserverluste zu einer Höhenminderung und durch Abnahme der Festigkeit ihres Fasergewebes zur *Lockerung des Bewegungssegmentes* kommt. Die daraus resultierenden Gleit- und Scherbewegungen beschleunigen den degenerativen Prozeß und überansprucchen den Halte- und Bewegungsapparat. Es kommt zu reflektorischen Spannungen der Muskulatur mit entsprechenden Beschwerden.

Die **Spondylose** ist eine degenerative Erkrankung auf osteochondrotischer Basis mit Ausbildung von knöchernen Reaktionen der Wirbel in Form von *Randwülsten, Zacken und Spangen* mit Bewegungseinschränkung der Wirbelsegmente.

Klinische Symptome

Sie sind bei der Osteochondrose und Spondylose gleich, bei der Spondylose steht die *Bewegungseinschränkung* im Vordergrund.

Es handelt sich vor allem um Kreuz- oder Rückenschmerzen, lokalisiert oder ausstrahlend mit Myogelosen, Einschränkung der Beweglichkeit der betroffenen Wirbelsäulenabschnitte und morgendlicher Aufstehschmerz.

Therapie

Manuelle Massagen, Unterwassermassagen, Extensionsbehandlung (Perl, Glisson), Bewegungsübungen, Gymnastik. Hyperämisierende Einreibungen, lokale Wärme (Rotlicht, Wärmflasche, Ultraschall, Kurzwelle). In Einzelfällen kann eine Kreuzstützbandage indiziert sein.

7.3.1.2 Bandscheibenprolaps

Beim Bandscheibenprolaps tritt Bandscheibengewebe durch Riß der degenerativ veränderten Zwischenwirbelscheibe aus. Dadurch kann es zur Verlagerung der Bandscheibe nach dorsal oder dorso-lateral kommen mit Druck und Einengung dieser Regionen. Tritt der Prolaps nach *dorsal* aus, dann wird der Wirbelkanal eingeengt und die Rückenmarkshäute oder das Myelon selbst werden geschädigt.

Erfolgt der Austritt nach *dorso-lateral*, dann werden die aus dem Wirbelkanal durch das Zwischenwirbelloch austretenden Nervenwurzeln geschädigt.

Tritt Bandscheibengewebe aus, ohne den Anulus fibrosus zu durchbrechen, dann liegt eine **Bandscheibenprotusion** vor. Sie kann zum Prolaps werden.

Beim Bandscheibenprolaps sind die unter 7.1 genannten Ursachen zu nennen. Besonders aber wirken disponierend Haltungsfehler, skoliotische Einstellungen, einseitige Belastung und Überbelastung (Arbeitshaltungen) besonders gebückte Haltung und schweres Heben und Tragen mit Rotation des Körpers bei fixiertem Becken.

Klinische Symptome

Sie sind von der Höhe des befallenen Segmentes abhängig (lumbal, zervikal). Häufig sitzt der Prolaps in der unteren Lumbalregion. Allgemein finden sich *ischiasartige Schmerzen*, die einschießen bei bestimmten Bewegungen, beim Husten und Niesen sowie bei Erschütterungen. Schwäche bestimmter Muskeln (Wadenmuskeln, Zehenstrecker, Gesäßmuskulatur) entsprechend der Läsionshöhe. Die Reflexe sind abgeschwächt oder nicht auslösbar (Achillessehnen, Patellarsehnenreflex). Es besteht Hyp- oder Hyperaesthesie. Weiterhin findet man eine *Schonhaltung* der Wirbelsäule zur Entlastung der betroffenen Nervenwurzeln (Kyphosierung, skoliotische Einstellung) das *Lasègue*-Zeichen (Dehnschmerz an der Rückseite des Oberschenkels = Ischiasreizung) und Klopfschmerz in Prolapshöhe (Patient knickt zusammen).

Therapie

Konservativ: Bettruhe, Wärme, lokale Injektion von Anaesthetika, Extension im Perl'schen Gerät, Chiropraktik.
Operativ: Ausräumung des Prolaps.

7.3.2 Ergotherapie

7.3.2.1 Behandlungsziele

Die Zielsetzung ist, ebenso wie bei den degenerativen Gelenkerkrankungen, die Leistungsfähigkeit, die Beweglichkeit und die Selbständigkeit des Patienten zu erhalten.

7.3.2.2 Aufgaben und Arbeitstechniken

Die allgemeinen Aufgaben entsprechen denen bei der Behandlung der Gelenke.

Speziell für die Osteochondrose und Spondylose gilt:
- Kräftigung der Rücken- und Rumpfmuskulatur, um die Haltefunktion zu verbessern;
- Verbesserung der Beweglichkeit und bei Bewegungseinschränkung Vergrößerung des schmerzfreien Bewegungsraumes;
- allgemeine Kräftigung der Muskulatur und der körperlichen Konditionierung, besonders bei bewegungsarmen beruflichen Tätigkeiten;
- bei fortgeschrittenen degenerativen Prozessen Information des Patienten über kraft- und wirbelsäulenschonendes Bücken, Heben und Tragen;
- Beratung über Erleichterung in Haushalt und Beruf.

Die Belastung der lumbalen Bandscheiben ist haltungsabhängig. Kyphosierung erhöht den Druck auf die Bandscheiben, Lordosierung mindert ihn.
Der Einfluß arbeitsbedingter Belastungen auf den Bewegungsapparat kann in Belastungsgruppen einge-

Tabelle 7.1 Charakteristik der Belastungsgruppen (nach Hofmeister)

Gruppe	Charakteristik
I.	wahlweise sitzen, stehen oder gehen; keine oder kaum körperliche Arbeit
II.	dynamische Arbeit ohne spezifische Belastungen; Bewegungswechsel und Arbeitstempo individuell angepaßt
III.	vorwiegend dynamische Arbeit; teilweise spezifische Belastungen, z. B. durch Heben und Tragen
IV.	dynamische und statische Arbeit; teilweise spezifische Belastungen, z. B. manuellen Transport und Zwangshaltungen
V.	schwere, vorwiegend statische Arbeit mit häufigen Belastungen durch Zwangshaltungen im Stehen, Hocken und mit gebeugtem Rumpf
VI.	vorwiegend statische Arbeit im Stehen mit spezifischen, z. B. frei erhobene Arme und Zwangshaltungen
VII.	vorwiegend statische Arbeit im Sitzen und mit Zwangshaltungen; oftmals monotone und stereotype Tätigkeiten
VII.	dynamische und statische Arbeit mit besonderer Belastung durch Heben und Tragen sowie Zwangshaltungen
IX.	dynamische und statische Arbeit mit Belastungen durch Schipparbeit, Teilkörpervibrationen, manuellen Transport und Zwangshaltung
X.	körperliche Arbeit unter Einwirkung von Ganzkörpervibrationen im Sitzen und Stehen bei relativer Bewegungsarmut

teilt werden (Tab. 7.1). Sie sind zur Orientierung auch für den Arbeitstherapeuten wertvoll.

Ergotherapeutische Techniken

Besonders auf die *Lendenwirbelsäule* wirkend:
- Hochwebrahmen (aufrechtes Sitzen lordosiert die Lendenwirbelsäule und entlastet sie);
- Makramee, hochgehängt.

Die Arbeitstechniken sollten möglichst im Stehen ausgeführt werden. Falsche Bewegungsabläufe sind zu korrigieren.

- Bücktraining, dabei evtl. Arbeitsabläufe oder Anordnung der Materialien und Werkstücke verändern, um regelmäßiges Bücken (Aufheben) zu erreichen, z. B. stehende Tätigkeit mit Aufnehmen der Werkstücke aus einem auf der Erde stehenden Korb auf der einen Seite und nach kurzer Bearbeitung Ablage in einen zweiten Korb auf der anderen Seite usw.

Beim Bewegungsablauf und beim Heben ist darauf zu achten, daß
- beide Beine belastet werden
- der Oberkörper gerade gehalten wird
- die Last auf beide Arme verteilt wird
- die Last körpernah und nicht ruckartig gehoben wird
- keine Rotationsbewegungen ausgeführt werden.

Besonders auf die *Halswirbelsäule* wirken:
- Hochwebrahmen (Blickrichtung, Anheben des Schultergürtels)
- Makramee, hochgehängt
- Teppich knüpfen, hochgehängt
- Arbeiten am Tisch sitzend/stehend mit großflächiger Arbeitsanordnung (Rotation, Extension und Flexion der HWS und Mobilisierung des Schultergürtels).

Bei zervikalen Beschwerden sind Stricken, Häkeln und Sticken kontraindiziert.

Allgemein ist bei degenerativen Wirbelsäulenerkrankungen eine Beratung zur Korrektur des beruflichen Arbeitsplatzes und des Arbeitsplatzes „Haushalt“ zu empfehlen.

Bei **Zuständen nach operiertem Bandscheibenprolaps** sind die bereits erwähnten Arbeitstechniken anzuwenden. Dabei ist grundsätzlich die *individuelle Belastbarkeit* zu beachten und es ist auf einen *Wechsel der Arbeitshaltungen* (stehend/sitzend/laufend) Wert zu legen.

Bei einem Teil dieser Patienten dient die Ergotherapie als Belastungstest mit dem Ziel, die Belastbarkeit zu steigern und den beruflichen Einsatz vorzubereiten.

Zusammenfassung

Die Ergotherapie achtet bei der Behandlung von degenerativen Gelenkerkrankungen – und dies betrifft nicht nur die besprochene Coxarthrose, sondern alle degenerativ erkrankten Gelenke einschließlich der degenerativen Wirbelsäulenerkrankungen – auf folgende Grundsätze:

- Bei der Behandlung nur geringe vertikale Druckbelastungen auf die erkrankten Gelenke ausüben.
- Beim Muskeltraining nur mit geringer Gelenkbelastung arbeiten (Prinzip des isometrischen und isotonischen Muskeltrainings, siehe Kap. 3 u. 4).
- Keine exzentrischen Muskelbelastungen anwenden und ohne Einsatz der maximalen Muskelkraft üben (Belastungsspitzen).
- Möglichst großräumige Gelenkbewegungen ausführen lassen (Hüft-, Schulter- und Kniegelenke) unter Beachtung der Schmerzgrenzen.

8 Ergotherapie nach Amputationen von Gliedmaßen

8.1 Klinische Grundlagen

Amputation ist die operative Abtrennung einer Gliedmaße mit Durchtrennung des Knochens.

Exartikulation ist die operative Abtrennung eines Teiles oder einer ganzen Gliedmaße innerhalb eines Gelenkes, dabei wird kein Knochen durchtrennt, sondern die Durchtrennung erfolgt im Kapsel-Band-Apparat des Gelenkes.

Wir unterscheiden aufgrund der zur Amputation führenden Ursache und der sich daraus ergebenden Rehabilitationsprognose gesunde und kranke Amputierte.

Gesunde Amputierte sind diejenigen, bei denen neben dem Zustand nach Amputation einer Gliedmaße keine weiteren Erkrankungen bzw. Leistungsminderungen bestehen (z. B. unfallbedingte Amputation).

Kranke Amputierte sind Amputierte, bei denen eine Grundkrankheit (Gefäßerkrankung) zur Amputation geführt hat, ohne daß dadurch das Fortschreiten der Grundkrankheit beeinflußt werden konnte.

Ätiologie

Am Arm stehen traumatisch bedingte Amputationen im Vordergrund. Tumorbedingte Amputationen sind zahlenmäßig gering. Es kommt jedoch hierbei zu relativ hohen Absetzungen der Gliedmaße im Gegensatz zu den traumatischen Amputationen, die oft Hand und Unterarm betreffen.

Tabelle 8.1 Amputationshöhen der oberen Extremität

Amputationshöhe	Funktionsrest	Versorgung
Einzelne Finger	Greifen +	nein
Alle Finger	Greifen (+)	evtl. Handersatz
Daumen	Oppositionsgreifen (+)	evtl. Handersatz
Mittelhand	Greifen (–)	evtl. Handersatz
Handwurzel	Greifen –	Handersatz o. Arbeitshilfe
Handgelenkexartikulation	Gegenhalten	Unterarmprothese
Unterarmamputation	evtl. Einklemmen in Ellenbeuge	Unterarmprothese
Ellenbogenexartikulation	nur Führung der Prothese	Oberarmprothese
Oberarmamputation	nur Führung der Prothese	Oberarmprothese
Schulterexartikulation	keine Führungsfunktion	Exartikulationsprothese

Beinamputationen sind mehr als 10mal häufiger als Armamputationen. Als Ursache sind hier in erster Linie Durchblutungsstörungen zu nennen, nur in geringem Umfang sind traumatisch bedingte Amputationen beteiligt. Ein kleiner Anteil von tumorbedingten Amputationen ist vorhanden, dabei ist das gleiche wie bei den Armamputationen festzustellen. Es sind meist hohe Amputationen, also Oberschenkelamputationen, Hüftexartikulationen oder Hemipelvektomien.

Einteilung

Amputationen bedingen in jedem Fall eine Leistungsminderung – egal, ob die obere oder die untere Extremität betroffen ist. Die vorhandene Leistungsminderung hängt ab von der *Höhe der Amputation*. Je weiter proximal die Gliedmaßenabsetzung erfolgt, je augenfälliger ist der kosmetische Defekt und je schwerer ist der Funktionsausfall und dessen Kompensation.

Amputationen werden deshalb nach Amputationshöhen eingeteilt (Tab. 8.1).

8.2 Ergotherapie

8.2.1 Beinamputierte

Patienten mit Beinamputationen werden primär nicht vom Ergotherapeuten versorgt. Die Behandlung erfolgt im allgemeinen physiotherapeutisch, speziell im Rahmen der Gehschulung mit Prothesen.

Ergotherapeutisch tritt der kranke Beinamputierte im allgemeinen als geriatrischer Patient in Feierabend- und Pflegeheimen in Erscheinung. Hier gelten dann die Kriterien der Ergotherapie mit geriatrischen Patienten.

8.2.2 Armamputierte

Die Behandlung von Amputationen im Bereich der oberen Extremitäten steht für den Ergotherapeuten im Vordergrund.

Bei Amputation einer Hand oder eines Armes wird die verbliebene Extremität die Arbeitshand.

Das gilt auch, wenn es sich um die linke Hand beim ehemaligen Rechtshänder handelt. Es erfolgt ein *Umlernen.* Auch bei Prothesenversorgungen bleibt der erhaltene Arm die Arbeitshand. Die *Prothese*, auch die funktionell sehr gute, bleibt immer *Hilfshand.*

Bei beidseitigen Armamputationen (Ohnhänder) wird immer die funktionell bessere Seite zur Arbeit eingesetzt.

Das ist unabhängig davon, ob sich der Amputierte ohne Prothesen als sog. Stumpfarbeiter behilft oder ob er funktionelle Prothesen benutzt.

Die Ergotherapie soll *so zeitig wie möglich* eingesetzt werden. Sie beginnt 8 bis 10 Tage nach Amputation, wenn keine weiteren Verletzungen, Komplikationen oder Wundheilungsstörungen bestehen, die dagegen sprechen.

Der Ergotherapie fällt bei der möglichst schnellen und weitgehend problemlosen Wiedererlangung der früheren Selbständigkeit des Amputierten eine wichtige Aufgabe zu. Dies ist unabhängig davon, ob der Amputierte prothetisch versorgt oder, aus welchen Gründen auch immer, keine Prothesenversorgung durchgeführt wurde. Im allgemeinen jedoch werden Armamputierte mit Prothesen versorgt. Bei **funktionellen Prothesen** spielt die Ergotherapie im Sinne des *Greif- und Prothesentrainings* eine besondere Rolle. Hierbei ist es Aufgabe des Ergotherapeuten, die *Beidhändigkeit* des Armamputierten zu erhalten. Dazu gehört, daß mit der Prothese geübt wird. In erster Linie müssen die Funktionen der Prothese beherrscht und ausgenutzt werden können; an zweiter Stelle steht dann die Arbeit zur Selbstversorgung und der Einsatz der Prothese im Beruf und Hobby. Für das Armprothesentraining kann ein Übungsprogramm angewendet werden. Die Übung mit der Prothese ist deshalb schon notwendig, da *neue Bewegungsmuster* eingeübt werden müssen. Wiederholung und nochmals Wiederholung, bis es gewissermaßen fast von selbst geht, gehört dazu.

Jeder Prothese fehlt die der lebenden Hand eigene Sensibilität und reaktive Adaptivität.

Die Arbeit mit einer Prothese ist vergleichbar mit dem Manipulieren mittels Zange oder Pinzette. Dies geht nicht ohne optische Kontrolle.

8.2.2.1 Behandlungsziele

1. Phase
(nach der Amputation, vor der Prothesenversorgung)

Aufgabe ist die Mobilisierung des Patienten, die Unterstützung zur Selbsthilfe und die Vorbereitung auf eine funktionelle Prothesenversorgung. Dazu gehören:

- Förderung der Beweglichkeit des gesamten Schultergürtels und des verbliebenen Armes

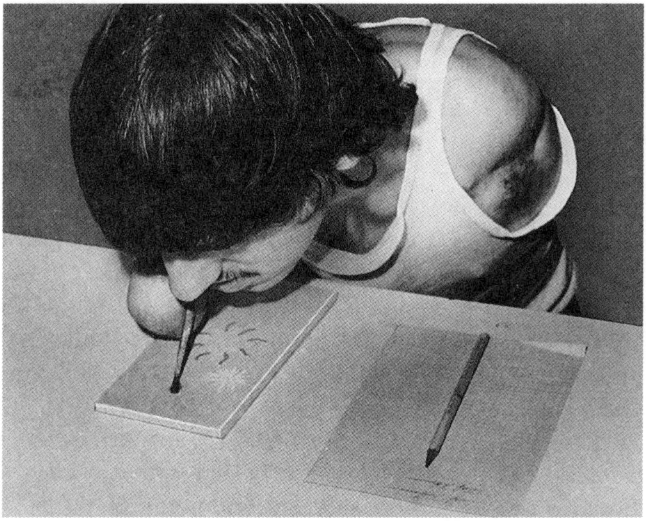

Abb. 8.1 Mal- und Schreibübungen beim Ohnhänder

- Kräftigung der Muskulatur des Schultergürtels
- Kräftigung der Muskulatur des Amputationsstumpfes und Förderung der Beweglichkeit der angrenzenden Gelenke (Kontrakturprophylaxe bzw. -behandlung)
- Selbsthilfetraining für Körperpflege und Selbstversorgung (z. B. Knöpfen, Binden usw.)
- Schreibübungen mit der linken Hand bei einem rechtsseitig Amputierten. Beim Üben ohne Prothese kann der Stift (oder Pinsel) mittels Gummiband am Stumpf befestigt werden; Abb. 8.1)

Als Arbeiten dienen zur Mobilisierung und Kräftigung im Schultergelenk und Ellenbogen *Webarbeiten an Flach- und Hochwebrahmen.* Das gewünschte Bewegungsausmaß kann durch Höhe des Webrahmens und durch Länge des Schützen und durch die Breite des Webstückes bestimmt werden. Allgemein sind alle Tätigkeiten günstig, die großräumige Bewegungen der oberen Extremität erfordern (siehe Programme für das Schultergelenk).

2. Phase
(nach der Prothesenversorgung)

Aufgabe ist die *Gewöhnung* des Amputierten an die Prothese, das Erlernen und *Beherrschen ihrer Funktion* als Grundlage einer erfolgreichen Anwendung. Möglichkeiten und Grenzen sollen dabei aufgezeigt werden. Die Beidhändigkeit muß erhalten bzw. wiedergewonnen werden.

Die verschiedenen Armprothesentypen werden in Abschnitt 16.2.3 vorgestellt. Die Ergotherapie ist möglich, mit Prothesen, die durch Eigenkraft oder Fremdkraft gesteuert werden.

Kosmetische Armprothesen besitzen keine Funktion. Sie lassen sich deshalb nicht in das folgende Übungsprogramm eingliedern.

8.2.2.2 Ergotherapie mit Prothesen

Im Rahmen des Trainings ist das *selbständige Anlegen und Ablegen der Prothese* wesentlich für die Unabhängigkeit des Amputierten. Deshalb ist es erforderlich, sofort nach der Prothesenversorgung das An- und Ablegen der Prothese zu üben. Am Beispiel einer Oberarmprothese sollen die einzelnen Schritte erläutert werden:

Anziehen der Oberarmprothese
mit 8-förmiger Bandage

- Sperrung des Ellenbogengelenkes in leichter Beugestellung. Dadurch wird die Bandage leicht entspannt, und der Unterarm kann bei den folgenden Manipulationen nicht unkontrolliert pendeln;
- Bandage und die einzelnen Züge ordnen, dabei auf verdrehte Bandagenteile achten;
- Stumpf mittels Trikotschlauchbinde in das Stumpfbett einziehen. Die Schlauchbinde wird durch das Einzugsloch gefädelt, auf den Stumpf gezogen und der Stumpf fest eingezogen. Auf richtigen Sitz des Stumpfbettes achten!

- Anlegen der Achselschlinge der Bandage im Sinne des „in das Ärmelloch der Jacke Schlüpfens“;
- Korrektur des Sitzes von Stumpfbett und Bandagenzügen.

Bei kurzen Oberarmstümpfen kann erst die Achselschlinge angelegt und danach der Stumpf in das Stumpfbett eingeführt werden.

Ausziehen der Oberarmprothese

Bei nach hinten gehaltenen Armen erfaßt die gesunde Hand die Prothesenhand und zieht die Prothese durch Zug nach hinten-unten vom Stumpf ab, indem die Schulter gleichzeitig angehoben wird.

- Achselschlinge durch Bewegung der Schulter heruntergleiten lassen, wie beim Ausziehen einer Jacke.

Beim Ausziehen kann bei Kurzstümpfen der Stumpf aus dem Stumpfbett durch leichtes Abziehen der Prothese gehoben werden.

Die Funktion der Dreizugbandage und deren Betätigung wird unter 16.2.3 erklärt.

Übungsprogramm mit einer Bioprothese

Das folgende Programm ist für einen *Unterarmamputierten mit einer Bioprothese* gedacht. Es eignet sich auch für das Training von Oberarmamputierten, die mit einer Bioprothese versorgt sind, sowie für Amputierte mit aktiven (mechanischen) Prothesen. Bei Oberarmamputierten wird die aktive Funktion des Ellenbogengelenkes beim Anheben des Unterarmes in die Horizontale bei Abduktion im Schultergelenk neutralisiert. Deshalb sind Übungen, die diese Situation herbeiführen, von Oberarmamputierten nicht oder nur schwer zu vollführen (z. B. Ergreifen von Gegenständen aus einem Regal in Schulterhöhe).

Ein *Gruppentraining* in einer Gruppenstärke von *2 bis 6* Personen hat sich als günstig erwiesen. Vor-

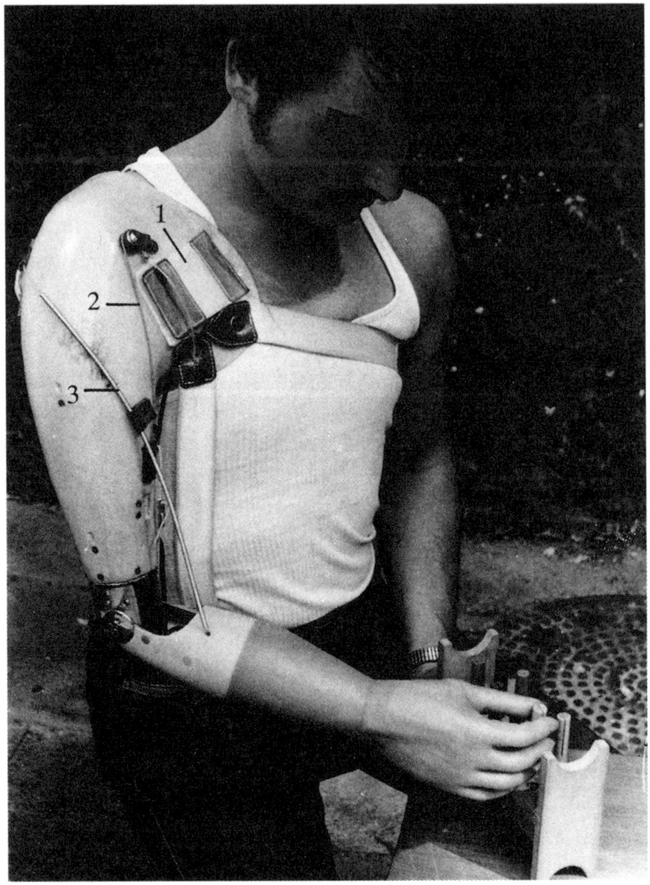

Abb. 8.2
Greifübungen mit einer Myoprothese bei Schulterexartikulation; 1 Hautelektroden, 2 Sperrzug, 3 Beugezug

aussetzung ist ein passendes und funktionssicheres Prothesensystem. Der Amputierte muß die einzelnen Funktionen, z. B. das Öffnen der Hand, können.

Das Übungsprogramm selbst besteht aus Greif- und Geschicklichkeitsübungen.

Greifübungen

- Ergreifen von Bausteinen verschiedener Form und Größe,
- Greif- und Koordinationsübungen mittels Steckvorrichtung (Abb. 8.2);

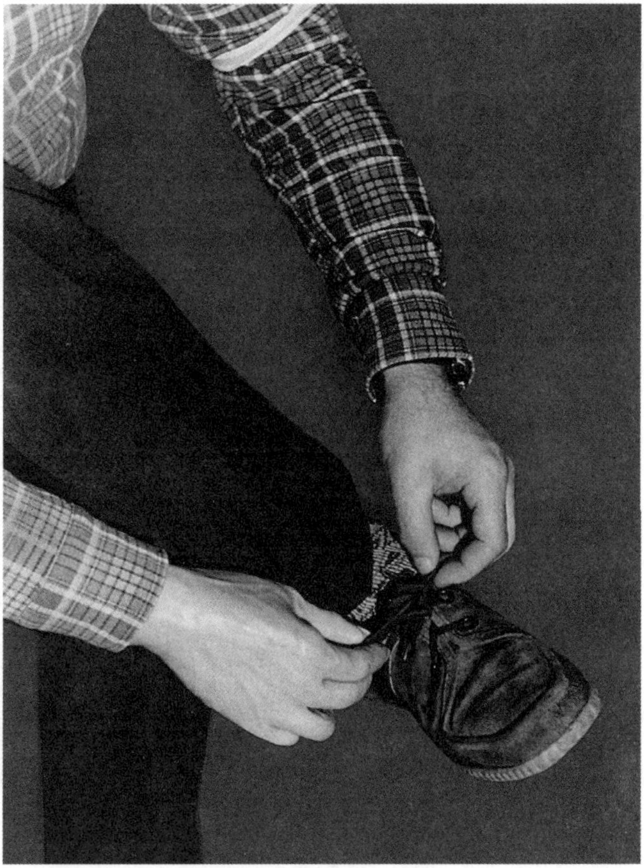

Abb. 8.3 Zubinden der Schuhe mit Unterarmprothese

- Erlernen des dosierten Zugriffs durch Ergreifen leicht zerdrückbarer Gegenstände, z. B. Umstellen von Reagenzglasern in einen Ständer, langsam und unter Zeitdruck;
- Feinarbeiten mit einer Pinzette, z. B. Ergreifen kleiner Teile oder Montage und Demontage einer zerlegbaren Plastikuhr;
- Griffsicherheit bei Bewegungsabläufen, z. B. Falten einer Zeitung (ständiges Um- und Nachgreifen);
- Griffsicherheit bei großräumigen Bewegungsabläufen, z. B. Falten einer Decke, Erschwernis: Größe und Gewicht;

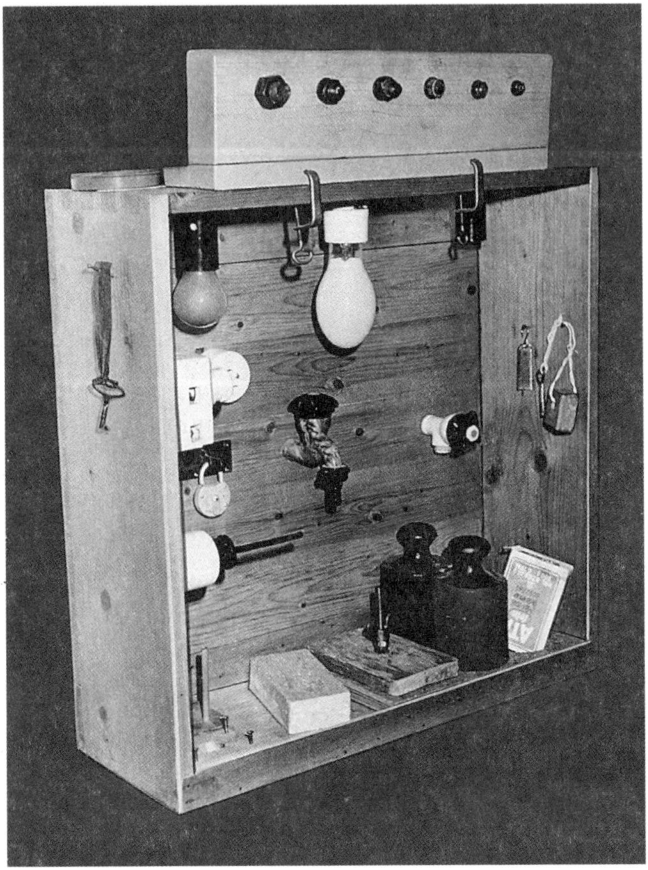

Abb. 8.4
Rehabilitationswand für Greifübungen

- Arbeiten außerhalb der Sichtkontrolle und in ungünstiger Position, z. B. Ergreifen von Gegenständen in einem Regal in Augenhöhe (hier liegen für Oberarmamputierte Grenzen in der Griffhöhe aufgrund des mechanischen Ellenbogengelenkes);
- akustisch taktile Rückkopplungsbewegungen durch Bestimmung der Handöffnungsweite ohne Sichtkontrolle (die Bioprothese weist ein hörbares Laufgeräusch auf, das als akustische Kontrolle für die mögliche Öffnungsweite dient).

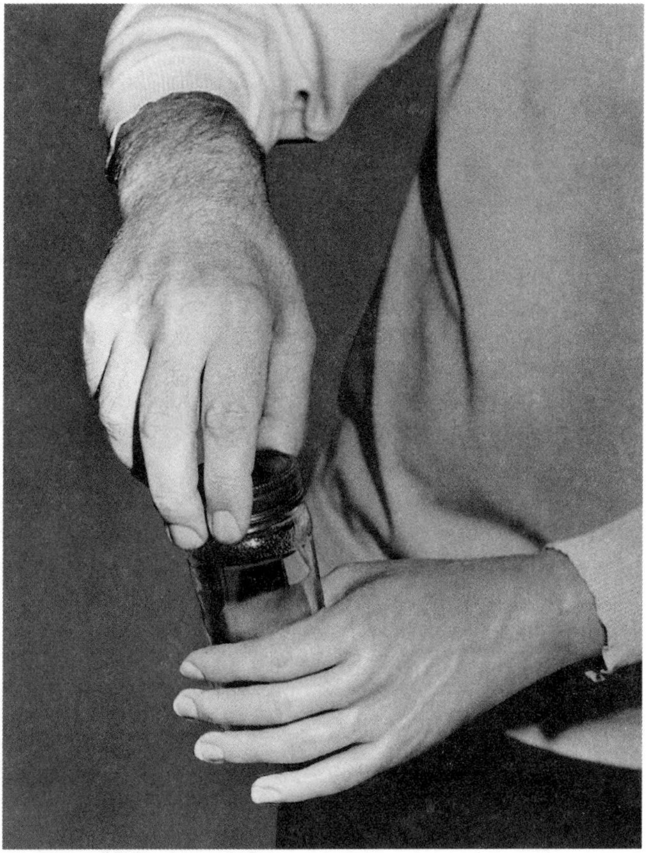

Abb. 8.5 Aufdrehen eines Glases, Prothese ist Hilfshand

Geschicklichkeitsübungen

- Beidhändiges Essen mit Messer und Gabel
- Telefonieren und gleichzeitig Anfertigen von Notizen
- Anziehen von Jackett und Mantel (die Plastikhand rutscht nicht leicht über das Ärmelfutter)
- Zubinden der Schuhe, beidhändig (Abb. 8.3).

Ergänzt wird dieses Programm durch *Übungen an der Rehabilitationswand* und Arbeiten in der Übungsküche (Abb. 8.4 und 8.5). Geübt wird täglich 4 Stunden für 2 bis 3 Wochen.

Dieses Übungsprogramm wechselt ab mit anderen arbeitstherapeutischen Maßnahmen, wie *Weben* an Flach- oder Hochwebrahmen, *Knüpf- oder Flechtarbeiten* mit verschiedenen Materialien und *Lederarbeiten* (Abb. 8.6). Aber auch feinmotorische Arbeiten mit Anforderungen an die Koordination können das Programm ergänzen. Es eignen sich verschiedene *Montagearbeiten*, bei denen mit einer Hand das Werkstück fixiert werden muß (Prothese) und die andere Hand

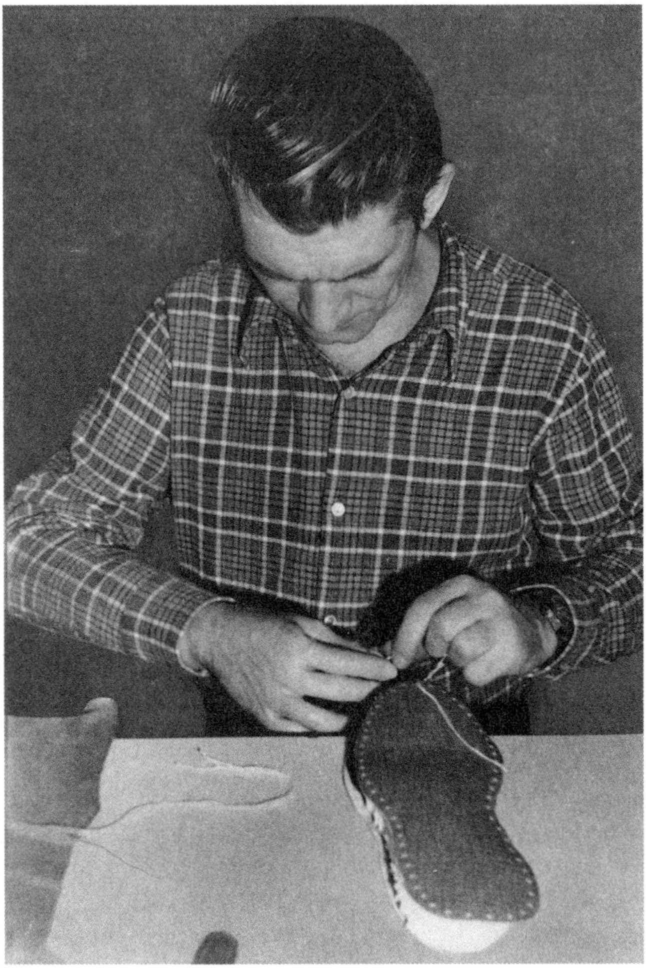

Abb. 8.6
Fädelarbeit, Prothese ist Hilfshand

montiert. Hierzu gehören auch *Löt- oder Brennarbeiten*, die beidhändig auszuführen sind. Die Ausführung von einzelnen Übungen oder komplexen Arbeiten mit Zeitmessung und/oder Fehlerzählung gibt Hinweise für die Zunahme der Geschicklichkeit und stellt neben der Orientierung für den Ergotherapeuten auch für den Amputierten einen Ansporn dar, noch besser zu werden.

Die **Grenzen der bioprothetischen Versorgung** liegen bei vorwiegend schwerer Arbeit und Arbeit an Maschinen und mit Schmieröl. Hier sind grundsätzlich besser Prothesen einzusetzen, die entsprechende Arbeitsgeräte tragen (*Arbeitsprothesen*). Im allgemeinen sind Übungen mit diesen Prothesen nötig (Abb. 8.7a–c). Falls spezielle Übungen erforderlich sind, muß mit den zu den Prothesen gehörenden speziellen Arbeitsansätzen geübt werden. Oft werden Klauen, Haken, Hämmer oder Schraubenschlüssel verwendet.
Wurde die Prothesenversorgung mit *mechanischen Prothesen* durchgeführt (Kraftzugprothesen), können mechanische Hände und sog. Hooks (s. Kap. 16.2.3) wahlweise verwendet werden. Die Hände dieser Prothesen sind wenig leistungsfähig. Der Hook jedoch, von kosmetisch-ästhetischer Seite ungenügend und oft deshalb abgelehnt, bietet gute funktionelle Ergebnisse, wenn er beherrscht wird. Für ihn gelten die Einschränkungen der Bioprothese (schwere, schmutzige Arbeit) nicht. Ohnhänder benutzen ihn öfter als einseitig Amputierte. Das Übungsprogramm kann anlehnend an das für Bioprothesen durchgeführt werden und sollte auch schwerere Arbeiten beinhalten.

Wegen seiner funktionellen Vorzüge wird der Hook als Greifgerät auch an Prothesen mit bio- bzw. myoelektrischer Steuerung eingesetzt und dies trotz seiner kosmetischen Mängel, weil er gegenüber den Prothesenhänden die funktionellen Möglichkeiten der Prothesen und somit des Amputierten verbessern kann.

Die Integration der Armprothese wird gefördert durch Frühversorgung, worunter man die Frühversor-

Abb. 8.7 a–c
Selbsthilfetraining mit Unterarm-Hook-Prothese

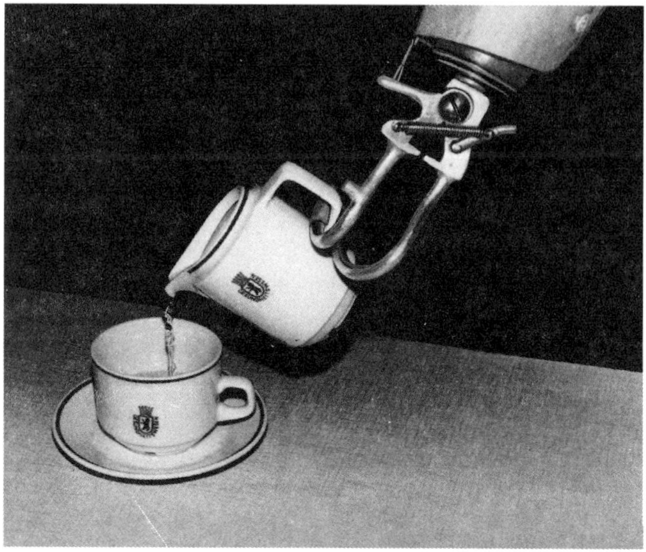

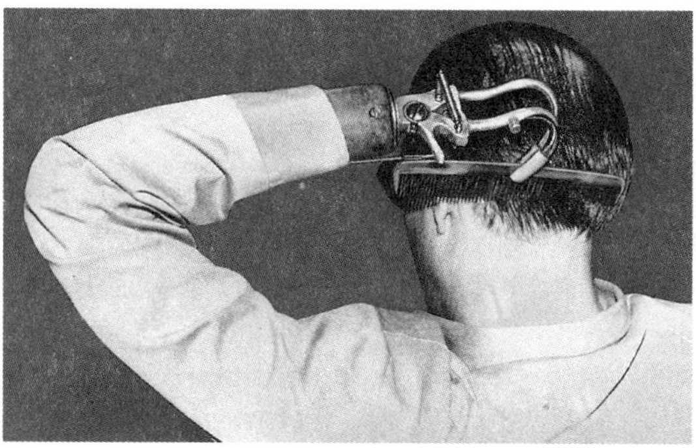

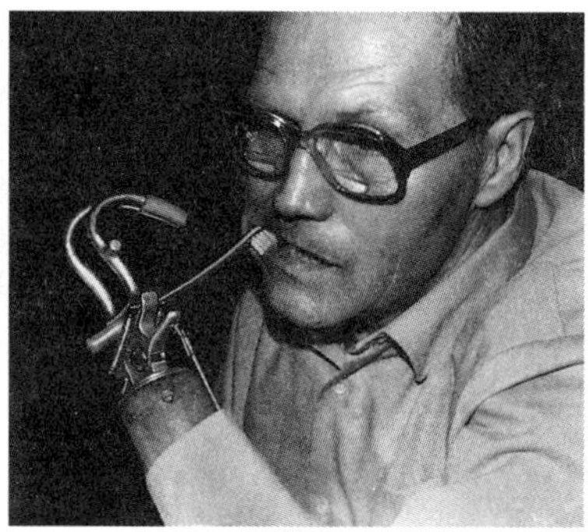

gung als funktionelle Prinziplösung der definitiven Prothesenversorgung versteht.

Hohe Armamputationen, d. h. hohe Amputationen im Sinne von Schulterexartikulationen oder subkapitalen Humerusamputationen, können auf diese Weise versorgt werden, wobei die Steuerung dieser Prothesen ein besonderes Einfühlungsvermögen und Gewöhnungsbereitschaft vom Amputierten verlangt. Trotzdem ist das erlittene funktionelle Defizit bei diesen hohen Amputationen nur sehr ungenügend kompensierbar. Deshalb wird diese Versorgung im allgemeinen nicht bei einseitigen Amputationen durchgeführt, sondern bleibt den Ohnhändern vorbehalten.

8.2.2.3 Ergotherapie bei Teilamputationen der Hand

Bei Teilamputationen der Hand wird, wenn noch durch vorhandene Finger oder Fingerstümpfe die Greiffähigkeit gewährleistet ist, keine Prothesenversorgung (Handersatz) durchgeführt.

Behandlungsziele

- Wiederherstellen der vollen Beweglichkeit des Handstumpfes, um die Greifmöglichkeit zu verbessern (Abb. 8.8);
- muskuläre Kräftigung des Handstumpfes und des gesamten Armes;
- Förderung von Geschicklichkeit, Feinmotorik und Koordination;
- Unterstützung beim Selbständigkeitstraining und Vorbereitung zur Aufnahme der beruflichen Tätigkeit (Abb. 8.9a und b).

Eingesetzt werden kann die gesamte Palette der ergotherapeutischen Techniken. Im Einzelfall muß entschieden werden, welche Techniken bevorzugt einzusetzen sind, da die Restfunktionen und Greifformen des Handstumpfes aufgrund der vielfältigen Stumpfverhältnisse eine große Variationsbreite aufweisen.

8.2.2.4 Ergotherapie mit Ohnhändern

Bei doppelseitig Armamputierten wird das Programm modifiziert angewandt. Das betrifft sowohl Phase 1 wie Phase 2 und richtet sich nach den verbliebenen funktionellen Möglichkeiten, die durch die Amputationshöhe bestimmt werden.

Wesentlich ist auch hier, die *Selbständigkeit zu fördern* durch:

- Beratung über Tricks und technische Hilfen
- Testung, welche Lösungen günstig sind

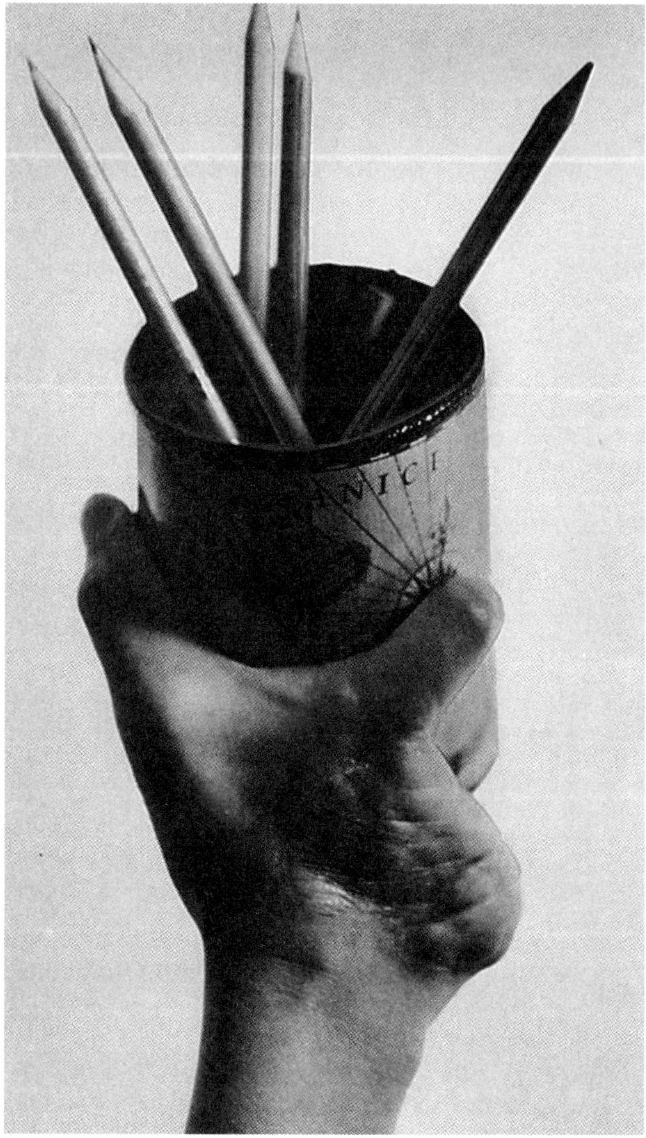

Abb. 8.8
Greifübungen zur Mobilisierung des Handstumpfes

- Übungen, um Mögliches zu erreichen
- Anregung und Beispiele.

Für den Ohnhänder sind fast immer neben der Prothesenversorgung kleine *Rehabilitationshilfen* erforder-

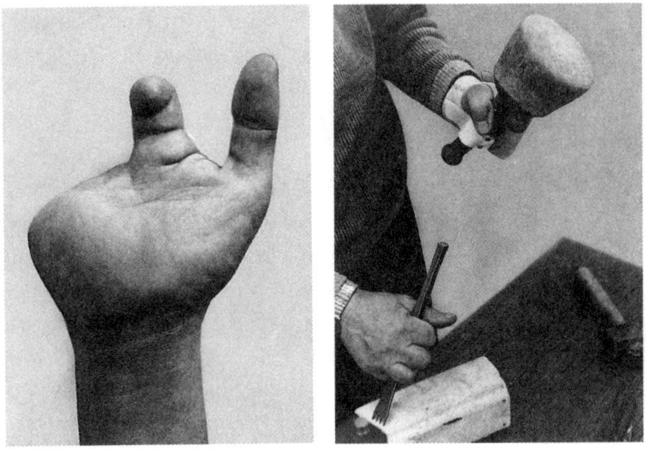

Abb. 8.9 a–c
Handstumpf mit amputiertem Zeigefinger
a Zustand der Hand
b Wiedereingliederung im alten Beruf, eine Handschlaufe fixiert das Werkzeug

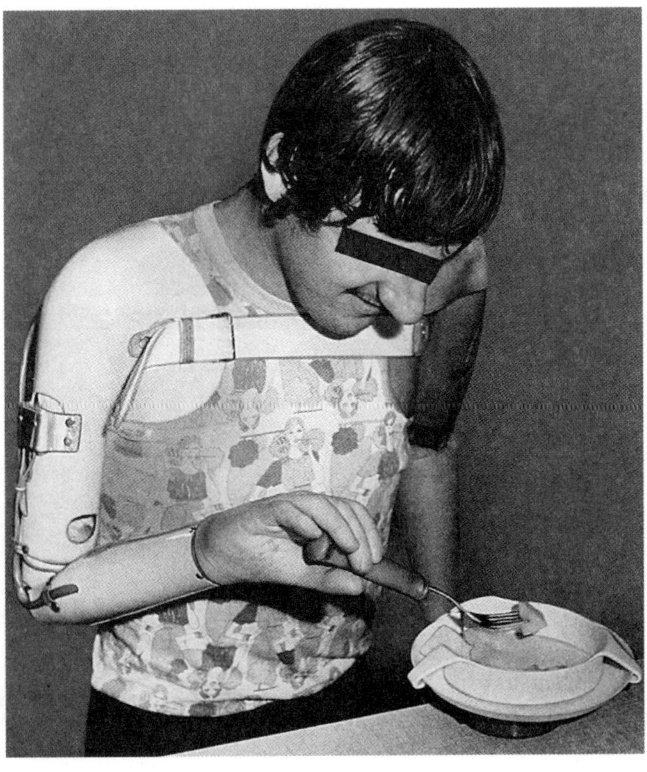

Abb. 8.10
Selbsthilfetraining für Ohnhänder

lich, die häufig im Rahmen der Ergotherapie realisiert werden können, z. B. Tellerranderhöhungen, rutschfestes Geschirr (Abb. 8.10).

Griffadaptationen an Bestecken, Schreibgeräten, Kamm, Zahnbürsten usw. gewährleisten ein sichers Halten mittels Prothese. Dazu gehören Verdickungen von Griffen (z. B. mittels Suralin) und Griffverlängerungen, teils gerade, teils abgewinkelt, Hülsenkonstruktionen (Abb. 8.11).

Umstellung der Kleidung erleichtert das An- und Ausziehen, z. B. legere Kleidung bevorzugen (Pulli, weite Jackenärmel), Knöpfe ersetzen durch Klettverschlüsse, die unter den Knopfleisten angebracht werden, Reißverschlüsse mit Schlüsselringen versehen, Gummizüge am Hosenbund statt Knopf oder Haken.

Grundsätzlich sind bei allen diesen zusätzlichen Hilfen einfache Lösungen, teils mit provisorischem Charakter, komplizierten technischen aufwendigen Lösungen vorzuziehen. Mit dem Grad des technischen Aufwandes wächst auch die Abhängigkeit von speziellen Serviceleistungen bei Defekt, und Ersatzbeschaffung ist manchmal aufwendig.

Weitere Möglichkeiten siehe Abschnitt technische Hilfen (Kap. 16).

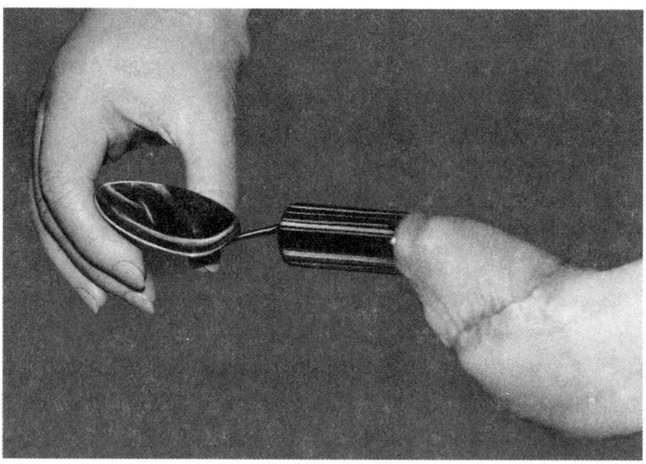

Abb. 8.11
Löffelkonstruktion für Ohnhänder mit erhaltenem Daumen

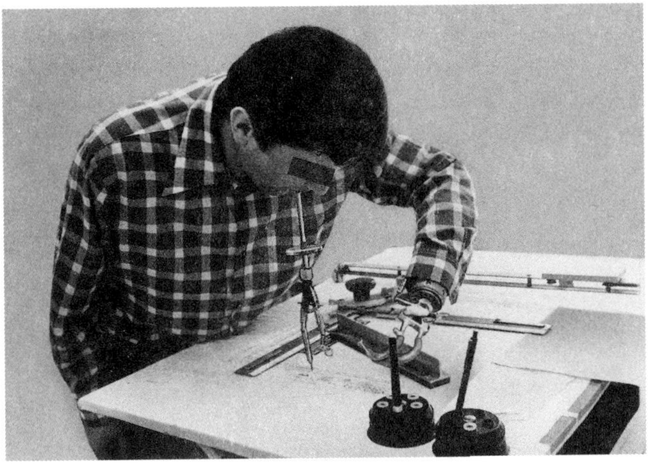

Abb. 8.12 Ohnhänder; rechts: Oberarmprothese; links: Unterarmprothese bei Zeichenarbeit

Das Prothesentraining kann nur einen Anstoß zur Nutzung der Prothese geben. Es kann den Integrationsprozeß nur einleiten. Die Persönlichkeit des Patienten, sein Engagement, seine Kooperationsbereitschaft, Motivation und Aktivität sowie seine Lernfähigkeit entscheiden neben den Bedingungen der familiären und beruflichen Umwelt über die erfolgreiche Prothesenversorgung im Sinne einer Integration des Hilfsmittels. Die Ergotherapie hat am Erfolg dieses Prozesses einen entscheidenden Anteil. Oft ist während der Ergotherapie die Zusammenarbeit mit dem Orthopädietechniker notwendig, wenn Druckstellen bei neuen Prothesen auftreten oder Bandagen nicht die optimale Funktion gewährleisten, wenn sie sich nach einiger Zeit der Nutzung gedehnt haben.

Durch komplexe Rehabilitation ist es möglich, auch doppelseitig armamputierte Patienten in das berufliche Leben wiedereinzugliedern (Abb. 8.12). Spezielle Leistungs- und Berufsteste einschließlich einer Beratung sind notwendig.

9 Ergotherapie bei Mißbildungen der Extremitäten

9.1 Klinische Grundlagen

Als Mißbildung von Extremitäten bezeichnet man *bereits bei Geburt bestehende Formfehler* (Dysmelie) an den Gliedmaßen.

Isolierte, auf eine Extremität begrenzte Mißbildungen bis zu generalisierten, alle vier Extremitäten einbeziehenden Formen sind möglich. Mißbildungen treten oft nicht isoliert auf, sondern kommen in Form von *Kombinationen* (Syndrome) verschiedener Fehlbildungen vor, die nicht nur die Extremitäten betreffen, sondern auch innere Organe und das Zentralnervensystem einbeziehen können. Die allgemeine körperliche Leistungsfähigkeit kann dadurch zusätzlich wesentlich eingeschränkt werden (s. Kap. 12).

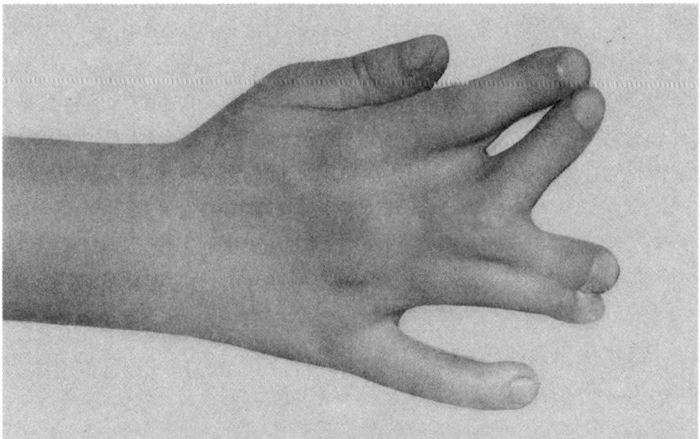

Abb. 9.1
Polydaktylie

Einteilung

Nach ihrer *Ursache* unterscheidet man:

Genetische Mißbildungen

Sie sind vererbbar und familiär gehäuft.

Pränatal erworbene Mißbildungen

- Intrauterin erworben (erste 3 Schwangerschaftsmonate) durch exogen bedingte toxische Einflüsse (Drogen, Alkohol);
- endogen erworben durch Erkrankungen der Mutter während der Schwangerschaft (Röteln, Toxoplasmose).

Nach ihrem *Erscheinungsbild* unterscheidet man:

Plusmißbildungen

z. B. überzählige Finger (Polydaktylie Abb. 9.1).

Minusmißbildungen

Sie werden nach Ausmaß des Defektes eingeteilt (Abb. 9.2):

Amelie – völliges Fehlen einer Extremität;

Phokomelie – Verkürzung der Extremität zu einem Stummel, der Finger oder Hand am Ende trägt;

Peromelie – Stummelbildung der Extremität, vergleichbar mit einem Amputationsstumpf;

Ektromelie – Hypoplasien oder Fehlen von langen Röhrenknochen der Extremitäten mit darauf resultierendem Formfehler, z. B. Klumphand bei Radiusdysplasien mit Störung des Muskelgleichgewichtes Unterarm/Hand und Bewegungseinschränkung des Ellenbogens.

Man unterscheidet bei der Ektromelie der oberen Extremität verschiedene Formen (Tab. 9.1). Bei der *distalen Form* sind Hand und/oder Unterarm fehlgebildet. Bei der *axialen Form* kommt eine Mißbildung des Oberarmes hinzu.

Tabelle 9.1 Ektromelieformen der oberen Extremitäten

Distale Form	Axiale Form
Daumentyp • dreigliedriger Daumen • Daumenhypoplasie	langer Achsentyp Übergangstyp kurzer Achsentyp
Radiustyp • Radiushypoplasie • partielle Radiusaplasie • totale Radiusaplasie	

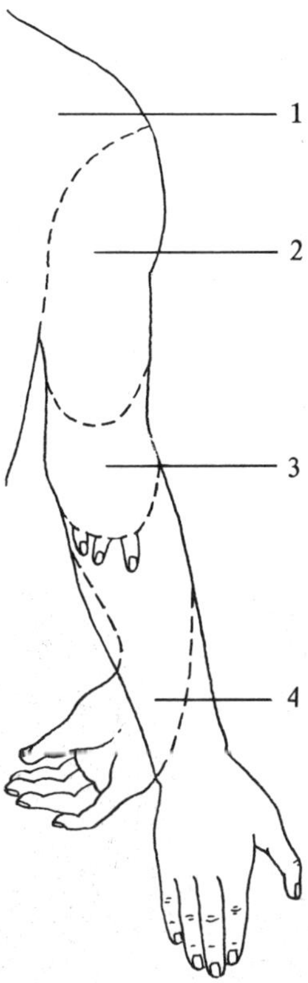

Abb. 9.2 Minusbildungen

Amelie 1
Peromelie 2
Phokomelie 3
Ektromelie 4
(Klumphand)

Therapie

Sie erfolgt immer individuell. Dem Fall entsprechende Maßnahmen im Sinne der *Förderung einer optimalen Funktion* und Selbständigkeit stehen im Vordergrund. Die Behandlung sollte so früh wie möglich beginnen.

Bei **Phokomelien** werden technische Hilfen oder Prothesen eingesetzt. Hier gilt es, zentral die Prägung richtiger bzw. günstiger Ersatzfunktionen zu fördern. Da im Rahmen der Mißbildung Muskelgleichgewichte gestört und Gelenke dysplastisch angelegt sind, resultieren in den meisten Fällen Fehleinstellungen. Sie werden durch *Korrektur- und Lagerungsorthesen* (s. Kap. 16.2.1.1) in Verbindung mit Physio- und/oder Ergotherapie behandelt. Langfristige Behandlungen zur Wachstumskorrektur können neben Operationen und Übungsbehandlungen notwendig werden.

Bei **Plusmißbildungen** bieten sich häufig Korrekturen im Sinne von Amputationen überzähliger Anlagen an (Abb. 9.1).

Bei **Minusmißbildungen** (Abb. 9.3) sind konservative und evtl. operative Maßnahmen angezeigt. Behandlung und Beobachtung erstrecken sich über Jahre. Im Laufe des Wachstums können Operationen zur *Funktionsverbesserung* oder zur Veränderung

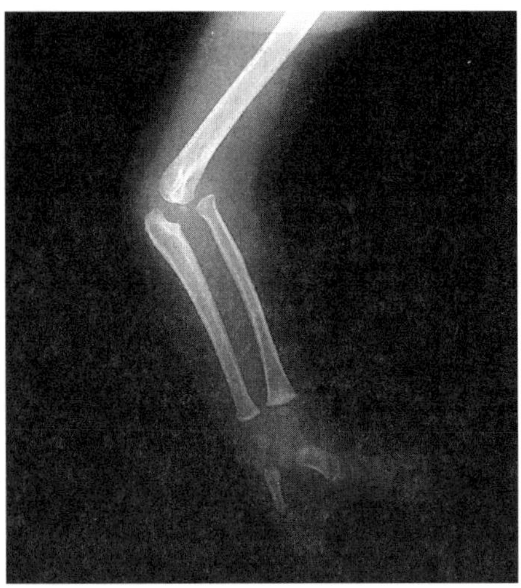

Abb. 9.3 Röntgenbild, Minusbildung der Hand

bzw. *Verbesserung des Erscheinungsbildes* sinnvoll werden. Die zu treffenden Entscheidungen sind immer streng individuell zu sehen und sind nicht von vornherein auf ähnlich gelagerte Fälle zu übertragen. Deshalb ist Zurückhaltung bei Gesprächen mit den Patienten bzw. Eltern über Erfolg oder Mißerfolg anderer Fälle geboten.

9.2 Ergotherapie

9.2.1 Grundlagen und Behandlungsziele

Die Mißbildungen der oberen Extremitäten stehen für die Ergotherapie im Vordergrund des Interesses. Die Minusmißbildungen bedürfen wegen der stärkeren funktionellen Einschränkung von ergotherapeutischer Seite besonderer Zuwendung.

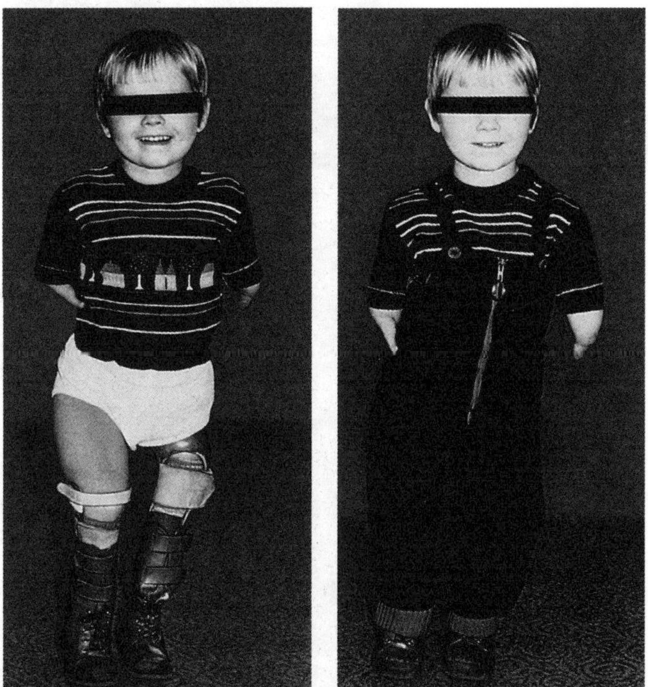

Abb. 9.4 a und b Phokomelie aller 4 Extremitäten
a Beinorthesen ermöglichen das Laufen
b obere Extremitäten bleiben unversorgt

Die Mißbildungen der unteren Extremitäten werden im allgemeinen mit Orthesen bzw. Orthoprothesen versorgt, um *Steh- und Gehfähigkeit* zu erreichen (Abb. 9.4a).

Die Ergotherapie der unteren Extremitäten erschöpft sich in der *Schulung und Testung des Stehvermögens* mit Beinorthesen bei manueller Tätigkeit.

Die **Mißbildungen der oberen Extremitäten** werden nicht generell prothetisch versorgt. Vorhandene Funktionsreste, die das Greifen ermöglichen, besitzen sensible Qualitäten, die den Prothesen fehlen (Abb. 9.4b).

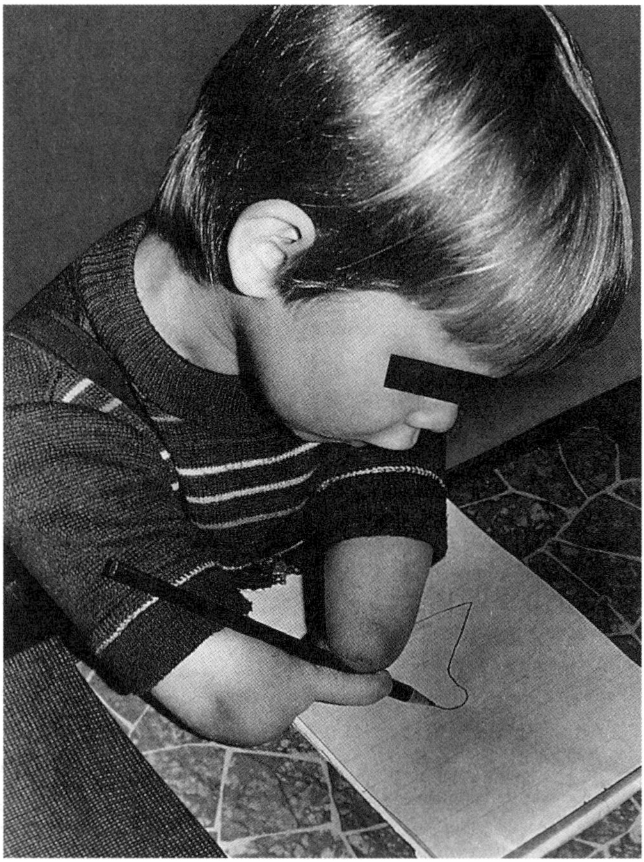

Abb. 9.5
Schreibübungen ohne technische Hilfen

Behandlungen im Sinne eines *Selbständigkeits- und Geschicklichkeitstrainings* stehen im Vordergrund. Als großes Ziel ist die Fähigkeit zu einem selbständigen Leben ohne Fremdhilfe einschließlich einer *beruflichen Tätigkeit* zu nennen.

Dazu ist notwendig:

- Ersatzfunktionen und Trickbewegungen zu erlernen
- größtmögliche Geschicklichkeit unter Einsatz aller körperlichen Möglichkeiten zu erreichen (Abb. 9.5)
- technische Hilfen nutzen, wenn die körperlichen Fähigkeiten nicht ausreichen (Abb. 9.6)

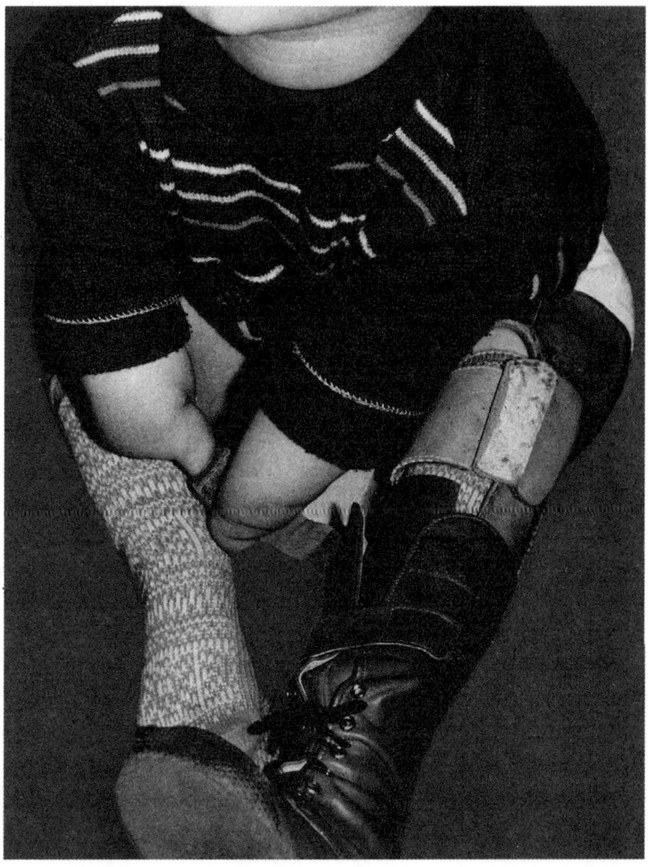

Abb. 9.6
Klettverschlüsse ermöglichen selbständiges An- und Ausziehen

Die notwendigen Behandlungstechniken sind im einzelnen dem jeweiligen Funktionsausfall anzupassen.

9.2.2 Behandlungsmaßnahmen

Sie leiten sich aus den Zielen ab. Da möglichst frühzeitige Behandlungen angestrebt werden, sind 2- bis 6jährige Kinder die bevorzugte Behandlungsgruppe.

- Anleitung der Kinder zur Selbständigkeit, insbesondere Essen, An- und Auskleiden, Malen, Zeichnen, Schreiben, Toilette, Körperhygiene.
- Beratung und Anleitung der Eltern, um gutgemeinte Erziehung zur Unselbständigkeit zu vermeiden.
- Beobachtung der funktionellen Möglichkeiten zur individuellen Versorgung mit technischen Hilfen.
- Anleitung zum Gebrauch und Förderung zur Gewöhnung an technische Hilfen.
- Gezielte Behandlungen zur Kräftigung von Muskelgruppen und Mobilisierung, evtl. Bewegungseinschränkungen und Behandlung von Kontrakturen.
- Trainingsprogramme zur Übung von Ersatzfunktionen (Stumpfarbeit, Fußbedienung).

Grundsätze für die Behandlungen von Kindern, die häufig langfristiger Therapie bedürfen:

- Kurze Behandlungen müssen mehrmals täglich durchgeführt werden.
- Alle Übungen sollten spielerischen Charakter haben.
- Schnell erreichbare Teilziele sind anzustreben.

Die einzusetzenden Behandlungen sind *abhängig vom Lebensalter und vom Grad der Schädigung.*

Ektromelie

Bei einseitiger Ektromelie oder beidseitger Ektromelie mit Greiffunktionen werden die Übungen *beidhändig* (Zweihandgriff) ausgeführt. Besonders ist auf die Hand-zu-Mund-Funktion der geschädigten Seite zu achten.

Bei **Klumphand** (Radiusdysplasie) ist Stärkung der ulnaren Muskelgruppen anzustreben, um Kontrakturneigung und Fehlstellung entgegenzuwirken.

Greif- und Geschicklichkeitsübungen stehen im Vordergrund der Behandlung. Ein altersgerechtes Spiel- und Beschäftigungsangebot mit wechselnden Aufgaben ist bereitzustellen.

Kreative Spiele sind zu bevorzugen.

Spiele zur Förderung der Greiffähigkeit

- Bausteine verschiedener Form und Größe sowie aus unterschiedlichen Materialien mit glatten und griffigen Oberflächen.
- Legespiele (Domino, Puzzle, Zuordnungsspiele), die durch Form, Größe und Dicke der Einzelteile und durch Materialauswahl (Hartplastik, Weichplastik, Holz, Pappe, Papier) unterschiedliche Schwierigkeitsgrade ergeben.
- Steckspiele (Schach, Mühle usw., Abb. 9.7) in verschiedenen Größen.

Spiele zur Förderung der Koordination

- Malen, Zeichnen, teils frei, teils thematisch gebunden, sowie fehlerloses Ausfüllen vorgegebener Flä-

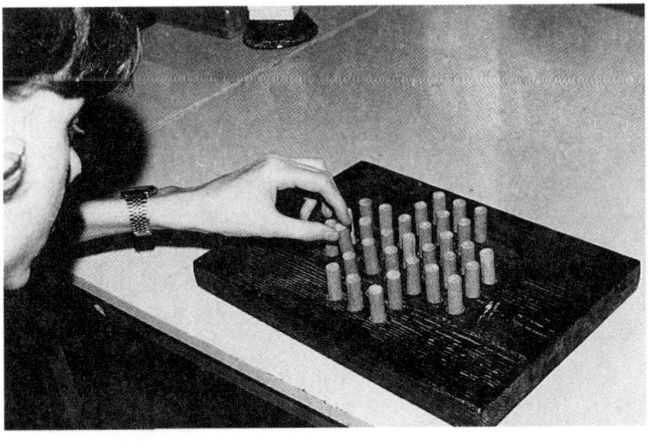

Abb. 9.7 Steckspiel

chen. Durch die Form der Stifte (dick/dünn) kann das Ergreifen und Führen erschwert werden, und durch Wahl der Art (Signierstifte, Filzstifte, Bleistifte verschiedener Härtegrade, Kugelschreiber, Füllfederhalter) werden Führungs- und Ausdruckskräfte variiert.
- Steckspiele oder Fädelarbeiten verschiedener Größe (Klopfbank, Steckpyramide, Steckhalma in unterschiedlichen Größen) sowie Knüpfarbeiten.
- Übungen zur Selbstversorgung (Essen, Kleiden, Waschen usw.).

Dabei ist evtl. der Einsatz technischer Hilfen zu prüfen (Griffe, Klettverschlüsse, Reißverschlüsse, s. Kap. 16.3).

Peromelie

Bei *einseitigen* Schäden wird die Geschicklichkeit der gesunden Seite und die Ersatzfunktion der geschädigten Seite trainiert:
- Geschädigte Seite mobilisieren und muskulär auftrainieren;
- Ersatzfunktionen üben im Sinne von Klemm- und Haltefunktionen;
- Zusammenspiel von gesunder und geschädigter Seite üben;
- Beachtung Stumpf-zu-Mund-Funktion.

Bei der Beobachtung des Verhaltens bei Arbeit, Beschäftigung, Selbstversorgung und Spiel wird darauf geachtet, ob Funktionsverbesserungen durch Einsatz einfacher technischer Hilfen erreichbar sind.

Bei *doppelseitigen* Peromelien wird im Prinzip das gleiche Programm durchgeführt, in Abhängigkeit von den Stumpflängen:
- Übungen von Klemm-Haltefunktionen und Greiffunktionen beider Stümpfe;
- zusätzliches Einbeziehen der Klemm- und Haltefunktionen von Extremität-Rumpf, Kopf-Mund-Kinn.

Bei Prothesenversorgungen erfolgen Übungen entsprechend den funktionellen Möglichkeiten von Stumpflänge und Prothesentyp in Anlehnung an das unter Amputationen (s. Kap. 8.2.2) vorgestellte Programm. Bei kleinen Kindern werden sie modifiziert unter Nutzung der Hinweise zu Ektromelie.

Phokomelie

Bei einseitiger Schädigung ist das Programm wie bei Peromelie. Da der Stumpf allgemein kurz ist, ist bei beidseitigen Phokomelien ein beidhändiges Zusammenspiel oft nicht gegeben.

Deshalb steht die Mobilisierung des gesamten Schultergürtels im Vordergrund:
- Nutzung aller Funktionsreste und Auftrainieren aller innervierbaren Muskelreste;
- funktionell wirksame Fingerrudimente mobilisieren, kräftigen und zu Greiffunktionen nutzen. Gegebenenfalls unter Einsatz einfacher technischer Hilfen (z. B. Gabeladaptierung durch Kombination eines Fingerringes mit einem Gummischlauch, der das Haftvermögen verbessert (Abb. 9.8), Restfunktionen verbessern;
- bei Prothesenversorgungen Training wie bei Amputationen.

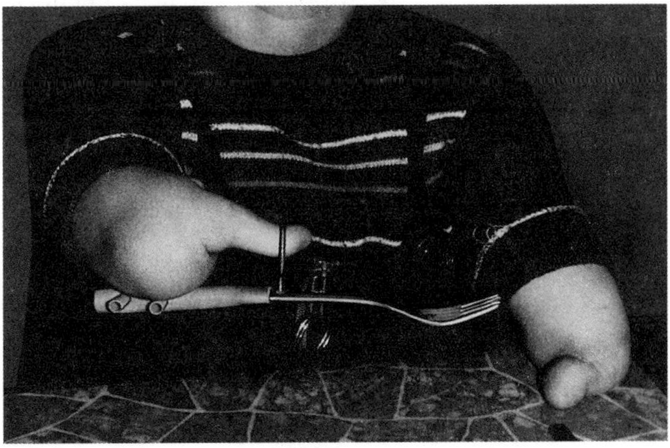

Abb. 9.8 einfache Gabeladaptierung

Amelie

Bei *einseitigen* Defekten ist die Behandlung wie bei Phoko- und Peromelie.

Beidseitiges Fehlen der oberen Extremitäten bedingt einen schweren und schwer zu ersetzenden Funktionsausfall. Prothesen erfüllen oft nicht die Erwartungen. Erfolgt eine Prothesenversorgung, wird das unter Amputationen beschriebene Training in variierter Form eingesetzt.

Trotz aller Schwierigkeiten sind auch bei diesen Patienten Übungen zur Selbständigkeit sowie die Adaption von Kleidung und Umwelt anzustreben.

Parallel dazu sind von klein auf Übungen zur Fußbedienung zu zeigen. Die Eltern müssen darauf hingewiesen werden, diese Selbsthilfe zu unterstützen.

- Grundsätzlich ist *so früh wie möglich* damit anzufangen: Die Kleidung muß darauf ausgerichtet werden. Strümpfe und Schuhe hindern.

Schuhe müssen schnell ohne Verschlüsse an- und ausziehbar sein, Strümpfe einen Finger für die Großzehe besitzen.

- Mobilisierung von Hüften, Knie, oberen und unterem Sprunggelenk;
- Mobilisierung von Fußwurzel und Mittelfuß;
- Mobilisierung der Zehen, Beübung der Großzehenadduktion und -abduktion (Greifbewegung);
- Übung der Fuß-zu-Mund-Funktion (Abb. 9.9a und 9.9b).

Allgemein kann das Übungsprogramm, wie es bei Ektromelie beschrieben wurde, variiert angewandt werden. Technische Hilfen sind notwendig, sollten jedoch nur eingesetzt werden, um Funktionen zu ermöglichen und nicht unbedingt, um sie bequemer zu machen. Der Übungseffekt ginge dann verloren. Außerdem steigt mit jedem zusätzlichen Stück auch die Abhängigkeit. Deshalb ist *überlegter und sparsamer Einsatz von technischen Hilfen* erforderlich (s. Kap. 16.3.5).

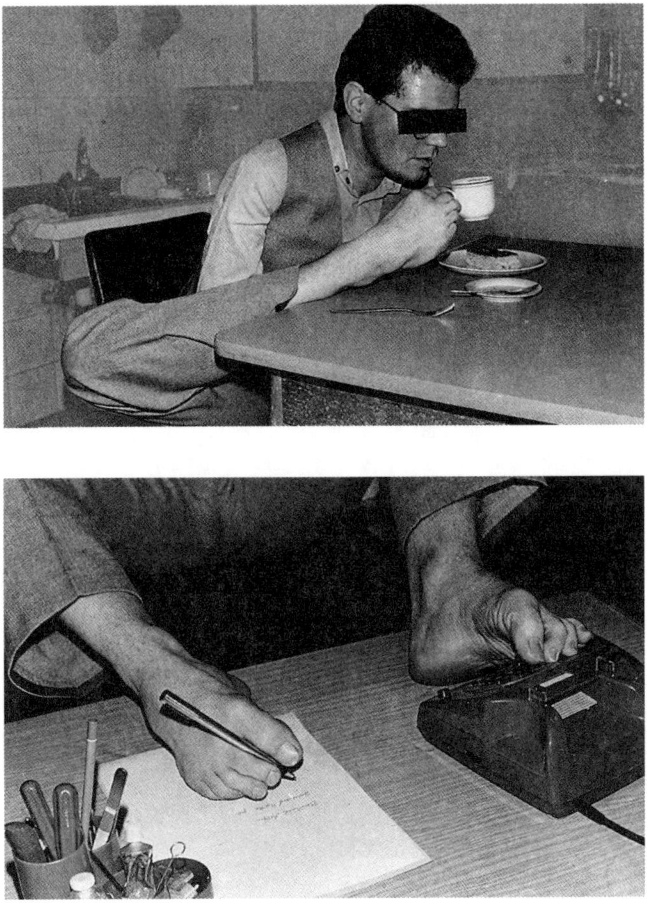

Abb. 9.9 a und b Fußbedienung beim Ohnhänder
a selbständiges Essen
b Büroarbeitsplatz

Die *Mitarbeit der Eltern* zur Unterstützung der Therapiemaßnahmen ist unbedingt erforderlich. Ohne sie bleiben die ergotherapeutischen Bemühungen erfolglos. Deshalb ist nicht nur auf ein gutes Verhältnis zum Kind, sondern auch zu den Eltern zu achten. Weiterhin ist auch die *Mitarbeit von Kindergarten oder Schule* erforderlich. Auch der Freundeskreis des Kindes wirkt stark meinungsbildend, gerade wenn zur Mißbildungskorrektur technische Hilfen notwendig werden. Liegt neben der körperlichen Schädigung noch eine geistige vor, dann reduzieren sich die erreichbaren Ziele und die Erfolgschancen.

10 Ergotherapie bei Herz-Kreislauf-Erkrankungen

Vorbemerkung: In Lehrbüchern der Ergotherapie sind häufig keine Abschnitte enthalten, die sich mit der Ergotherapie bei Herz-Kreislauf-Erkrankungen befassen.

Ebenso findet die Ergotherapie in Schriften zur Rehabilitation von Herzerkrankungen kaum Erwähnung. In der Tat scheint der Verordnungsrahmen ergotherapeutischer Maßnahmen bei dieser Erkrankungsgruppe recht begrenzt zu sein, aber es werden oft auch nicht die ergotherapeutischen Interventionsmöglichkeiten genutzt. Andererseits befinden sich unter den Patienten, die sich wegen anderer Erkrankungen in ergotherapeutischer Behandlung befinden häufig auch solche, die gleichzeitig an einer Herz-Kreislauf-Krankheit leiden.

10.1 Pathophysiologische Grundlagen

Das Herz-Kreislauf-System ist für die *Versorgung des Organismus mit Sauerstoff und anderen Nährstoffen verantwortlich.* Grundsätzlich sind mehrere Wege denkbar, um das kranke Gewebe zu befähigen, den erforderlichen Sauerstoffbedarf in Ruhe oder bei erhöhten Belastungen zu mobilisieren:

- Bewegungs- und physikalische Therapiemaßnahmen, Krankengymnastik und Ergotherapie
- Gesundheitstraining und Verhaltenstherapie
- Psychosoziale Betreuung zur Gestaltung des persönlichen Umfeldes in Beruf und Alltag
- Medikamentöse Langzeittherapie

- Operative und andere interventionelle Eingriffe am Herz und an den Blutgefäßen.

Die beiden zuletzt genannten Methoden dienen vor allem der Durchblutungssteigerung des Herzmuskels und anderer Organe. Das Ausmaß der *Leistungssteigerung* des Herzens ist stark von dem *Potential an Durchblutungsverbesserung bei erhöhten Leistungsanforderungen abhängig*, der sog. Koronarreserve. Sie beträgt beim gesunden Menschen etwa 400%.

Durch verschiedene Erkrankungen, vor allem die, die auf arteriosklerotische Gefäßveränderungen zurückgehen, wird die Durchblutungsfähigkeit von Gefäßen so weitgehend eingeschränkt, daß es zu einer Unterversorgung der Gewebe mit Sauerstoff kommt.

Ziel von Therapie und Rehabilitation ist es, eine Steigerung der Organdurchblutung und gleichzeitige Verbesserung der Sauerstoffausnutzung zu erreichen, um auf diese Weise zur Erhaltung und Erhöhung der Leistungsfähigkeit des Gesamtorganismus beizutragen.

10.2 Spezielle Krankheitsbilder

10.2.1 Koronare Herzkrankheit (KHK)

Diese Krankheit stellt den typischen Fall von Durchblutungsstörungen am Herzmuskel dar. Die auffälligsten Symptome sind Schmerz- und Beklemmungsgefühle hinter dem Brustbein, die vor allem bei physischen und/oder psychischen Belastungen sowie bei Kälte auftreten. Die häufig drückenden und krampfartigen Schmerzen, die als Angina pectoris bezeichnet werden, können in den linken Arm, Hals, Unterkiefer und Oberbauch ausstrahlen. Eine Zunahme von Stärke und Dauer der Angina pectoris kündigt nicht selten einen Myokardinfarkt an.

10.2.2 Herzinfarkt

Durch Verschluß einer Koronararterie kommt es zum Untergang von Herzgewebe, es kommt zum Herzinfarkt. Die Sauerstoffversorgung ist dabei völlig zusammengebrochen. Viele Patienten überleben einen Herzinfarkt nicht, im Krankenhaus etwa 10%, in der Ambulanz deutlich mehr. Deshalb ist beim Verdacht auf Herzinfarkt schnellste Einweisung in eine Klinik geboten.

Die typische Symptomatik ist geprägt von starken retrosternalen Schmerzen, die mit Vernichtungsgefühl und Todesangst einhergehen können. Manche Infarkte verlaufen auch relativ stumm, manchmal fast symptomlos. Andere zeigen nur diskrete Hinweise auf einen Herzinfarkt, zum Beispiel in Form plötzlicher Leistungsschwäche oder Herzrhythmusstörungen.

Während Angina pectoris-Beschwerden infolge einer KHK auf die Gabe von Nitro-Tropfen sehr gut reagieren, bleiben die Schmerzen eines Myokardinfarkts nach Gabe von Nitrotropfen weitgehend unbeeinflußt.

10.2.3 Herzinsuffizienz

Bei einer Herzschwäche, wie landläufig die Herzinsuffizienz genannt wird, ist das Herz nicht mehr in der Lage, die erforderliche Blutmenge in den Organismus zu pumpen. Für diese Diskrepanz zwischen Leistung und Bedarf gibt es verschiedene Ursachen.

Zu den häufigsten zählen wiederum arteriosklerotisch bedingte Durchblutungstörungen des Herzmuskels und der damit einhergehende chronische Sauerstoffmangel im Herzmuskel. Häufig liegen einer Herzinsuffizienz auch Linksherzbelastungen durch Bluthochdruck (Hypertonie), Lungenkrankheiten, angeborene oder erworbene Herzklappenfehler und Herzrhythmusstörungen, aber auch andere Krankheiten zugrunde.

Die typischen Symptome sind Luftnot (Dyspnoe) bei Belastungen, z. B. beim Treppensteigen. In schwereren Stadien sind schon in Ruhe dyspnoische Krankheitszeichen zu beobachten, was häufig mit bläulich verfärbten Lippen und Händen (Zyanose) einhergeht. An den Füßen zeigen sich abends oft Wassereinlagerungen (Ödeme), über den Lungen ist gelegentlich schon mit bloßem Ohr ein Rasseln zu vernehmen.

Ein recht frühes Symptom einer beginnenden Herzinsuffizienz ist eine Nykturie, ein häufiger Harndrang in der Nacht.

10.2.4 Bluthochdruck (Hypertonie)

Der Bluthochdruck gehört zu den häufigsten Erkrankungen, denn bis zu 25% der älteren Bevölkerung kann betroffen sein. In meisten Fällen ist die direkte Ursache unbekannt. Dann wird von einer essentiellen Hypertonie gesprochen. In etwa 10% geht die Hypertonie auf eine Nierenkrankheit zurück, andere Ursachen finden sich eher selten.

Im Vorfeld der Hypertonie stehen meistens dieselben *Risikofaktoren*, die auch die *Entstehung und Entwicklung einer Arteriosklerose fördern.* Dazu zählen *starkes Rauchen, Übergewicht, Diabetes mellitus, Fettstoffwechselstörungen sowie Alkohol- und Medikamentenmißbrauch.*

Folgende Einteilung der Hypertonie entsprechend der Blutdruckhöhe hat sich durchgesetzt (Tab. 10.1):

Tabelle 10.1

Normalwert	bis 140/90 mm Hg
Grenzwerthypertonie (Boderline-Hypertonie)	bis 160/95 mm Hg
Milde Hypertonie	über 160/95 mm Hg
Mittelschwere bis schwere Hypertonie, Blutdruck ständig stark erhöht, medikamentös schwer einzustellen	über 180/105 mm Hg
Isolierte systolische Hypertonie	über 160 mm Hg syst., bis 90 mm Hg diast.
Hypertensive Krise krisenhafte Blutdruckwerte	über 220/120 mm Hg

Symptome treten relativ spät auf, was die Krankheit so gefährlich macht. Oft sind es Schwindelerscheinungen, Leistungsschwäche, Kopfschmerzen, Nasenbluten und manche Vorboten eines drohenden Schlaganfalls.

10.2.5 Hypotonie

Die Hypotonie wird heute nicht mehr als eigenständige Krankheit betrachtet, sie kann aber ein Symptom für Herz-Kreislauf-Störungen sein.

Von einer Hypotonie wird gesprochen, wenn die Blutdruckwerte systolisch unter 100 mm Hg und/oder diastolisch unter 60 mm Hg liegen und mit Beschwerden einhergehen. Die Patienten fühlen sich schnell erschöpft, sind rasch müde, haben nicht selten Kopfschmerzen und beim Bücken, Kopfwenden und Aufrichten unangenehme Schwindelerscheinungen.

10.2.6 Patienten nach Herzoperationen

In die Behandlung von Kliniken und Rehabilitationseinrichtungen kommen zunehmend Patienten, die Herzoperationen hinter sich haben.

Die Palette von Herzoperationen ist sehr breit geworden. Sie umfaßt

- Herzklappenoperationen
- Operationen angeborener (kongenitaler) Herzfehler
- Operationen einer hypertrophen Kardiomyopathie
- Bypass-Operationen
- Herztransplantationen und
- Herz-Lungen-Transplantationen.

Gerade bei diesen Patienten ist eine präzise Abstimmung aller therapeutischer Maßnahmen erforderlich.

10.3 Einschätzung der Belastbarkeit bei Herz-Kreislauf-Erkrankungen

Herzkranke Patienten können sehr *schnell an die Grenze ihres Leistungsvermögens gelangen.* Darum ist eine aufmerksame, ständige Krankenbeobachtung nötig.

Sie muß *körperliches Leistungsvermögen, kardiovaskuläres Risikoprofil, die Einschätzung der Begleitkrankheiten und psychonervale Belastbarkeit berücksichtigen.*

Generell sollte das ergotherapeutische Übungs- und Belastungsprogramm mit dem Arzt genau abgestimmt sein. Bei frischem Herzinfarkt schließen sich größere Belastungen von vornherein aus.

Hinweise auf *Überforderung des Herz-Kreislaufsystems* sind auftretende *Schweißausbrüche, Schwächezustände, Herzschmerzen, bisher unbekannte Unregelmäßigkeiten des Pulses (Arrhythmie), Atemnot und stärker werdende Zyanose*. Manchmal fällt ein Blaßwerden des Nasen-Mund-Dreiecks auf.

Diese Symptome sind als **Abbruchkriterien** für jede weitere Form aktueller Belastungen zu werten.

Bei klinischen Zeichen auf Überforderung des Patienten ist sofort der Blutdruck zu messen, weil persistierende Blutdruckanstiege oder ein plötzlicher Blutdruckabfall ebenfalls Hinweise auf akute Herz-Kreislauf-Probleme sein können. Die Therapie muß abgebrochen werden, wenn die Pulsfrequenz deutlich über oder unter dem Ruhepuls liegt, d. h. mindestens 10 Schläge/Minute, und wenn die Blutdrucksteigerung länger als 10 Minuten anhält.

Bei offensichtlichen Notfällen oder unklaren Veränderungen ist sofort ein Arzt herbeizurufen.

10.3.1 Hinweise zur Dosierung der Ergotherapie

Es gibt eine Vielzahl von Untersuchungsmethoden, die Rückschlüsse auf die Belastungsgrenzen des Herzens zulassen. Dazu gehören das Elektrokardiogramm (EKG) in Ruhe und bei Belastung, Langzeit-EKG und bestimmte instrumentelle Methoden. Die *wichtigste Bedeutung haben* zweifellos *ergometrische Untersuchungen.* In der Ergometrie wird auf Fahrrad oder Laufband stufenweise die Belastung nach festgelegten Wattzahlen unter ständiger Blutdruck(RR)- und EKG-Kontrolle gesteigert.

Tabelle 10.2

Leichte Tätigkeiten (geeignet für Belastungsstufen von 25–50 Watt, Schweregrad III)	
Geschirr spülen, Schuhe putzen, Staubwischen, Kocharbeiten	5–10 Watt
Fenster putzen, Bügeln	15–25 Watt
Wege kehren	20–25 Watt
Harken, leicht	20–45 Watt
Wäsche wringen, aufhängen, abnehmen	25–40 Watt
Fußboden wischen	35–55 Watt
Gehen (eben, leicht bekleidet)	50 Watt
Treppensteigen, ohne Belastung	50 Watt
Schwimmen (langsam, 20 m/Min.)	40–60 Watt
Radfahren (100–200 m/Min.)	40–70 Watt
Büroarbeiten	50–75 Watt
Mittelschwere körperliche Arbeit (geeignet für Belastungsstufe bis 75 Watt, Schweregrad II)	
Treppensteigen, 10 kg Armlast	70 Watt
Wanderrudern	45– 80 Watt
Kupferblech treiben	65– 80 Watt
Leder lochen	70– 80 Watt
Schwimmen (30 m/Min.)	80–100 Watt
Mittelschwere körperliche Arbeiten	75–100 Watt
Schwere körperliche Arbeit (geeignet für Belastungsstufe von 100–125 Watt, Schweregrad I)	
Graben	80–100 Watt
Schaufeln	80–115 Watt
Feilen	95–100 Watt
Hobeln	100 Watt
Schwere körperliche Arbeit	100–125 Watt
Sägen	120–130 Watt
Schwerstarbeit (geeignet für Belastungsstufe über 125 Watt)	
Skiwandern (100–125 m/Min.)	130–150 Watt

Es gibt drei Schweregrade der Leistungseinbuße: I. leicht, II. mittelschwer. III. schwer, was ergometrischen Leistungen von 100 Watt, 75 bzw. in der schweren Gruppe von 25 bis höchstens 50 Watt entspricht.

Wenn, wie oft bei alten Menschen, keine ergometrischen Untersuchungen möglich sind, sollte generell von der Stufe III ausgegangen werden. Außerdem kann man sich an den oben genannten Hinweisen zur Belastbarkeit und ihren Grenzsymptomen orientieren.

Tabelle 10.2 gibt einen Überblick, welche Belastungen bei bestimmten Tätigkeiten auftreten können.

10.4 Ergotherapie

Die Ergotherapie bei herzkranken Menschen soll der
- Krankheitsbewältigung,
- Verbesserung der Leistungsfähigkeit und körperlichen Fitness,
- Beeinflussung der Risikofaktoren, und
- Wiedereingliederung in das tägliche Leben in Familie, Beruf und Öffentlichkeit dienen.

10.4.1 Krankheitsbewältigung

Der herzkranke Patient muß sich aktiv mit seiner Krankheit auseinandersetzen, um auf diese Weise zu einem *ausgewogenen Verhältnis zwischen objektivem Leistungsvermögen und subjektiven Leistungsanforderungen* zu gelangen.

Dieses Behandlungsziel beruht auf Erfahrungen und Untersuchungen, nach denen bestimmte Persönlichkeitsmerkmale und psychosoziale Faktoren zur Entwicklung gerade des Herzinfarkts, aber auch anderer Störungen des Herz-Kreislauf-Systems beitragen können. Das gilt gleichermaßen auch für viele herzoperierte Patienten.

Vor der Behandlung von Herzinfarktkranken sollte ein *ausführliches Gespräch* gesucht werden, das vor allem die bisherige *persönliche Entwicklung und Lebensumstände erfassen* soll. Außerdem sollten vom Arzt oder Psychotherapeuten Hinweise zum Umgang mit dem jeweiligen Patienten abgefordert werden, zumal herzkranke Patienten auch *emotionale Unterstützung für die Bewältigung ihres Leidens* benötigen.

Herzkranke versuchen auf sehr unterschiedliche Weise ihre Erkrankung zu bewältigen. Folgende Varianten fallen am häufigsten auf:

- Übertriebene, fast hypochondrische Selbstbeobachtung, was oftmals mit Reizbarkeit, allgemeiner Unruhe und Schlafstörungen einhergeht,
- Bagatellisierung, Verleugnung und Verdrängung der Krankheit, verbunden mit einer fast unbekümmerten Rückkehr zur alten Lebensgestaltung, die wie ein Schutzschild gegen die veränderte Lebenssituation getragen wird,
- angemessene, auf das Leistungsvermögen und neue Lebensumstände eingestellte Verhaltensdisziplin. Das bezieht sich nicht zuletzt auf die Risikofaktoren.

Herzinfarktkranke sind häufig sehr leistungsorientierte Menschen. Der Verlust an Leistungsvermögen wird deshalb besonders schmerzhaft empfunden, was Selbstwertgefühl und Selbstbewußtsein erschüttert.

In der Behandlung muß dem Patienten die Möglichkeit gegeben werden, über seine Probleme, seine Ängste und Gefühle zu sprechen, weil dieses zur Konfliktbewältigung beiträgt.

10.4.2 Verbesserung der Leistungsfähigkeit

Die Bewegungstherapie, generell das physische Training, trägt die Hauptlast des Herz-Kreislauf-Trainings. Der Ergotherapie kommt die Aufgabe zu, Patienten an die Belastungen des Alltags, gelegentlich aber auch an die künftigen beruflichen Anforderungen heranzuführen. Außerdem sollen ergotherapeutische Verordnungen zur Ablenkung von der Krankheit beitragen.

Auf folgende Therapiebedingungen ist besonders zu achten:

- die Therapie sollte nicht zum Wettbewerbsverhalten führen, Wettbewerbscharakter des Übungsprogramms ist zu vermeiden,
- die Behandlung ist abwechslungsreich zu gestalten,
- dem Patienten ist schöpferischer Spielraum für eigene Kreativität und Phantasie zu geben, wobei Freizeitinteressen und Hobbys berücksichtigt werden sollten,
- dem Patienten sollte für die Therapieeinheit eine mit ihm abgestimmte Aufgabe vorgegeben werden, damit durch das geleistete Pensum sein Selbstwertgefühl steigt,
- eine Arbeit in der Gruppe ist einer Einzelbehandlung vorzuziehen, weil erfahrungsgemäß von einer gemeinsamen Gestaltung bestimmter therapeutischer Übungen eine anregende Wirkung ausgeht,
- Ziele und Inhalte der ergotherapeutischen Übungseinheiten sollten dem Patienten erklärt werden bzw. mit ihm abgesprochen sein.

10.4.3 Ergotherapeutischer Behandlungsplan

Nachdem der Arzt einen Überblick über Zielstellung von Behandlung und Belastbarkeit gegeben hat, sollte das therapeutische Programm möglichst mit dem Patienten aufgestellt werden.

Prinzipiell bieten sich drei ergotherapeutische Aufgabenbereiche an:

- Körperliche Betätigung mit technischen Arbeiten und Freizeitbeschäftigungen,
- Gruppenerleben mit gemeinsamem Spielen und Übungen,

- Psychonervales Übungsprogramm zur Einschätzung eigener Leistungsfähigkeit und zur Krankheitsverarbeitung, eng abgestimmt mit Arzt und Psychotherapeut (siehe Kapitel 2.2).

Zur körperlichen Betätigung haben sich folgende Techniken bewährt:
- Allgemeine Verrichtungen des täglichen Lebens
- Lederarbeiten
- Holzarbeiten, Drechseln
- Keramik- und Tonarbeiten
- Treib- und Emailarbeiten
- Buchbinderei, Papier- und Papparbeiten
- Flechtarbeiten
- Schlosserarbeiten
- Tischlerarbeiten
- Park- und Gärtnerarbeiten
- Maler- und andere Hausmeisterarbeiten

Das Übungsprogramm ist an die Belastbarkeit zu adaptieren (siehe Tab. 10.2).

Von diesen Arbeiten kommt aber in der Regel nur eine kleine Palette in Betracht, weil viele nicht den jeweiligen Interessen des betreffenden Patienten entsprechen.

Bei Arbeiten mit rotierenden Gegenständen ist große Zurückhaltung zu üben, wenn der Patient sich noch nicht in einem ausreichend stabilen Zustand befindet.

Während der Therapie ist genügend Raum für Pausen und Gespräche zu geben.

11 Ergotherapie in der Psychiatrie

11.1 Entwicklung der Ergotherapie in der Psychiatrie

Schon im Altertum waren psychiatrische Erkrankungen bekannt und wurden differenziert beschrieben (Hippokrates, ca. 400 v. Chr.). Im Mittelalter wurden psychisch auffällige Menschen oft als von Dämonen Besessene oder Hexen diffamiert und als solche „behandelt".

Auch im 15. bis 17. Jahrhundert herrschte eine soziale Ausgliederung von psychisch Kranken vor. Sie wurden gleichrangig mit Kriminellen und anderen sozialen Randgruppen gesehen.

Erst im 18. Jahrhundert entwickelte sich die Psychiatrie als eigenständige medizinische Disziplin. Pinel befreite die psychisch Kranken von ihren Ketten. Behandlungsmöglichkeiten waren jedoch auch weiterhin kaum vorhanden.

Dem Deutschen Eugen Bleuler verdanken wir nicht nur den Begriff Schizophrenie, sondern eine erste wissenschaftlich fundierte psychiatrische Systematik.

Die ersten Ansätze einer Arbeitstherapie in der Psychiatrie gehen auf Simon in den Gütersloher Anstalten zurück. Er gab dem Patienten Beschäftigungsmöglichkeiten und durchbrach damit die oft totale Isolierung der Geisteskranken. Trotz dieser Fortschritte blieben die großen Landeskrankenhäuser ein Ort der Verwahrung und Isolierung der psychisch Kranken. Während der nationalsozialistischen Diktatur mit ihrer unmenschlichen Rassenideologie wurden Tausende von Patienten ermordet.

In den USA entwickelten sich in Beschäftigungstherapie-Ausbildungsstätten neue Therapieansätze. Während in Deutschland noch sehr lange die industrielle Arbeitstherapie dominierte, wurden dort die kreativen und musischen Bereiche angesprochen und weiter entwickelt. Es stand nicht das wirtschaftlich verwertbare Arbeitsergebnis bei den Therapien im Vordergrund. Die Einführung von Psychopharmaka war eine entscheidende Voraussetzung auch für die Bedeutungszunahme der Ergotherapie, da viele Patienten erst dadurch diesen Behandlungsmaßnahmen zugänglich wurden.

Ein neuer Aufbruch ergab sich mit dem Entstehen der Sozialpsychiatrie, die sich gegen die erstarrten Formen der behütenden, aber auch isolierenden, traditionellen Psychiatrie wandte.

Auch im Osten Deutschlands gab es diese progressiven Ansätze. Erinnert sei an die Rodewischer Thesen und an die Propagierung der therapeutischen Gemeinschaft. Der psychiatrische Patient sollte zum Mitgestalter der Therapie werden und nicht entmündigter Empfänger von Therapiemaßnahmen. In der ehemaligen DDR blieb allerdings die Psychiatrie Stiefkind in der medizinischen Entwicklung. Nur in ganz bescheidenem Umfang wurde eine gemeindenahe Psychiatrie entwickelt. Die Großkrankenhäuser blieben der Hauptpfeiler der psychiatrischen Versorgung. Damit war auch die politisch gewollte Isolierung des psychisch Kranken verbunden. Die Ergotherapie war in diesen Einrichtungen überwiegend als industrielle Arbeitstherapie organisiert, d. h. es wurden verwertbare Produkte hergestellt. In einem erheblichem Umfang trugen vor allem die Langzeitpatienten in den Wirtschaftseinrichtungen der Großkliniken zum Erhalt dieser Einrichtungen bei.

Die moderne Psychiatrie mit ihrer Kombination von medikamentösen, psychotherapeutischen und sozialen Behandlungsansätzen trägt wesentlich zur Integration des psychisch Kranken bei. In viel größerem Umfang ist die Behandlung auch außerhalb von stationären

Einrichtungen möglich. Dieser Tendenz sollte auch das Fachgebiet Ergotherapie Rechnung tragen, indem auch in ergotherapeutischen Praxen psychiatrische Ergotherapie angeboten wird.

11.2 Ergotherapeutische Befunderhebung und Behandlungsplanung

11.2.1 Befunderhebung

Eine gute Wirksamkeit ergotherpeutischer Maßnahmen kann nur dann erreicht werden, wenn diese in ein für den Patienten speziell entwickeltes Gesamtbehandlungskonzept eingepaßt sind. Ergebnisse medizinischer und psychologischer Diagnostik sind deshalb, gemeinsam mit Angaben zur Biographie, in einer sachspezifischen Auswahl bei der Anmeldung zur Ergotherapie zu übermitteln. Wenn der Patient zum Erstgespräch kommt, sollten sie bekannt sein:

- Name
- Alter
- Wohnsituation, soziale Einbindung
- Schulbildung
- erlernter Beruf, zuletzt ausgeübte Tätigkeit
- Aufnahmedatum, wievielte Aufnahme
- Diagnose
- spezielle Symptome
- medikamentöse Beeinträchtigungen
- welche anderen Therapien sind vorgesehen
- Indikation zur Therapie mit bisher dazu erarbeiteten Vorstellungen
- Bestehen von Bedenken gegen den Einsatz bestimmter Maschinen oder Materialien.

Der Ergotherapeut überprüft, ob Ergebnisse von Leistungsuntersuchungen vorliegen, die bei Therapiebeginn zu berücksichtigen sind.

Er muß folgende Fragen klären:

- welche Vorstellungen und Wünsche hat der Patient?
- wie ist seine Kooperations- und Kommunikationsbereitschaft?
- wie reflektiert er die eigene Situation?
- bestehen Ängste?
- bestehen Denkstörungen?
- bestehen Störungen im affektiven Bereich?
- wie ist der Antrieb und die Konzentrationsfähigkeit?

Als günstig erweist sich, wenn bei den ersten Kontakten Möglichkeiten zur Demonstration und zum Ausprobieren von verschiedenen Techniken in der Einzelsituation oder in einer kleinen Vorbereitungsgruppe gegeben sind.

11.2.2 Zusammenarbeit mit anderen Therapieabteilungen

Neben der Ergotherapie sind heute auch andere Therapiedisziplinen in das Behandlungskonzept der meisten Patienten eingebaut. Es seien hier nur beispielhaft erwähnt:

- Sport-/Physiotherapie
- Musik- und Gestaltungstherapie
- Bibliotherapie
- Psychotherapie.

Sowohl aus inhaltlichen wie auch aus organisatorischen Gründen ist es deshalb erforderlich, eine Kooperationsform zu finden, die den gegenseitigen Informationsaustausch ermöglicht.

Zeitliches Chaos und widersprüchliche, den Patienten irritierende Therapiestrategien sind zu vermeiden.

Die ständige Kooperation fördert gleichzeitig die kritische Reflexion der eigenen Arbeit und führt zu einem besseren Verstehen der Arbeit der anderen Therapeuten.

Als zweckmäßige Form erscheint die Patientenkonferenz, zu der alle am Behandlungsprozeß beteiligten Teammitglieder ihren Beitrag leisten.

11.2.3 Behandlungsplanung

Bei fast allen Patienten sind
- Kommunikationsstörungen
- Beeinträchtigungen des Selbstwerterlebens
- Ängste, verminderte Flexibilität
- Konzentrationsstörungen

zu berücksichtigen.

Der Erstkontakt zur Ergotherapie wird deshalb oft in der Einzelsituation in der vertrauten Umgebung der Station, bzw. in den der Station unmittelbar zugeordneten Therapieräumen erfolgen.

Danach kann – je nach Krankheitszustand und Behandlungsziel – Ergotherapie im Beisein anderer Patienten durchgeführt werden. Schließlich folgt die Gruppenarbeit, die intensive tätigkeitsbezogene Interaktionen verlangt.

Die Möglichkeit des Werkstattwechsels oder des Therapeutenwechsels ist als Mittel der Festigung von therapeutischen Zielen einzuplanen.

Wichtig ist, daß der Patient die jeweiligen Behandlungsschritte erfassen und mittragen kann. Die ständige Möglichkeit zum reflektierenden Gespräch mit dem Therapeuten ist dafür eine wichtige Voraussetzung.

Neben der Variation des sozialen Rahmens ist eine zeitliche Strukturierung der Behandlung erforderlich. Auch Ergotherapie muß zeitlich festgelegt und wie andere Therapien mit Beginn und Ende im individuellen Therapieplan definiert sein.

11.3 Organisationsstruktur

11.3.1 Teamkonzept

In den meisten Fällen wird in den psychiatrischen Krankenhäusern die Ergotherapie nach zwei Organisationsmustern strukturiert, die durch die Begriffe „dezentral“ und „zentral“ charakterisiert sind. Für den

Akutbehandlungsbereich erscheint die Integration des Ergotherapeuten in dieses Team vor Ort sinnvoll. Nur so ist der erforderliche intensive Informationsaustausch erreichbar. Zugleich ist hierdurch eine Sensibilisierung für bestimmte fachliche Besonderheiten und eine ständige Aktualisierung der Behandlungsstrategie möglich.

Der zentrale Bereich der Ergotherapie ist dagegen für alle Abteilungen und ihre Patienten offen. Seine Einrichtung ist aus personalökonomischer Sicht erforderlich, er ist auch Voraussetzung für die Einrichtung technisch aufwendig ausgestatteter Therapieräume.

Hierher kommen die Patienten, wenn etwa ein höheres Maß an Selbständigkeit und Belastbarkeit erreicht ist. Auch der Aufbau neuer Sozialkontakte kann hier geübt werden.

Die zentralen Bereiche sind unabdingbar für das Arbeitstraining.

Grundsätzlich ist zu prüfen, ob in dieses Team, das unter einer eigenen Leitung arbeiten soll, auch andere Therapeutengruppen organisatorisch eingebunden werden können.

11.3.2 Räumliche Bedingungen

Die für die Ergotherapie notwendigen räumlichen Voraussetzungen richten sich nach Art und Größe der Gesamteinrichtung. Ergotherapie in der Psychiatrie findet nicht nur in psychiatrischen Akutkrankenhäusern, sondern auch in Rehabilitationseinrichtungen und in ambulanten Therapieeinrichtungen statt.

Die Ergotherapieabteilung sollte außerhalb der Stationen eingerichtet sein. Für Patienten, die die Akutstation noch nicht verlassen können, sind auf diesen Stationen jeweils Ergotherapieräume vorzusehen. Diese sollten so eingerichtet und mit Therapiematerial versorgt sein, daß sie auch in den therapiefreien Zeiten von Patienten – unter Anleitung von Pflegepersonal – genutzt werden können. Gerade an Wochenenden können damit lange Leerlaufzeiten abgebaut und eine verbesserte Tagesstrukturierung für die Patienten erreicht werden.

In der eigentlichen Ergotherapieabteilung sind die räumlichen Bedingungen so zu gestalten, daß die unterschiedlichen Formen (Einzeltherapie, Kleingruppen und Gruppentherapie) ablaufen können.

Die Gruppengröße in Kleingruppen variiert von 3–5 Patienten, in normalen Gruppen von 8–15 Patienten.

Die räumlichen Voraussetzungen sollten ein möglichst störungsfreies Arbeiten – besonders in der Einzeltherapie und bei Arbeiten in Kleingruppen – ermöglichen. Gerade bei den Patienten, die in diesen Therapieformen beschäftigt sind, sind Störreize kontraproduktiv. In diesem Behandlungsabschnitt muß bei psychisch Kranken ein erster Kontakt zum Therapeuten und ein Zugang zum Material und zur Aufgabenbewältigung erarbeitet werden. Räumlich sollten die Bereiche der psychiatrischen Ergotherapie von denjenigen Bereichen abgegrenzt werden, die der Vorbereitung der beruflichen Rehabilitation dienen.

Für diese Aufgaben sind Arbeitsplätze in folgenden Bereichen vorzuhalten:

- Büroarbeitsplatz
- Holzverarbeitung
- Metallverarbeitung
- Dienstleistungbereich
- gärtnerischer/landwirtschaftlicher Arbeitsplatz.

In der Arbeitstherapie geht es zunächst um das Finden beruflicher Zielvorstellungen, unter Beachtung von Tauglichkeits- u. Eignungskriterien sowie persönlicher Wünsche des Patienten. Gleichzeitig sollte auch die Realisation dieser Vorstellung auf dem aktuellen Arbeitsmarkt beachtet werden. Das Training von bereits zuvor erworbenen beruflichen Fertigkeiten und Erfahrungen ist hier ebenfalls möglich.

Damit werden die weiteren Schritte in der beruflichen Rehabilitation vorbereitet:

- Berufliche Rehabilitationseinrichtung
- Werkstatt für psychisch Behinderte

- Selbsthilfefirmen
- Psychosoziale Betreuung am Arbeitsplatz in Firmen der freien Wirtschaft.

11.3.3 Therapiezeiten

Die Therapiezeiten sollten sich an zwei Zielen orientieren. Sie müssen dem Patienten und seinem individuellen Krankheitsverlauf angepaßt sein. Außerdem sollen sie eingebunden sein in das Gesamttherapiekonzept, dessen zeitliche Struktur (Einzel- u. Gruppenvisiten, psychotherapeutische Angebote auf und außerhalb der Stationsebene, Physiotherapie etc.).

Zu Beginn der Therapie ist der Patient in der Regel – bedingt sowohl durch die Krankheit selbst, aber auch durch Medikamentennebenwirkungen – zeitlich begrenzt belastbar. Dies ist bei der Planung der Therapiezeit und der Planung der Therapieeinheit im Tagesverlauf zu beachten.

Im weiteren Verlauf ist die Zeit der Therapieeinheiten belastungsabhängig auszubauen und dadurch zunehmend auch auf die Tagesstrukturierung Einfluß zu nehmen.

Zu beachten ist, daß Aufgaben, die besonders auf Konzentration und Aufmerksamkeit ausgerichtet sind, eher in den Vormittagsstunden plaziert werden. Ein Wechseln der Beanspruchungsart ist besonders zu Beginn der Therapie zu bedenken. In späteren Behandlungsphasen (Berufsvorbereitende Ergotherapie) ist auch die Belastung, das Durchhaltevermögen etc. im Zeitplan zu berücksichtigen.

11.4 Therapeutische Angebote

11.4.1 Therapieziele

Die Therapieziele orientieren sich am ergotherapeutischen Aufnahmebefund. Dabei ist die Entwicklung im gesamten sozialen, schulischen und beruflichen

Umfeld und sein bisheriger Krankheitsverlauf zu beachten.

Die *aktuellen Krankheitsymptome* sind ebenfalls für die Festlegung der Strategie wichtig. Ihre Beeinflussung ist letztlich das Hauptziel jeder Behandlung. Stets zu beachten ist dabei, daß die Ergotherapie immer Teil und integrierter Bestandteil der komplexen psychiatrischen Therapie ist. Dazu ist ein ständiger Austausch mit den übrigen Therapiebereichen und dem behandelnden Arzt notwendig.

Die Krankheitssymptome sind bei den verschiedenen psychiatrischen Krankheitsbildern natürlich sehr unterschiedlich. Es muß deshalb auf die speziellen Kapitel verwiesen werden. Beispielhaft sollen hier nur die folgenden Symptome genannt werden: Aggressivität, depressive Zustände, Kommunikationsstörungen, Hirnleistungsstörungen.

Die Ergotherapie hat hier im Zusammenhang insbesondere auch mit der medikamentösen Therapie übende Verfahren zur Symptomverbesserung anzubieten.

Das *Training verlorengegangener Fähigkeiten* in den verschiedenen Lebensbereichen stellt ein weiteres Therapieziel dar. Hier müssen vor allem die folgenden Funktionen beachtet werden:

- Ausdauer
- Konzentration
- Handlungsplanung
- Beherrschung motorischer und sensomotorischer Fahigkeiten
- körperliche Belastbarkeit
- Wiedererlangung instrumenteller Fähigkeiten.

Viele *soziale Fähigkeiten* sind durch psychiatrische Erkrankungen tangiert. Damit der Patient wieder in sein soziales Umfeld integriert werden kann, sind gerade auf diesem Gebiet intensive ergotherapeutische Interventionen notwendig:

- Training der Selbständigkeit
- Zuverlässigkeit

- Kontaktfähigkeit
- Eigenverantwortung
- Umgang mit Konflikten.

Förderung der Kreativität ist vielfach Grundlage für die durch ihre Erkrankung isolierten Patienten. Hierfür steht eine breite Palette von ergotherapeutischen Techniken zur Verfügung. Dadurch wird die Kommunikation der Patienten erheblich gefördert. Beachtenswert ist, daß bei den hier im Vordergrund stehenden kreativen bzw. kunsthandwerklichen Techniken keine Bewertung durch den Therapeuten erfolgt. Jedes Produkt, das der Patient in dieser Zeit herstellt (Bild, Keramik), ist Ausdruck seiner aktuellen Fähigkeiten, Störungen und dergleichen. Allein der Umstand, daß sich der psychisch Kranke auf den Umgang mit Materialien einläßt, spielerisch und zunehmend auch zielorientiert damit umgeht, ist positiv zu bewerten und weiter zu fördern.

Diese Techniken stellen einen ganz wichtigen – zunächst oft ausschließlich nonverbalen – Zugang zum Patienten dar, erschließen seine aktuelle Befindlichkeit.

Es kann nicht Ziel dieser ergotherapeutischen Techniken sein, Kunst im herkömmlichen Sinne durch psychisch Kranke produzieren zu lassen. Vielmehr sollen diese Techniken dazu dienen, das Schöpferische und damit das Selbstbewußtsein des Patienten anzusprechen und zu fördern.

Die äußeren Rahmenbedingungen (Einzel- und Gruppenarbeit, Zeitdauer, inhaltliche und formale Vorgaben) müssen individuell angepaßt werden. Die Vorbereitung auf die Entlassung gewinnt bei stationärer Behandlung im Zeitverlauf immer größere Bedeutung. Die Planung der Ergotherapie richtet sich dabei an der prognostischen Einschätzung, die in den Teambesprechungen festgelegt wird, aus.

Als Orientierung können folgende Ziele vereinbart werden:
- Integration in die frühere Familienstruktur
- Vorbereitung auf eine geschützte Wohnsituation

- selbständige Wohnungsführung
- berufliche Reintegration (evtl. über geschützen Arbeitsplatz).

Hieraus ergeben sich die ergotherapeutischen Schwerpunkte in dieser Behandlungsphase:

- *Training des gesamten ADL-Bereiches (Activities of Daily Life)*

Hierzu sind Informationen über die zu erwartende individuelle Situation des Patienten erforderlich. Eine Kontaktaufnahme mit Angehörigen oder anderen Bezugspersonen ist dabei auch für den Ergotherapeuten wichtig. Auch eine Teilnahme von späteren Bezugspersonen an einigen Therapieeinheiten kann sinnvoll sein.

- *Berufsvorbereitendes Training*

In dieser Trainingsphase ist zu beachten, welche Zielvorstellung realisiert werden soll:

- Reintegration in einen bereits erlernten Beruf (mit und ohne Berufserfahrung)
- berufliche Neuorientierung, Suche nach geeigneten neuen Berufsfeldern, Vorbereitung auf Umschulungsmaßnahmen
- Vorbereitung auf einen geschützten Arbeitsplatz.

- *Anregung für den Freizeitbereich*

Durch die psychische Erkrankung sind gerade Freizeitaktivitäten oftmals verschüttet. Die Aktivierung gerade dieses Feldes stellt einen wichtigen Beitrag zur Rückfallprophylaxe dar.

11.4.2 Materialien und Techniken

Für die verschiedenen ergotherapeutischen Ziele stehen unterschiedliche Materialien und Techniken zur Verfügung.

Kreative Techniken
- Ton/Plastilin
- Farben/Papier
- Garne/Stoffe/Leder

Hauswirtschaftliche Tätigkeiten
- Küchentraining
- Wäschebearbeitung (Waschen, Bügeln, Sortieren)
- Einkaufstraining

Berufliche Vorbereitung
- Arbeiten mit Holz und Metall
- Montagearbeiten
- Bürotätigkeiten
- Gartenarbeiten

Die kreativen Tätigkeiten werden oft als erste ergotherapeutische Aktivitäten genutzt. Hierüber wird der erste Kontakt zum Patienten mit Hilfe des Materials hergestellt und dieser letztlich auf eine eigene produktive Tätigkeit vorbereitet.

Der Einsatz erfolgt dabei zu Beginn meist als freies Angebot. Angepaßt an die Fortschritte des Patienten werden strukturierte Aufgaben gestellt. Der Patient lernt im Umgang mit den Materialien seine eigenen Fähigkeiten wieder zu entdecken. Beim Einsatz sollten Lebensgeschichte, Lebensalter, eigene Vorerfahrung des Patienten berücksichtigt werden. Hinsichtlich der eigenen Erfahrungen des Patienten – gerade beim Umgang mit kreativen Techniken – muß oft bis in die Kindheit zurückgegangen werden.

Auch die Geschlechtsspezifik – aus Sicht des Patienten – gilt es zu beachten, da sonst mit Ablehnung der Therapie zu rechnen ist. Wichtig ist ein vielfältiges Angebot, da gerade in dieser Phase der Ergotherapie der Patient eine ausreichende Auswahl haben sollte und Monotonie vorgebeugt werden sollte. Besondere Beachtung findet immer wieder das Arbeiten mit Ton. Von diesem Material gehen vielfältige Reize zum Gestalten aus. Schon die vorbereitenden Arbeiten – wie das Kneten des Tons – bringen intensiven Materialkontakt mit sich. Auf diesem Wege läßt sich sehr leicht ein erster Zugang, auch des schwerkranken Patienten zum Material und darüber hinaus zum Gestalten erreichen. Das Arbeiten ist in nahezu jedem Schwierigkeitsgrad möglich. Auch männliche Patienten akzeptieren dieses Material in der Regel gut, während sich bei textilen Arbeiten zusätzliche Probleme aus der Geschlechterrolle ergeben.

Auf die Rolle des Patienten in seiner Familienstruktur muß auch bei der Planung eines eventuellen Haushaltstrainings geachtet werden. Der Therapeut sollte nicht von vornherein die überkommenen Klischees bedienen und männliche Patienten grundsätzlich von diesem Therapiegebiet ausgrenzen. Es muß vielmehr mit dem Patienten gemeinsam ausgelotet werden, welche Rolle ihm nach der geplanten Entlassung im Familienverbund zufällt. Danach sollten dann auch die Trainingsschwerpunkte gesetzt werden. Gelingt es, dem Patienten das Ziel der Therapiebemühungen deutlich zu machen, ist dieser auch bereit, sich auf für ihn neue Tätigkeiten einzulassen.

Der Teil der Ergotherapie, der sich mit der Vorbereitung auf die berufliche Situation beschäftigt, hat sich auch mit der bisherigen Ausbildung und beruflichen Vorerfahrung auseinanderzusetzen. Danach ist in den Teambesprechungen unter der Verantwortung des behandelnden Arztes, das Ziel der beruflichen Reintegration zu definieren. Aus der ergotherapeutischen Situation ergeben sich Informationen zur körperlichen und psychischen Belastbarkeit, zum Durchhaltevermögen, Lernfähigkeit etc.

An Techniken in diesem Bereich sind, ausgehend vom bisherigen beruflichen Einsatz, Holz- und Metallverarbeitung, aber auch Büroarbeit, gärtnerische Tätigkeiten etc. anzubieten. Ein berufsvorbereitendes Training ist dabei ebenfalls möglich. Hier können, neben dem Einüben von berufsspezifischen Arbeitsvorgängen, auch fachübergreifend Ausdauer, Pünktlichkeit, Durchhaltevermögen, Genauigkeit und Erreichung einer Tagesstruktur eingeübt werden.

11.5 Ergotherapie bei speziellen psychiatrischen Krankheitsbildern

11.5.1 Schizophrene Psychosen

Die Einteilung der Psychosen erfolgt nach dem psychopathologischen Befund, dem Krankheitsverlauf und ursächlichen Faktoren.

Nach den Ursachen werden symptomatische Psychosen von sogenannten endogenen Psychosen abgetrennt. Es ist heute allerdings davon auszugehen, daß für die Entstehung von Psychosen ein multifaktorielles Ursachenbündel angenommen wird.

Bei den symptomatischen, körperlich begründbaren Psychosen spielen hinsichtlich ihres Verlaufs und der Ausgestaltung der psychopathologischen Symptomatik auch psychologische Faktoren (Persönlichkeit, Umwelt, Erziehung), eine Rolle.

Bei den sogenannten endogenen Psychosen werden biologische Ursachen vermutet, wenn diese auch bisher noch nicht endgültig und in ihrem gesamten Wirkungszusammenhang nachgewiesen sind.

Die schizophrenen (endogenen) Psychosen haben eine Erkrankungshäufigkeit von ca. 1% in der Bevölkerung. Sie verlaufen zunächst in der Regel in Schüben, später mit Neigung zur Chronifizierung und zur Ausbildung von Defektsymptomen. Auch primär chronische Verläufe kommen vor. Die folgenden Symptome sind bei der Diagnose Schizophrenie besonders wichtig:

Lautwerden von Gedanken, Hören von Stimmen in Form von Rede und Gegenrede, kommentierende Stimmen, leibliche Beeinflussungserlebnisse, Wahnwahrnehmungen, Beeinflussungsideen.

Voraussetzung für die Diagnose Schizophrenie ist allerdings, daß organische Ursachen ausgeschlossen werden.

Die Akutbehandlung und Rezidivprophylaxe erfolgt mit Medikamenten aus der Gruppe der sogenannten Neuroleptika.

Ergotherapeutische Möglichkeiten

Die Ergotherapie muß sich der jeweiligen Phase des Krankheitsverlaufes und der therapeutischen Situation anpassen. Zunächst ist es wichtig, zu dem im psychotischen Erleben befangenen Patienten einen Zugang zu finden. Der Patient ist verängstigt und in seinen gesamten sozialen Bezügen verunsichert. Gerade der nonverbale Zugang über ein Materialangebot zum Anfassen, Formen, Gestalten und „Begreifen", ermöglicht es hierbei dem Patienten, eine Verbindung zu realen Bezügen in seiner Umgebung wiederaufzubauen.

Es folgen einfach strukturierte Aufgaben, die den Patienten nicht überfordern und damit zusätzlich verängstigen.

Durch erste Erfolge läßt sich der Patient, der in seinem Selbstwertgefühl durch das psychotische Erleben erheblich verunsichert ist, stabilisieren. In dieser Phase ist überwiegend Einzeltherapie angezeigt, um den Patienten nicht zu überfordern und in reizarmer Umgebung mit allmählich zunehmender Leistungsanforderung zu therapieren.

Es schließt sich der Übergang in eine Gruppentherapie an. Hier sollen vor allem die sozialen Kompetenzen des Patienten trainiert werden. Über eine einzelne Aufgabe innerhalb einer Gruppensituation ist der Patient in kleinen Therapieschritten auf ein interaktionelles Arbeiten vorzubereiten. Auch die Dauer der Therapiezeit ist allmählich entsprechend der wachsenden Belastbarkeit auszudehnen. Wenn für den Patienten eine Wiedereingliederung in das Berufsleben vorgesehen ist, müssen Arbeitsaufgaben und Therapiezeiten sich an diesem Ziel orientieren. Darüber hinaus können als Therapieziele Tagesstrukturierung, Anregung zu Freizeitaktivitäten und Training im ADL-Bereich angeboten werden.

11.5.2 Exogene Psychosen

Synonym werden auch die Begriffe symptomatische Psychosen für psychische Störungen, die im Rahmen einer allgemeinen körperlichen Erkrankung auftreten, gebraucht. Von „organischen Psychosen" spricht man eher, wenn das Gehirn direkt von einer morphologischen Schädigung betroffen ist.

Das führende Symptom der akuten exogenen Psychosen ist die Bewußtseinsstörung. Diese kann in unterschiedlicher Graduierung – von Somnolenz bis Koma – auftreten. Auch die Qualität kann sehr verschieden sein (delirantes Syndrom, Dämmerzustand, Verwirrtheitszustand).

Es kommen eine Reihe von Ursachen in Frage:
- Schädelhirntraumen
- Infektionen
- Intoxikationen
- Tumoren
- metabolisch, endokrinologische Enzephalopathien (Hypoglykämie, Urämie, Lebererkrankung, Schilddrüsenerkrankung)
- degenerative Erkrankungen
- zerebrale Durchblutungsstörungen.

Die Ergotherapie dieser Psychosengruppen hat zunächst die Grunderkrankung zu beachten. Daraus ergibt sich sehr oft eine eingeschränkte körperliche Belastbarkeit. Die beschriebenen unterschiedlichen Formen der Bewußtseinsstörung müssen bei der Therapieplanung ebenfalls berücksichtigt werden. Auch bei sehr schweren Formen der Bewußtseinsstörungen – z. B. beim sogenannten Wachkoma bei Patienten nach einem schweren Schädel-Hirn-Trauma – hat die Ergotherapie bereits in einem sehr frühen Stadium ihre Berechtigung. Durch die Präsentation von Reizen für alle Qualitäten kann die Ergotherapie im Kontext zu den anderen Therapieformen (Sprachtherapie, Physiotherapie etc.) mit dazu beitragen, den Kontakt zur Außenwelt des Patienten wiederaufzubauen.

Bei anderen Patienten, insbesondere bei mit demenziellen Prozessen einhergehenden Erkrankungen, steht ein Orientierungstraining im Vordergrund. Das

Ziel der Ergotherapie ist abhängig von der Prognose der Grunderkrankung. Bei den zahlreichen Gefäßerkrankungen und demenziellen Erkrankungen, die vor allem im Alter ihren Häufigkeitsgipfel haben, ist die Integration in die häusliche Umgebung mit ausreichender Orientierung und der Möglichkeit der Selbstversorgung das Therapieziel. Neben der Beeinflussung der psychotischen Symptome durch ergotherapeutische Maßnahmen wird auch die körperliche Konditionierung und das Wiedererreichen von Konzentration, Ausdauer und psychischer Belastungsfähigkeit angestrebt, um den Patienten auf die berufliche Rehabilitation vorzubereiten.

11.5.3 Affektive Psychosen

Hierunter verstehen wir vor allem die manisch-depressive Erkrankung. Diese kommt mit 1% in der Bevölkerung ähnlich häufig vor wie die Schizophrenie. Die Krankheitsverläufe treten sowohl monopolar (endogene Depression oder endogene Manie) als auch bipolar (Wechsel von depressiven und manischen Phasen) auf. Es wird ähnlich wie bei den schizophrenen Psychosen eine mulitfakterielle Ätiologie unterstellt. Neben einer genetischen Disposition spielen erlebnisbedingte Faktoren bei der Ausgestaltung des Krankheitsverlaufes eine Rolle. Störungen in verschiedenen Neurotransmittersystemen sind bei diesen Erkrankungen bekannt (z. B. Serotonin und GABA-Stoffwechsel).

Die medikamentöse Behandlung erfolgt mit Antidepressiva, Neuroleptika, Lithium, Carbamazepin. Auch eine medikamentöse Sekundärprophylaxe mit Lithium und anderen Antidepressiva ist möglich.

Bei *depressiven Syndromen* ist die Stimmung gedrückt, hoffnungslos, gleichgültig. Es finden sich Störungen des Selbstwertgefühles, Ängste, aber auch das Gefühl nichts zu fühlen, nicht weinen zu können, kann auftreten. Der Antrieb ist gehemmt, das Denken ist blockiert, eine starke innere Unruhe führt zu einem hektischem Verhalten (agitierte Depression) oder zu ausweglosem Jammern (Jammerdepression).

Wahnideen, vor allem mit Schuld- u. Versündigungsideen kommen ebenfalls vor. Körperliche Symptome, vor allem Schlaflosigkeit, Appetitlosigkeit finden sich ebenfalls sehr häufig.

Zu Beginn der *Ergotherapie* des depressiven Patienten kommt es darauf an, ihn in eine Gruppe einzuführen, ohne ihn zunächst mit Aufgaben zu belasten. Er soll mit kleinen Schritten an eine ausdruckszentrierte Therapie herangeführt werden. Hierzu eignet sich bildnerisches Gestalten mit Stiften und Aquarellfarben. Zunächst bleibt es dem Patienten überlassen, welches Thema er behandelt. Allmählich werden Themen vorgegeben; auch der Umgang mit anderen Materialien wird geübt. Die Therapie erhält zunehmend Struktur, wobei auch die Gruppenkontakte zunehmend ausgedehnt werden mit dem Ziel, die gestörten sozialen Interaktionen wieder aufzubauen.

Bei der Manie, dem anderen Pol der Erkrankung, ist die Stimmung gehoben, der Antrieb gesteigert, die Aktivitäten sind erhöht, es kommt zu einer Ideenflucht, der Patient hat phantastische Ideen und zeigt eine extreme Selbstüberschätzung. Dabei wird kaum ein Gedanke zu Ende verfolgt.

In der Therapiesituation ist ein betont ruhiges Arbeitsmilieu zu schaffen, es soll mit möglichst wenig Reizen bei den Arbeitsaufgaben ausgekommen werden. Die Therapie ist darauf auszurichten, daß der Patient sein eigenes Tun wahrnehmen kann und allmählich wieder seine Grenzen finden kann. Diese Grenzen dürfen zu Beginn nicht zu eng gezogen werden, da sonst gereiztes, aggressives Verhalten resultiert.

11.5.4 Suchterkrankungen

Bei der Sucht liegt eine körperliche und psychische Abhängigkeit von bestimmten Drogen vor. Eine der wichtigsten Suchtformen ist der Alkoholismus. Es sind drei Schwerpunkte, die in Wechselbeziehung stehen, zu berücksichtigen:

- die anatomisch-physiologische Konstitution
- die charakterologische Konstitution
- die soziologischen Rahmenbedingungen.

Wir finden Patienten mit

- Selbstunsicherheit, Ängsten, Hemmungen
- Defiziten beim Kontaktaufbau
- Frustrationsintoleranz
- Aggressivität, Stimmungslabilität und Wesenveränderung
- vielfältigen – oft unkritischen – Überkompensationsmechanismen
- chronischen Konflikten und fehlenden Lösungskonzepten.

Die Behandlung der Suchterkrankungen verläuft nach einem festen Therapieplan, in dem die Ergotherapie mit ihren Methoden einen festen Platz hat. Sie stellt u. a. ein wichtiges Gegenstück zu den überwiegend verbal orientierten psychotherapeutischen Aktionen dar.

Je nach Behandlungsphase geht es darum, noch vorhandene Fähigkeiten zu ermitteln und zu festigen. Durch reale Zielstellungen ist das Selbstvertrauen des Patienten zu verbessern und ihm die Entwicklung eines kritischen Anspruchsniveaus zu ermöglichen.

Neben kreativer Beschäftigungstherapie in der Anfangsphase wird erfahrungsgemäß speziell durch arbeitstherapeutische Angebote eine gute Aktivierung dieser Patientengruppe erreicht. Die Arbeitstherapie ist oft Ausgangspunkt für eine spätere, aktive Freizeitgestaltung.

In der Endphase der Behandlung können Gruppenprojekte geplant und durchgeführt werden, bei denen die Patienten gemeinsam größere Vorhaben umsetzen.

Bei der Ergotherapie mit Suchtkranken steht die Gruppenbehandlung im Vordergrund.

11.5.5 Psychosomatische Erkrankungen

Bei diesen Patienten liegt eine erlebnisbedingte Störung der Person – Umweltbeziehung vor. Wir finden vor:

- gestörtes Selbstwerterleben
- unreales Anspruchsniveau
- defizitäres oder fehlerhaft erlerntes Kontaktverhalten
- mangelnde Möglichkeit zur Konfliktklärung u. a. durch ambivalentes Entscheidungsverhalten
- gestörtes Umgehen mit Aggressionen.

Abgesehen von engumschriebenen funktionellen Störungen einzelner Organsysteme (häufig Herz-Kreislauf oder Magen-Darm) kann es zu starken Beeinträchtigungen der Leistungsfähigkeit und zu einer negativen Lebenseinstellung kommen, bei der Rückzug und Isolierung dominieren.

Die Ergotherapie hat in den psychotherapeutischen Behandlungskonzepten einen festen Platz. Sie muß ständig mit den anderen Maßnahmen korrespondieren, der Therapeut muß also selbst auch fest in das Behandlungsteam eingebunden sein. Er muß z. B. erkennen, wann der Patient die Ergotherapie als Fluchtraum nutzt, oder er muß vermeiden, ihn in seiner fehlerhaften Haltung zu bestärken.

Die Zielstellung ist auch hier: Aktivierung und Bewußtmachen eigener Fähigkeiten, Förderung der Kreativität, Entwicklung von Strategien zur Lösung von Konflikten und Frustrationen, Aushalten von Mißerfolgen, Angstabbau und Aufbau eines realen Anspruchsniveaus. Als Methode dient vorrangig das freie Gestalten.

Die Therapieform – Gruppen- oder Einzeltherapie – wird durch das Gesamtkonzept bestimmt. Da aber Störungen der sozialen Kontakte wesentlicher Bestandteil des Krankheitsverlaufs sind, hat die Gruppentherapie in der Regel vorrangige Bedeutung.

12 Pädiatrie für die Ergotherapie

Die Kinderheilkunde beschäftigt sich mit Erkrankungen und Schädigungen des Kindes bis zum Ende der Pubertät. Dabei sind neben der Erkennung und Behandlung von Krankheiten auch vorbeugende Maßnahmen, wie Vorsorgeuntersuchungen und Schutzimpfung Bestandteil des Fachgebietes, aber auch Ernährungsberatung und Pflege sowie Nachbehandlung zurückbleibender Schäden sind Teil des gesamten Aufgabengebietes des Kinderarztes.

Die folgenden pädiatrischen Kapitel stellen deshalb nur einen ganz kleinen Teil dieses komplexen Gebietes dar, einen Teilbereich aber, der für Ergotherapeuten besonders von seiten der zu behandelnden Erkrankungen von Bedeutung ist.

12.1 Intrauterine Entwicklung und Risikofaktoren

Die intrauterine Entwicklung des menschlichen Keimlings beginnt mit der Befruchtung und endet mit der Geburt des Kindes. In dieser Zeit, die in verschiedene Etappen eingeteilt ist, werden wesentliche Entwicklungsschritte vollzogen und es können vielfältige Risiken wirken, die zum Entstehen einer Fehlbildung führen können. Die potentiell schadenssetzenden Einflüsse werden Teratogene genannt. Mehr als tausend dieser Wirkungen sind zur Zeit bekannt. Es kommt jedoch nicht regelmäßig beim Einwirken von Teratogenen zu Fehlbildungen. Konzentration, Dauer und vor allem der Zeitpunkt der Einwirkung auf den Embryo bestimmen das Angehen von Fehlbildungen. Allgemein gestatten Prüfmethoden von Substanzen derzeitig nur die Aussage, ob eine teratogene Wirkung unwahrscheinlich ist; sie können aber letztlich keine ausschließende Aussage geben. Hinzu kommt, daß oft vielfältige Noxen mehr oder weniger gleichzeitig einwirken, deren Kombination das Risiko erhöhen kann, aber nicht im Einzelfall unbedingt zu der Fehlbildung führen muß. Je früher aber eine teratogene Wirkung eintritt, um so wahrscheinlicher und um so schwerer wird die schädigende Wirkung sein.

Die Entwicklung des Keimlings verläuft in verschiedenen Etappen:

1. Etappe

- Blastogenese, dies ist der Zeitraum von der Befruchtung bis zum Blastozyten, also vom ersten Tag der Befruchtung bis zum ersten Herzschlag, ca. der 4. Schwangerschaftswoche

2. Etappe

- Embryogenese von der 4. Schwangerschaftswoche bis zum 4. Monat

3. Etappe

- Fetogenese vom 4. Monat bis zum 280. Tag bzw. bis zur Geburt des Kindes.

Entsprechend werden die resultierenden Schädigungen mit dem Oberbegriff Kyematopathie und im einzelnen wie folgt bezeichnet (Abb. 12.1):

- Blastopathie
- Embryopathie
- Fetopathie.

Die Keimlinge, die aus geschädigten männlichen und/oder weiblichen Keimzellen resultieren (Gametopathien) sind komplex geschädigt und meist nicht lebensfähig.

Die Auswahl der wichtigsten teratogenen Schädigungsmöglichkeiten ist im Abb. 12.2 dargestellt. Des

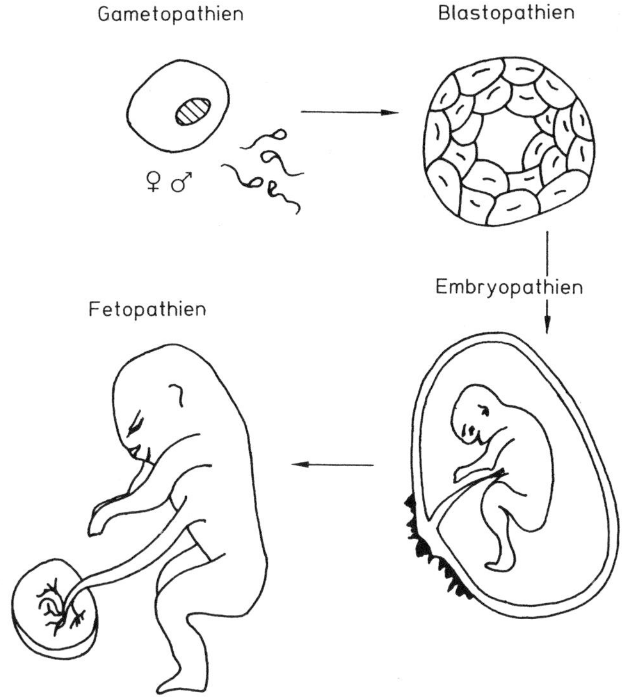

Abb. 12.1 Entwicklungsstufen der befruchteten Eizelle mit den resultierenden Mißbildungen

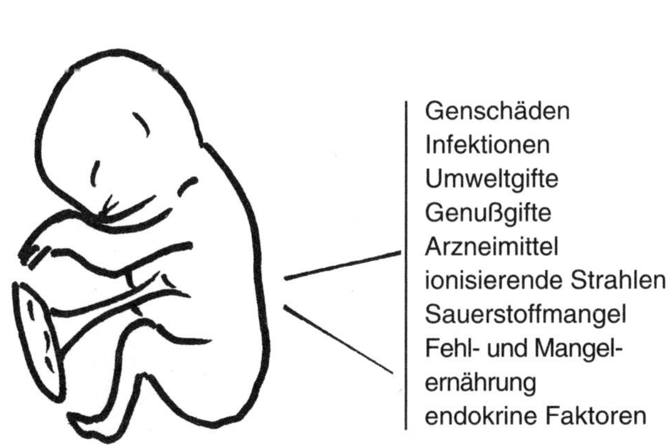

Abb. 12.2 Mögliche Risikofaktoren für die Entstehung von Mißbildungen

Tabelle 12.1 Fetogenese

Schwangerschaftswoche	Länge (cm)	Gewicht (g)	Fruchtentwicklung
12.	7,5–10		Extremitäten stummelförmig; Geschlechtsdifferenzierung äußerlich sichtbar; Afteröffnung und Augenbrauen vorhanden
16.	16		Körperform fertig entwickelt; Verklebung der Lidränder; Haut krebsrot; Lanugobehaarung an Stirn und Kinn; Beginn der Skelettverknöcherung; Bildung der Zahnhartsubstanz; Blutbildung in der Leber
20.	25		Vernix caseosa an Stirn und Kinn; Mekonium; Deszensus des Zäkums; Verdauungsenzyme vorhanden; Blutbildung im Knochenmark
24.	30–32		Lanugobehaarung am ganzen Körper endgültige Epidermis
28.	35–40	1000	Erreichen der extrauterinen Lebensfähigkeit; Fettpolster noch ungenügend; Gesicht greisenhaft; Kopfhaar 0,5 cm lang; Hodendeszensus; Lösung der Lidnaht: Stimme wimmernd
32.	46	1800	Vermehrung der Käseschmiere; Haut rot
36.	51	2500	stärkeres Fettpolster; Nagellänge erreicht Fingerkuppen; Stimme kräftig im Falle der Geburt
40.	49–53	3200	Reifezeichen voll entwickelt

weiteren zeigt die Abb. 12.3 bevorzugte Stellen (Prädilektionsstellen) fetaler Fehlentwicklungen.

Die Entwicklung (Fetogenese) verläuft in den oben genannten Abschnitten (Tab. 12.1).

Das voll ausgetragene reife Neugeborene zeigt sog. Reifezeichen, die sich in ihrer Summe aus folgenden Komponenten zusammensetzen:

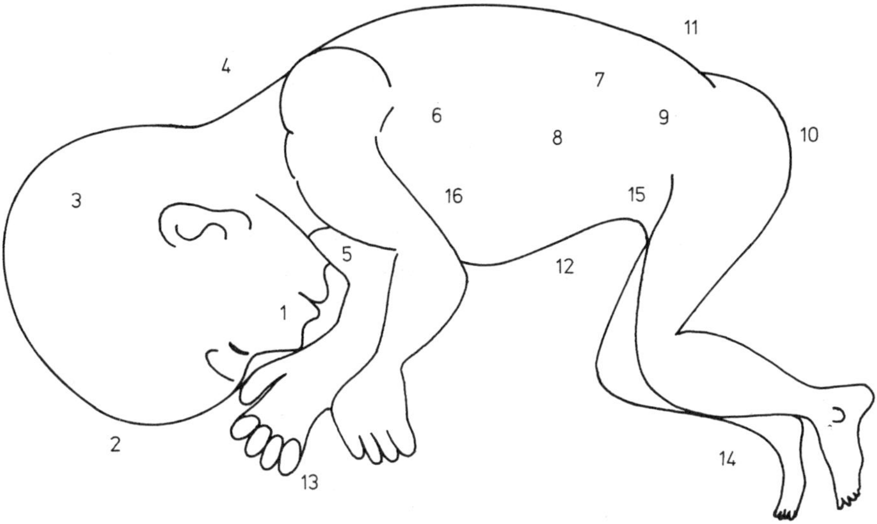

Abb. 12.3 Prädilektionsstellen fetaler Fehlentwicklung (Prenzlau, P., Wiss. Z. Humbdt. Un. Berlin, 37, 1988)

1 Lippen-Kiefer-Gaumenspalte
2 Zephalozele
3 Hydrozephalus, Holoprosenzephalopathie, Teratom, Zyste
4 Menigomyelozele, Spina bifida, Lymphangiom Nackenblase
5 Struma
6 Zwerchfellhernie, Zysten, Herzfehler
7 Nierenagenesie, Zystenniere
8 Obstruktion des Magen-Darmkanales
9 Megaureter
10 Steißbeinteratom
11 Spina bifida, Menigomyelozele
12 Omphalocele, Gastrochisis, Eventeration
13 Osteochondrodysplasie, Extremitätenfehlbildungen
14 Osteochondrodysplasie, Extremitätenfehlbildungen
15 Ektopia vesicae, Blasenagenesie, Megazystis
16 Ektopia cordis

Es besteht eine Mindestkörperlänge von 48 cm, ein Mindestgewicht von 2500 g, es weist ein gut entwikkeltes Unterhautfettpolster auf, es hat eine rosige Farbe, die Fingernägel überragen die Fingerkuppen, die Lage des Nabels befindet sich in der Mitte zwischen Symphyse und Brustbein, die Lanugobehaarung ist auf Schultern und Oberarme beschränkt, weiterhin besteht Bedeckung der kleinen Schamlippen durch die großen bzw. es liegt ein abgeschlossener Hodendeszensus vor.

12.2 Wachstum und psychomotorische Entwicklung des Kindes

Die körperliche kindliche Entwicklung läuft gewissermaßen gesetzmäßig ab, wobei intrauteriner Minderwuchs (kleine und leichte Neugeborene) in den ersten 2 Lebensjahren aufgeholt werden kann. Dennoch wachsen diese Kinder, ausgehend von der erreichten Größe, also vom bestehenden Defizit, entsprechend ihrer eigenen Perzentile. Als Faustregel gilt: Die doppelte Geburtslänge ist mit dem 4. Lebensjahr erreicht (durchschnittliche Körperlänge 50 cm bei Geburt), mit dem 13. Lebensjahr ist die dreifache Geburtslänge erreicht. Das doppelte Geburtsgewicht wird mit 4–5 Monaten erreicht, das dreifache wird mit dem 1. Jahr und das vierfache mit 2 Jahren erreicht.

Die motorische Entwicklung des Kindes läuft ebenfalls gesetzmäßig ab, zeigt geringe Unterschiede in Abhängigkeit von der bevorzugten Lage des Kindes, d. h. bei vorwiegender Rückenlage erfolgt das Aufrichten und Stehen über das Sitzen und bei vorwiegender Bauchlage über das Kriechen und den Vierfüßlerstand (s. Abb. 12.4). Allgemein stellt sich folgende Entwicklung dar (Tab. 12.2).

Die Altersdiagnostik erfolgt auf der Grundlage des Skelettalters und beruht auf dem gesetzmäßigen Auftreten von Knochenkernen am Handskelett (Abb. 12.5), die Aussagen über das kalendarische Alter im Vergleich mit dem Entwicklungsstand des Skelettes geben.

Die Wirbelsäule des Neugeborenen weist eine leichte Biegung (C-förmig) auf und zeigt noch nicht die typischen Schwingungen im Sinne der doppelten S-Form des Erwachsenen. Mit den ersten Laufversuchen,

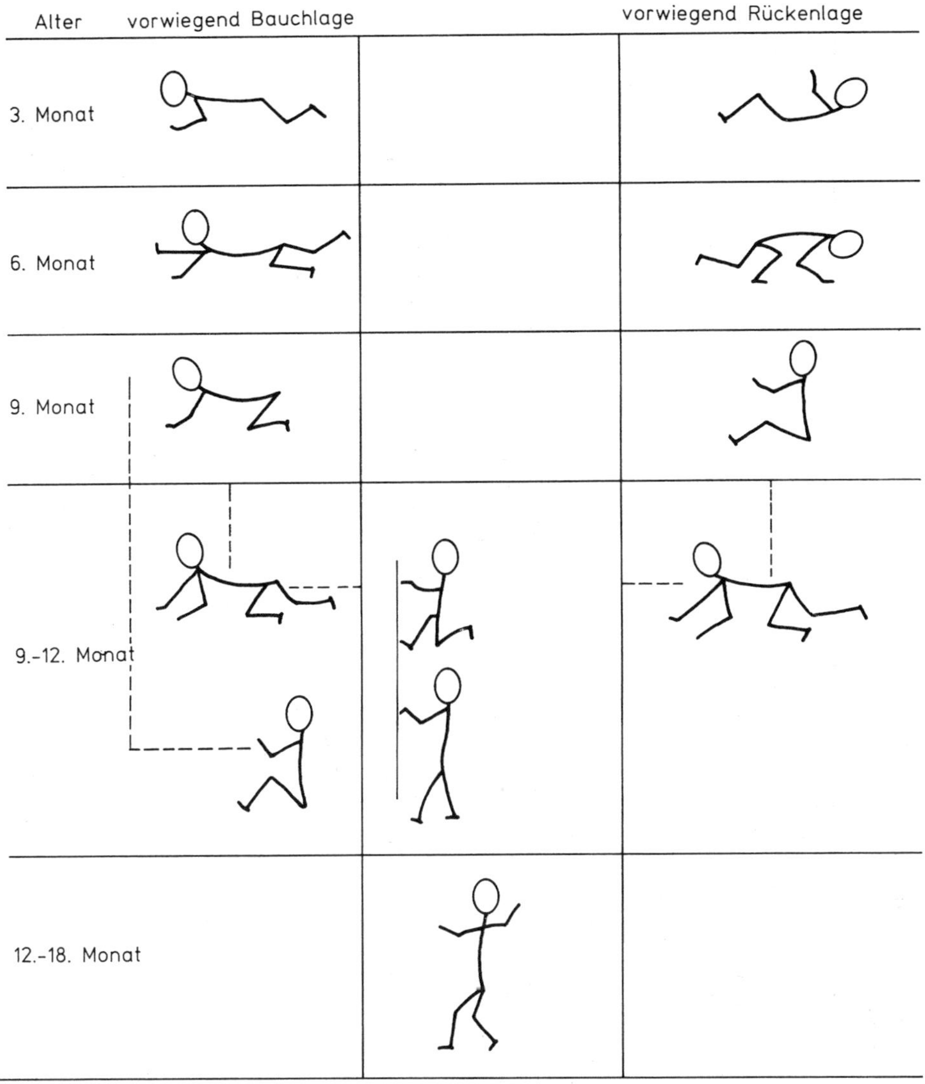

Abb. 12.4 Unterschiedliche motorische Entwicklung bei Bauch und Rückenlage (nach Michaelis 1977)

die mit gebeugten Knie- und Hüftgelenken durchgeführt werden, beginnt auch die Wirbelsäule, sich statisch umzustellen. Die Neigung zu Fehlhaltungen und Haltungsschwächen ist in diesem Zusammenhang mit den Entwicklungs- und Wachstumsphasen zu sehen.

Tabelle 12.2 Schwerpunkte kindlicher Entwicklung (modifiziert nach verschiedenen Autoren und eigenen Erfahrungen)

Alter	Motorik	Sinnesorgane	Sprache	Sozialverhalten
Neugeborenes	spontane Flektionshaltung, beim Aufziehen zum Sitzen Flektion der Arme, in Bauchlage mit Kopfdrehung zur Seite	fixiert Licht oder Gesichter	kräftige Stimme	reagiert auf Unangenehmes mit Schreien
Ende 4. Woche	hebt Kopf aus Bauchlage für Augenblick; noch vorwiegend Flektionshaltung	fixiert gehaltenes und bewegtes Spielzeug	Schreien vor der Mahlzeit; erste Kehllaute	reagiert auf Angenehmes
Ende 2. Monat	hebt Kopf kurz aus Bauchlage; beim abgestützten Sitzen wird Kopf noch unsicher gehalten	folgt mit Augen und Kopfdrehung Licht und Spielzeug	spontane Lautäußerungen kräftiger und modulierter	erstes reaktives Lächeln
Ende 3. Monat	lockere Streckung der Beine; gestütztes Sitzen, dabei Kopfbalance schwankend; stützt in Bauchlage auf Unterarme; Hände noch zur Faust	wendet Kopf nach Schall und Licht; fixiert und verfolgt mit den Augen Gegenstände	Lallsprache aus eigener Initiative	beantwortet Lächeln mit Lächeln; erkennt bekannte Gesichter; reagiert auf Ansprache
Ende 4. Monat	Kopf und angestreckte Beine werden angehoben; bei Stütz in Bauchlage werden Hände zeitweilig geöffnet und Kopf steil gehoben	erkennt auch entfernte bewegte Gegenstände sofort	gut differenziert	freundlich gegenüber Fremden
Ende 5. Monat	Kopfkontrolle beim Sitzen und geneigter Haltung; Umdrehen zur Rückenlage beginnt		differenzierte schmollende oder freudig krähende Laute	ergreift Klötzchen mit beiden Händen; spielt mit seinen Zehen
Ende 6. Monat	Drehen von Rücken- in Bauchlage; Abstützen mit geöffneten Händen;	reagiert auf leise Geräusche mit Kopfbewegung; unter-	wiederholt ohne Anregung Laute und Rhythmen;	reagiert auf sein Spiegelbild; horcht beim Rufen seines Namens auf

	greift zielsicher; gibt Gegenstände von Hand zu Hand; volle Kopfkontrolle	scheidet Bekannte nach Gesicht, Bewegung und Lautgebung	(Sprachverständnis geht Sprachfähigkeit voraus)	
Ende 9. Monat	sitzt sicher im Langsitz; Hochziehen zum Stehen; steht mit Unterstützung; Krabbeln bis Vierfüßlergang; Daumen wird opponiert	lokalisiert Geräusche genau	Nachahmung von Lauten (Echolalie)	Zunahme des Wort- und Gesten-verständnisses; reagiert auf freundliches und abweichendes Verhalten; kennt seinen Namen; ißt Zwieback allein
Ende 12. Monat	steht selbst auf, Laufen beginnt	reagiert stimmlich auf Musik	spricht einzelne Wörter und erste 2-Wort-Sätze	versteht „nein“; bemüht Erwachsene zum gemeinsamen Spiel; sucht Kontakt durch Anschmiegen und Umarmen
Ende 18. Monat	geht Treppe mit Geländer hinauf im Nachführschritt; kann rückwärts laufen; ißt mit Löffel		verbindet Wort und Sinn	spielt ruhig neben anderen Kindern, solange in eigenes Spiel vertieft; unterscheidet sein Eigentum; zeigt Mitleid oder Zärtlichkeit anderen gegenüber
2 Jahre	stößt Ball aus dem Stand mit dem Fuß, ohne sich festzuhalten; kann Perlen auffädeln		Namenseroberung; erste 3-Wort-Sätze	spielt mit anderen mit gemeinsamem Spielzeug; beginnt gutes und schlechtes Verhalten anderer Kinder zu unterscheiden
3 Jahre	geht Treppe im Wechselschritt hinauf		Fragen nach wo und wann; beendet Kindersprache; benutzt Konjunktiv	beginnt mit anderen Kindern zu spielen; Nachahmungsspiele; nennt sich beim Vornamen; tagsüber sauber und trocken
5 Jahre	Anziehen selbst, Schuhe ohne zuzubinden; Bleistift wird mit drei Fingern gehalten		spricht fließend; kennt volle Namen, Alter und Anschrift	wählt seine Freunde; kann teilen

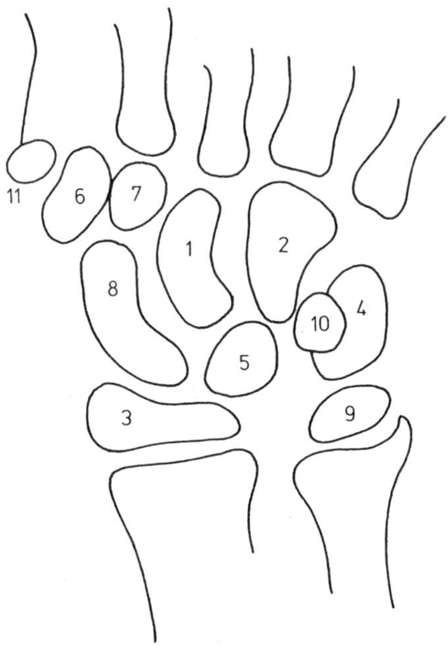

1	Os capitatum	¼	Jahre
2	Os hamatum	¼	Jahre
3	Epiphysia radii	1	Jahr
4	Os triquatrum	2 ¼	Jahre
5	Os lunatum	3	Jahre
6	Os multang. maj.	4 ½	Jahre
7	Os multang. min.	4	Jahre
8	Os acaphoideum	5	Jahre
9	Epiphysis ulnae	7	Jahre
10	Os pisiforme	9	Jahre
11	Epiphysis pollici	9	Jahre

Abb. 12.5 Skelettalter

Phasen starken Längenwachstums und Stabilisierungsphasen wechseln einander ab. Phasen mit starkem Längenwachstum sind für den Halteapparat kritische Phasen. Im Laufe des Wachstums kommt es zu einem Gestaltswandel mit Verschiebung der Proportionen (Abb. 12.6).

Im einzelnen wird die Entwicklung folgendermaßen eingeteilt:

Kleinkindphase: Entwicklung zum aufrechten Gang, die Haltung ist aktiv muskulär geprägt, Ausbildung der physiologischen X-Bein-Stellung.

Erster Gestaltswandel: 5.–7. Lebensjahr, Aufrichtung des Beckens mit Ausbildung der physiologischen Wirbelsäulenkrümmungen, die aktive muskuläre Haltung wird durch Ausbildung der Ruhehaltung ergänzt.

Vorpuberale Phase: 7.–11. Lebensjahr, Harmonisierung der Gestalt, Stabilisierung der Haltung.

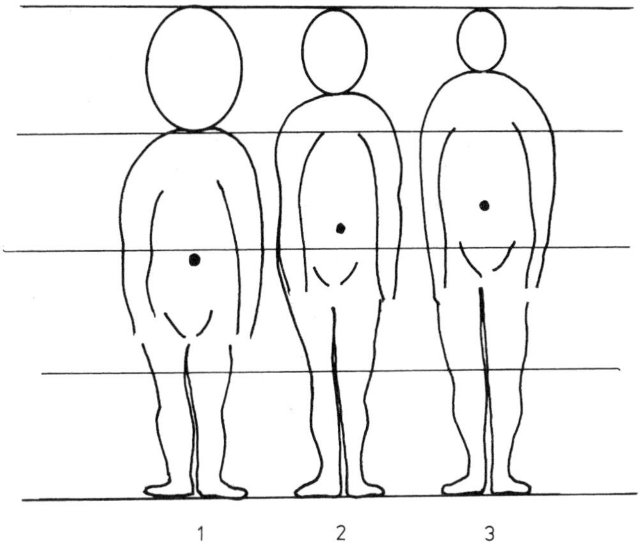

Abb. 12.6 Verschiebung der Proportionen beim Erwachsenwerden
1 Neugeborene
2 6. Lebensjahr
3 Erwachsener

Pubertät, 1. Phase: 11.–12. Lebensjahr, gesteigertes Wachstum, labile Phase mit Neigung zu Haltungsschäden.

Pubertät, 2. Phase: 12.–16. Lebensjahr, Skelettreifung erfolgt, Harmonisierung der Gestalt.

Die Sprach- und Sozialentwicklung verläuft neben der motorischen Entwicklung des Kindes, wobei gerade in den ersten 2 Lebensjahren die Möglichkeit der eigenen Fortbewegung die allgemeine Entwicklung fördert, da sich das Kind mit Hilfe seiner fortschreitenden motorischen Fähigkeiten seinen Gesichtskreis selbstandig erweitern kann.

Die zunehmende motorische Beherrschung des eigenen Körpers, sich weiter differenzierende Sprache und Sprachverständnis, weitere Umwelterschließung und Auswahl der Sozialkontakte laufen einander parallel und bedingen untereinander das Gedeihen der vielfältigen menschlichen Fähigkeiten und Fertigkeiten im Rahmen der kindlichen Entwicklung bis zum Erwachsenen.

Andererseits können Schädigungen einer dieser Grundfunktionen (Motorik, Intellekt, perzeptionelle Funktionen usw.) die Gesamtentwicklung negativ beeinflussen. Das bedeutet, daß Behandlungskonzepte sich ganzheitlich orientieren müssen.

Bei Geburt des Kindes ist der ZNS-Reifungsprozeß noch nicht abgeschlossen. Die Reifung erfolgt im wesentlichen im ersten Lebensjahr und ist mit dem Erwerb sensorischer und statomotorischer Fähigkeiten verbunden.

Damit sind auch Möglichkeiten zur Behandlung von Erkrankungen gegeben, die die Funktionsfähigkeit des Zentralnervensystems betreffen. Dazu gehört neben der zeitigen Diagnose der frühzeitige Beginn von Therapien unter ganzheitlicher Betrachtung der Defizite. Setzen Therapien in solchen Fällen nicht frühzeitig ein, dann kommt es zu sog. spontanen Heilungen, d. h., die am leichtesten aktivierbaren Möglichkeiten zur Funktionsgewinnung werden gewählt, die aber auch nur vom ZNS begrenzte Fähigkeiten erfordern. Kreisläufe mit relativ wenigen Synapsen entstehen, die ihrerseits nur schnell erlernbare einfache Bewegungen und keine komplexen Bewegungsabläufe ermöglichen (s. Kap. 4.5).

12.3 Ausgewählte Erkrankungen

12.3.1 Langdown-Down-Syndrom

Das Langdown-Down-Syndrom gehört zu den genetischen Erkrankungen. Die Ursache dieser Erkrankung ist eine Chromosomenaberration, eine Trisomie des Chromosoms 21 mit charakteristischem Phänotyp. Die Häufigkeit wird zwischen 1–2 auf 1000 Neugeborenen angegeben, wobei mit zunehmendem Alter der Mutter, besonders nach dem 40. Lebensjahr, aber auch bei hohem Lebensalter des Vaters, die Häufigkeit ansteigt (Tab. 12.3).

Äußere Merkmale sind: Kleinwuchs, flaches Gesicht, Epikanthus, schräge Augenstellung, Schielen, tiefliegende Nasenwurzel, große Zunge, meist offener Mund, kleine im oberen Teil abgewinkelte Ohrmuscheln (Abb. 12.7 a), kurze Extremitäten, kurze Hände,

Tabelle 12.3 Erkrankungsrisiko Down-Syndrom zum Alter der Mutter

Alter der Mutter	**Risiko**	
	erstes Kind	weitere Kinder
20–30 Jahre	1:1500	1:500
30–35 Jahre	1: 750	1:250
35–40 Jahre	1: 600	1:200
40–45 Jahre	1: 300	1:100
> 45 Jahre	1: 60	1: 20

Aus Genetik erblicher Syndrome und Mißbildungen, Witkowski/Prokop, 1976

4 Fingerfurche, kurzes Mittelglied des 5. Fingers (Klinodaktylie), s. Abb. 12.7b. Das Gangbild erscheint etwas plump mit vorgebeugter Haltung, es besteht eine Sandalenlücke zwischen dem 1. und 2. Zeh (Abb. 12.7c) sowie zum Teil eine partielle Syndaktylie zwischen der 2. und 3. Zehe und weiterhin besteht ein Hypogenitalismus.

Die inneren Organe zeigen verschiedene Herzfehler in ca. 50% der Fälle. Weiterhin besteht eine Immunschwäche mit gesteigerter Infektanfälligkeit sowie eine Neigung zu Leukämien. Stenosen und Atresien des Verdauungstraktes können ebenfalls auftreten.

Neurologisch/psychisch: Es besteht eine geistige Behinderung mit einem IQ < 50. Angegeben wird in 75% Imbezillität, 20% Idiotie, 5% Debilität. Die Fähigkeit zum abstrakten Denken fehlt.

Der handlungspraktische Teil ist durch den bestehenden Nachahmungstrieb trainierbar, trotzdem besteht deutlich begrenzte Selbständigkeit.

Die Neugeborenen- und Kleinkindphase ist geprägt von Muskelhypotonie, weiterhin bestehen zum Teil Schluckbeschwerden mit Aspirationsgefahr.

Psychisch sind die Kinder vorwiegend freundlich und heiter, sie sind anschmiegsam und kaum aggressiv.

Früher kam es zu einer hohen Sterblichkeitsrate im frühen Kindesalter, durch Aspiration bestand im Zusammenhang mit der Immunschwäche Pneumoniege-

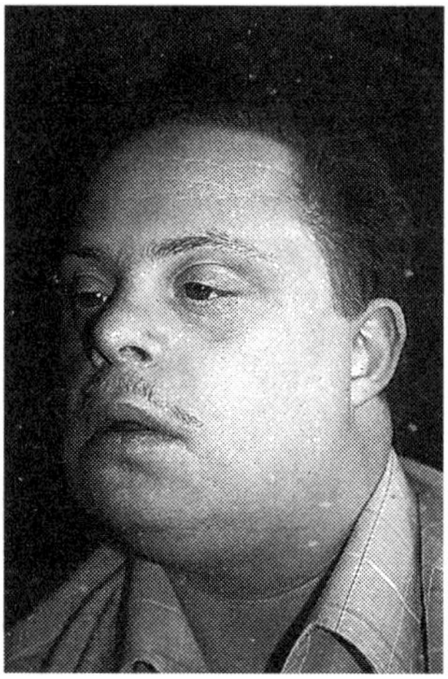

a Typisches Gesicht

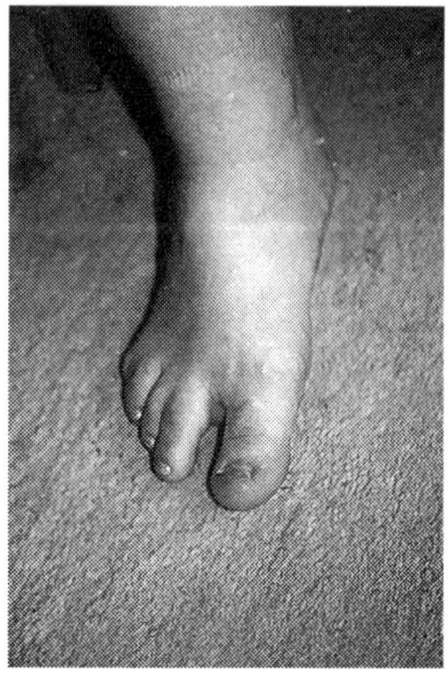

c Sandalenlücke

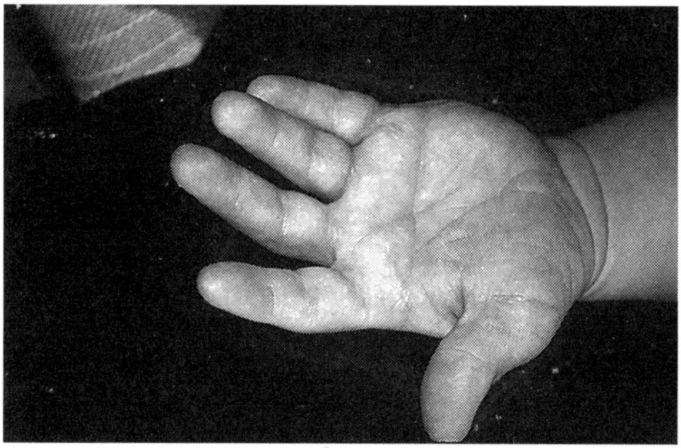

b Vierfingerfurche

Abb. 12.7 Langdon-Down-Syndrom

fahr. Jenseits des 40. Lebensjahres besteht eine hohe Inzidenz zur Alzheimer'schen Krankheit.

Therapie: Neben der Behandlung von akut auftretenden Erkrankungen, insbesondere Infektionen der Atemwege, ist eine langfristige und ständige pädagogisch-ergotherapeutische Behandlung erforderlich, die diese Behinderten mindestens bis zum 18. Lebensjahr begleiten sollte.

Die Lernfähigkeit ist begrenzt, die Motorik wirkt plump und die Feinmotorik noch undifferenziert. Sprachlich können Artikulationsschwächen bestehen, bei begrenztem Wortschatz und einfacher Syntax. Das Sprachverständnis ist besser und korreliert mit dem Milieu. Die Entwicklung verläuft verzögert. Da die Kinder einen hohen Bedarf an Zuwendung haben, nicht aggressiv sind und ihr handlungspraktischer Teil besser ist als ihre intellektuell-abstrahierenden Fähigkeiten, ist jahrelange allseitige Förderung sinnvoll.

Dabei ist der Schwerpunkt auf einfaches lebenspraktisches Wissen und auf Fertigkeiten zur Selbständigkeit zu legen.

Der Nachahmungstrieb, den diese Kinder besitzen, unterstützt die pädagogisch-ergotherapeutischen Bemühungen.

Zu den Lernzielen gehören selbständiges An- und Ausziehen, Körperhygiene und -pflege, einfache Tischsitten, Erlernen von Zeit- und Mengenbegriffen sowie das Verhalten im Zusammensein in der Gruppe und in der Öffentlichkeit, Kenntnis einfacher Verkehrsregeln (Bedeutung der Farben), Ampelkreuzungen usw., Benutzung öffentlicher Verkehrsmittel und Orientierungshilfen.

Die Lernfähigkeit ist begrenzt, die trainierbaren Potentiale sind aber nicht bei allen gleich. Solange ein geringer Lernzuwachs erreicht werden kann, sollten adäquate Angebote in die Beschäftigung mit einbezogen werden.

12.3.2 Erbliche Muskelerkrankungen

12.3.2.1 Erbliche primäre Muskelerkrankungen

- *Progessive Muskeldystrophie* (MD), Typ Duchenne

Es handelt sich um eine genetische Stoffwechselstörung mit rezessiv X-chromosomaler Erblichkeit. Der Verlauf ist progredient und beginnt im Alter von 1–5 Jahren. Von den Muskelerkrankungen ist der Typ

Duchenne der häufigste und auch die bösartigste Verlaufsform.

Der Beginn ist schleichend, Beginn im Beckengürtelbereich und dann auch aufsteigend auf Rumpf und Schultergürtel. Die Muskulatur wird symmetrisch befallen und für die untere Extremität sind sog. Pseudohypertrophien der Muskulatur (Ersatzlipomatose) ein charakteristisches Zeichen in Form von sog. Gnomenwaden. Die Häufigkeit wird mit 1,6 auf 100000 männliche Geburten angegeben.

Da der Verlauf schleichend beginnt, entwickeln sich die Kinder zuerst normal und es fällt den Eltern erst eine relativ massive Leistungsminderung beim Gehen auf; insbesondere beim Treppensteigen. Die Kinder konnten meist schon ohne Anhalten am Geländer die Treppen gehen. Diese Fähigkeit wird durch die zunehmende Muskelschwäche der unteren Extremität wieder reduziert und die Kinder benötigen wieder den Anhalt am Geländer, um die Treppen zu bewältigen. Im weiteren Verlauf zeigt sich dann deutlich der sog. Duchenne-Gang, d. h. ein Abkippen des Beckens in Richtung zur unbelasteten Seite durch Insuffizienz der Gluteal- und Rückenmuskulatur (Hyperlordose, Abb. 12.8). Später kommt es dann beim Versuch aufzustehen und zum aufrechten Stand zu kommen durch die Insuffizienz der Muskulatur der gesamten unteren Extremität und pelvitrochanteren zu einem typischen Abstützen der Arme an den Beinen mit typischem Hochklettern bis zum aufrechten Stand (Gover'sches Zeichen).

Im weiteren Verlauf der progessiven Muskeldystrophie werden auch Atemhilfsmuskulatur und Zwerchfell sowie der Herzmuskel in den Prozeß mit einbezogen. Da dadurch die Atmung betroffen wird, kommt es sehr häufig zu Infekten, die dann letztlich zum Tode führen. Die Lebenserwartung beträgt etwa 18–25 Jahre.

Wenn der Beginn immer schleichend ist, so ist der Verlauf nicht in jedem Falle gleich. Je zeitiger der Beginn der Erkrankung ist, um so langsamer die Progredienz der Erkrankung.

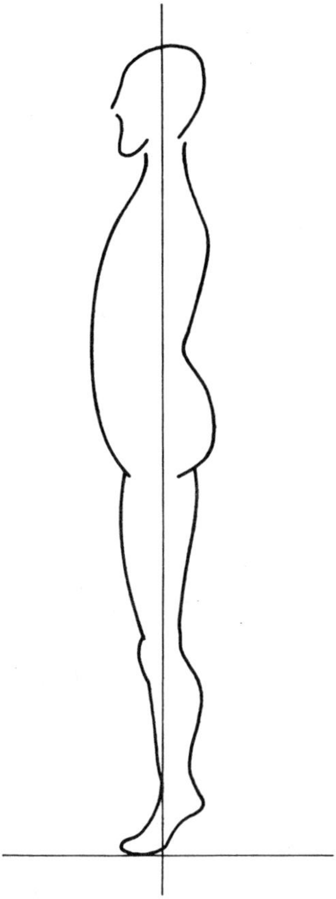

Abb. 12.8
Typische Haltung bei Duchenne-Erkrankung mit Hyperlordose und Balancieren auf den Spitzfüßen

Therapie: Eine grundsätzliche, die Erkrankung heilende oder eine Therapie, die die Erkrankung zum Stillstand bringen kann, ist nicht bekannt. Es werden immer wieder Therapiekonzepte vorgestellt, die letztlich nicht die anfangs in sie gesetzten Erwartungen erfüllen. Damit treten die Bemühungen, die dem Erhalt der sich mindernden Funktionen dienen und jene, welche die Unabhängigkeit von Fremdhilfe fördern, in den Vordergrund. Zur Therapie gehört krankengymnastische und ergotherapeutische Übungsbehandlung zur Erhaltung der Fähigkeit des Laufens und der persönlichen Aktivität sowie der Fähigkeit zur Selbsthilfe. Auf jeden Fall muß Immobilisierung vermieden werden. Hinzu kommt, da die Atemmuskulatur in den Prozeß mit einbezogen ist, daß Atemtherapie erfolgen muß und eine Übungsbehandlung zur Skolioseprophylaxe. Das Gangbild bei der fortgeschrittenen Erkrankung ist auf den Vorfüßen tänzelnd mit leicht gebeugten Hüft- und Kniegelenken und einer starken Hyperlordosierung im Bereich der Lendenwirbelsäule. Operativ können in diesem Stadium Tenotomien, insbesondere der Achillessehne, die Fähigkeit des Laufens erhalten und evtl. durch Einsatz von Orthesen unterstützt werden. Später wird auf jeden Fall ein elektrischer Rollstuhl notwendig werden, da auch die Kraft aus Schultergürtel und oberer Extremität zur Fortbewegung mit einem manuellen Rollstuhl nicht mehr ausreicht.

- Der Typ der Muskeldystrophie *Becker-Kiener* ist eine benignere Verlaufsform der Muskeldystrophie mit X-chromosomaler Erblichkeit, die Häufigkeit wird mit 1,8 auf 100000 männlichen Geburten angegeben und das Erkrankungsalter ist vom 4. bis 25. Lebensjahr variabel. Diese Muskeldystrophieform gehört zum Beckengürteltyp und verläuft ebenfalls mit Pseudohypertrophien. Sie ist ebenso wie der Typ Duchenne eine aufsteigende Form der Erkrankung. Der Verlust der Gehfähigkeit ist mit etwa 40–55 Jahren zu erwarten.
- Der Typ *Curschmann-Steinert* ist eine myotone Dystrophie. Die Vererbung erfolgt autosomal dominant. Die Häufigkeit beträgt 1–20 auf 100000.

Es werden bei dieser Erkrankung zwei Formen unterschieden: erstens die kongenitale Form mit einer starken Muskelhypotonie, einer Saugschwäche, Atmungs- und Herzinsuffizienz und zweitens eine adulte Form, die mit allgemeiner Schwäche, Steifheitsgefühl in Gesichts- und Handmuskeln einhergeht, mit Muskelschwund im Gesicht und an den Händen.

Im Gegensatz zu den beiden erstgenannten Muskeldystrophien erkranken hier Jungen und Mädchen. Bei der adulten Form kann die Erkrankung bis zum 45. Lebensjahr auftreten. Zu den Symptomen gehören Stirnglatze, Katarakt, Hodenatrophie bzw. Menstruationsstörungen, EKG-Veränderungen sowie progrediente Atrophien der Gesichts-, Hals- und distalen Extremitätenmuskeln. Weiterhin gehören Schluckstörungen zum Krankheitsbild. Diese myotone Dystrophie führt zu myotonen Reaktionen, z. B. nach kräftigem Faust- oder Lidschluß ist das Öffnen erschwert. Beim Schlag mit einem Reflexhammer auf den Daumenballen kommt es zu einer anhaltenden Wulstbildung im Sinne myotoner Aktionspotentiale. Diese myotone Reaktion verliert sich mit fortschreitendem Muskelschwund.

Die Lebenserwarung beträgt 35–80 Jahre.

Die Erkrankungswahrscheinlichkeit bei Geschwisterkindern der Kranken beträgt 40–45%.

12.3.2.2 Erbliche neuromuskuläre Erkrankungen

- Spinale progressive Muskelatrophie, Typ *Werding-Hoffmann*

Die Erkrankung wird rezessiv autosomal vererbt. Es erkranken Kinder bis zum 6. Lebensmonat. Die Häufigkeit wird mit 4–6 auf 100000 Lebendgeburten angegeben.

Bereits beim Neugeborenen fällt eine generalisierte Muskelschwäche und eine Muskelhypotonie auf. Weiterhin bestehen Atemschwäche und Saugschwäche. Das Kind kann den Kopf nicht halten, tonische Reflexe und Schreckreaktionen fehlen meist, Spontanbewegungen sind beim Kind kaum zu beobachten. Sehr häufig kommt es im Verlauf der Erkrankung zu Atemwegsinfektionen und die Lebenserwartung liegt zwischen 1–3 Jahren.

Die hier nur ganz kurz dargestellten Muskelerkrankungen sind nur ein kleiner Teil dieser vielfältigen Krankheitsgruppe. Sie sind erbliche Erkrankungen mit unterschiedlicher Häufigkeit und sehr verschiedenem Verlauf.

Die Therapie ist letztlich bei allen diesen Erkrankungen problematisch. Für den Typ Duchenne wurden Prinzipien ergotherapeutischer Therapieansätze genannt, die sich letztlich auch auf die anderen erblichen muskulären Erkrankungen übertragen lassen.

12.3.3 Spina bifida

Die Spina bifida stellt eine Hemmungsmißbildung der Wirbelsäule dar, bei der es zu einer Fusionsstörung der Wirbelbögen (leichte Form) der Spina bifida occulta ohne oder mit Fehlbildung des Rückenmarkes oder seiner Häute kommt. Alle Übergangsformen bis zur Spina bifida aperta mit Fehlbildung und Ausbildung einer Meningomyeozele sind möglich. Die Spina bifida occulta, die Wirbelbogenspaltbildung ohne Beteiligung nervaler Strukturen, ist relativ häufig (ca. 20%) und lokalisiert sich im allgemeinen am Übergang des 5. Lendenwirbels zum 1. Sakralwirbel. Äußerlich weist eine abnorme Behaarung, zum Teil Pigmentierung, auch Einziehung der Haut in diesem Bereich auf eine verdeckte Spaltbildung hin. Im allgemeinen ist diese Form symptomfrei und wird oft bei Erwachsenen im Rahmen von Rückenbeschwerden bei Röntgenuntersuchungen diagnostiziert.

Die Spina bifida cystica weist neben dem dorsalen Wirbelbogendefekt eine hernienartige Vorwölbung eines Rückenmarkabschnittes auf. Die Häufigkeit beträgt ca. 1%. Die Meningen bilden den Bruchsack und der Rückenmarkskanal kann zystisch aufgetrieben sein. Im Gegensatz zur neurologisch stummen Spina bifida occulta treten hier neurologische Ausfälle auf. Entsprechend dem Ausmaß, der Höhenlokalisation und dem Schädigungsgrad sind Übergänge von partiellen Ausfällen bis zur kompletten Querschnittlähmung (motorisch/sensibel) mit Blasen-Mastdarmstörungen möglich.

Entsprechend dem Zeleninhalt werden Meningozele, Myelozele und Meningomyelozele (MMC) unterschieden (Abb. 12.9). Es besteht die Gefahr der Ruptur der dünnen Zelenbedeckung, d. h. offene Meningomyelozele sowie der Gefahr der Hydrozephalusbildung mit Hirndrucksymptomatik. Deshalb ist eine Liquordrainage erforderlich. Beim Auftreten einer Querschnittsymptomatik entsprechen die Ausfälle denen bei der traumatischen Querschnittlähmung und die erreichbaren funktionellen Ziele sind ebenfalls vergleichbar (s. Kap. 14).

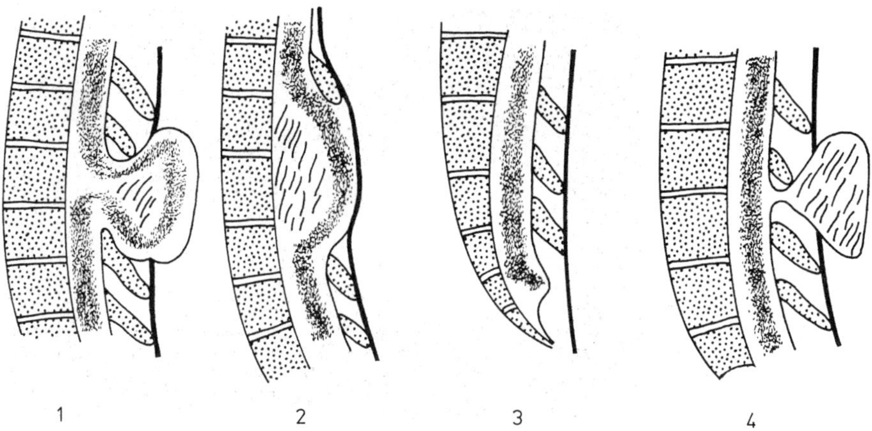

Abb. 12.9 Zelendarstellung bei Spina bifida
1 Meningomyelozele
2 Myelozele
3 Spina bifida occulta
4 Meningozele

Bestehende Lähmungen sind nicht reversibel. Kinder mit Spina bifida neigen zu Wirbelsäulendeformitäten (Skoliosen), außerdem besteht die Gefahr, daß weitere Fehlbildungen bestehen, z. B. Hüftluxationen, Hüftdysplasie, Klumpfuß oder Hackenfuß. Bestehen Hüftluxationen, so sind diese häufig assoziiert mit einer Kniebeugekontraktur und es entsteht dann die sog. Froschstellung (Abb. 12.10).

In etwa 20% der Fälle besteht ein Hydrozephalus. Komplikationen dieser Erkrankung sind: Dekubitusneigung, Wachstumsstörungen der Wirbelsäule und der unteren Extremitäten, neurogene Blase.

Therapie: Bei offenen Myelomeningozelen ist ein operativer Verschluß erforderlich. Da die auftretenden Lähmungen nicht reversibel sind, müssen die Folgen gemindert werden. Eine interdisziplinäre Betreuung im Sinne einer neurochirurgischen, einschließlich einer Liquordrainage, orthopädisch im Sinne der Förderung von Statik und Mobilität, urologisch wegen der bestehenden Blasenproblematik sowie krankengymnastisch, ergotherapeutisch und orthopädietechnisch im Sinne

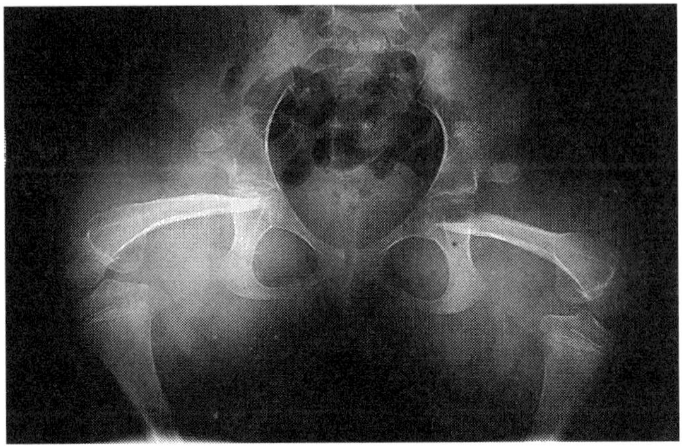

Abb. 12.10 Typische Froschstellung bei Hemmungsmißbildung mit Hüftdysplasie

der Förderung und des Trainings von Restfunktionen, dem Aufbau von Statik und Bewegung und dem altersgerechten Training und der Beschäftigung der bewegungsbehinderten Kinder im Sinne der Verhütung von Sekundärschäden. Dazu gehören Mobilisierung zur Verhütung von weiteren Deformierungen, Kontrakturprophylaxe, Dekubitusprophylaxe, redressierende Behandlungen einschließlich der Anwendung von Orthesen und orthopädischen Schuhen, weiterhin der Einsatz von Sitz- und Stützhilfen und auch ggf. die Rollstuhlversorgung zur Gewährleistung der selbständigen Mobilität. Nicht zuletzt gehört auch die allgemeine Förderung im Sinne der Rehabilitation mit Einbeziehung der Eltern zum Behandlungskonzept.

Zu den Komplikationen der von Geburt an bestehenden Lähmung gehört neben der sich entwickelnden Immobilisations-Osteoporose auch das verminderte Wachstum der gelähmten Gliedmaßen mit Neigung zu Fehlstellungen (Skoliose).

12.3.4 Infantile Zerebralparesen

Klinische Grundlagen

Unter dem Begriff infantile Zerebralparesen (ICP, ICD) werden *Zustände nach frühkindlicher Hirnschädigung* zusammengefaßt. Sie sind gekennzeichnet durch Störungen von Haltung und Bewegung, die sich in Spastik, extrapyramidalen und zerebellären Symptomen äußern.

Es sind alle Übergänge von leichten, kaum auffallenden Bewegungsstörungen bis zu Bewegungsblokkierungen mit Geh- und Stehunfähigkeit, einschließlich der Behinderung des Sprechens, möglich.

Die Schwere des Krankheitsbildes wird bestimmt durch Zeitpunkt, Stärke und Ausmaß des Hirnschadens. Je früher die Schädigung eintritt, um so schwerer der Schaden. Es bleiben sensomotorische Störungen als Endzustand einer während der prä-, peri- oder postnatalen Hirnentwicklung erlittenen Hirnschädigung.

Die *spastische Bewegungsstörung* ist dadurch gekennzeichnet, daß bei Bewegung eines Gelenkes Massenbewegungen, sog. Streck- oder Beugesynergien auftreten, die differenzierte Bewegungen unmöglich machen (Abb. 12.11a und b).

Die *extrapyramidalen Bewegungsstörungen* zeigen sich als Störung von Reaktions- und Impulsbewegungen. Der individuelle Ausdruck der Willkürmotorik ist gestört in Form eines Zuviel (hyperkinetisch) oder Zuwenig (hypokinetisch) an Muskeltonus und Motorik.

Die zerebellären Bewegungsstörungen sind charakterisiert durch mangelnde Steuerungen von Bewegungen (Koordinationsstörung), durch überschießende, ausfahrende Bewegungen, Tempostörungen sowie Gang- und Standunsicherheit (Gleichgewichtsstörungen).

Die Häufigkeit beträgt 2:1000 Lebendgeburten.

Die **Ursachen** werden nach ihrem zeitlichen Einwirken eingeteilt:

Pränatale Schäden (Häufigkeit 20%)
- Erkrankungen des Embryos
- Viruserkrankung der Mutter
- Stoffwechselerkrankungen der Mutter

Perinatale Schäden (Häufigkeit 69%)
- Frühgeburten (Risikogeburten)
- Sauerstoffmangel
- Arterielle Zirkulationsstörungen

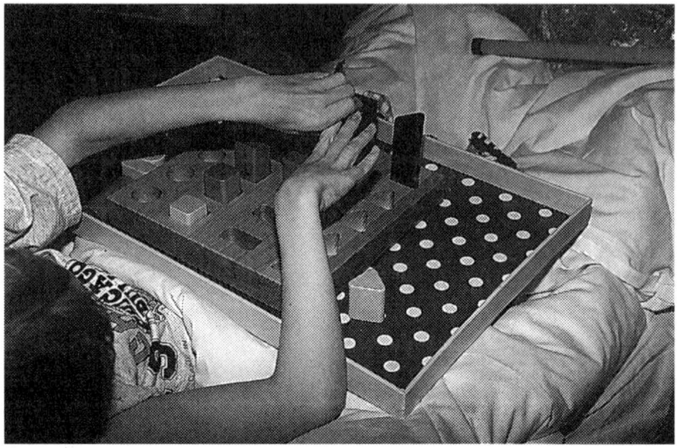

a

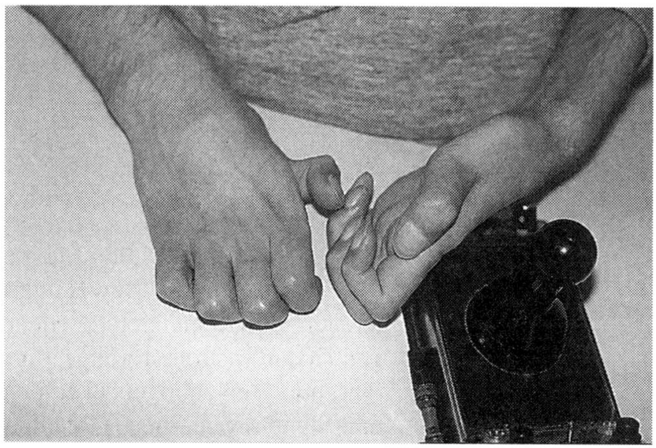

b

Abb. 12.11
a Funktionelle Beuge- und Strecksynergien der Hand bei infantiler Zerebralparese
b Spastische Beugekontrakturen einer typischen Lähmungshand

- intrazerebrale oder subdurale Hämatome
- Nabelschnurverlegung
- vorzeitige Plazentalösung

Postnatale Schäden (Häufigkeit 20%)

- Traumen
- Intoxikationen
- Infektionen

Bei bestehenden Risiken wächst mit der Anzahl der im Einzelfall zusammentreffenden Risikofaktoren die Wahrscheinlichkeit einer Erkrankung.

Symptomatik

Die infantilen Zerebralparesen (ICP) weisen verschiedene Erscheinungsformen auf:
- spastische Paresen
- dyskinetische Formen
- hypoton-ataktische Formen.

Im Vordergrund stehen die spastischen Bewegungsstörungen. Die **spastischen Paresen** sind von den ICP-Erkrankungen mit 75% Anteil die häufigste Form mit dem Leitsymptom der Tonuserhöhung, wobei Mischformen sehr häufig sind. Entsprechend der jeweiligen Ausdehnung unterscheidet man:
- spastische Tetraplegie = 4 Extremitäten (ca. 2%)
- Diplegie = Beine stärker als Arme (ca. 40%)
- spastische Paraplegien = beide Beine
- spastische Hemiplegien = Halbseitenform, bei der die obere Extremität stärker betroffen ist (ca. 32%)
- Monoplegie = eine Extremität
- Triplegie = 3 Extremitäten
- bilaterale Hemiplegie = alle 4 Extremitäten, die Arme sind stärker befallen.

Bei den *spastischen Tetraparesen* sind alle vier Gliedmaßen befallen. Die stato-motorische Entwicklung ist verzögert, z. B. Kopfkontrolle oder Greifreaktionen sind unsicher oder fehlen, die Fähigkeit, sich aus der Bauch- in die Rückenlage zu drehen und die Stützreaktionen entwickeln sich nur zögernd in Abhängigkeit von der Schwere der Schädigung.

Insgesamt läuft die stato-motorische Entwicklung des Kindes nicht zeitgerecht ab (Tab. 12.4). Auch die tonischen Greif- und Körperstellreflexe persistieren oder fehlen (Tab. 12.5).

Bei der *spastischen Paraplegie* sind die Beine betroffen, sonst trifft das für die Tetraplegie Beschriebene ebenfalls zu.

Bei der *spastischen Hemiplegie* ist eine Körperhälfte betroffen. Im Rahmen der kindlichen Entwicklung wird beobachtet, daß eine Körperseite weniger bewegt

Tabelle 12.4 Statomotorische Entwicklung im ersten Lebensjahr

Alter	Statomotorischer Entwicklungsstand
1 Monat	unkoordinierte Massenbewegungen; kurzfristiges Anheben des Kopfes aus der Bauchlage
2 Monate	spontanes Anheben des Kopfes aus der Bauchlage
3 Monate	Unterarmstütz mit sicherer Kopfhaltung; Beginn des Drehens von der Bauch- in die Rückenlage
4 Monate	Streckstütz der Arme
5 Monate	Beginn des Drehens von der Bauch- in die Rückenlage
6 Monate	Aufziehreaktion zum Sitz bei gebeugten Beinen
7 Monate	Streckstütz der Beine bei Unterstützung; Übergang zum Sitz mit gestreckten Beinen; Robben
8 Monate	Sitz mit Kyphose und Armstütz; erste Kriechversuche am Ort
9 Monate	spontanes Aufrichten zum Sitz; freier Sitz mit leichter Kyphose; Stehen mit Handfassung; Kriechen mit Abheben von der Unterlage
10 Monate	aufrechtes, freies Sitzen; Rutschen
11 Monate	sicheres Kriechen; erste Seitnachstellschritte bei Handfassung
12 Monate	sicheres Kriechen über Gegenstände; Gehen mit Handfassung
13 Monate	Beginn des freien Gehens

Aus Schmidt-Kolmer, Pädiatrie für Krippenerzieherinnen, mod. nach Kändler

wird. Nach dem 1. Lebensjahr wird die Störung besonders augenfällig. Die erkrankte Körperhälfte bleibt im allgemeinen im Laufes des Wachstums leicht zurück. Oft ist bei den spastischen Hemiplegien der Arm stärker gestört als das Bein (armbetonte Lähmung).

Zu den **dyskinetischen Formen** gehört die *athetotische Bewegungsstörung,* die durch langsame, drehende wurmförmige Bewegungen auffällt. Die Finger und die Mimik zeigen diese Zwangsbewegungen besonders, die Sprache ist abgehackt, explosionsartig.

Bei der **hypoton-ataktischen Form** bleibt die Muskelhypotonie über das erste Lebensjahr bestehen. Der Bewegungsablauf ist unkoordiniert und von schleudernden, ausfahrenden Bewegungen gekennzeichnet.

Tabelle 12.5 Angeborene Reflexmechanismen

Tonischer Reflex	**Alter in Monaten** 1 2 3 4 5 6 7 8 9 10 11 12 13 14 15 16 17 18 19 20 21 22 23 24
Saugreflex	|______________________|
Brustsuchreflex	|______________________|
Greifreflex	|_____| Hand |______________|··········| Fuß
Mororeflex	|_________|
Galantreflex	|_________|
Labyrinthstell-reflex	|_____|························ > Aufziehreaktion
Landaureflex	|········|______________________________________|
Greifreaktion	|················|_______ > Pinzettengriff

Neben der Störung von Haltung und Bewegung sind bei der ICP folgende Störungen zu beobachten:

- Störungen der Sinnesfunktion (Sehen, Hören usw. = Perzeptionsstörung)
- Sprachstörung
- Anfallsleiden
- Oligophrenie (geistige Behinderung)
- Verhaltensstörung.

Außerdem sind häufig Symptome eines hirnorganischen Psychosyndroms vorhanden mit

- Antriebsstörung
- Affektlabilität
- gesteigerter Ermüdbarkeit
- Konzentrationsschwäche
- Schwankungen der geistigen Leistungsfähigkeit
- Störungen der sozialen Anpassungsfähigkeit.

Therapie

Der Hirnschaden läßt sich nicht rückgängig machen. Deshalb kommt der Prophylaxe zur *Minderung der Risikofaktoren* eine besondere Bedeutung zu (z. B. Schwangenberatung, Mütterberatung).

Früherkennung und Frühbehandlung sind deshalb wichtig, weil *frühzeitige Einflußnahme auf den Bewegungsablauf* im Rahmen der Hirnentwicklung bessere Ansätze zur Korrektur bietet.

Die Behandlung erfolgt *krankengymnastisch/ergotherapeutisch unter Einbeziehung der Eltern.* Es gibt eine Reihe von Therapiekonzepten. Neben diesen Behandlungen sind logopädische Behandlungen bei Sprachstörungen notwendig. Spezielle orthopädische Behandlungsmaßnahmen im Sinne der Mobilitätsverbesserung ergänzen das krankengymnastisch/ergotherapeutische Behandlungskonzept. Insbesondere können operative Maßnahmen zur Stellungsverbesserung bei Spitzfüßen, Adduktorenspasmen (Scherenstellung der Beine) und Kniebeugekontrakturen erforderlich ein. Ergänzt werden diese Maßnahmen mittels Orthesen und evtl. Spezialrollstuhlversorgungen.

Von krankengymnastisch/ergotherapeutischer Seite sind die *Behandlungen nach Bobath und Vojta* verbreitet. Hier wird versucht, pathologische Bewegungsmuster zu erkennen und normale Bewegungen zu bahnen.

Das Kind ist bei Geburt mit allen Bewegungsmöglichkeiten ausgestattet, es muß lernen, sie *zu koordinieren.*

Die Behandlungen nach Bobath und Vojta sind krankengymnastische Behandlungen auf neurophysiologischer Grundlage und werden in der Ergotherapie z. B. zur Behandlung von Kindern mit ICP angewandt (s. unter 4.5.3.3).

Das Bobath-Konzept geht von der Verbesserung pathologischer Haltungs- und Bewegungsmuster aus, die durch Tonusregulierung gehemmt werden sollen. Gleichzeitig werden „normale“ Stell- und Gleichgewichtsreaktionen gebahnt. Dies geschieht über bestimmte Schlüsselpunkte an der Wirbelsäule oder an den rumpfnahen Extremitätengelenken, z. B. Hüftgelenk, Scapula, von denen die Bewegungen eingeleitet werden.

Das Vojta-Konzept geht von bestimmten physiologischen Ausgangsstellungen in Verbindung mit Periostdruck- und Muskeldehnungsreizen aus, auf die das ZNS unwillkürlich gesetzmäßig antwortet. Diese globalen Muster sind sowohl beim Säugling wie am Erwachsenen abrufbar. Das Reflexkriechen und Reflexdrehen als Koordinationskomplex wird damit erreicht. Außer der Einflußnahme auf die Muskelketten der Extremitäten werden auch vegetative Funktionen angeregt.

Neben den genannten, gewissermaßen klassischen Behandlungsmethoden, ist die Behandlung nach Perfetti relativ neu. Sie ist eine Behandlungsmethode, die zuerst bei erwachsenen Hemiplegikern und dann bei Kindern mit Hirnschäden mit Erfolg angewandt wurde und geht vom Ganzheitsprinzip aus. Nicht Teile, z. B. Reflexe oder Muskeln des Menschen sind zu behandeln, sondern der Mensch als Ganzes, dessen Organisation durch eine Läsion desorganisiert ist. Es soll eine Reorganisation des ZNS herbeigeführt werden. Dazu muß eine Analyse der Funktion einer Kontraktion und deren Veränderungen unter pathologischen Bedingungen erfolgen, dabei ist der Zusammenhang zu einer gesamten Bewegungssequenz herzustellen (vergl. Kap. 4.5).

Das physiologische Schema kann der Gelähmte nicht mehr aktivieren. Er muß erneut lernen. Er muß über organisierte Prozesse zu einem physiologischen Bewegungsverhalten kommen, er muß sie selber aktivieren. Dazu gehören Konzentration, Aufmerksamkeit und Motivation. Bewegung und Sensibilität stehen in enger Wechselbeziehung. Bewegung ohne Ziel, ohne Information für das ZNS ist ohne Lerneffekt. Die Spastizität ist Folge einer ZNS-Veränderung nach einer Schädigung. Die Folgen sind:

Veränderung der absteigenden Impulse mit Fehlen der qualitativen und quantitativen Kontrolle. Zur Peripherie gelangen keine oder nur wenige Impulse für unausgereifte grobmotorische Bewegungen. Es fehlen die Variabilität, die Fragmentationsfähigkeit und die Adaptationsfähigkeit.

Die Isolierung erfolgt auf Rückenmarksebene. Die Informationen gelangen nicht zum ZNS. Jeder Reiz hat maximale Wirkung (Alles oder Nichts). Es entstehen abnorme Stretchreflexe und Irradiationen (Ausstrahlungen).

Die aufsteigenden Impulse erreichen das ZNS gar nicht oder vermindert und verzerrt, d. h. es kommt zu quantitativen und qualitativen Veränderungen, die zur Spastizität führen.

Durch Kollateralenbildung (Sprouting) werden unbesetzte Synapsen besetzt. Es gelangen mehr Informationen von der Peripherie ohne kortikale Kontrolle ans ZNS. Einfache Kreisläufe mit wenigen Synapsen entstehen, die grobmotorische Bewegungen ohne Variationsfähigkeit und Fragmentationsfähigkeit hervorbringen. Mit der Besetzung ist eine Fixierung verbunden, die nicht reversibel ist.

Die Reorganisation verläuft in Abschnitten:
1. Diaschisis (Spaltung); die Leitfähigkeit der Synapsen wird durch eine Membran verhindert, sie löst sich zuerst an den einfachen Kreisläufen auf.
2. Phase der Übererregbarkeit; soll weitere neue Verbindungen schaffen. Informationen und Stimuli werden selektiert.
3. Phase der normalen Erregbarkeit; es muß verhindert werden, daß sich einfache variationslose Bewegungen ausbilden. Das Therapieprogramm soll die Anpassungsfähigkeit des Systems verbessern.

Das Therapieprogramm ist in drei Abschnitte unterteilt:
- Übungen 1. Grades: keine aktiven Bewegungen durchführen, Patient konzentriert sich auf Elemente der Bewegung (Bewegungsrichtung, Gelenkstellung, Richtung), Konzentration auf Wahrnehmung (taktile Reize, kinästhetische Reize).
  Ziel dieser Übungen ist es, die Kontrolle der Dehnung zu lernen, die Wahrnehmung zu verbessern und das Rekrutierungsdefizit zu überwinden.
- Übungen 2. Grades: Der Patient führt einige Bewegungen selbst aus, ohne pathologische Elemente hervorzurufen.

Ziel ist es Irradiation zu kontrollieren, die Wahrnehmung verbessern, Defizite zu überwinden und die richtige Ordnung von Raum, Zeit und Intensität zu lernen.
- Übungen 3. Grades: Der Patient führt die Übungen vollständig allein aus. Er kontrolliert die pathologischen Elemente. Zuerst wird nur ein Gelenk bewegt, es folgen Bewegungsvorgänge mit komplexem Charakter.

Insgesamt findet ein gleitender Übergang von einer Übungsstufe zur anderen statt.

Behandlungsziele

Da die Behandlung frühzeitig beginnt und über Jahre erfolgen muß, sind die Aufgaben und Ziele für die Ergotherapie entsprechend dem Schädigungsgrad und erreichbaren Nahziel wechselnd:

Bis zum 2. Lebensjahr steht die Förderung von Bewegung und Reaktionsfähigkeit im Vordergrund.

Vom 3. Lebensjahr an steht neben der Bewegungsförderung die Hilfe zur Selbständigkeit im Vordergrund.

Bei Jugendlichen gilt es, die berufliche Rehabilitation zu unterstützen.

Unterstützende Behandlungsmaßnahmen

Die Behandlung von ICP-Kindern erfordert Erfahrung, Geduld und Einfühlungsvermögen bei nur kleinen Erfolgserlebnissen. Zur Behandlung gehören einige spezielle Hilfen für ICP-Kinder, wie Kniebrett, Schrägliegebrett, Sitzhilfen usw. (Abb. 12.12).

Da Kinder die Notwendigkeit der Behandlung nicht einsehen können, muß die therapeutische Beschäftigung vorwiegend lustbetont sein.

Durch scheinbar spielerische Übungen und Tätigkeiten sollen *Bewegung und Initiative gefördert* werden. Vom Therapeuten wird Zuwendung und Zeit für das

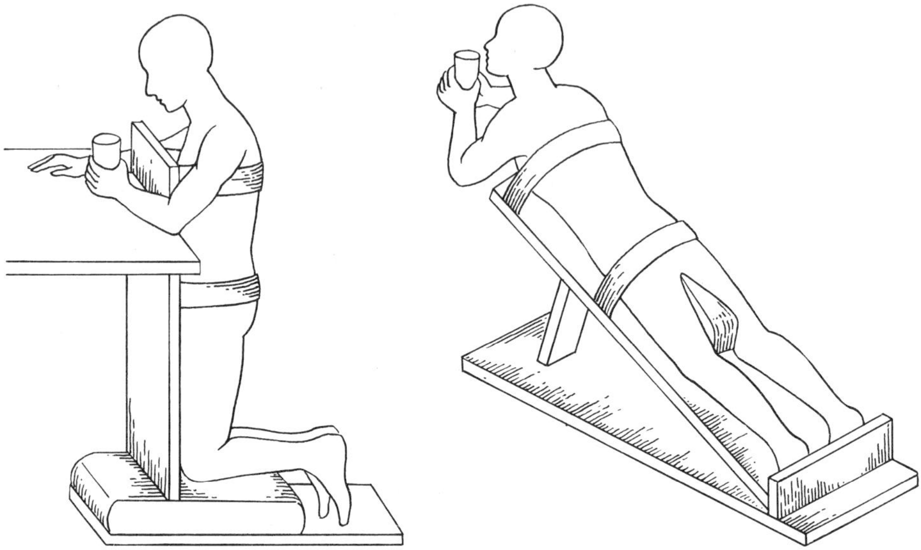

a b

Abb. 12.12 a Kniebrett
b Schrägliegebrett

Kind gefordert. Gute Leistungen sollen belohnt werden und im gelenkten Spiel sollen Mißerfolge vermieden und Erfolge programmiert werden. Die Eltern sind zur Mitarbeit anzuregen.

Freude ist ein wichtiger Faktor beim spielenden Kind. Wegen seiner Bewegungsbehinderung erlebt es oft Mißerfolge, die beim gelenkten Spiel vermieden werden können. Erfolge vergrößern den Erfahrungszuwachs und fördern die Motivation und Konzentration. Über das Spiel stellt das Kind die Beziehung zur Realität der Erwachsenenwelt her. Das Spiel ist als Tätigkeitsform des Kindes anzusehen, es vermittelt Erfahrungen und stellt gleichzeitig auch eine Form des Sozialtrainings dar. Im Spiel verknüpft das Kind Realität und Phantasie, Denken und Handeln. Es findet im Spiel Entlastung von Spannungszuständen und zur eigenen Persönlichkeit.

Ein Zuviel an gebotenen Reizen oder eine ständige Beschäftigung und Gängelung können Spielstörungen

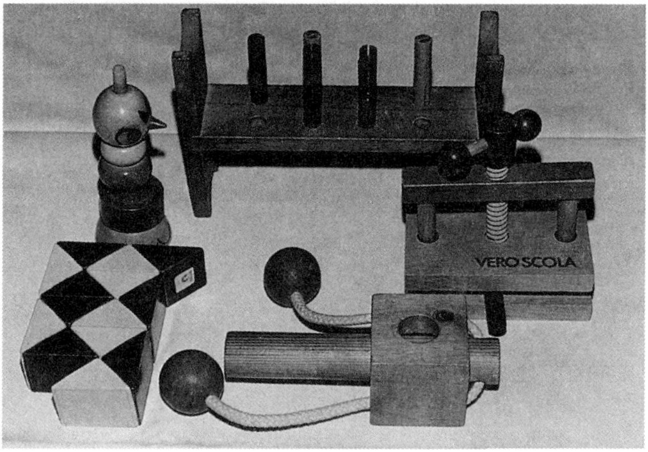

Abb. 12.13 Formschönes Holzspielzeug zur Koordinationsschulung

hervorrufen. Ein ausdauerndes und schöpferisch geprägtes Spiel sind letztlich mit die Grundlage zur Konzentrationsfähigkeit und Belastbarkeit bei der Persönlichkeitsentwicklung.

Die Aufgaben gehen mit den genannten Zielen der drei Altersgruppen parallel.

Für Vorschul- und Schulkinder besteht die Ergotherapie in *therapeutischem Spiel und Beschäftigung.*

Motorisch-funktionelle Spiele (Abb. 12.13)

- Schulung der Grobmotorik im Sinne der Koordination zwischen den Extremitäten (z. B. bimanuelle Tätigkeit, Fortbewegung usw.);
- Schulung der Feinmotorik im Sinne des Beherrschens fließender Bewegungen (Arm-Hand-Bereich, Finger-Finger-Koordination, Auge-Hand-Koordination).

Zum Einsatz kommen Spiele, die
- Fortbewegung und Greifen erfordern,
- Geschicklichkeit – Schnelligkeit – Sicherheit von Bewegungsabläufen erfordern und
- durch Greifen – Koordination – Zielen gekennzeichnet sind.

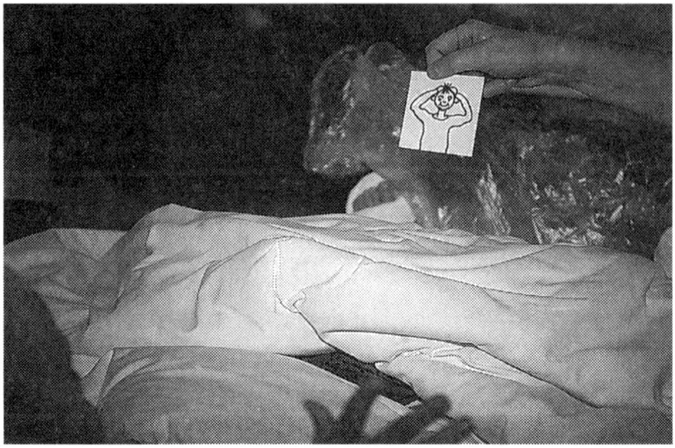

Abb. 12.14
Perzeptionstraining

Hierzu gehören Feld- und Brettspiele, Wurfspiele (z. B. Ball-, Ringe- und Kegelspielvarianten), Schiebe- und Brettspielvarianten.

Das spastisch geschädigte Kind kann den Ball festhalten, aber es kann ihn nicht loslassen.

Die *Größe der Spielfläche* reicht von Fußbodenflächen in Zimmer- und Tischgröße bis zu den üblichen Brettgrößen; Spielsteine variieren in Form und Größe von bemalten Flaschen und Blumentöpfen bis zu Knöpfen. Sie ermöglichen Bewegung und unterschiedliche Greifformen. Konstruktionsspiele als Baukästen regen neben der motorischen Funktion zur Kreativität an.

Geistig-funktionelle Spiele

- Rezeptionsspiele dienen der Schulung von Wahrnehmen-Erkennen-Zuhören (z. B. Formen und Bilder betrachten und beschreiben, Musik und Geschichten anhören und wiedergeben) und auch Marionettenspiele, die der Situation angepaßt werden können (actio – reactio) gehören hierzu (Abb. 12.14. u. Abb. 12.15).

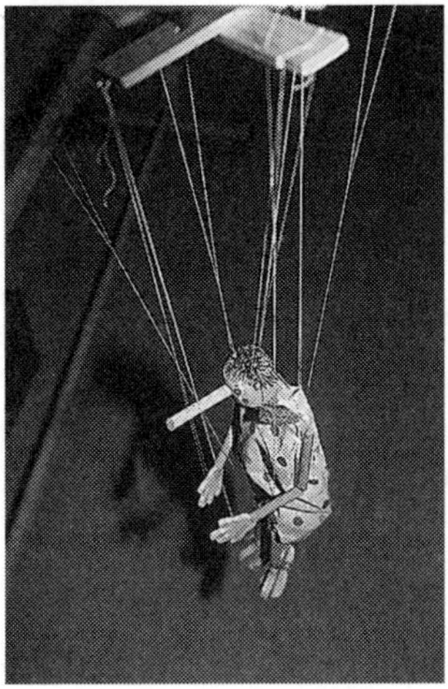

Abb. 12.15 Die selbst hergestellte Marionette erfüllt eine Doppelfunktion; beim Basteln sind Geschicklichkeit und Kreativität gefordert, beim Spiel kann didaktisch auf Erlebnisverarbeitung und Phantasie Einfluß genommen werden

- Perzeptionsspiele dienen der Schulung der Sensomotorik (z. B. Fühlen und Tasten von Formen, Oberflächen und Materialien beim Sackgreifen, Sensibilitätsdomino, Formen-Puzzle).

Geeignete Spiele sind
- zur Begriffsbildung – Abstraktionsfähigkeit z. B. Bilder- oder Symbollotto. Dabei kommt gerade bei ICP-Kindern der Gestaltung des Spielmaterials große Bedeutung zu, denn das Greifen geht über das Ergreifen zum Begreifen;
- zur Schulung der Merkfähigkeit z. B. Master mind (Mini-Code), Frage-Antwort-Spiele, Figuren nachlegen, Memory, Ergänzungsspiele;
- zur Schulung der Konzentrationsfähigkeit z. B. Mikado, Tangram, Solitär-Spiel, Labyrinthspiele;
- zur Schulung der Kombinationsfähigkeit z. B. Schiebespiele Mühle, Dame, Sogo usw.;
- als Lese-Schreib-Rechenspiele z. B. Frage-Antwort-Spiele auf Schreib- und Rechenbasis.

Sozial-kommunikative Spiele

Hierzu gehören alle Regelspiele, die zusammen in einer Gruppe zu spielen sind, z. B. Brettspiele mit mehreren Teilnehmern oder Mannschaftspiele.

Persönlichkeits- und kreativitätsfördernde Spiele

- Imitationsspiele fördern die Phantasie.
- Illusions- und Rollenspiele beinhalten die Identifizierung mit anderen Personen, deren Verhalten und die eigene Auseinandersetzung damit.

Zur *Förderung der Kreativität geeignete Spiele* sind:
- Malen und Zeichnen mit Phantasie
- besonders zu Beginn bei ICP-Kindern das Malen ohne Pinsel und Stift nur mit Hilfe der Finger
- das freie Spiel
- das Bauen und Gestalten.

Alle Spiele sind nicht nur in Form, Größe und Regeln zu variieren, sondern Spiele und Spielzeug müssen für das bewegungsgestörte Kind adaptiert werden.

Dazu gehören bessere Standfestigkeit, Rutschsicherheit und oft Robustheit, Verletzungsgefahr muß ausgeschlossen werden (gerundete Kanten, saubere Oberflächen, Glas und Keramik ist nicht geeignet, usw.). Günstig sind stehbare Spielsteine oder Magnettafeln sowie das Anbringen von Führungsleisten, um Bewegungen zu leiten. Im Spiel kann das Kind Spannungen und Konflikte abbauen, und im Umgang mit dem eigenen Körper und den Gegenständen lernt das Kind neue Funktionen und sammelt Erfahrungen. Sinnloses Hantieren ist kein Spielen.

Beim Umgang mit ICP-Kindern sind therapeutische Bewegungsabläufe in alle Handlungen einzubeziehen, auch in Pflegemaßnahmen.

Diese Technik wird unter dem Begriff des Handling zusammengefaßt.

Der Übungscharakter soll nicht offensichtlich sein; das Lustbetonte des Spiels ginge dabei verloren.

Da bei den ICP-Kindern immer mit Symptomen des hirnorganischen Psychosyndroms zu rechnen ist, sollte man *Überforderung vermeiden*. Die individuelle Belastbarkeit wird jedoch unterschiedlich sein.

Die *Behandlungszeit* sollte sich teilen in
- Behandlungszeit (gelenktes Spiel) und
- Spielzeit (freies Spiel).

Die Zeitteilung kann für die Kinder sicht- und faßbar mittels Sanduhr erfolgen. Damit bestehen auch Ansätze zur Motivierung und Leistungsmessung.

12.3.5 Plexuslähmung

Der *Plexus brachialis* wird von den aus den Wirbelsegmenten C5-Th1 auftretenden Nervenwurzeln gebildet. Sensible und motorische Nervenbahnen sind im Plexus vereint. Die Aufspaltung auf die peripheren Nerven (Radialis, Medianus, Ulnaris usw.) erfolgt distalwärts. Läsionen des Plexus können durch Dehnung und Zerrung im Bereich des Schultergürtels auftreten (Motorradfahrerverletzung). Aber auch Dehnungsschäden können im Rahmen des Geburtsvorganges bei der Kindesentwicklung auftreten.

Wir unterscheiden höhenabhängig:
- *Obere Plexuslähmung* (Wurzelabgang C5-C6) Erb-Duchenne, diese obere Plexuslähmung macht etwa 80% der auftretenden Plexuslähmungen auf. Dabei wird der Arm gestreckt, innenrotiert und proniert gehalten. Durch den Ausfall der Abduktoren und Außenrotatoren des Schultergelenkes und des Oberarmbeugers. Bei Neugeborenen wird der Arm in der beschriebenen Stellung gehalten, und es besteht eine deutliche Bewegungsarmut.

Therapie: Es erfolgt eine Ruhigstellung auf einer Orthese in Entlastungshaltung (Abduktion und Außenrotation verbunden mit Ellenbogenbeugung in 90°). Die Prognose ist gut, nach ca. 8–10 Tagen bilden sich die Lähmungszeichen beim Neugeborenen zurück. Bei Plexuszerreißung bzw. Wurzelausriß sind neurochirurgische Maßnahmen erforderlich.

- *Untere Plexuslähmung* (Wurzelabgang C7-Th1), Dejerine-Klumpke ist seltener und es besteht ein Ausfall der Hand- und Fingerbeuger, meist mit sensiblen Störungen im Hand- und Fingerbereich. Bei Neugeborenen fällt der fehlende Greifreflex auf. Die Mitbeteiligung des Nervus radialis bedingt eine Klumphandstellung.

Therapie: Ebenfalls Lagerung auf Orthese in Mittelstellung des Armes zur Entlastung und Vermeidung von Kontrakturen, zusätzlich ist krankengymnastische Übungsbehandlung zur Vermeidung von Kontrakturen erforderlich.

Die Prognose der unteren Plexuslähmung ist nicht so günstig wie bei der oberen Plexuslähmung, d. h. also die Rückbildungstendenz ist deutlich geringer und bleibende Lähmungszeichen sind häufig die Folge.

Zur totalen Plexuslähmung kommt es im allgemeinen bei Neugeborenen nicht. Deshalb wird hier auf eine Besprechung dieser Lähmung verzichtet, zumal im Kapitel 5 diese Lähmungen ausführlicher dargestellt sind.

12.3.6 Poliomyelitis

Die Poliomyelitis anterior acuta, Heine-Medin'sche Erkrankung oder spinale Kinderlähmung, hat in Deutschland dank der Schutzimpfungen (Schluckimpfung mit abgeschwächten Lebendviren nach Sabin) kaum noch Bedeutung. Die Impflücken wachsen derzeitig durch die Impfunlust der Eltern. Lücken im Immunisierungsgrad der Bevölkerung begünstigen die Wiederverbreitung der Krankheit, wie sporadische Erkrankungen immer wieder gezeigt haben, zumal gerade in den Entwicklungsländern die Kinderlähmung nicht durch Impfprogramme ausreichend bekämpft werden konnte.

Erreger sind drei Poliovirentypen, die keine Kreuzimmunität bedingen. Deshalb muß gegen alle drei Erreger geimpft werden, um eine Mehrfacherkrankung zu vermeiden. Die Erkrankung kann auch im Erwachsenenalter auftreten. Die Übertragung erfolgt durch Schmutz- und Schmierinfektionen.

Verlauf: Nach einer Inkubationszeit von 3–20 Tagen kommt es zu allgemeinen Krankheitssymptomen wie Fieber, Kopfschmerz, Muskelschmerz sowie unspezifischen katharalischen Symptomen.

Dann beginnt das Fieberstadium, das eine doppelgipflige Temperaturkurve mit meningitischen Beschwerden zeigt, nach wenigen Tagen kommt es zu einem erneuten Temperaturanstieg mit dem Lähmungsstadium (Morgenlähmung).

Es entsteht zuerst eine schlaffe Lähmung der Beine, dann können weitere Körperbereiche in die Lähmung einbezogen werden bis hin zur Atemlähmung.

Diagnostisch ist neben der entstandenen schlaffen Lähmung eine leichte Liquorzellerhöhung und Erhöhung des Eiweißes typisch. Serologisch kann ein Antikörpernachweis für die einzelnen Erregertypen Klarheit bringen.

Der weitere Verlauf der Erkrankung geht mit Entfieberung einher, wenn die Lähmungserscheinungen ihren Höhepunkt erreicht haben. Dann beginnt langsam die Teilrückbildung der entstandenen Lähmung innerhalb von 8 Wochen durch Ödemreduktion an den Nervenzellen. Der Endzustand der Lähmung wird nach etwa 2 Jahren erreicht. Erkranken können im wesentlichen die motorischen Vorderhornzellen des Rückenmarkes, aber es sind auch zentralere Formen wie meningitische und bulbäre Formen bekannt. Der Rückbildungsumfang ist nicht vorhersehbar.

Die überstandene Erkrankung hinterläßt eine stabile Immunität, die allerdings nur für den betreffenden Virentyp besteht.

Therapie: Eine spezifische Therapie gegen die Kinderlähmung gibt es nicht. Deswegen kommt der Verhütung, d. h. also der Verhinderung durch Impfung, größte Bedeutung zu. Bei bestehender Atemlähmung

Tabelle 12.6 Kurzcharakteristik verschiedener Lähmungen

Typologie	**Erkrankungen** Poliomyelitis	Querschnittslähmung	Infant. Zerebralparese	Multiple Sklerose
Ursache	Virusinfektion	Multifaktoriell	Multifaktoriell	Autoimmunologisch
Lokalisation	Rückenmark, motorisches Vorderhorn	Rückenmark, allgemein	Hirnschädigung	Rückenmark, Kleinhirn; diffus, herdförmig
Lähmungstyp	schlaffe Lähmung	schlaffe Lähmung mit Spastik	spastische Lähmung	schlaffe Lähmung mit Spastik
Betroffen	untere Extremität, Rumpf, Atmung, obere Extremität	höhenabhängig, komplett, inkomplett	gesamter Körper in unterschiedlicher Intensität	gesamter Körper und Kleinhirnsymptomatik
Sensibilität	ja	nein	ja	Störung
Kontinenz	ja	nein	(ja)	nein
Alter bei Beginn	1.–30. Lebensjahr	jedes Lebensalter	frühkindliche Schädigung	15.–45. Lebensjahr
Verlauf	nach akuter Erkrankung Lähmungsendstadium	nach Verletzung Endstadium; bei Tm-Erkrankung progredient	Endstadium	schubweiser bzw. chronisch-progredienter Verlauf

ist Beatmung erforderlich. Da eine gewisse Rückbildungstendenz besteht, ist bis auf wenige Ausnahmen die Atemlähmung wieder reversibel.

Im Rahmen der therapeutischen Maßnahmen kommt der Physio- und Ergotherapie eine besondere Bedeutung zu. Grundsätze der Behandlung sind:

- Kontrakturverhütung
- Muskelpflege
- mobilisierende Behandlung und Bewegungstraining
- statischer Aufbau mittels Orthesen
- evtl. stellungsverbessernde orthopädische Operationen, z. B. Spitzfußoperationen
- Für die Ergotherapie sind neben den genannten spezifischen Behandlungen des Bewegungsapparates auch eine ganzheitliche Betreuung der bewegungsbehinderten Kinder erforderlich, um Entwicklungsrückständen vorzubeugen.

In Tabelle 12.6 sind neben der Kinderlähmung andere Lähmungserkrankungen dargestellt in Beziehung zu ihren Ursachen, der Lokalisation, dem Lähmungstyp usw.

12.3.7 Alkoholembryofetopathie (AEF)

Im Kapitel 11 wurde bereits über die allgemeine Alkoholproblematik geschrieben. Wenn hier im Kapitel Pädiatrie nochmals darauf eingegangen wird, dann deshalb, weil eine Erkrankung intrauterin erfolgt, die durch exogene Ursachen, nämlich die Suchtproblematik der Mutter, mit allen Konsequenzen vorliegt. Ein Beispiel für die tiefgreifende Schädigung des Kindes über die Nabelschnur stellt die Alkoholembryopathie dar. Das Kind trinkt gewissermaßen mit.

Allgemeines

Alkohol ist die verbreitetste und häufigste Droge. Die Gefährdungsgrenze liegt bei einem Alkoholkonsum von 40 g pro Tag reinem Alkohol bei Frauen und von

60 g pro Tag bei Männern. Nach Angaben, die mit einer hohen Dunkelziffer belastet sind, sollen etwa 8% der Frauen und 14% der Männer in Deutschland über dieser Gefahrengrenze im Trinkverhalten liegen.

Die Schädigung des Embryos bzw. des Fetus erfolgt über den Kreislauf der Schwangeren. Der Schweregrad der Schädigung korreliert mit der Menge und der Dauer des Alkoholkonsums vor und während der Schwangerschaft und dem Grad ihrer Abhängigkeit. Die Häufigkeit der AEF beträgt 1–2 : 1000 Geburten und ist damit neben dem Langdown-Down-Syndrom die häufigste angeborene Störung.

Die Alkoholembryofetopathie ist eine Kombination von körperlichen Fehlbildungen und Intelligenzdefekten.

Bei Alkoholikerinnen besteht Neigung zu Fehl- und Frühgeburten.

Im Rahmen der Alkoholembryofetopathie sind neben den schweren Schädigungen mit typischer Symptomatik und voll ausgebildetem Krankheitsbild auch alle leichten Formen des Übergangs bis zum schweren Krankheitsbild möglich. Zu den eher diskreten Zeichen dieser Erkrankung gehören:

- Wachstumsverzögerung
- Dystrophie
- geistige Retardierung.

Aber auch die folgenden Symptome als leichte Form einer AEF treten auf:

- Verhaltensstörungen
- Lernstörungen
- Hyperaktivität.

Das voll ausgeprägte schwere Bild der Alkoholembryofetopathie zeigt:

Gesicht: Mikrozephalie mit kurzen Lidspalten, Epicantus, flache Nasenwurzel und verkürzter Nasenrükken, flache Stirn, fliehendes Kinn, verstärkte Nasolabialfalten, schmale Oberlippe (flaches Lippenrot) und

Tabelle 12.7 Majewski-Score zur Alkoholembryofetopathie-Beurteilung (1986)

Lokalisation	Symptome	Punkte
Allgemein	intrauteriner Minderwuchs	4
	Mikrozephalie	4
	statomotorische und mentale Retardierung	2/4/8
	Hyperaktivität	4
	Muskelhypotonie	2
Dysmorphiezeichen	Epikanthus	2
	Ptosis	2
	Blepharophimose	2
	verkürzter Nasenrücken	3
	tiefe Nasolabialfalten	1
	schmale Lippen	1
	Mandibulahypoplasie	2
	hoher Gaumen	2
	Gaumenspalte	4
Extremitäten	auffällige Handfurchen	3
	Klinodaktylie V	2
	Kamptodaktylie	2
	Endphalangen/Nagelhypoplasie	1
	Supinationshemmung der Füße	2
	Hüftluxation	2
Innere Organe	Herzfehler	4
	Genitalanomalien	2/4
	Harnweganomalien	4
	Sakralgrübchen	1
	Hernien	2
Schädigungsgrad:	I 10–29 Punkte	
	II 30–39 Punkte	
	III >39 Punkte	

flaches Philtrum sowie nach hinten rotierende Ohren und ein hoher Gaumen. Diese Gesichtsveränderungen sind im frühen Säuglingsalter am deutlichsten und verwischen sich mit zunehmendem Lebensalter etwas.

Innere Organe: Zu den Schädigungen der inneren Organe gehören Herzfehler, Nierenfehlbildungen, aber auch Leberschädigungen.

Die Extremitäten zeigen Minderwuchs in der Länge, die Endphalangen und Nägel besitzen eine Hypoplasie (Erinnerung: Zu den Reifezeichen des Neugeborenen gehören Fingernägel, die die Fingerkuppen leicht überragen).

Neurologisch/psychisch: Es besteht eine statomotorische Retardierung des Kindes gepaart mit einer Muskelhypotonie im Neugeborenenalter. Weiterhin besteht eine Hyperexzitabilität, später Hyperaktivität. Konzentrations- und Lernstörungen gehören ebenso zu dem Bild wie eine mentale Retardierung unterschiedlicher Ausprägung.

Die intrauterin beginnende Wachstumsretardierung wird nicht in jedem Fall aufgeholt. Im Grunde genommen gilt auch hier, daß der mit 2 Jahren bestehende und nach der Geburt nicht aufgeholte körperliche Entwicklungsrückstand dann bestehen bleibt und die Kinder sich nach ihrer eigenen Perzentile entwikkeln.

Man sollte sich aber vor vorschnellen diagnostischen Schlußfolgerungen hüten. Einzelne Symptome sind wenig charakteristisch, deshalb ist immer wieder Vorsicht vor leichtfertiger Diagnosestellung gegeben. Differentialdiagnostisch sind Chromosomenaberrationen in Erwägung zu ziehen. Auf jeden Fall muß der Anamnese der Mutter bei der Diagnosefindung große Beachtung geschenkt werden, aber nicht alle alkoholabhängigen Frauen in der chronischen Phase haben geschädigte Kinder. Majewski (1986) hat einen Score zur AEF-Beurteilung gegeben (s. Tab. 12.7).

Die ergotherapeutische Behandlung dieser Kinder bedeutet Frühförderung und Förderung während des gesamten Entwicklungsalters sowohl für Bewegung und Intellekt von Physis und Psyche.

13 Ergotherapie in der Geriatrie

13.1 Einführung

Es gibt nur wenige medizinische Bereiche, in denen die Ergotherapie eine solche Bedeutung gewonnen hat wie in der Geriatrie. Erkennbarer Ausdruck ist die große Zahl von Ergotherapeuten in geriatrischen Abteilungen, Kliniken und Heimeinrichtungen. Es ist zu erwarten, daß eine Vielzahl der ausgebildeten Ergotherapeuten in der medizinischen Behandlung und Betreuung alter Bürgerinnen und Bürger tätig sein wird. Der Anteil über 60jähriger Menschen von heute etwa 23% wird sich in Deutschland in den nächsten Jahren und Jahrzehnten noch erhöhen. Deshalb sind grundlegende Kenntnisse zur Geriatrie und Gerontologie für jeden Ergotherapeuten unerläßlich.

Die Begriffe Geriatrie und Gerontologie leiten sich vom griechischen Wort „geros" ab, das Greis bedeutet. **Geriatrie** ist die Lehre von der Diagnostik, Therapie und Rehabilitation der Krankheiten im Alter, während **Gerontologie** sowohl die Lehre von den Alternsvorgängen als auch Alternsforschung umfaßt. Nach internationaler Übereinkunft wird das 60. Lebensjahr als Grenze zum hohen Alter angesehen, ab 80. Lebensjahr wird vom Greisenalter (Senium) gesprochen. Grundsätzlich können zu den geriatrischen Patienten alle diejenigen gerechnet werden,

- die durch akute Erkrankungen wegen altersbedingter Funktionseinschränkungen bedroht sind,
- die zur Multi- und Polymorbidität neigen,
- bei denen ein besonderer rehabilitativer, somatopsychischer und psychosozialer Handlungsbedarf besteht.

Die Aufgaben der Gerontologie, besonders der Gerohygiene, beginnen jedoch schon weitaus früher, weil Alterung bereits mit der Zeugung einsetzt und die Vorbereitung auf das Leben im hohen und höheren Lebensalter schon in der Kindheit beginnen soll.

Weiterhin muß bedacht werden, daß vom chronologisch-kalendarischen Alter keineswegs auf den individuell vorliegenden biologischen Zustand geschlossen werden darf, weil die geistigen und körperlichen Fähigkeiten besser oder schlechter sein können, als es das Lebensalter jeweils vermuten läßt. Es gibt „jugendliche Greise" und „greisenhafte Jugendliche", d. h. das *kalendarische Alter* muß streng vom *biologischen* unterschieden werden. Die Alterungsvorgänge werden von vielen Faktoren determiniert. Hierzu gehört im besonderen Maße die durch Erfahrung und Wissenschaft gesicherte Erkenntnis, daß *Tätigkeit* und *Tätigsein* geeignet sind, vorzeitig ablaufenden Alterungsprozessen entgenzuwirken und zur Heilung vieler Krankheiten beizutragen. Dieses Wissen hat 1909 der Arzt Lorand mit den Worten zusammengefaßt, daß „Beschäftigung ein ausgezeichnetes Mittel ist, ein frühes Verblühen zu verhindern" (In: A. Lorand: Das Altern. Klinkhardt-Verlag, Leipzig 1909). Darum ist die Ergotherapie ein unverzichtbarer Bestandteil der medizinischen, psychosozialen und geistig-kulturellen Betreuung alter Menschen. Allerdings geht die moderne Ergotherapie in der Geriatrie weit über die unmittelbare Beschäftigungstherapie hinaus, sondern umfaßt auch Aufgaben im Selbständigkeitstraining, in der Behandlung psychonervaler Störungen und der Adaptation der Lebensumwelt an die individuelle Situation des alten Menschen.

13.2 Rehabilitation in der Geriatrie

13.2.1 Aufgaben, Ziele und Grundsätze

Die Rehabilitation von Patienten im hohen und höheren Lebensalter, auch *Gerorehabilitation* oder *geriatrische Rehabilitation* genannt, verfolgt Ziele, die in der Regel von denen bei jungen Patienten und Geschädigten abweichen. So spielt die berufliche Rehabilitation nur noch eine relativ untergeordnete Rolle, während andere Inhalte an Bedeutung gewinnen. Geriatrische Rehabilitation kann heute (in Anlehnung an einen Vorschlag von Runge und Rehfeld, 1995) wie folgt definiert werden:

„Die Rehabilitation alternder, älterer und alter Menschen widmet sich der Herstellung, Wiederherstellung und Erhaltung körperlicher, geistiger und psychosozialer Fähigkeiten und Fertigkeiten mit dem Ziel, weitgehende Selbständigkeit in einem selbstbestimmten Alltag zu erreichen oder zu erhalten, wenn Behinderung und Pflegebedürftigkeit droht oder bereits eingetreten ist."

Aus dieser allgemeingültigen Definition lassen sich die spezifischen **Ziele** der geriatrischen Rehabilitation ableiten. Das sind

- Prävention von Krankheiten,
- Hemmung von Alterungsprozessen des menschlichen Organismus,
- Schaffung von Voraussetzungen für eine günstige physische, psychische und soziale Entwicklung des alternden und alten Menschen,
- Erhaltung und Förderung vorhandener Fähigkeiten und Fertigkeiten,
- Korrektur und Kompensation verlorengegangener Fähigkeiten und Fertigkeiten, und
- Förderung des Verständnisses für Fragen und Probleme des alten Menschen.

Um geriatrische Rehabilitation erfolgversprechend durchführen zu können, sollten bestimmte **Grundsätze** berücksichtigt werden:

- Die geriatrische Rehabilitation hat vorrangig aktivierenden, progressiven Charakter
- Die Rehabilitation in der Geriatrie wird um so erfolgreicher sein, je mehr sie mit der Schulung der

subjektiven Fertigkeiten und Fähigkeiten die Gestaltung der Lebensumwelt einhergeht
- Psychische und soziale Faktoren und Zielstellungen sind oftmals wichtiger als physische, weil der Zustand im Alter meistens von ihnen dominierend bestimmt wird
- Ein prognostischer Pessimismus ist nicht berechtigt und nur geeignet, potentiell bestehende Rehabilitationschancen zu verringern, wenn nicht unmöglich zu machen. Derartige Einstellungen werden von Patienten und ihren Angehörigen schnell wahrgenommen und leider auch übernommen
- Rehabilitation im Alter ist oft ein langdauernder, manchmal sogar ein lebenslanger Prozeß, der nicht durch eine undifferenzierte zeitliche Limitierung vorzeitig unter- oder abgebrochen werden darf
- In der geriatrischen Rehabilitation sind auch kleine Verbesserungen bei Selbständigkeit, Mobilität und psychonervalen Fähigkeiten als Erfolg zu werten, wenn sie dazu beitragen, Selbstbestimmung zu erhalten und sozialer Isolation entgegenzuwirken
- Geriatrische Rehabilitation ist ein multidimensionales und multiprofessionelles Geschehen, um alle Seiten der physischen, psychischen und sozialen Probleme zu erfassen und in Zielsetzung und Umsetzung der Rehabilitation zu berücksichtigen.

Geriatrische Rehabilitation braucht Teamarbeit und nochmals Teamarbeit.

13.2.2 Formen geriatrischer Rehabilitation

13.2.2.1 Präventive Rehabilitation

Das Vorfeld krankhafter physischer und psychischer Veränderungen ist sehr häufig gekennzeichnet durch mangelndes körperliches und geistiges Training, Wandel der sozialen Position, Verlust zwischenmenschlicher Kontakte und andere, die Persönlichkeit bedrohende Ereignisse. Deshalb ist gerade bei alten Menschen der Schritt vom Physiologischen zum Pathologischen, vom Akuten zum Chronischen und vom Medizinischen zum Sozialen oft sehr klein. Darum gilt jedes Bemühen, Leistungsfähigkeit zu erhalten sowie Isolierung und Verlust sozialer Bindungen zu vermeiden, bereits als Rehabilitation. Mit präventiv wirkenden Programmen sollen *Initiative und Aktivierung gefördert* werden. Dafür beginnt sich der Begriff **Interventionsgerontologie** durchzusetzen. Derartige Maßnahmen reichen von der Gestaltung einer stimulierenden Umwelt durch Farbigkeit, Blumen, Bilder usw. bis zu gezielter Rehabilitationsarbeit.

Auch die Einrichtung ergotherapeutischer Abteilungen in der Geriatrie muß diesen Zielen speziell Rechnung tragen (Degenhardt, 1994; Mathes, W., 1996).

13.2.2.2 Allgemeine medizinische Rehabilitation

Zu den größten Gefahren von Krankheiten im Alter gehört *feste Bettlägerigkeit* bzw. die Immobilisierung des Betroffenen, denn daraus können verschiedene *Komplikationen* resultieren. Die bekanntesten sind Dekubitalulzera (Druckgeschwüre), Muskelatrophie (Muskelschwund), Gelenkkontrakturen (Gelenkversteifungen), Immobilisationsosteoporose (Knochenschwund), Venenthrombose, hypostatische und Bronchopneumonie (Lungenentzündung), Harninkontinenz (unwillkürlicher Harnabgang) und Steinbildung in den ableitenden Harnwegen, Obstipationsneigung (Stuhlverstopfung), Appetitlosigkeit, psychische Veränderungen, vorzeitiger Verschleiß des Herz-Kreislauf-Systems und Störungen des Elektrolyt- und Wasserhaushalts des Organismus. Ergotherapie kann zur Vermeidung einiger dieser Komplikationen beitragen, z. B. von Muskelatrophien und Gelenkkontrakturen.

13.2.2.3 Spezielle Rehabilitation bestimmter Krankheiten
(s. Kapitel 13.4)

Bei bestimmten Krankheiten und körperlichen Behinderungen sind spezifische Rehabilitationsmaßnahmen erforderlich, die die jeweils vorliegende individuelle Situation berücksichtigen. Diese Aufgaben der Ergotherapie sind in den jeweiligen Kapiteln dargestellt.

13.2.3 Behandlungsziele

Die Ergotherapie hat im Komplex aller geriatrischen Rehabilitationsmaßnahmen einen hohen, gleichrangigen Wert. Sie trägt mit ihren Behandlungsmethoden zur Erfüllung folgender Zielstellungen bei:

Resensibilisierung: Verbesserung von Sehen, Hören, Tasten und anderen Empfindungen; Förderung von Kritikfähigkeit, Kreativität und Phantasie, aber auch von Ablenkung und Entspannung.

Remotivierung: Vermittlung von Erfolgserlebnissen, Gewinnung neuer Lebensinhalte, Förderung von Verantwortungsbewußtsein und Selbstdisziplin.

Resozialisierung: Förderung von Kontakten, Integration in das gesellschaftliche Leben, Anpassung der Wohnumwelt an die körperliche, psychische und soziale Situation.

Revitalisierung: Training planvollen Handelns, Stärkung der physischen und psychischen Belastbarkeit, Ausweitung von Selbständigkeit und Beweglichkeit.

Diese Aufgaben stehen miteinander in einem engen inhaltlichen Zusammenhang und sind voneinander nicht zu trennen. Sie finden sowohl in klinischen/stationären, teilstationären/tagesklinischen und ambulanten/häuslichen Bereichen statt, wobei Einrichtungen der Seniorenbetreuung und Altenpflege eingeschlossen sind.

Für diese Ziele kann die ganze Palette ergotherapeutischer Methoden angewendet werden. Allerdings kann in der Geriatrie eine Abgrenzung zwischen gezielter Ergotherapie und Beschäftigungstherapie nicht eindeutig gezogen werden, denn sie gehen ineinander über. *Anfallende Alltagsarbeiten* können zielgerichtet, d. h. therapeutisch bei den oben genannten Besonderheiten, genutzt werden. Gerade diese Tätigkeiten bereiten alten Menschen die geringsten Umstellungsschwierigkeiten und werden gern als sinnvolle Tätigkeiten akzeptiert. Dadurch hat die Ergotherapie einen echten sozialtherapeutischen Charakter.

13.3 Besonderheiten geriatrischer Rehabilitation

Es gibt weder Krankheiten noch Symptome, die nur im hohen Lebensalter vorkommen. Ebenso sind keine Krankheiten und Krankheitserscheinungen bekannt, von denen jeder alte Mensch betroffen ist. Es ist vielmehr ein Merkmal zunehmenden Alters, daß die Differenziertheit individuellen Verhaltens und Zustandes ständig größer wird. Die Ursache liegt teilweise in den sich *physiologisch vollziehenden Altersveränderungen.* Sie treten in allen Organen und Geweben des Körpers auf, qualitativ jeweils in weitgehend typischer Weise. Die quantitativen Entwicklungen verlaufen dagegen äußerst unterschiedlich ab, d. h. die Alterungsvorgänge differieren von Organ zu Organ, von Organsystem zu Organsystem.

Die Alterungsprozesse werden sowohl von biologisch-genetischen als auch von vielfältigen psychischen und sozialen Faktoren bestimmt.

Um auf die Lebensqualität im Alter positiv einwirken zu können, ist eine gewissenhafte **Befundaufnahme** der *persönlichen Geschichte des jeweiligen Patienten* eine grundlegende Voraussetzung (s. auch 13.4.2.3). Deshalb ist es erforderlich, sich mit seinen Neigungen, Gewohnheiten, Erfahrungen, Fähigkeiten und Fertigkeiten vertraut zu machen, um zu einer optimalen medizinischen und sozialen Betreuung zu kommen. Schematisches und undifferenziertes Denken und Handeln stehen dieser Absicht entgegen. Es ist auf keinen Fall berechtigt, Begriffe wie Abbau, Resignation, Regression und Krankheit mit hohem Lebensalter in einen automatischen Zusammenhang zu bringen, weil sich die individuelle Situation des Patienten gänzlich anders und oft völlig entgegengesetzt darstellen kann.

Unter den über 60jährigen Personen sind nur etwa 5–6% pflege- und etwa weitere 20% betreuungsbedürftig, während die weitaus meisten entweder völlig selbständig leben oder nur geringer Unterstützung bedürfen. Diese Zahlen belegen, daß auch der alte Organismus viele Reserven hat, die in der Rehabilitation engagiert und vorurteilsfrei erschlossen werden müssen. Folgende Erscheinungen kommen bei alten Menschen besonders häufig vor und müssen in die ergotherapeutischen Rehabilitationsvorstellungen eingehen.

13.3.1 Eingeschränkte Anpassungsfähigkeit

13.3.1.1 Klinische Grundlagen

Als vorherrschendes Kennzeichen hohen Lebensalters wird nicht zu Unrecht *vermindertes Anpassungsvermögen an neue, unbekannte Lebensumstände* angesehen, was mit einer erhöhten *Instabilität* korrespondiert. Tatsächlich fällt es mit zunehmendem Alter immer schwerer, sich auf Ungewohntes einzustellen. Eine neue Umgebung, neue Nachbarn, neue Aufgaben usw. können darum Belastungen bedeuten, die an den Rand der physischen und psychischen Kompensationsfähigkeit führen. So erklärt sich, warum eine Krankenhausaufnahme oder ein Wechsel in eine Heimeinrichtung, manchmal sogar des Zimmers oder des Bettplatzes, Unruhe und Verwirrtheit auslösen können. Die Zeit der Anpassung dauert nach Heimaufnahme oftmals vier Wochen und länger. Andererseits können alte Menschen, die geringe Veränderungen psychisch nicht verkraften, jahrelang in der gewohnten Umgebung unauffällig leben.

13.3.1.2 Ergotherapie

Behandlungsziele

- Förderung der Anpassungsfähigkeit an veränderte Situationen und Lebensumstände
- Erhaltung und Förderung der physischen und psychischen Belastbarkeit.

Aufgaben der Ergotherapie

Der Ergotherapeut muß einfühlsam die persönlichen *Gewohnheiten und Eigenschaften erfragen*, um dem Patienten im Behandlungsprozeß nicht ungewohnte Aufgaben aufzunötigen. Vor allem sollte nach Ruhezeiten, erworbenen Fähigkeiten, Hobbys, Interessen u. ä. gefragt werden, aber auch nach dem Verhalten bei Schwierigkeiten, nach Tatkraft, Ermüdbarkeit und Einstellung zu Tätigkeiten und anderen Lebensinhalten.

Wurde nach umfassender Befunderhebung ein Überblick über die Persönlichkeit des Patienten gewonnen, wird eine dem Behandlungsauftrag entsprechende Aufgabe festgelegt. Durch eine *individuell angepaßte Steigerung von Intensität und Dauer* können Leistungskraft und Anpassungsvermögen gefördert werden. Dabei sollte vorsichtig eine *Abwechslung der Tätigkeiten* versucht werden, um einerseits die Motivation zu fördern, andererseits die geistigen und und körperlichen Belastungen auszudehnen. Auf ausreichende Ruhepausen muß geachtet werden.

Bei monotonen Arbeiten können vorhandene Fähigkeiten eher verkümmern, aber manchmal kann man wegen der geringen Adaptationsfähigkeit nicht über diese Therapiestufe hinausgehen. Überforderung kann die Therapie und Rehabilitationsarbeit blockieren, aber allgemein ist die Gefahr der Überforderung in der Geriatrie eher geringer als die einer Unterforderung.

! Unterforderung ist zu vermeiden.

Das Motto „Fördern durch Fordern“ gilt besonders für die Geriatrie, was sich am besten durch die Stärkung von Eigeninitiative und die Vermittlung von Erfolgserlebnissen beim Patienten durchsetzen läßt.

13.3.2 Kontaktverlust und soziale Isolierung

13.2.2.1 Klinische Grundlagen

Der zunehmende Verlust sozialer Bindungen durch den Tod von Angehörigen und Freunden, aber auch durch eingeschränkte Beweglichkeit, Hör- und Sehvermögen, und der Mangel an Lebensinhalt gelten als erste Risikofaktoren für das Auftreten krankhafter Altersveränderungen, zumal dadurch Eintönigkeit im täglichen Leben verursacht wird. Die Betreuungsprobleme alter Menschen werden mehrheitlich von diesen Umständen bestimmt.

13.3.2.2 Ergotherapie

Behandlungsziele

- Schaffung von sozialen Kontakten und Kommunikationsmöglichkeiten
- Vermittlung neuer Lebensinhalte
- Vermittlung des Gefühls, daß das Leben auch im Alter sinnerfüllt sein kann
- Krisenbewältigung und Stärkung des Selbstbewußtseins.

Aufgaben der Ergotherapie

Die Ergotherapie ist in der Geriatrie bestens geeignet, die genannten Probleme reduzieren zu helfen, denn vielfältige Kontakte und soziale Beziehungen haben eine lebensverlängernde Wirkung. Überwiegend ist bei dieser Zielstellung eine *Durchführung der Tätigkeiten in der Gruppe* anzustreben. Bei Seh- und Hörverlusten können entweder durch die Betonung des gesprochenen Worts bzw. durch nonverbale Kommunikation, d. h. durch Mimik und Gestik, die zwischenmenschlichen Kontakte aufrechterhalten werden. Die Therapie in der Gruppe muß überlegt durchgeführt werden, weil sich sonst die gute Absicht in ihr Gegenteil verkehren kann.

Kleingruppen haben den Vorteil der Überschaubarkeit, guter Kontakte, Einigung über gemeinsame Ziele, Schutz der Schwächeren und gute Beeinflußbarkeit. Ein Nachteil kann sein, daß starke Persönlichkeiten dominieren und schwierige Aufgaben auf wenige verlagert werden.

In der Geriatrie sind kleinere Gruppen günstig.

Großgruppen stärken schneller das Gruppen- und Zugehörigkeitsgefühl, Gruppennormen entwickeln sich rascher, und „Stärkere“ können nicht so einfach dominieren. Allerdings besteht hier auch der Nachteil in der Unterforderung und der Beschränkung auf den kleinsten gemeinsamen Nenner.

Die Gruppen sollten so zusammengestellt sein, daß Interessen und Motivation etwa ähnlich sind.

Das Programm sollte auf Gespräch und Kontakt aufgebaut und vor allem auf gegenseitige Ermutigung und Korrektur ausgerichtet sein. Über das Programm muß mit dem Patienten Einigkeit erzielt werden, weil dadurch das Empfinden von Eigeninitiative, Tatkraft und Verantwortung unterstützt wird.

13.3.3 Antriebsmangel, Resignation und Depressivität

13.3.3.1 Klinische Grundlagen

Symptome und Erscheinungen wie Antriebsmangel, Resignation und Depressivität sind nicht zu trennen von der *allgemeinen Lebenssituation* des alten Menschen. Das gilt besonders, wenn sie vom Verlust sozialer Bindungen, Beendigung des Berufslebens, Nachlassen der geistigen und körperlichen Spannkraft und von Krankheit bedroht ist.

13.3.3.2 Ergotherapie

Behandlungsziele

- Förderung von Aktivität
- Vermittlung von Erfolgserlebnissen
- Überwindung vorhandener sozialer Vereinsamung
- Bewältigung der eigenen Krankheits- und Behinderungsproblematik

Aufgaben der Ergotherapie

Die genannten Symptome sind vor allem durch das *Gemeinschaftsleben und -erleben* zu überwinden, aber auch durch *Ablenkung* von persönlichen Problemen. Alles, was Isolierung verhindert und soziale Kontakte fördert, trägt zur Überwindung von Niedergeschlagenheit und Apathie bei. Der entscheidende Schlüssel liegt dabei in der Schaffung von **Erfolgserlebnissen,** um zur Motivation für Behandlung und Rehabilitation beizutragen, an der es häufig fehlt.

Der Ergotherapeut sollte ebenso immer daran denken, daß nur Tätigkeiten sinnvoll sind, die vom Patienten realisiert werden können, weil sonst die geschilderte Symptomatik eher noch verstärkt wird. Insofern sind in dieser Krankheitsphase *schnell erreichbare Ziele* besonders hilfreich.

13.3.4 Abnahme von Konzentrationsfähigkeit und Gedächtnisleistung

13.3.4.1 Klinische Grundlagen

Eines der ersten auffallenden Alterungszeichen ist die Abnahme des Namensgedächtnisses, was manchmal schon um das 40. Lebensjahr einsetzt. Auch andere Verluste psychointellektueller Leistungskraft treten in der Regel allmählich ein. Sie äußern sich *individuell sehr unterschiedlich.* Besonders das *Kurzzeitgedächtnis* ist im hohen Alter oft erheblich gestört. Deshalb gilt jede sich wiederholende Frage eines alten Patienten als immer wieder neu gestellt und muß deshalb von neuem beantwortet werden. Im Gegensatz dazu ist das *Langzeitgedächtnis* meistens bis ins hohe Alter völlig erhalten. Der Patient kann sich oft noch an Details aus der Kindheit erinnern. Das *Lernvermögen* ist bei alten Menschen mehrheitlich nicht eingeschränkt, wenn sie entsprechend motiviert sind und kein Zeitdruck besteht. Alte Menschen lernen allgemein rationeller als jüngere. Trotzdem sind Verluste der Lernfähigkeit im hohen Alter nicht völlig zu vermeiden.

Die *Konzentrationsfähigkeit* ist im Alter ebenfalls oftmals eingeschränkt, besonders die Konzentrationsdauer. Die Leistungen vieler alter Künstler, Wissenschaftler, Handwerker, Politiker und von vielen anderen, alten Menschen beweisen, daß die intellektuellen Fähigkeiten bis ins hohe Alter erhalten bleiben können. Sie sollten deshalb sehr differenziert eingeschätzt werden.

13.3.4.2 Ergotherapie

Behandlungsziele

- Training des Neugedächtnisses
- Erhaltung des Altgedächtnisses
- Förderung der Orientierungsfähigkeit
- Förderung von gezieltem Handeln, Konzentrationsfähigkeit und Lernvermögen
- generelle Anregung geistiger Aktivität.

Aufgaben der Ergotherapie

Geistige Aktivität kann nur stimuliert und gefördert werden, wenn der Patient dazu motiviert wird. Der *Motivation* muß generell die erste Aufmerksamkeit des Ergotherapeuten gelten. Motivierung kann zuerst durch Tätigkeiten erreicht werden, die vom Patienten akzeptiert und als sinnvoll anerkannt werden. Die Aufgaben sollen darum einen sichtbaren Bezug zur eigenen Situation einschließlich der persönlichen Neigungen haben. Motivierung kann durch das Finden eines Verstärkers wie Erfolg, Zuspruch oder Ablenkung (s. 13.3.3.2) unterstützt werden. Gedächtnis und Lernfähigkeit kann mit ähnlichen Tätigkeiten geübt werden, während Konzentrationsvermögen eine genauere Differenzierung braucht (Füsgen, 1995).

Für das *Gedächtnistraining* sind kreative Tätigkeiten wie textiles und bildnerisches Gestalten, Leder-, Holz-, Flechtarbeiten sowie Ton-, Papier-, Metall und Schmuckarbeiten zu empfehlen.

Da viele dieser Tätigkeiten Überlegung und Aufmerksamkeit brauchen, werden Lern- und Konzentrationsvermögen ebenfalls geschult. Ungeeignet sind eintönige Arbeiten.

Tabelle 13.1 Ergotherapie bei Konzentrationsmangel

Konzentrationsmangel	Funktionen	Übungen
Auditiv	Hören, Erkennen	Stimmen erkennen, Gesprochenes nachsprechen lassen
Visuell	Aufnahme, Überblick, Merkfähigkeit	Gegenstände erkennen, und beschreiben lassen einschließlich Farbe und Form
Taktil	Tasten, Fühlen	verdeckte Gegenstände tasten, fühlen, beschreiben, z. B. Tassen (glatt, rauh, heiß, kalt, rund, spitz usw.)
Kinästhetisch	Körperhaltung, • Beherrschung • Bewegung	in Absprache mit Arzt und Physiotherapeut Korrektur der Haltung, Koordinierungsübungen

Ein *Spielraum für Eigeninitiative und Kreativität* sollte dem Patienten zugestanden werden, weil Entscheidungstraining oft die größte positive Provokation für den Patienten darstellt. Dabei sind Geduld und großes Einfühlungsvermögen nötig, denn trotz erhaltenen Intellekts laufen die Gedankengänge oft langsamer als bei jungen Menschen ab. Die Arbeit in einer Gruppe ist günstig, weil Kontakte und Gespräche motivierend wirken.

Störungen der Konzentrationsfähigkeit können verschiedene Funktionen betreffen, auf die dann das ergotherapeutischen Übungsprogramme zugeschnitten sein muß (Tab. 13.1).

Konzentrationsmangel äußert sich oftmals auch in Unbeherrschtheit und Aggressivität, aber auch in Vernachlässigung von Körperpflege und Bekleidung.

Es ist richtig, den alten Patienten taktvoll auf dieses Problem hinzuweisen und an sein Ehrgefühl und sein ästhetisches Empfinden zu appellieren. Es ist aber auch zu bedenken, daß die Mängel in der Körperpflege Ausdruck der geistigen Leistungseinbußen, von Depression und Resignation sein können.

Zur *Steigerung von Konzentration* und *Ausdauer* tragen viele Pausen, gemeinsames Spielen, Singen und Musizieren oder gymnastische Übungen bei. Letztlich bedeutet jede Form von Aktivitäten auch geistiges Training. Das wird im Sinne der Interventionsgerontologie gleichermaßen durch eine „Reizbestrahlung" begünstigt, die mit einer farbenfrohen Ausgestaltung der Räume und deutlichen Orientierungshinweisen den Patienten optische Anregungen gibt.

13.3.5 Poly- und Multimorbidität

13.3.5.1 Klinische Grundlagen

Zu den wichtigsten und fast immer bestehenden Merkmalen hohen Lebensalters gehört das *Vorliegen mehrerer Krankheiten nebeneinander (Multimorbidität, Polymorbidität, Polypathie).* Bei 80jährigen sind oft fünf und mehr Krankheiten zu finden. Man kann damit rechnen, daß nach dem 50. Lebensjahr zu bereits bestehenden Leiden jeweils ein neues pro Lebensjahrzehnt hinzukommt.

13.3.5.2 Ergotherapie

Behandlungsziele
Nicht alle Krankheiten können gleichzeitig behandelt werden. Es sollten nur die *aktive Grundkrankheit* oder die Krankheiten und Symptome therapiert werden, die den geistigen und körperlichen Zustand des Patienten *am meisten beeinträchtigen.*

Aufgaben der Ergotherapie
Der Ergotherapeut erhält seinen Behandlungsauftrag vom Arzt, was eine Abstimmung über die wichtigsten Therapieziele einschließt. Sie sollten zuerst auf die Beeinflussung der Störungen gerichtet sein, die den Patienten in der persönlichen Selbständigkeit *am meisten behindern (disability)* oder sein subjektives Befinden am stärksten belasten. Das kann z. B. trotz erheb-

licher Gehbehinderung eine mangelnde Fingerfertigkeit durch arthrotische Veränderungen (*impairment*) sein, weil ihn die Schwierigkeiten bei Essenzubereitung, Körperpflege oder Schreiben von fremder Hilfe (*handicap*) abhängig machen.

Die Rehabilitation sollte von der heute üblichen Klassifikation der Behinderung bestimmt werden.

Die zugrunde liegende Schädigung wird unter **impairment** geführt, in diesem Fall die Arthrosis deformans, die daraus entstandenen Funktionseinschränkungen unter **disability**, hier die Behinderung der Gelenkbeweglichkeit, des Greifvermögens, der Armkraft usw., während die sozialen Auswirkungen, z. B. Hilfsbedürftigkeit, Aufgabe der Berufstätigkeit oder geringer Zugang zur Öffentlichkeit durch eine Gehbehinderung oder eine nicht behindertengerechte Wohnung als **handicap** bezeichnet werden.

Diese Grundlagen für die Rehabilitation sind in der Internationalen Klassifikation der Schädigungen, Fähigkeitstörungen und Beeinträchtigungen zusammengefaßt (siehe Matthesius u. a., 1995).

13.3.6 Akzentuierung bestimmter Charakterzüge

13.3.6.1 Klinische Grundlagen

Im Alter erfahren verschiedene *Persönlichkeitsmerkmale* eine gewisse *Zuspitzung*. So wird häufig der Sparsame ausgesprochen geizig, der Vorsichtige neigt zu regelrechtem Mißtrauen und der Großzügige wird leichtfertig. Neben diesen eher negativen Akzentuierungen können aber auch Züge von Gewissenhaftigkeit und Ordnungssinn stärker hervortreten und zu einer gesunden, aktiven Lebensweise beitragen.

13.3.6.2 Behandlungsziele

- Förderung eines der Situation angemessenen Verhaltens, das der Lebens-, Behinderungs- und Krankheitssituation entspricht
- Stärkung positiver Eigenschaften

Aufgaben der Ergotherapie

Akzentuierte Verhaltensweisen sollten *im Therapieplan und -ablauf* berücksichtigt werden. Pedanterie kann z. B. für Aufgaben genutzt werden, die Gewissenhaftigkeit und Gründlichkeit verlangen. Durch das Gruppenerlebnis kann auf Mißtrauen, Leichtsinn und andere Verhaltensweisen korrigierend, zumindest aber reduzierend eingewirkt werden.

13.3.7 Chronizität der Erkrankungen

13.3.7.1 Klinische Grundlagen

Die im Alter auftretenden Krankheiten sind oft chronischer Natur, d. h. von Dauer. Das wird am auffälligsten am *Skelettsystem* deutlich, denn degenerative Veränderungen an Gelenken und Wirbelsäule sind kaum nachhaltig zu beeinflussen. Sie wirken sich aber negativ auf die Lebensqualität durch Bewegungseinschränkungen, Schmerzen und Muskelverspannungen aus. Bei arteriosklerotischen *Gefäßveränderungen* geht es darum, das Fortschreiten der Krankheit (Progredienz) zu vermeiden und Komplikationen, z. B. Herzinfarkt, arterielle Verschlußkrankheiten oder Schlaganfall, zu verhindern. Durch ungünstige Lebensweise und Bewegungsmangel können chronische Erkrankungen forciert werden. Ein typisches Beispiel sind *Verdauungsbeschwerden*, die oft von einer chronischen Pankreasinsuffizienz herrühren.

13.3.7.2 Ergotherapie

Behandlungsziele

Es ist im hohen Lebensalter nur selten möglich, eine chronische Krankheit zu heilen. Erste Behandlungsziele sind darum

- die Vermeidung weiterer Progredienz und
- die Verhinderung von Komplikationen und negativen Auswirkungen.

Aufgaben der Ergotherapie
Die ergotherapeutischen Inhalte orientieren sich am jeweils vorliegenden Behandlungsziel. Dem Fortschreiten des chronischen Krankheitszustandes kann in vielen Fällen nur durch *geistige und körperliche Tätigkeit* entgegengewirkt werden. Gleiches gilt für Folgezustände und Komplikationen. In jedem Fall ist eine differenzierte Verordnung nötig, deren *Effektivität regelmäßig zu überprüfen,* entsprechend zu aktualisieren und zu modifizieren ist.

13.3.8 Verlängerte Rekonvaleszenz

13.3.8.1 Klinische Grundlagen

Bei akuten Krankheiten oder akut eintretenden Komplikationen ist meistens von einer verlängerten Ausheilungs- und Erholungszeit auszugehen. Das liegt an den *geringen Kraft- und Abwehrreserven* des alten Organismus. Eine Lungenentzündung braucht im Alter eine um etwa ein Drittel verlängerte Genesungszeit als in jungen Jahren.

13.3.8.2 Ergotherapie

Behandlungsziel
Förderung des Genesungsprozesses.

Aufgaben der Ergotherapie
Das Wissen um diese Besonderheit erfordert es, *längere Behandlungszeiträume* vorzusehen. Bei nur wenigen Akuterkrankungen ist ein unmittelbarer Einsatz der Ergotherapie indiziert, aber in der Erholungsphase kann von ergotherapeutischen Maßnahmen ein stabilisierender Genesungseffekt ausgehen. Solches ist z. B. nach akuten Herz-Kreislauf-Erkrankungen der Fall.

13.3.9 Abnahme der Muskelkraft

13.3.9.1 Klinische Grundlagen

Rückbildungsvorgänge, die am Skelett- und Muskelapparat vor sich gehen, drücken sich in abnehmender motorischer Kraft aus, d. h. in eingeschränkter Beweglichkeit, Ausdauer und Schnelligkeit (Reaktivität). Das erklärt den *langsameren Bewegungsablauf* beim Gehen und bei den Verrichtungen des täglichen Lebens.

13.3.9.2 Ergotherapie

Behandlungsziele

- Erhalten und, wenn möglich, Verbessern von Beweglichkeit, Schnelligkeit und Ausdauerleistung
- Kräftigung geschwächter Muskulatur
- Mobilisierung eingeschränkter Gelenkbeweglichkeit
- Förderung des Zusammenspiels aller Extremitäten
- Vermeidung von Über- und Unterforderung.

Aufgaben der Ergotherapie

Das Behandlungsziel kann durch *jede Form körperlicher Aktivität* angestrebt werden. Das kann manchmal schon der Gang zur ergotherapeutischen Abteilung sein. Deshalb hat ein zur aktiven Teilnahme aufforderndes und einladendes Behandlungsklima einen nicht zu unterschätzenden Wert. In die Aktivierungsbemühungen sind auch *bettlägerige Patienten einzubeziehen*, denn auch bei ihnen sind noch eine Reihe ergotherapeutischer Maßnahmen möglich.

Zur *Verbesserung der grobmotorischen Fähigkeiten* eignen sich Tätigkeiten, bei denen beide Extremitäten fließend und rhythmisch eingesetzt werden sollten. Ruckartige Bewegungen sind ungünstig. Kraftfordernde Tätigkeiten und Übungen sollten dosiert angewendet werden, um eine Überlastung zu vermeiden.

Symptome einer Überlastung sind starker Schweißausbruch, persistierende Blutdrucksteigerungen, starkes und unregelmäßiges Herzklopfen, Schlafprobleme, Schwindelerscheinungen sowie Luftnot und eintretende Lippenzyanose.

Die *feinmotorischen Leistungen* können z. B. durch funktionelle Steckspiele, Mosaik legen, Nähen, Flechten, Tonarbeiten, Malen und Schreiben gefördert werden.

13.3.10 Atypische Krankheitssymptomatik

Bei vielen Erkrankungen tritt im hohen Lebensalter eine *ungewöhnliche Krankheitssymptomatik* und ein *wenig berechenbarer Krankheitsverlauf* auf. Eine Bronchopneumonie äußert sich oft nicht zuerst durch Husten, Fieber oder Schmerzen beim Atmen, sondern durch Verwirrtheitszustände. Sie stehen im Alter auch häufig am Beginn einer akuten Appendizitis, während die typischen Abdominalbeschwerden völlig fehlen können. Andererseits können schwere Krankheitszustände nur eine geringe, diskrete Symptomatik aufweisen. Es sind zuweilen leichte Veränderungen, z. B. eine zunehmende Blässe oder ein vorübergehender Schwindel, die auf eine Gesundheitsverschlechterung hindeuten.

In Therapie und Betreuung alter Menschen ist aus diesen Gründen eine *aufmerksame Krankenbeobachtung* notwendig. Bei unerwarteten physischen und psychischen Krankheitssymptomen ist sofort der Arzt zu informieren.

13.3.11 Bagatellisierung wichtiger Krankheitssymptome

Die Diagnostizierung von Krankheiten wird im hohen Lebensalter nicht selten erschwert, weil wichtige Krankheitserscheinungen von den Patienten zu wenig beachtet oder schlichtweg vergessen werden. Das kann ein blutiger Urin oder ein verfärbter Stuhl sein. Es entspricht aber auch geriatrischer Erfahrung, daß über manche Beschwerden fast ununterbrochen geklagt wird, z. B. über Obstipationsprobleme. Das darf jedoch nicht dazu führen, daß die Therapeuten diese Beschwerden nicht ernst nehmen und ihnen nicht mit der gebotenen Gründlichkeit nachgehen.

13.3.12 Nebenwirkungen nach Arzneimittelgabe

Es ist bekannt, daß es im Alter nach Einnahme von Medikamenten häufiger zu unerwünschten Reaktionen kommt als bei jungen Patienten. Diese *Gefahr steigt*

Zahl verordneter Medikamente. Deshalb ist es ein Grundsatz medizinischer Betreuung in der Geriatrie, die Zahl der verordneten Arzneimittel auf das notwendige Minimum zu beschränken. Es muß jedoch daran gedacht werden, daß notwendige Medikamente manchmal nicht, andere dagegen unkontrolliert eingenommen werden.

13.4 Häufige Erkrankungen im hohen Alter

Das Therapieprogramm bei Krankheiten im Alter muß natürlich bei jedem Patienten individuell gestaltet werden, d. h. die folgenden Empfehlungen stellen einen Rahmen dar, der aber auf die jeweilige Situation zugeschnitten werden muß.

13.4.1 Dementielle Syndrome

13.4.1.1 Klinische Grundlagen

Der Begriff Dementielles Syndrom wird für verschiedene Krankheiten eingesetzt, die eine *ähnliche Symptomatik* kennzeichnet. Sie besteht aus Unruhe- und Verwirrtheitszuständen, Desorientiertheit, Vergeßlichkeit, Angst und Furcht, emotionaler Labilität, Vernachlässigung der persönlichen Hygiene u. a. m.

Beim **Morbus Alzheimer** (DAT) gehen die psychointellektuellen Veränderungen auf *degenerative Abbauprozesse* zurück und lassen keine Reversibilität mehr erwarten.

Auf der anderen Seite können die genannten Symptome Ausdruck von Durchblutungsstörungen (DBS) der Gehirngefäße sein, weshalb häufig dafür auch der Begriff **„Zerebralsklerose“** verwendet wird. Er ist jedoch medizinisch ungenau, weil nicht das Gehirn sklerosiert ist, sondern die Gefäße. Auch der medizinische Terminus „Cerebrovaskuläre Insuffizienz“ (CVI) zielt in diese Richtung. Eine Sonderform ist die **Multiinfarkt-Demenz** (MID), wo es zu schlaganfallähn-

proportional mit der

lichen Krankheitsbildern kommt, verbunden mit dementiellen Störungen. Hier werden unterschiedliche Gehirnpartien zu verschiedenen Zeiten durch arteriosklerotisch-embolische Gefäßverschlüsse betroffen, die Störungen auslösen, deren Art und Ausprägung vom Ort des betreffenden Hirngebiets, dem Ausmaß der Gefäßverschlüsse und der Kollateralversorgung durch andere Gefäßstrecken abhängen.

Durch die Mangeldurchblutung werden dem Gehirn Blut und Sauerstoff vorenthalten.

Gleiche Symptome treten auch als Begleiterscheinungen von Erkrankungen auf, die gebessert oder geheilt werden können. In diesem Fall wird vom **hirnorganischen Psychosyndrom** (HOPS) gesprochen. Es kann z. B. bei einer Lungenentzündung in Erscheinung treten und mit deren zunehmender Genesung zurückgehen. Auch bei Herz- und Niereninsuffizienz, Stoffwechselerkrankungen, Vergiftungen, Tumoren und anderen Erkrankungen können diese zerebral bedingten Veränderungen auftreten.

Es gibt noch weitere Formen dementieller Erkrankungen, auch recht unterschiedliche Einteilungen.

Im Einzelfall läßt sich nur schwer entscheiden, ob die Symptomatik durch eine Therapie günstig beeinflußt werden kann oder nur geringe Chancen auf Verbesserungen bestehen. Immerhin lassen sich auch bei degenerativen, nicht umkehrbaren Prozessen gelegentlich noch symptomatische Verbesserungen erzielen, so daß Therapieversuche fast immer gerechtfertigt sind.

13.4.1.2 Ergotherapie

Behandlungsziele

- Erhaltung und Förderung der Fertigkeiten des Alltags
- Erhaltung und Training verbliebener geistiger Fähigkeiten
- Hemmung und Kompensation der psychointellektuellen Abbauvorgänge
- Hilfe beim Realitätsbezug und zur sozialen Integration.
- Vermeidung von Immobilität und sozialer Isolation.

Aufgaben der Ergotherapie
Die ergotherapeutischen Aufgaben hängen vom Stadium der geistig-psychischen Leistungseinbußen ab:

1. *Frühstadium mit geringen Leistungseinbußen*
Hier stehen Verlusterscheinungen an Konzentrationsfähigkeit, Kurzzeitgedächtnis, Orientierungsvermögen, Kritik-, Urteils- und Eintscheidungsfähigkeit im Vordergrund, die vom betroffenen Kranken oft noch nicht richtig bemerkt werden. Darum wird auch ein Realitätsorientierungstraining angeboten, das in bestimmten Stufen abläuft. Für die anderen Störungen gibt es ebenfalls spezielle Übungs- und Behandlungsprogramme in Ergo- und Psychotherapie (Neidhard, 1996). Hier kann mit gezielten Übungsprogrammen noch viel erreicht werden. Ein Versuch, mittels kreativer, etwas anspruchsvollerer Aufgaben therapeutischen Gewinn zu erzielen, sollte bei leichter Symptomatik immer unternommen werden. Dafür können die verschiedensten Techniken und Aktivitäten eingesetzt werden, z. B. die Herstellung thematischer Collagen oder textile Techniken. Es ist individuell zu entscheiden, ob einzeln oder in der Gruppe behandelt werden soll.

Einzeltherapie hat den Vorteil, daß die psychomotorischen Funktionen besser eingeschätzt, Schwierigkeiten leichter überwunden, Kontrolle besser ausgeübt, Motivation und Eigenständigkeit besser stimuliert werden können. Die Nachteile liegen in der Gefahr von Isolation und Rückzugstendenzen sowie mangelnder Kommunikation. Die Vor- und Nachteile einer Gruppentherapie wurden in Abschnitt 13.3.2.2 genannt. Im allgemeinen ist die Arbeit in kleinen Gruppen am günstigsten, vor allem wenn sie mit gemeinsamem Singen, Spielen und Gespräch verbunden ist.

2. *Mittelschweres Stadium*
In diesem Stadium dominieren Gedächtnisstörungen und oft schon eine Desorientierung zur eigenen Person, zu Ort und Zeit. Diese Defizite werden geleugnet,

Anforderungen wird ausgewichen, oft wird völlig zusammenhanglos erzählt.

Von Patienten mit diesem Grad dementieller Erscheinungen werden *einfache, leicht erlernbare Handlungsabläufe* am ehesten verstanden und umgesetzt. Das können bekannte Alltagverrichtungen wie Blumengießen sein, aber auch kreative Tätigkeiten mit Hilfe von Schablonen.

3. Fortgeschrittenes Stadium

Diese Patienten erinnern sich kaum noch an persönliche Daten, an Namen von Kindern oder Geschwistern, an Beruf oder wichtige Lebensereignisse.

Die Erkrankten haben Schwierigkeiten bei Handlungsabläufen, finden ganze Worte nicht, sind harninkontinent und werden nachts unruhig.

In dieser Phase sind wiederum einfachste Tätigkeiten wichtig, die Regelmäßigkeit verlangen. Durch Überforderung können Verwirrtheitszustände, unkontrollierte Aggressivität oder Weinausbrüche provoziert werden.

4. Terminales, Spätstadium

Mit den Betreffenden ist kaum noch ein bewußter Kontakt möglich, Kauen und Schlucken fallen schwer, Gleichgewicht und Koordination sind erheblich gestört und der Patient ist mehr oder weniger immobil und bettlägerig.

Hier sind ergotherapeutische Handlungen höchstens im Sinne einer basalen Stimulationstherapie möglich, die rein pflegerische Betreuung steht im Vordergrund.

13.4.2 Zerebrovaskulärer Insult (Apoplexie)

13.4.2.1 Klinische Grundlagen

Der Schlaganfall, medizinisch als zerebrovaskulärer Insult (ZVI) oder weniger präzise als Apoplexie bezeichnet, hat eine äußerst *vielfältige Symptomatik*, die sich aus physischen, sensomotorischen und psychointellektuellen Störungen zusammensetzt, zu denen sich noch die sozialen Folgen gesellen. Aus diesem Grunde verlangt die Behandlung und Betreuung von Patienten mit Schlaganfall viel Verständnis, Geduld und Einfühlungsvermögen. Trotz der nur langsam fortschreitenden Funktionsverbesserungen ist die Rehabilitation dieser Patienten bei entsprechendem Engagement sehr erfolgversprechend.

Ursache

Dem zerebrovaskulären Insult liegen, wie der Name schon sagt, *Durchblutungsstörungen des Gehirns* zugrunde. Die Symptomatik kann bei Hirnkrankheiten anderer Ursachen jedoch sehr ähnlich sein, z. B. bei Hirntumoren, Hirnentzündungen oder Schädel-Hirn-Traumen. Dann gelten weitgehend analoge Therapieprinzipien.

Symptomatik

Im Vordergrund der Krankheitserscheinungen stehen

- Halbseitenlähmungen und andere Bewegungsstörungen
- neuropsychologische Störungen
- Sensibilitätsstörungen
- Hemianopsien
- psychopathologische Symptome und
- Schluckstörungen.

Die **Bewegungsstörungen** lassen sich in folgende Grundstörungen einteilen:

- anfangs schlaffe Lähmungen, die allmählich in das spastische Beugemuster am gelähmten Arm und das spastische Streckmuster am gelähmten Bein übergehen. Bei einzelnen Kranken mit schwereren Ausfällen bleibt es nicht selten bei einer schlaffen Parese
- Störungen des Zusammenspiels beider Körperhälften, d. h. zwischen gelähmter und nicht gelähmter Seite (wobei letztere keineswegs als „gesund“ anzusehen ist),
- Schädigung des Lage-, Haltungs- und Bewegungsempfindens sowie Koordinationsvermögens, und
- Störungen der Feinkoordination.

Zu den wichtigsten **neuropsychologischen Störungen** zählen Aphasien, Apraxien, Agnosien, Anosognosien, Neglect-Syndrome, Raumsinnstörungen und als eine Sonderform das sogenannte *Pusher-Syndrom* (Davies, 1991; Prosiegel, 1991).

Aphasien sind erworbene Sprachstörungen, die hauptsächlich als Folge von zerebralen Durchblutungsstörungen auftreten. Auch das Verstehen, Lesen (Alexie) und Schreiben (Agraphie) sind mehr oder weniger in Mitleidenschaft gezogen. Von ihnen muß die Störung des Sprechvorganges unterschieden werden, die als ***Dysarthrie*** bezeichnet wird. Die Aphasien werden in mehrere Formen unterteilt.

Bei der *expressiven Aphasie* (auch motorische oder Broca-Aphasie) hat der Patient Probleme, die Worte für seine Aussage zu finden. Das formale Denken ist weitgehend erhalten, auch das Wortverständnis, aber es bestehen Schwierigkeiten in Benennung und entfalteter Rede.

Bei der *impressiven Aphasie* (auch sensomotorische, rezeptive oder Wernicke-Aphasie) hat der Patient Schwierigkeiten beim Verstehen und Erkennen der gesprochenen Sätze und Wörter, so daß eine ordnungsgemäße Kommunikation nicht mehr möglich ist. Die gesprochenen Worte kommen zwar fließend, aber ohne inhaltlichen Zusammenhang. Wir finden Paraphrasien, Wortneubildungen und zusammenhanglose Sätze.

Die *amnestische Aphasie* ist gekennzeichnet durch Umgehungsstrategien beim Sprechen, wenn nicht die richtigen Worte gefunden werden. Es werden dann Worte mit ähnlicher Bedeutung oder Klang verwendet, z. B. „etwas zum Setzen“, wenn ein Stuhl gemeint ist.

Der *globalen Aphasie* liegen sowohl expressive als auch impressive Störungen erheblichen Ausmaßes zugrunde. Als Symptome zeigen sich schwere Wortfindungs- und -erkennungsstörungen sowie Störungen des Lesens und Schreibens. Auch hier kommen die Sätze und Worte fließend, aber ebenfalls ungeordnet und zusammenhanglos. Aus diesem Grunde sind die „fließenden" Aphasien stärkere Störungen als diejenigen, wo Worte und Sätze nur stockend und zögernd kommen.

Hinweise zum Umgang mit sprachgestörten Patienten

Die *Behandlung der Sprachstörungen* ist Aufgabe des Logopäden und/oder Sprach- und Stimmheillehrers, aber alle anderen Therapeuten können zur Verbesserung des Sprachstatus beitragen. Dabei ist eine enge Abstimmung mit dem Logopäden zu suchen. Aber einige wichtige Grundsätze sollten immer beachtet werden (Zippel, 1994; Lutz, 1995):

- der Patient sagt oft etwas automatisch, ohne etwas Bestimmtes zu meinen,
- „Ja" und „Nein" werden häufig verwechselt,
- Zahlenreihen, Tages- und Monatsnamen können häufig automatisch aufgezählt werden, was nur wenig mit einer bewußten, gezielten Sprachäußerung zu tun hat,
- bei Themenwechsel oder Gespräch mit mehreren Personen gerät der Patient schnell durcheinander, deshalb beim „Thema" bleiben und möglichst nur eine Person sprechen lassen, denn der Patient kann sich oft nur auf einen Gesprächspartner konzentrieren,
- es besteht nicht selten Angst vor der Gegenwart fremder Personen,

Aus diesen Gründen

- sollte der Patient Zeit zum Sprechen erhalten,
- sollten dem Patienten die Worte nicht aus dem Mund genommen werden, nur eine leichte Unterstützung beim Suchen des Wortes ist erlaubt. Gegebenenfalls müssen die Wünsche des Patienten erraten werden,
- „falsche" Worte nicht abgelehnt, sondern „mitgedacht" werden,
- sollten Erklärungen einfach und kurz sein, dabei mit natürlichem, normalen Tonfall und Lautstärke (er ist nicht schwerhörig),

- darf der Patient keinesfalls wie ein Kind behandelt werden, das spürt er sofort und steht dann der Behandlung ablehnend gegenüber,
- sind bei Verwendung von Schriftmaterial nicht Schulbücher, sondern Zeitungen u. ä. zu verwenden, denn jedes Erinnern an die Schulzeit stempelt ihn zum Kind ab und verstärkt den Leidensdruck,
- ist nicht an frühere Fähigkeiten zu erinnern, weil dadurch Resignation und Depressivität provoziert werden,
- sollten gerade dem aphasischen Patienten Erfolgserlebnisse vermittelt werden,
- ist der Patient auf kleine Fortschritte aufmerksam zu machen und auf diese Weise zu ermutigen.

Ein unsachgemäßes Verhalten aller Kontaktpersonen kann das Sprachvermögen weiter reduzieren oder Erfolge zunichte machen. Die Sprachstörungen bessern sich meistens nur langsam und ihre Behandlung braucht viel Geduld (Pfleiderer und Bongartz, 1995).

Weitere neuropsychologische Störungen

Apraxien sind Störungen des Bewegungs- und Handlungsablaufs, die nicht durch sensorische und motorische Ausfälle zu erklären sind. Der Patient ist nicht in der Lage, zielgerichtete und zweckmäßige Handlungen oder Bewegungen durchzuführen (Wail, 1990; Prosiegel, 1991).

Bei *ideatorischen Apraxien* besteht die Unfähigkeit, logisch aufeinander folgende Handlungen mit mehreren Objekten auszuführen. Eine Aphasie ist fast immer dabei. Wahrscheinlich liegt bei dieser Apraxieform mehr eine Denk- als eine Bewegungsstörung vor, da der Patient sich den Handlungsablauf nicht mehr vorstellen kann. Im Alltag fallen Patienten mit dieser Störung durch Schwierigkeiten beim An- und Auskleiden, Essenszubereitung oder beim Waschen auf. Schon einfache Teste können diese Störung offen legen, z. B. beim Brief falten und in einen Briefumschlag stecken oder beim Auswechseln einer Taschenlampenbatterie.

Dagegen ist die *ideomotorische Apraxie* in der Alltagspraxis kaum zu erkennen. Sie stellt eine Störung der sequentiellen Anordnung von Einzelbewegungen zu Bewegungsfolgen dar und wird vor allem in Testsituationen wahrgenommen, wenn es um das Nachahmen von Bewegungen geht. Der Patient kann auch nicht verbalen Aufforderungen zu planfolgen Bewegungsabläufen nachkommen, z. B. zum Zähneputzen.

Eine Apraxie wird von den Patienten als sehr schwere Behinderung empfunden, weil sie von fremder Hilfe noch abhängiger macht als andere Symptome der Apoplexie. Apraktische Störungen werden sehr häufig erst bei Übungsbehandlungen und Beobachtung der Krankenpflege, Physiotherapie oder Ergotherapie entdeckt.

Die Behandlung *apraktischer Störungen* erfolgt durch regelmäßiges Üben in einzelnen Schritten (Sequenzen), was letztlich ein Neuerlernen von zielgerichteten Handlungen aus dem täglichen Leben (ADL) bedeutet, z. B. An- und Ausziehen, Waschen, Knöpfen, Essen zubereiten u. a. Mit diesem Alltagsprogramm steigen die Chancen, apraktische Störungen allmählich zu überwinden.

Sonderformen stellen die **Sprechapraxie** und **bukkofaziale Apraxie** dar. Bei einer Sprechapraxie sind die Patienten nicht in der Lage, die Sprechbewegungen des Mundes zu koordinieren und die notwendigen Bewegungsfolgen richtig auszuführen. Die davon betroffenen Patienten können schon die Aufforderung, den Mund zu spitzen, nicht erfüllen. Bei der bukkofazialen Apraxie, auch Gesichtsapraxie genannt, können die Einzelbewegungen nicht zur Gesichtsmimik zusammengefügt und gesteuert werden.

Schwerwiegende Störungen sind solche des Raumes und der Raumanalyse. Bei der **konstruktiven Raumanalysestörung** ist das Erkennen für Raum und Gestalt verloren gegangen. Diese Wahrnehmungsstörungen kommen vor allem bei rechtshirnigen Schäden vor, d. h. bei einer Linksseitenlähmung. Deshalb darf

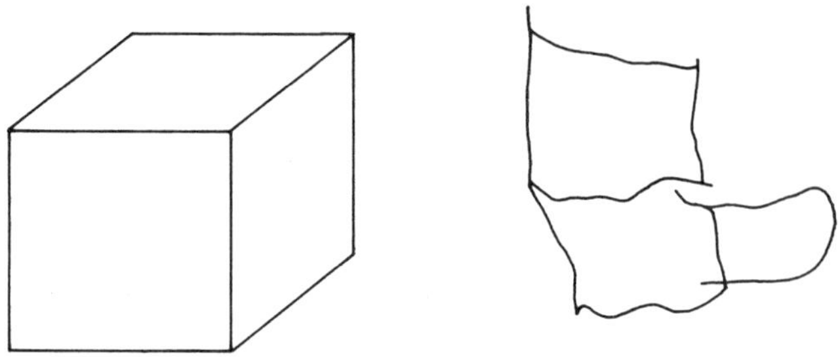

Abb. 13.1 Beispiel für eine Raumsinnstörung. Der Patient gibt eine völlig andere Anordnung wieder als auf dem vorgegebenen Bild links.

ein rechtsseitig gelähmter Patient nicht von vornherein als prognostisch ungünstiger beurteilt werden, obwohl seine Parese häufig mit einer Aphasie verbunden ist. Die visuelle-räumliche Wahrnehmungsstörung wird bemerkt, wenn z. B. der Patient bestimmte Gegenstände in einem Zimmer genau zuordnen soll, z. B. einen Blumenständer. Er sieht ihn in einer völlig anderen Position, sogar außerhalb des Zimmers, oder die Uhrzeiger völlig verkehrt in einer Uhr.

Erkrankte mit einer *räumlich-konstruktiven Störung* sind unfähig, geometrische Figuren zu zeichnen und stufenweise zusammenzusetzen, einen Würfel nehmen sie nur in einer Ebene wahr (Abb. 13.1). Uhrzeiger würden sie trotz Vorlage falsch einzeichnen.

Agnosien sind Störungen des Erkennens und Wiedererkennens bei erhaltener sinnlicher Wahrnehmung. Es werden verschiedene Formen unterschieden.

Die *visuelle Agnosie* gehört zum Gesamtkomplex der zerebralen Sehleistungen. Wenn die gesehenen Objekte nicht wiedererkannt werden, wird von einer **Objektagnosie** gesprochen. Sonderformen von Agnosien sind **Prosopagnosien,** bei der keine Gesichter wieder erkannt werden, oder **Farbagnosien.** Sie sind alle recht selten. Die Prüfung erfolgt durch das Erkennen verschiedener Gegenstände, am besten mittels entsprechender Bildtafeln. Auch eine Bildgeschichte kann beschrieben werden. Die Therapie ergibt sich aus der jeweiligen Art der Störung.

Es gibt noch weitere Agnosien. Sie betreffen die Selbstorientierung des Patienten am eigenen Körper (**Körperschema-Agnosie** oder Somatopagnosie), wo die einzelnen Körperteile nicht mehr angegeben werden können.

Bei der ***akustischen Agnosie*** (Seelentaubheit) werden Geräusche und Töne zwar gehört, aber sie können nicht identifiziert werden. Prüfung und Therapie fallen nicht in den Aufgabenbereich des Ergotherapeuten, er kann die Behandlung aber bei entsprechender Anleitung unterstützen, z. B. durch Erinnern an die Art des Geräusches oder das Singen bekannter Melodien.

Bei einer **Anosognosie** nimmt der Patient schlichtweg seine Krankheit nicht zur Kenntnis, er hat keinen Bezug zu den eingetretenen Lähmungen an Arm und Bein oder zu anderen Störungen. Er schmiedet Pläne für sein Leben zu Hause und im Beruf, ohne die Folgen seines Schlaganfalls zu bedenken.

Das **Neglect-Syndrom** beinhaltet die Vernachlässigung bestimmter Sinneswahrnehmungen, seien sie visuell, akustisch oder körperlich. Damit liegt das Neglect-Syndrom in der Nähe der beschriebenen Agnosien. Es wird häufig bei linksseitig gelähmten Patienten, d. h. rechtshirnigem Insult, beobachtet. Am häufigsten findet sich der visuelle Neglect. In diesem Fall hat der Erkrankte keine Beziehung zur linken, gelähmten Seite, sie ist einfach nicht für ihn vorhanden, sie wird eher als Fremdkörper empfunden. Er setzt deshalb die verbliebenen Funktionen dieser Seite nicht ein, er vernachlässigt sie, woher diese Krankheitserscheinung auch ihren Namen bezieht. Neglectare heißt im Lateinischen „vergessen, vernachlässigen". Beim visuellen Neglect wird die linke Raumhälfte nicht beachtet . Kreuzworträtsel werden nur zur Hälfte der Seite gelöst, Striche nur auf der rechten Seite geteilt (Abb. 13.2). Neglect-Patienten fallen durch Anecken an Wänden und Gegenständen auf, weil sie diese nicht wahrnehmen, diese für sie nicht vorhanden sind.

Vom Neglect-Syndrom muß das **Pusher-Syndrom** abgetrennt werden. Diese Patienten sind rechtshirnig geschädigt, sie scheinen unentwegt zur gelähmten Seite zu drücken, weshalb sie auch ständig schräg im Bett liegen oder im Rollstuhl an die betroffene Seite

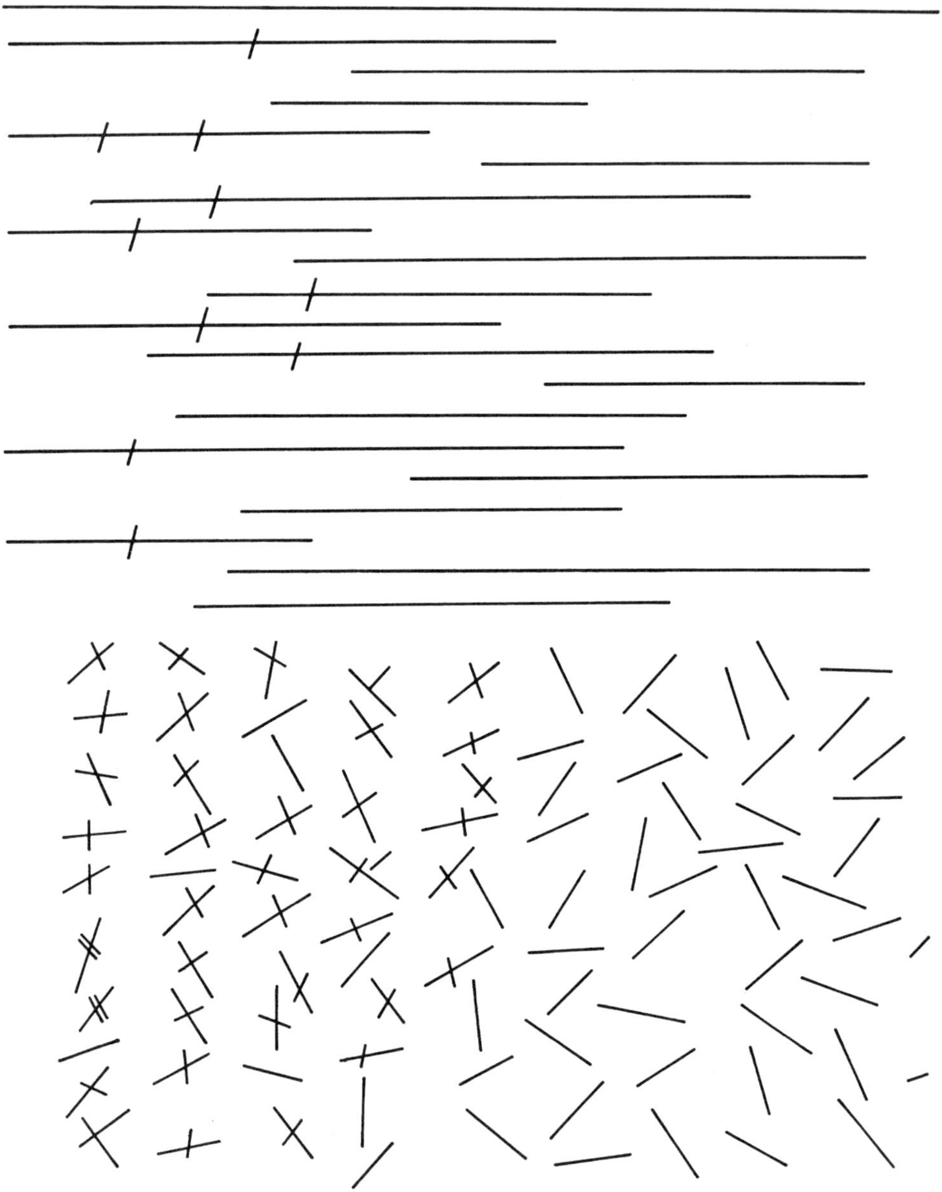

Abb. 13.2 Neglect-Syndrom: Die Linien wurden vom Schlaganfallkranken nicht in der Mitte, sondern nur auf der jeweils rechten Seite angestrichen bzw. geteilt. Die linke Seite wird nicht wahrgenommen.

gedrückt sitzen (Davies, 1991; Prosiegel, 1991). Hier ist die Körperlängsachse verschoben.

In anderen Fällen ist die Rechts-Links-Unterscheidung gestört, übrigens oft verknüpft mit einer Rechenstörung (**Akalkulie).**

Weitere Symptome eines zerebrovaskulären Insults
Sensibilitätsstörungen sind bei Schlaganfallkranken häufig Teil der Symptomatik. Sie zählen zu den Störungen der Sinneswahrnehmungen (Sensorik). Sie werden in Oberflächen- und Tiefensensibilität unterschieden.

Die *Oberflächensensibilität* besteht aus epikritischen und protopathischen Leistungen. Zu den epikritischen Empfindungen werden die Differenzierung von leichten Berührungen und die Unterscheidung zweier nahe liegender Hauptpunkte gezählt, was Diskrimination genannt wird. Protopathische Funktionen sind die Unterscheidung von Temperaturen und Schmerzempfindungen.

Unter *Tiefensensibilität* ist das Empfinden für Lage, Stellung, Bewegung, stärkeren Druck sowie Vibration zu verstehen. Die propriozeptiven, sensiblen Informationen kommen vor allem aus den Muskeln, Sehnen und Gelenken. Die Tiefensensibilität gibt auch das Gefühl für Lage im Raum und Bewegungsausmaß des Körpers. Die Stereognosie ist die Fähigkeit, dreidimensionale Gegenstände durch Betasten zu erkennen. Es handelt sich dabei um eine kombinierte Leistung aus Oberflächen- und Tiefensensibilität. Ihre Störung wird Astereognosie genannt. Dieser Sensibilitätsverlust kann auch als eine taktil-kinästhetische Wahrnehmungsstörung bezeichnet werden. Die Prüfung wird durch Betasten von Gegenständen durchgeführt, wobei sie identifiziert und die Eigenschaften nach Material, Form, Größe und Festigkeit beschrieben werden sollen. Das geschieht verdeckt, z. B. unter einem Tuch. Wenn man sich über Art und Umfang der Stereoagnosie einen genauen Eindruck verschafft hat, werden systematisch die verlorengegangenen Fähigkeiten trainiert, praktisch wiedererlernt. Zuerst werden

Gegenstände nach ihrer Qualität unterschieden, d. h. nach Größe, Gewicht, Form, Festigkeit und Oberfläche, später müssen die Schwierigkeitsgrade gesteigert werden. Auf diese Weise wird gleichzeitig die Oberflächensensibilität trainiert.

Die **Hemianopsie**, eine halbseitige Blicklähmung, ist eine der häufigsten Sehstörungen bei einer zerebralen Apoplexie. Eine Hemianopsie wird *berücksichtigt,* indem die Therapiemittel auch außerhalb des Blickfeldes des Patienten gelegt werden, anfangs nur gering, später immer weiter über das Blickfeld reichend. Der Patient wird auf diese Weise angeregt, durch Kopfdrehung sein Gesichtsfeld zu erweitern bzw. die hemianoptische Störung zu kompensieren. Computergestützte Übungsprogramme verfahren nach einem ähnlichen Prinzip.

Psychopathologische Veränderungen sind oft schwierig einzuschätzen, was Ursachen und Erscheinungsbild angeht. Sie können sowohl Folge des akut eingetretenen zerebrovaskulären Insults als auch Ausdruck von chronischen Durchblutungsstörungen oder hirnorganischen Abbauprozessen sein.

Psychopathologische Symptome können Behandlungsablauf und Prognose der Apoplexie erheblich beeinflussen, weil sie in einem engen Zusammenhang zu Eigeninitiative, Interesse oder Vigilanz stehen. Die unmittelbare Behandlung psychopathologischer Störungen liegt zwar in den Händen von Ärzten und Neuropsychologen, aber auch alle anderen Mitglieder des therapeutischen Teams können durch adäquates Verhalten positiv zur Therapie beitragen. Vom Ergotherapeuten wird in diesen Fällen viel Einfühlungsvermögen verlangt Bei **Affektlabilität oder -inkontinenz** hat der betroffene Patient seine *Gefühle nicht* oder *nur mangelhaft unter Kontrolle.* Das äußert sich in Gefühlsausbrüchen, Niedergeschlagenheit, Angst, Wut, Verzweiflung oder freudiger Erregung, was nicht selten mit **zwanghaftem Weinen** einhergeht. Oft scheint kein unmittelbarer Anlaß dafür vorzuliegen. Der Therapeut sollte nicht tröstend darauf eingehen, weil diese Krankheitsäußerungen nicht der Kontrolle des Patienten unterliegen. Ein freundliches, mehr sachliches Verhalten wird dieser Situation eher gerecht.

Depressivität tritt als Reaktion auf den plötzlichen Verlust geistiger und körperlicher Fähigkeiten recht häufig auf. Sie kann durch die sich einstellenden Funktionsverbesserungen im Laufe der Therapie allmählich reduziert werden. Der Therapeut sollte in dieser Richtung ermutigend wirken und den Patienten auf die erreichten Fortschritte aufmerksam machen. Zum Abbau reaktiver Depressionen trägt auch ein gesichertes, günstiges soziales Umfeld des Patienten bei. ***Resignation*** ist eine mit depressiven Stimmungen einhergehende Krankheitsfolge.

Die oftmals bei Apoplexiekranken zu beobachtende ***Antriebsschwäche*** kann mit depressiver Symptomatik in einem engen Zusammenhang stehen und mit ähnlichen Mitteln beeinflußt und manchmal sogar völlig überwunden werden. Antriebsschwäche kann aber auch Ausdruck eigenständiger Störungen bestimmter Hirnareale sein. Auf andere Symptome wie Euphorie, Verwirrtheit oder Desorientiertheit, **Ängstlichkeit** und **Konzentrationsschwäche** soll hier nicht näher eingegangen werden.

Schluckstörungen (Dysphagie) treten meistens nach basalen Hirninsulten auf, wenn die Nervenzentren für die Kau- und Schluckmuskulatur betroffen sind. Aber es können sich auch andere Ursachen dahinter verstecken. Die Beschwerden können unterschiedlicher Natur sein. Beim Trinken fließt Flüssigkeit aus der gelähmten Mundseite, Speisen bleiben zwischen Zähnen und in den Mundtaschen hängen, oder der Kranke verschluckt sich ständig. Gerade das ist gefährlich, weil die Aspiration von Nahrungsbestandteilen nicht nur zu lebensgefährlichen Atemnotzuständen führen kann, sondern auch zu Lungenentzündungen.

Die Behandlung des Schluckaktes wurde bisher oft von Logopäden durchgeführt. Es ist aber wichtig, daß bei Schluck- und Eßstörungen Logopädie, Krankengymnastik, Krankenpflege und Ergotherapie gleichermaßen, jeder auf seinem Gebiet, an der Behandlung beteiligt sind. Dabei werden die Wangen, Mund- und Schlundmuskulatur mittels verschiedener Techniken stimuliert, was als **orofaziale Therapie** bezeichnet wird. Das geschieht mit Streicheln, Kneifen, Strecken oder Klopfen, was eine Tiefenwirkung auf die Sinnesempfindungen in den Muskeln und Schleimhäuten hat. Dazu zählt auch das Grimassieren vor einem Spiegel, um Selbstkontrolle (Biofeedback) auszuüben. Es sollten auch der Hust- und Würgereflex beobachtet werden, denn sind diese nur gering ausgeprägt, sind nur unter Anleitung und Kontrolle Mahlzeiten einzunehmen. Strohhalme und Schnabeltassen sind zu verbannen, denn sie lösen unerwünschte Saugreflexe aus (Morales, 1991; Schalch, 1991). Daneben sollten folgende Hinweise beachtet werden:

- Eß- und Trinkhaltung müssen aufrecht sein, erst eine gute Kopfhaltung macht ein orofaziales Training wirksam,
- erst üben, dann essen und schlucken,
- während des Essens nicht mit dem Patienten plaudern,
- Zeit lassen zum Essen,
- nur kleine, aber feste Bisse nehmen, und die Getränke andicken, um den Schluckreiz zu erhöhen und Aspirationsgefahr zu reduzieren,
- gut kauen und auf Mundschluß beim Schlucken achten,
- nach jedem Schluck eines Getränks die Tasse abstellen und kurze Pause einlegen,
- bei Speiseresten im Mund nachschlucken lassen, vor dem nächsten Schluck muß der Mund leer sein,
- nach dem Essen noch mindestens 20 Minuten sitzen lassen.

13.4.2.2 Allgemeine Hinweise zur Ergotherapie bei Schlaganfall

Die Rehabilitationskonzeption ist auf die Mobilisierung des verbliebenen Leistungsrests ausgerichtet und strebt ein Ergebnis an, das dem Zustand vor dem akuten Ereignis weitgehend nahe kommt.

In der Rehabilitation hat die Ergotherapie eine zentrale, oft entscheidende Bedeutung, wenn es um das Erhalten und Erzielen einer optimalen Selbständigkeit und Unabhängigkeit geht. Optimal heißt in der Geriatrie nicht eine „rehabilitatione ad integrum", das heißt eine völlige Wiederherstellung, anzustreben, sondern eine „rehabilitatione ad optimum", eine alle noch bestehenden Leistungsreserven ausschöpfende Rehabilitation. Die Effektivität der Ergotherapie wird um so größer sein, je mehr sie die Kooperation mit Arzt, Krankenpflege, Physiotherapie, Sporttherapie, Logopädie, Psychologie, Orthopädietechnik und Sozialarbeit sucht und pflegt. Die Rehabilitation der Apoplexiekranken ist eine ausgesprochene *Teamarbeit* (s. Kapitel 13.2.1).

Es gibt heute verschiedene Behandlungskonzepte für eine *individuelle funktionelle Bewegungstherapie* In Deutschland hat sich besonders das Behandlungskonzept des Londoner Ehepaares Berta und Karel Bobath durchgesetzt. Aber auch andere Behandlungskonzepte, die auf neurophysiologischen Erkenntnissen basieren, haben sich durchaus bewährt. Als Beispiele seien die Konzepte nach Brunnström, dem Ehepaar Affolter, Kabat oder die PNF (propriorezeptive neuromuskuläre Fazilitation) nach Knott und Voss genannt. Für einen Ergotherapeuten, der stark in die Schlaganfallrehabilitation eingebunden ist, ist es wichtig, mindestens eines dieser Konzepte gut zu verstehen und so zu beherrschen, um es modifiziert auf die Bedingungen des einzelnen Patienten anwenden zu können. Es können aber auch mehrere Konzepte miteinander verbunden werden, z. B. im A-B-C (Affolter-Bobath-Coombs)-Konzept. Coombs hat sich große Verdienste um das orofaziale Training erworben (Schalch, 1992).

Mit dem Konzept nach Bobath sollen vor allem die bereits genannten Bewegungsstörungen beim ZVI beeinflußt werden. So wird versucht, mittels verschiedener Behandlungstechniken den Muskeltonus weitgehend zu normalisieren und Bewegungen anzubahnen.

Auf diese Weise wird dem spastischen Muster entgegengewirkt und normale Bewegungsabläufe werden erleichtert. Gleichzeitig wird das Zusammenspiel zwischen der gelähmten und der nicht gelähmten Körperhälfte gefördert. Durch die ständige Vermittlung normaler Haltung und Bewegung wird die Kontrolle über den Körper gefördert, es entsteht Körperbewußtsein.

Ziel des Bobath-Konzepts ist es, über die Kontrolle der Motorik das Gleichgewicht, die Körperhaltung, Massenbewegungen und Bewegungskoordination soweit wie möglich kontrollieren zu lernen.

Die Behandlung von Körperhaltung und Bewegungskoordination beginnt bereits in der Akutphase der Erkrankung beim liegenden Patienten durch einen regelmäßigen Lagerungswechsel in jeweils bestimmten Haltungen.

Die Gehübungen werden durch spezielle Haltungs-, Stütz- und Koordinierungsübungen vorbereitet, die Körperkontrolle versprechen. Diese Kontrolle kann auch während der Laufübungen angestrebt werden. Die sensorischen Störungen des Lage- und Haltungsempfindens werden im Bobath-Konzept berücksichtigt, weil sie die Bewegungsstörungen verstärken. Dabei wird möglichst von zentral nach peripher, vom Rumpf nach außen vorgegangen.

Bei schlaffen Paresen muß der gelähmte Arm abgestützt werden, weil sonst schnell Zerrungen und andere Verletzungen an der Schulterkapsel eintreten.

Zu den Grundprinzipien der Schlaganfalltherapie gehört es ebenso, auf freie Beweglichkeit der Schultern, besonders auf der gelähmten Seite zu achten. Das Schultergelenk ist von allen das gefährdetste Gelenk beim Schlaganfall. Es treten dort sehr schnell Sekundärschäden wie Subluxationen, Kapseleinrisse, Kontrakturen und schmerzhafte Schulter-Hand-Syndrome auf (Zippel, 1994). Für die *Lagerung eines schlaff gelähmten Armes* ist eine verbreiterte Lehne des Stuhls oder Rollstuhls erforderlich, weil durch einen hängenden Arm die Gefahr einer Schultersubluxation droht. Besser ist jedoch eine Lagerung des Armes auf Tisch oder Rollstuhltisch, die der Patient selbst kontrolliert, ohne daß Lagerungshilfen nötig sind. Bei spastischen Paresen sind gelegentlich Lagerungsschienen angebracht. Rollen oder kleine Bälle dagegen gehören **nicht** in eine spastische Hand, da diese über Reflexmechanismen die Hand- und Armspastik provozieren.

13.4.2.3 Aufbau der Ergotherapie bei zerebrovaskulärem Insult

1. Die Basis für den Erfolg der therapeutischen Maßnahmen wird durch eine exakte und umfassende **Befundaufnahme** gelegt. Sie umfaßt folgende Bestandteile:

Soziale Situation: Familienstand, Angehörige, Hilfs- und Bezugspersonen, Beruf, Hobby bzw. Freizeitinteressen, besondere Fähigkeiten und Fertigkeiten, Wohnsituation (Größe, Etage, Bad);

Äußeres Erscheinungsbild: Aussehen, Körperhaltung, Gangbild, Sitzbalance, Stehfähigkeit, Fortbewegung, Gestik, Mimik, Sprache, Kommunikationsvermögen;

Psychische Verfassung: Kontaktfähigkeit und -bereitschaft, Stimmungslage, Leidensdruck, Eigeninitiative, Motivation, Gedächtnis, Orientierung, Krankheitseinsicht, Konzentration, Aufmerksamkeit, Ausdauer;

Motorisch-funktioneller Befund: Gelenkstatus, Muskelfunktionsprüfung, Beweglichkeit und Bewegungsausmaß, Transfer Bett/Rollstuhl und umgekehrt, grob- und feinmotorische Funktionsfähigkeit, Anwendung von Geh- und anderen Mobilitätshilfen;

Sensorischer Befund: Oberflächen- und Tiefensensibilität, Lageempfinden, Sehen, Hören;

Neuropsychologische Störungen: Aphasie, Apraxien, Agnosien, Anosognosie, Neglect-Syndrom, Pusher-Syndrom, Raumsinnstörungen u. a.;

Prüfung der Aktivitäten des täglichen Lebens (ADL): Körperpflege, An- und Auskleiden, jeweils getrennt nach Ober- und Unterkörper, Waschen, Duschen, Baden, Essen, Schlucken, Nahrungszubereitung, Toilette, Wäschereinigung, Wohnungsreinigung, Geschirr waschen.

2. Schulung grobmotorischer Fähigkeiten

Behandlungsmaßnahmen

In Zusammenarbeit mit der Krankengymnastik wird zuerst Drehen und Aufsitzen im Bett, dann kontrollierter Sitzwechsel und korrektes, symmetrisches Sitzen geübt.

Eine korrekte, symmetrische, stabile Sitz- und Stehhaltung muß immer angestrebt werden.

Die Wiederkehr von Funktionen beginnt oft in Schulter und Oberarm, ist aber meistens mit der Entwicklung muskulärer Spastik und fehlerhafter Bewegungsmuster verbunden.

Die ergotherapeutischen Tätigkeiten sollten so oft wie möglich *bimanuell* (Abb. 13.5), d. h. mit beiden Händen, ausgeführt werden. Entweder es wird der gelähmte Arm durch den gesunden gebahnt und geführt, nachdem die Finger ineinander verschränkt wurden, oder der nicht betroffene Arm führt die gelähmte Extremität und leitet zum richtigen Bewegen an. Das hat u. a. eine hemmende Wirkung auf die Spastik, vor allem wenn Ellenbogen, Schulter und Rumpf nach vorn gebracht werden.

Durch bimanuelles Arbeiten wird muskuläre Spastizität gebremst.

Geeignete Übungen sind Brettspiele, rollende und schiebende Bewegungen. Gleiches trifft auf Verrichtungen des täglichen Lebens (ADL) zu, z. B. Greifen, Getränke einkippen, Glas halten, wiederum als komplexe, geschlossene Bewegungsabläufe. Alltagsnahe

Verrichtungen können durch Einbeziehung des Konzepts nach Perfetti die Übungsgestaltung erleichtern (Oberleit, 1996). Das Augenmerk dieses Konzept liegt auf dem Bewußtmachen jeder Haltung und Bewegung. Um Koordination und Symmetrie zwischen beiden Körperseiten zu fördern, sind ebenfalls *bimanuelle Tätigkeiten* empfehlenswert. Das geschieht vor allem durch die Verwendung der gelähmten Seite zum Halten und Aufstützen. Das Aufstützen verbietet sich bei schlaffer Parese und geschwollener Hand. Dabei führt die gelähmte Seite die einfache, die Gegenseite die differenzierte Arbeit aus. Bilateral kann ein Stab oder ein anderer Gegenstand gehoben werden, wenn wiederum die Finger ineinander verschränkt werden.

Die Lähmungen bilden sich manchmal auch von der Peripherie her zurück. Das wird gefördert, indem die Handfunktion durch Festigung der Fähigkeiten der Schulter- und Armfunktionen unterstützt wird. Dafür kommen ebenfalls *bilaterale und bimanuelle Aufgaben* in Betracht.

Bei Greifarbeiten soll der gelähmte Arm mit eingesetzt werden, auch die Hand darf nicht isoliert arbeiten.

Die Handfunktionen können am besten mit gleichzeitiger Förderung der Armfunktionen verbessert werden. Dafür sind alle Tätigkeiten geeignet, bei denen das *Greifen unter Benutzung des Armes von verschiedenen Positionen aus* trainiert werden kann. *Geeignete Übungen* sind wiederum Brettspiele, das Ergreifen und Festhalten von Gegenständen unterschiedlicher Größe, abwechselndes Öffnen und Schließen der Hand, Holz- und Textilarbeiten.

Die Übungen sind so zu dosieren und die Bewegungen so zu kontrollieren, daß der spastische Muskeltonus nicht verstärkt wird.

Wenn Arm- und Greiffunktionen gut sind, der gelähmte Arm schon in Augenhöhe gebracht werden kann und die grobmotorische Greiffähigkeit gut ist, muß weiterhin konsequent jeder weiteren Tendenz zur Vernachlässigung der gelähmten Seite entgegengewirkt werden.

Alle genannten therapeutischen Maßnahmen tragen gleichzeitig zur Steigerung der Sinnesempfindungen, vor allem zum räumlichen Vorstellungsvermögen bei Wahrnehmungsstörungen, Neglect, hemianoptischer Blicklähmung und Apraxien bei.

2. Schulung feinmotorischer Funktionen

Befunderhebung

Die Schulung feinmotorischer Funktionen ist nicht von den anderen Behandlungsmaßnahmen zu trennen, sie wird hier nur aus didaktischen Gründen gesondert dargestellt. Im allgemeinen darf die Feinmotorik erst *nach fortgeschrittenem Rehabilitationsstand* und in Abstimmung mit der Krankengymnastik behandelt werden. Geschieht das zu früh, können Spastik gefördert und Funktionsverluste provoziert werden. Treten assoziierte Reaktionen, d. h. unbewußte spastisch-motorische Mitbewegungen auf, sind die Übungen ungeeignet. Die Feinmotorik bzw. -koordination kann folgendermaßen eingeschätzt werden, am besten in zwei Höhen, d. h. entweder vorgebeugt vom Sitzen aus oder im Stehen:

- Fingerfertigkeit – Drehen, Wenden, Zählen, Sortieren von Geld oder Karten, Greifen kleiner Gegenstände, z. B. Schrauben oder Nägel, kontrolliertes Loslassen durch Stapeln oder Werfen von Ringen oder Bällen; Steckspiele in verschiedenen Größen
- Bewegungs- und Funktionsgeschwindigkeit – Ordnen von Gegenständen, Imitieren von Klavierspiel, Schütteln einer kleinen Flasche
- Bewegungsreaktion – Fangen eines Balls oder Rings, Abwehrbewegung
- bimanuelle Tätigkeiten – Aufwickeln verschiedener Schnüre, Schrauben, Flechten, Wäsche glätten u. ä.

Behandlungsmaßnahmen

Grundsätzlich ist dem *Koordinierungstraining einschließlich der Reduzierung des Muskeltonus* der Vorrang vor kräftigenden Übungen zu geben, denn selbst leichte Tonussteigerungen wirken bei feinen Bewegungsabläufen störend und hinderlich.

Weit ausholende, stützende und kreisende Armbewegungen mindern die Spastik und bereiten die Feinkoordination vor.

Der Spitzgriff wird mit Dreh- und Schraubübungen trainiert. Die Kontrolle der gesamten Arm- und Handbewegung kann mit Ball-, Stab- und Ringspielen angestrebt werden, im weiteren mit Feilen, Reihen und Schreiben. Es sollte daran gedacht werden, daß die Ursachen für ungenügende feinkoordinatorische Fähigkeiten oft proximal liegen, denn die Gliederkette Schulter-Arm-Hand ist eine Funktionseinheit. Zu diesen Ursachen zählen asymmetrische Haltungen von Kopf und Rumpf, Schulterretraktionen und -subluxationen und unkontrollierte Armbewegungen.

Eine ausreichende Feinkoordination ist erst denkbar, wenn der Patient das Handgelenk kontrollieren, die Hand drehen und in die Handinnenfläche sehen kann.

Das kann mit Stempeldruck, Lederarbeiten und einigen Spielen gefördert werden. Kontrakturen und die bereits oben erwähnten Wahrnehmungsstörungen schränken gleichfalls die Feinkoordination ein.

Alle genannten Übungsprogramme können auch in der Gruppe durchgeführt werden. Das bietet sich besonders zur Intensivierung und Stimulierung der in Einzeltherapie erreichten Erfolge an. Spiele und einige handwerkliche Arbeiten machen sich in der Gruppe leichter. Sehr schwer behinderte, wenig physisch und psychisch belastbare und stärker sprachgestörte Patienten sind für eine Gruppenbehandlung weniger geeignet.

3. Schulung der Sensorik

Die erste Überprüfung der Sinnesempfindungen (Sensorik) gehört in die Kompetenz des Arztes. Trotzdem sollten diese Funktionen vor Beginn der Ergotherapie überprüft werden, um sich einen eigenen Eindruck zu verschaffen. Wenn Hinweise auf das Vorliegen sensibler Störungen vorliegen, sollte sich der Ergotherapeut mit dem Arzt verständigen, weil von diesen Störungen Krankheitsverlauf und Therapie zumindest beeinflußt werden. Gerade Störungen der Oberflächensensibilität wirken sich auf Motorik, Neglect, Koordination, Schreibfähigkeit und nicht zuletzt auf Verletzungsgefahr aus, weil Schmerzen, Verbrennungen usw. unter Umständen nicht gespürt werden. Die Therapie dieser Störungen beginnt wiederum mit weitgehender Normalisierung des Muskeltonus, weil sonst die taktilen Wahrnehmungen erschwert sind, und mit einer geeigneten Übungshaltung. Für alle Übungen ist die Kooperation des Patienten sehr wichtig, ebenso Zeit und Geduld. Darum sollten auch psychische und emotionale Stimuli eingesetzt werden, also Farbe, Abwechslung, Lob oder Gruppendynamik.

Das Training selbst besteht aus einer Stimulationsbehandlung mit vielen Wiederholungen durch unterschiedlichste Materialien und Gegenstände mit verschiedenen Oberflächenqualitäten. Die Übungen sind so zu wählen, daß die Ziele erreichbar, also am Anfang relativ leicht zu bewältigen sind. Die Sensibilität kann auch mit Bürsten, Reiben, Klopfen, Eis, Warmbädern und ähnlichen Maßnahmen gefördert werden. Das taktile Empfinden wird auch durch das Suchen von Gegenständen im Sand oder Reis, noch besser in Erbsen, sowie durch handwerkliche Arbeiten direkt angeregt.

4. Selbständigkeitstraining und Wohnraumanpassung

Bei Selbständigkeitsübungen, den Aktivitäten des täglichen Lebens (ADL), sind alle therapeutischen Grundsätze zu berücksichtigen, die für die Behandlung der motorischen, sensiblen und anderen Funktionsverluste gelten.

Die ersten anbahnenden Maßnahmen beginnen bereits in der Krankheitsphase, in der der Patient noch nicht das Bett verlassen kann. Das betrifft vorrangig die *Körperhygiene*, An- und Ausziehen sowie Esseneinnahme des Patienten. Diese Anbahnung wird meistens von der Krankenpflege übernommen. Die Ergotherapie beginnt mit dem Selbständigkeitstraining, wenn der Patient bereits bei guter Haltung und Gleichgewicht sitzen kann.

Bei allen Tätigkeiten ist immer zuerst die betroffenen, gelähmte Seite zu beachten. Das *Anziehen* beginnt mit der gelähmten, das *Ausziehen* mit der nicht gelähmten Seite. Der betroffene Arm sollte durch den gesunden geführt und auf diese Weise „angeleitet" werden. (Abb. 13.3–13.5).

Später kommen Übungen für *selbständiges Essen* und *Speisenzubereitung* hinzu.

Im Behandlungsverlauf werden alle praktischen Verrichtungen des täglichen Lebens bis zu *sozialtherapeutischen Aspekten* trainiert. Das reicht von der Geschirrwäsche, Kochen und Wohnungsreinigung bis zur Benutzung öffentlicher Verkehrsmittel, Einkauf und Verhalten auf Post und Bank, dem sogenannten **City-Training**. Dafür ist unter Umständen ein intensives Schreibtrainig erforderlich. Die Hinweise erhält der Ergotherapeut vom Logopäden.

Für die Bewaltigung der anfallenden Arbeiten im Haushalt stehen heute viele praktikable Tricks und sogenannte ***Technische Hilfen*** zur Verfügung. Die Abbildungen geben solche Möglichkeiten wieder (Abb. 13.6–13.8). Der funktionell einarmige, hemiplegische Patient sollte sie kennen und ihre Benutzung üben. In gleicher Weise kann auch die Wohnung an die Bedingungen des behinderten alten Menschen adaptiert werden, was von häufig von Ergotherapeuten veranlaßt wird (s. Kapitel 16.3).

Die Abbildungen 13.3–13.5 zeigen wichtige Sequenzen des Anziehtrainings (dressing) an den unteren Extremitäten bei einem linksseitig gelähmten Patienten.

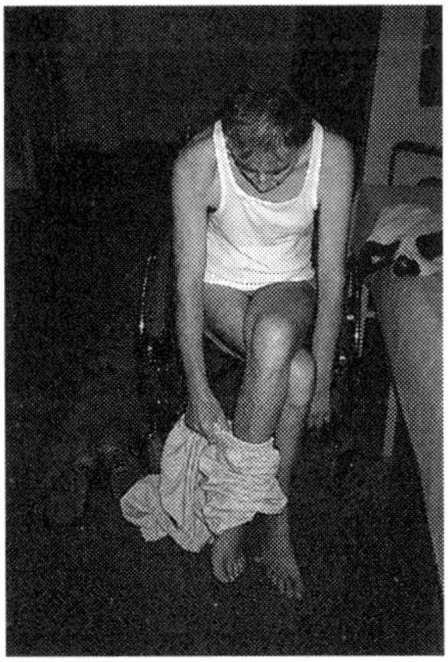

Abb. 13.3 Beim Anziehen der Hose wird das gelähmte Bein über das andere Bein geschlagen und zuerst angezogen.

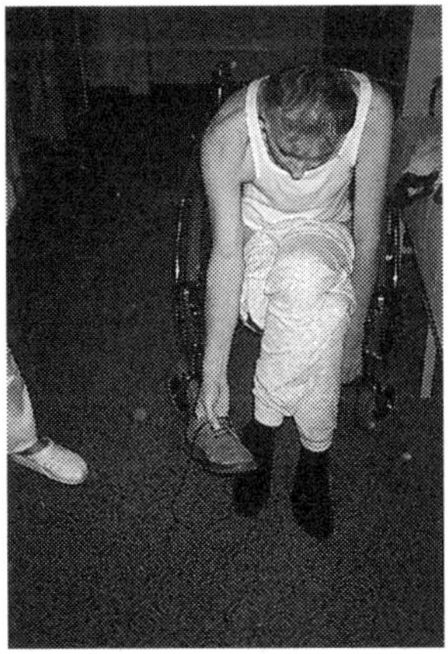

Abb. 13.4 Die Arme sind beim Anziehen möglichst gestreckt zu halten, wenn Spastizität in der gelähmten Seite vorhanden ist.

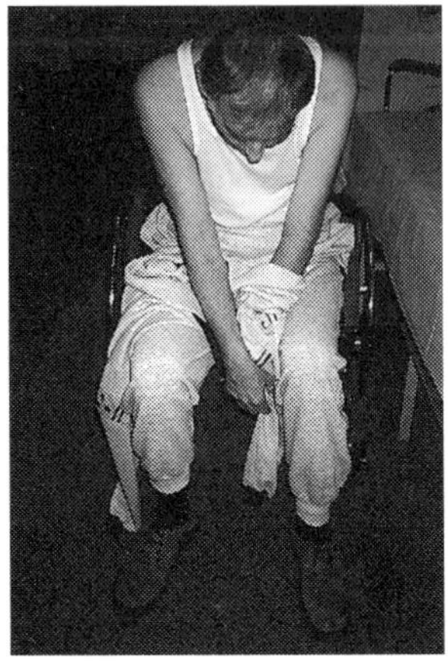

Abb. 13.5 Das Bemühen um bimanuelles Üben ist gut zu erkennen beim Anziehen des Oberkörpers.

! Eine völlige Umstellung von Selbständigkeit auf die nicht gelähmte Seite sollte erst erfolgen, wenn alle Leistungsreserven auf der paretischen Seite ausgeschöpft sind.

Eine Kompensation verlorengegangener Fähigkeiten nur durch die nicht gelähmte Seite führt letztlich zu ermüdenden, unökonomischen Haltungs- und Bewegungsreaktionen. Auf der anderen Seite können bei starker muskulärer Spastizität die assoziierten Reaktionen (s. o.), wie sie bei großen Anstrengungen, Ärger oder Aufregung auftreten, ebenfalls stärkere Belastungen mit sich bringen. Das zeigt, daß bei Schlaganfallkranken äußerst subtil und hochindividuell gehandelt werden muß und eine dogmatisch vorgegebene Behandlungslinie nicht gerechtfertigt ist.

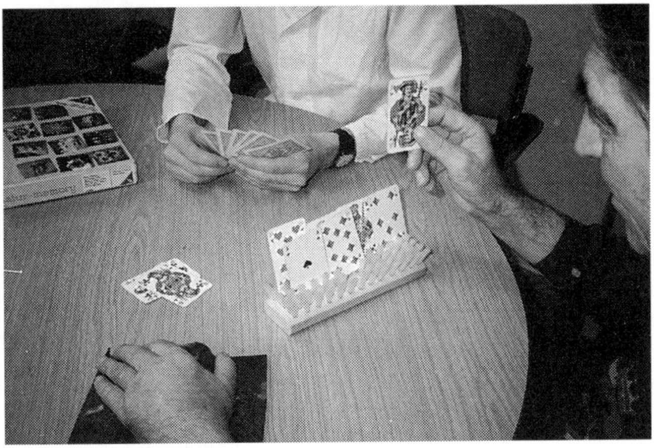

Abb. 13.6 Mit Hilfe einer umgedrehten Bürste kann ein halbseitig gelähmter Schlaganfallkranker Skat spielen. Unter der linken, der gelähmten Hand ist eine rutschfeste Unterlage zu sehen.

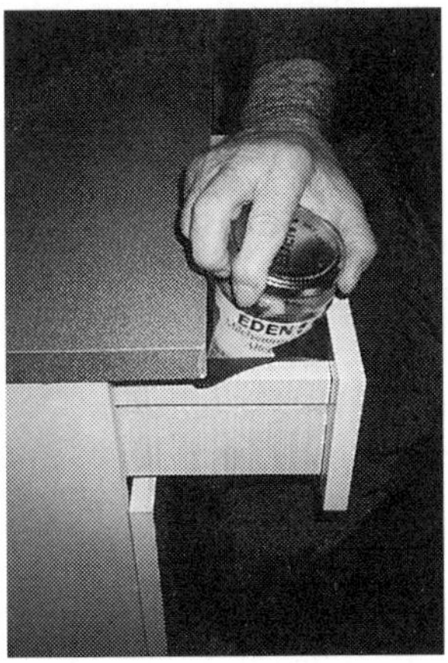

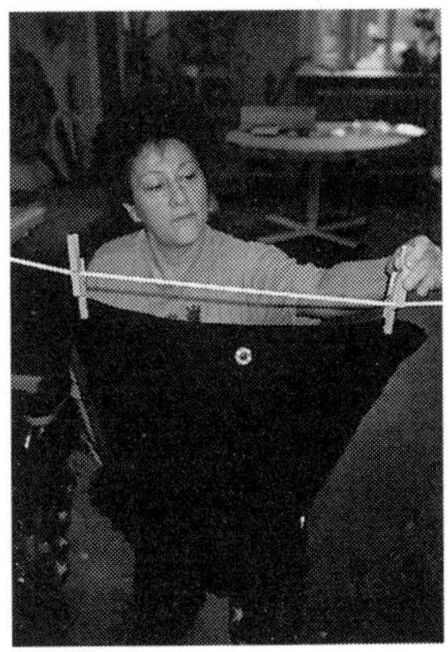

Abb. 13.7 Durch Einklemmen in eine Schublade kann auch von einer funktionell einarmigen, das heißt halbseitig gelähmten Person ein Gemüse- oder Obstglas geöffnet werden.

Abb. 13.8 Ein anderer Selbständigkeitstrick: Mit zwei aneinander geklebten Wäscheklammern kann eine Patientin mit Hemiplegie ihre Wäsche aufhängen.

13.4.3 Parkinson-Syndrom

13.4.3.1 Klinische Grundlagen

Das Parkinson-Syndrom ist die häufigste pyramidalmotorische Erkrankung, die sich an den Stammganglien abspielt. Eine der Hauptursachen liegt in arteriosklerotischen Veränderungen der Hirngefäße, weshalb das Parkinson-Syndrom im hohen Lebensalter besonders oft vorkommt. Mehr als 2% der über 70jährigen Menschen leiden an der Parkinson'schen Krankheit.

Die klinische **Symptomatik** wird von einer gewissen Bewegungsstarre (Akinese), von erhöhtem Muskeltonus (Rigor) und Ruhetremor geprägt. Daneben fällt außerdem ein vermehrter Speichelfluß auf. Die ***Akinese*** ist sehr deutlich am kleinschrittigen Gang, mimischer Starre, man spricht auch vom Salbengesicht, seltenem Lidschlag und an der Ausdrucksarmut und Langsamkeit anderer Bewegungen zu erkennen. Der ***Rigor*** äußert sich in einem typischen ungleichmäßigen, fast zahnradartigen Bewegungsablauf, wenn die Muskeln passiv bewegt werden. Dadurch ist dieser muskuläre Spannungszustand deutlich von muskulärer Spastik zu unterscheiden. Der ***Ruhetremor*** ist an den ständigen, pillendrehartigen Feinbewegungen der Finger zu erkennen, aber auch am ständigen Tremor von Armen und Kopf. Je nach Typ der Parkinson'schen Erkrankung dominieren die erwähnten Hauptsymptome in unterschiedlicher Ausprägung.

Beim Parkinson-Kranken bestehen daneben häufig depressive Symptome, erhöhte Empfindlichkeit, Wahrnehmungsstörungen und eine Verlangsamung in den psychischen Leistungen.

13.4.3.2 Ergotherapie

Behandlungsziele

- Lockerung der verspannten Muskulatur und Haltungsschulung
- Erhaltung und Förderung koordinierter, kontrollierter Bewegungsabläufe

- Verbesserung der psychointellektuellen Leistungen
- Unterstützung in der Krankheitsbewältigung und -verarbeitung (Coping)

Aufgaben der Ergotherapie
Um diesen Behandlungszielen gerecht zu werden, ist ein *Austesten der* verbliebenen *Fähigkeiten* ähnlich dem Programm bei Apoplexie wichtig.

In der Therapie sind besonders *bimanuelle Greifübungen und Bewegungen* angebracht, *die großflächig und ausgreifend* durchgeführt werden sollten. Musikalisches, rhythmisches Bewegen hat sich dabei als gute Unterstützung bewährt. Auch ausgreifende *Koordinations- und Geschicklichkeitsübungen* versprechen ein längeres Verbleiben grob- und feinmotorischer Fähigkeiten. Das kann ergänzt werden durch Übungen zur Mimik und Mundschluß, um die Gesichtsmuskulatur besser steuern zu können.

Es nützt alles, was die Beweglichkeit und Sicherheit der Bewegung erhöht. Deshalb sollte zum Behandlungsprogramm ebenso das Üben von Aufstehen und Hinlegen sowie die Anwendung von Hilfsmitteln für die täglichen Aufgaben (ADL) gehören. So können Anti-Rutsch-Decken ein Verrutschen des Geschirrs verhindern helfen. Es gibt gerade bei der Parkinson'schen Erkrankung für jede Alltagsverrichtung ein spezielles Übungsprogramm zur Erhaltung und Erweiterung von Selbständigkeit.

Nicht zu unterschätzen ist der Wert von Übungen, mit deren Hilfe die *sinnliche Wahrnehmung*, d. h. Oberflächen- und Tiefensensibilität, trainiert wird.

13.4.4 Beinamputationen

Trotz des medizinischen Fortschritts hat in den letzten Jahren die Zahl der Beinamputationen zugenommen, was möglicherweise mit der Altersentwicklung der Gesamtbevölkerung zusammenhängt. Denn die häufigste Ursache für Amputationen sind arterielle Durchblutungsstörungen (DBS) an den Beinen, statistisch deutlich geringer sind Amputationen aufgrund von Unfällen, Wundinfektionen – besonders gefährdet sind Beine von Diabetikern –, malignen Tumoren u. a. m.

Behandlungsziele

- Bewegung mit und ohne Rollstuhl
- Kräftigung der Armmuskulatur
- Erhöhung von Konzentration und Aufmerksamkeit
- Verbesserung von Mobilität mit und ohne Prothese
- Verbesserung von Alltagsverrichtungen (ADL), z. B. An- und Ausziehen bei angelegter Prothese.

Der beinamputierte alte Patient ist ein gutes Beispiel für den modernen Trend in der Ergotherapie, sich auch zunehmend Aufgaben an den unteren Extremitäten zu widmen. Jahrzehntelang war im Hinblick auf Selbständigkeit und Beweglichkeit die Krankengymnastik für die untere Körperhälfte, und die Ergotherapie für die obere Körperhälfte zuständig. In Querschnittsgelähmtenabteilungen und auch anderswo findet sich noch zuweilen diese Aufteilung. In der Geriatrie gilt sie als überholt.

14 Ergotherapie bei Querschnittlähmung

14.1 Klinische Grundlagen

Als Querschnittlähmung wird der Zustand nach einer *Unterbrechung der Leitfähigkeit des Rückenmarkes* für Impulse vom Gehirn zur Peripherie und für Informationen aus der Peripherie zum Gehirn bezeichnet.

Unterhalb der Unterbrechung sind alle nervösen Qualitäten ausgefallen.

Je höher die Unterbrechung erfolgt, *um so umfangreicher* sind die Ausfälle.

Bei einer Unterbrechungshöhe von C_4 und höher besteht *Lebensgefahr* durch Ateminsuffizienz infolge des Ausfalls der Zwerchfellinnervation.

Die vollständige Unterbrechung des Rückenmarkes wird als Querschnittsyndrom bezeichnet (totale oder komplette Lähmung). Die unvollständige Unterbrechung, bei der nur ein Teil des Rückenmarkes geschädigt ist, wird Querschnittläsion genannt (partielle oder inkomplette Lähmung).

Ursachen

- Wirbelfrakturen und/oder -luxationen (Abb. 14.1)
  Sie können zu einer Quetschung, Dehnung, Zerreißung oder Kontusion führen.
- Blutungen oder Ödeme infolge von Traumen
  Sie können Druckschädigung hervorrufen.
- Tumoren (gut- oder bösartig) führen zu Druckschäden.
- Entzündliche Prozesse
- Bandscheibenprolaps (s. 7.3.1)
- Mißbildungen, wie Spina bifida und Meningomyelozele (s. 12.3.3).

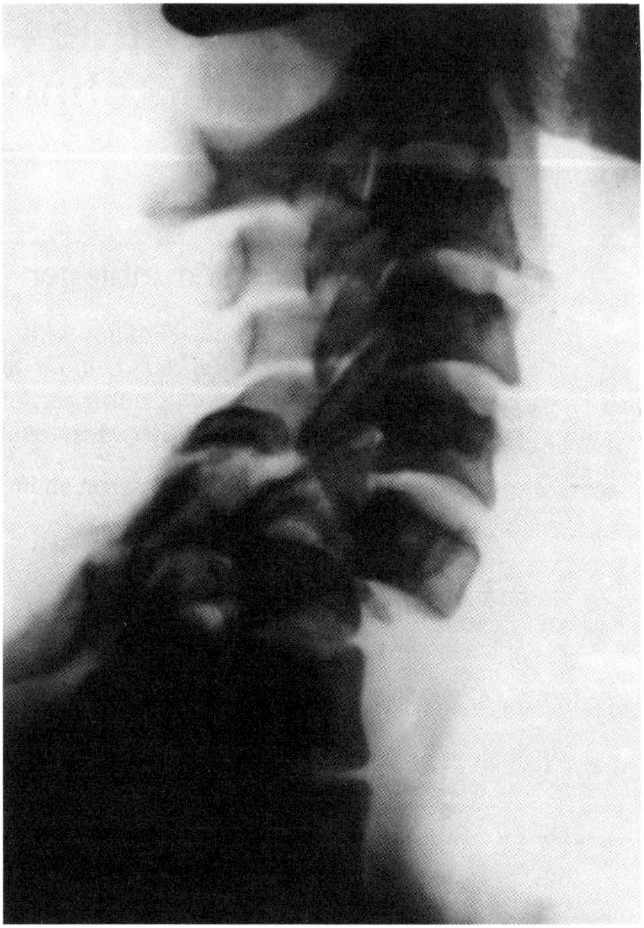

Abb. 14.1
Luxation des 5. über den 6. Halswirbel

Symptomatik
Unterhalb der Läsion kommt es zum *Ausfall*
- der Willkürmotorik (motorische Lähmung)
- der Sensibilität (sensible Lähmung
- der Trophik (vegetative Lähmung).

In die Lähmung einbezogen sind Blasen- und Mastdarmfunktion.

Bei plötzlicher Querschnittlähmung tritt eine schlaffe Lähmung auf. Nach etwa 3–6 Wochen dominieren durch Ausbildung spinaler Automatismen spastische

Tabelle 14.1 Einteilung der Querschnittlähmungen

Höhe der Schädigung	Ausfälle
Halsmarkschäden (C_1–C_8)	vollständige Lähmung der vier Extremitäten (Tetraplegie), höhenabhängig Ausfall der Atemmuskulatur, C_1/C_2 geringe Lebenschance
Brustmarkschäden	Lähmung der Beine (Paraplegie)
– obere Brustmarkschäden (TH_1–TH_5)	Teilausfall der Atemhilfsmuskulatur mangelnde Sitzbalance
– untere Brustmarkschäden (TH_6–TH_{12})	Lähmung der Beine (Paraplegie) Sitzbalance sicher
Lendenmark und Sakralmarkschäden von L_1 abwärts	höhenabhängige unvollständige Lähmung der Beine (Paraparese)

Symptome. Es kommt dann zu sog. Streck- und Beugesynergien, z. B. Streckspasmen der Beine.

Bildet sich die Querschnittlähmung langsam aus, z. B. durch zunehmende Druckerscheinungen (Tumor), dann tritt die Lähmung sofort mit spastischen Symptomen auf.

Die Querschnittlähmungen werden entsprechend ihrer Höhe eingeteilt (Tab. 14.1).

Die Höhenbezeichnung der Querschnittlähmungen geht vom geschädigten Rückenmarksegment aus. Die Diagnose „Querschnittlähmung ab C_8" besagt, daß das Segment C_8 geschädigt ist. Dasselbe wird mit der Formulierung „Querschnittlähmung unterhalb C_7" ausgedrückt. Hierbei wird das letzte erhaltene Rükkenmarksegment als Ausgangspunkt genommen. Die einheitliche Krankheitsbezeichnung wird nach Rükkenmarksegmenten und nicht nach Wirbelkörperhöhe vorgenommen, da diese nicht immer mit den Rükkenmarksegmenten übereinstimmen.

Trotz gleicher Läsionshöhe sind unterschiedliche Lähmungsbilder durch komplette oder inkomplette Lähmungen möglich. Zur Befunddokumentation wird das ASIA-Schema benutzt (Abb. 14.2).

Bei den *Tetraplegien* kommt es neben der Bein- und Rumpfmuskellähmung zum Teilausfall der Arm-

Motorik
Kennmuskeln

	R	L	
C2			
C3			
C4			
C5			Ellbogenbeuger
C6			Handgelenkstrecker
C7			Ellbogenstrecker
C8			Fingerbeuer (distale Phalanx des Mittelfingers)
T1			Fingerabspreizer
T2			
T3			
T4			
T5			
T6			
T7			
T8			
T9			
T10			
T11			
T12			
L1			
L2			Hüftbeuger
L3			Kniestrecker
L4			Fußheber
L5			Großzehstrecker
S1			Fußsenker
S2			
S3			
S4–5			

0 = Komplette Lähmung
1 = tastbare oder sichtbare Kontraktion
2 = aktive Bewegung, Schwerkraft aufgehoben
3 = aktive Bewegung, gegen Schwerkraft
4 = aktive Bewegung, gegen geringen Widerstand
5 = aktive Bewegung, gegen vollen Widerstand
NT = nicht prüfbar

☐ Willkürliche Analsphinkter Kontraktion (Ja/Nein)

GESAMT ☐ + ☐ = ☐ MOTORIK-SCORE
(MAXIMUM) (50) (50) (100)

Sensibilität
Sensible Kennzonen

	Berührung R	Berührung L	Nadelstich R	Nadelstich L
C2				
C3				
C4				
C5				
C6				
C7				
C8				
T1				
T2				
T3				
T4				
T5				
T6				
T7				
T8				
T9				
T10				
T11				
T12				
L1				
L2				
L3				
L4				
L5				
S1				
S2				
S3				
S4–5				

0 = fehlend
1 = eingeschränkt
2 = normal
NT = nicht prüfbar

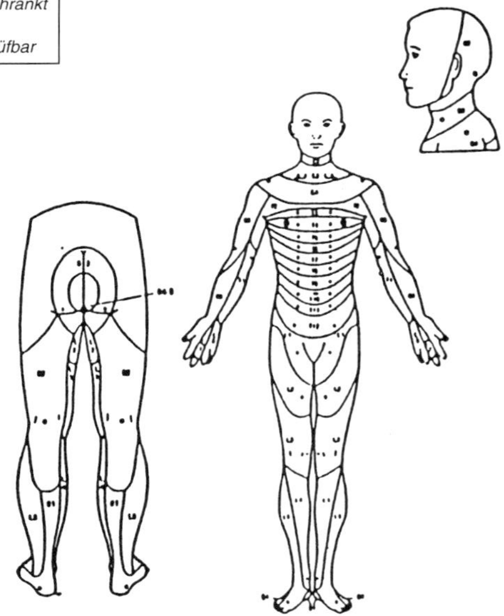

☐ Perinale Empfindung (Ja/Nein)

GESAMT: Nadelstich ☐ + ☐ = ☐ NADELSTICH-SCORE (max: 112)
Berührung ☐ + ☐ → = ☐ BERÜHRUNGS-SCORE (max:112)
(MAXIMUM) (56) (56) (56) (56)

NEUROLOGISCHE HÖHEN		R	L	KOMPLETT ODER INKOMPLETT?	ZONE PARTIELLEN FUNKTIONSERHALTS		R	L
Das kaudalste Segment mit normaler Funktion	SENSIBILITÄT			Inkomplett = Vorliegen irgendwelcher sensibler oder motorischer Funktion in tiefstem sakralen Segment	Partiell Innervierte Segmente	SENSIBILITÄT		
	MOTORIK					MOTORIK		

und Handmuskulatur und der Atemmuskulatur. Der Anteil der erhaltenen Muskulatur ist sehr gering, er setzt sich nur aus den Muskeln zusammen, deren Nervenversorgung aus Rückenmarkabschnitten oberhalb der Verletzungsstelle resultiert. Daraus ergibt sich ein hochgradiger Bewegungsmangel mit allen Folgen für die Herz-Kreislauf-Funktion und die Stoffwechselvorgänge und letztlich eine oft bleibende Abhängigkeit von fremder Hilfe.

Die *oberen Brustmarkschäden* werden auch hochsitzende Paraplegien genannt. Bei dieser Lähmungshöhe ist die Schultergürtel-Armmuskulatur voll erhalten. Durch den Teilausfall der Atem- und Rumpfmuskulatur ist keine volle Leistungsfähigkeit und ausreichende Rumpfstabilität mit guter Sitzbalance zu erreichen. Im Rollstuhl sind diese Querschnittgelähmten jedoch voll selbständig und unabhängig von fremder Hilfe.

Bei *tiefsitzenden Brustmarkschäden* ist die volle Atemfunktion erhalten, weitgehend auch Bauch- und Rückenmuskulatur und gute Sitzbalance. In Einzelfällen ist diesen Paraplegikern das Gehen möglich.

Bei *Lenden- und Sakralmarkschäden* betrifft der motorische Ausfall die Bein- und Gesäßmuskulatur. Gehfähigkeit wird theoretisch von allen Betroffenen erreicht, für größere Strecken kann ein Rollstuhl notwendig werden.

Therapie

Die Betreuung und Behandlung von frischen traumatischen Querschnittlähmungen muß zum frühestmöglichen Zeitpunkt einsetzen. Sie sollte möglichst in einer Spezialklinik erfolgen.

Es werden drei Phasen unterschieden:

1. Akutphase
   Behandlung in der regionalen Einrichtung sofort nach dem Unfall mit Reposition und Stabilisierung der Wirbelsäule (Abb. 14.3).

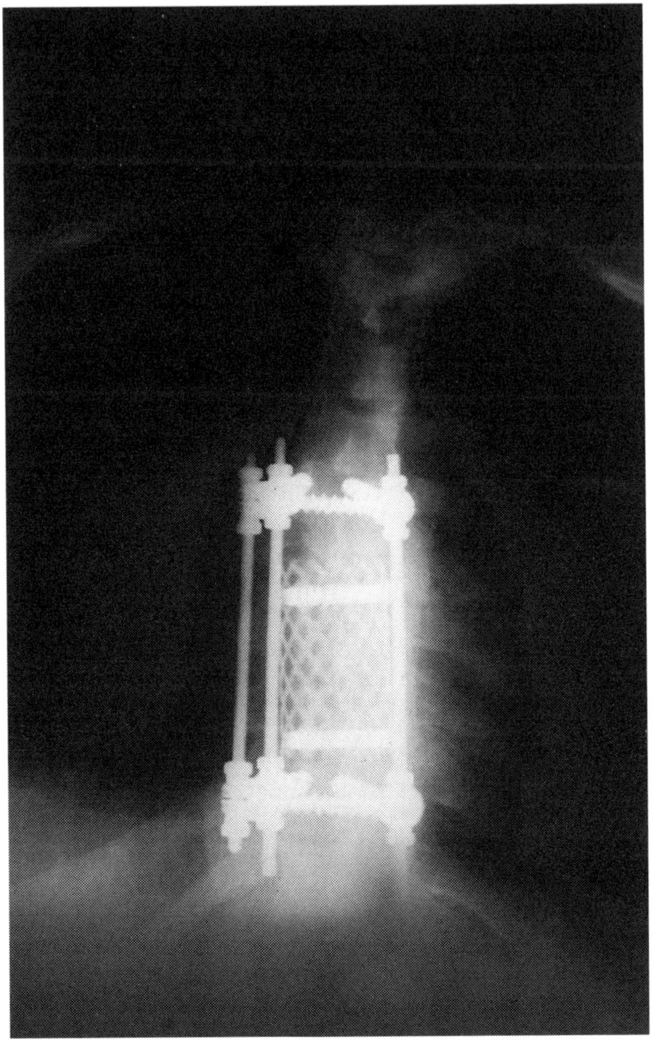

Abb. 14.3
Stabilisierung der Brustwirbelsäule mittels Fixateur interne

2. Trainingsphase
   Aktivierende Behandlung im Rehabilitationszentrum in Abhängigkeit von der Belastungsstabilität der Wirbelsäule bis zur Erreichung der individuell möglichen Selbständigkeit.
3. Spätphase
   Gewöhnung an häusliche Verhältnisse und ambulante Weiterbehandlung nach der Entlassung.

Zur *Akutphase* gehören:
- lebenserhaltende Maßnahmen
- stabilisierende Maßnahmen für die Wirbelsäule
- Dekubitusprophylaxe durch Drehbehandlung
- Vermeidung von Harnwegsinfektionen
- Kontrakturprophylaxe
- Darmentleerung.

Zur *Trainingsphase* gehören:
- Training aller verbliebenen Funktionen und der Restfunktionen
- Blasentraining und Erlernen der Darmregulierung
- Selbständigkeitstraining unter Einsatz körperferner technischer Hilfen und Orthesen für Steh- und Gehübungen
- Rollstuhltraining
- Vorbereitung auf Entlassung in das häusliche Milieu
- Klärung möglicher beruflicher Perspektiven.

14.2 Ergotherapie

Der Einsatz der Ergotherapie konzentriert sich auf die Phase 2. Jedoch kann bereits in der 1. Phase die Ergotherapie eingesetzt werden, wenn der Zustand des Patienten sich stabilisiert hat. Die Behandlung erfolgt am liegenden Patienten und orientiert sich daran, ob die obere Extremität Lähmungserscheinungen aufweist (Halsmarkschaden) oder ob keine Einschränkungen bestehen. Beim Patienten *mit Halsmarkschaden* wird im Sinne der funktionellen Behandlung die Ergotherapie wirksam. Bei den anderen Läsionshöhen soll sie helfen, einen physischen und psychischen Hospitalismus zu vermeiden.

14.2.1 Behandlungsziele

Die *allgemeine Zielsetzung* ist unabhängig von der Läsionshöhe zu sehen. Die *spezielle Zielsetzung* ist läsionshöhenabhängig. Erreichbare Ziele sind in

Tabelle 14.2 Rehabilitationsziele bei Querschnittgelähmten

Behandlungsziel	Lähmungshöhe C_5	C_6	C_7	C_8/Th_1	Th_{2-5}	Th_{6-12}	L_1 u. tiefer
Alltagsverrichtungen							
• Rollen im Bett	0	(+)	+	+	+	+	+
• Sitzen im Bett	0	(+)	+	+	+	+	+
• Essen	(+)	(+)	+	+	+	+	+
• Waschen	0	0	(+)	+	+	+	+
• Schreiben	0	0	+	+	+	+	+
• Ankleiden	0	0	(+)	+	+	+	+
• Toilette	0	0	(+)	+	+	+	+
Fortbewegung							
• Rollstuhlfahren	0	(+)	(+)	+	+	+	+
• Rollstuhlsitzwechsel	0	0	(+)	+	+	+	+
• Rollstuhl ins Auto heben	0	0	0	(+)	+	+	+
• Elektrorollstuhl	+	+	+	+			
• Stehen	0	(+)	(+)	+	+	+	+
• Laufen	0	0	0	0	0	(+)	(+)
• Treppensteigen	0	0	0	0	0	(+)	+
• Autofahren mit Handbedienung	0	0	(+)	+	+	+	+
Berufsfähigkeit							
• Heimarbeit	0	0	(+)	+	+	+	+
• außer Haus	0	0	0	(+)	+	+	+
Unabhängig von Hilfe	0	0	(+)	+	+	+	+

\+ möglich
(+) bedingt möglich
0 nicht möglich
Nach I. Koch, Ratgeber Rehabilitation, Querschnittslähmung, Berlin-Buch, Rehabilitationszentrum 1985

Tabelle 14.2 dargestellt. Die therapeutischen Bemühungen der 2. Phase gehen mit der allgemeinen Zielstellung parallel. Sie lassen sich für die Ergotherapie konkretisieren:

- Selbständigkeitstraining bei Aktivitäten des täglichen Lebens, wie Waschen, Essen, An- und Auskleiden;

Tabelle 14.3 Orthesenindikation bei Querschnittlähmung

Läsionshöhe	Orthesentyp
C_5/C_6	funktionunterstützende Handorthesen
$C_7/Th_1–Th_8$	Beinorthesen für Steh- und Gehtraining mit Fuß-Bein-Becken-Rückenstabilisierung, sowie bei hohen Schäden Armstabilisierung
$Th_9–Th_{12}/L_1–L_3$	Beinorthesen für Steh- und Gehübungen Stabilisierung von Fuß-Bein-Becken
L_4	Beinorthesen zum Gehen mit Unterschenkel-Fußstabilisierung

- allgemeines Training der Muskelfunktionen, insbesondere der Restfunktionen, und Erlernen von Ausweich- und Trickbewegungen;
- Erlernen von Schreiben, Telefonieren (bei Halsmarkschäden) und Tätigkeiten zur Selbstversorgung, wie Hygiene, Haushalt, Einkaufen usw.;
- Überprüfung des sinnvollen Einsatzes technischer Hilfen, sowohl körperferner als auch körpernaher (Tab. 14.3);
- Unterstützung in Fragen der beruflichen Rehabilitation durch Klärung von Fertigkeiten und Fähigkeiten sowie physischer (z. B. Sitzbelastung) und psychischer Belastbarkeit (z. B. Konzentrationsfähigkeit);
- Hilfe beim Aufbau des Selbstwertgefühls;
- Hilfe beim Aufbau neuer Interessengebiete zur Freizeitbeschäftigung.

14.2.2 Aufgaben und Arbeitstechniken

Dem traumatisch Querschnittgelähmten ist die gesamte Palette der ergotherapeutischen Möglichkeit anzubieten. Neben dem *Funktionstraining* kommt der *Eröffnung neuer Freizeitinhalte* und Interessengebiete durch interessante Techniken und dem Erarbeiten schöner Dinge entscheidende Bedeutung zu (Abb. 14.4).

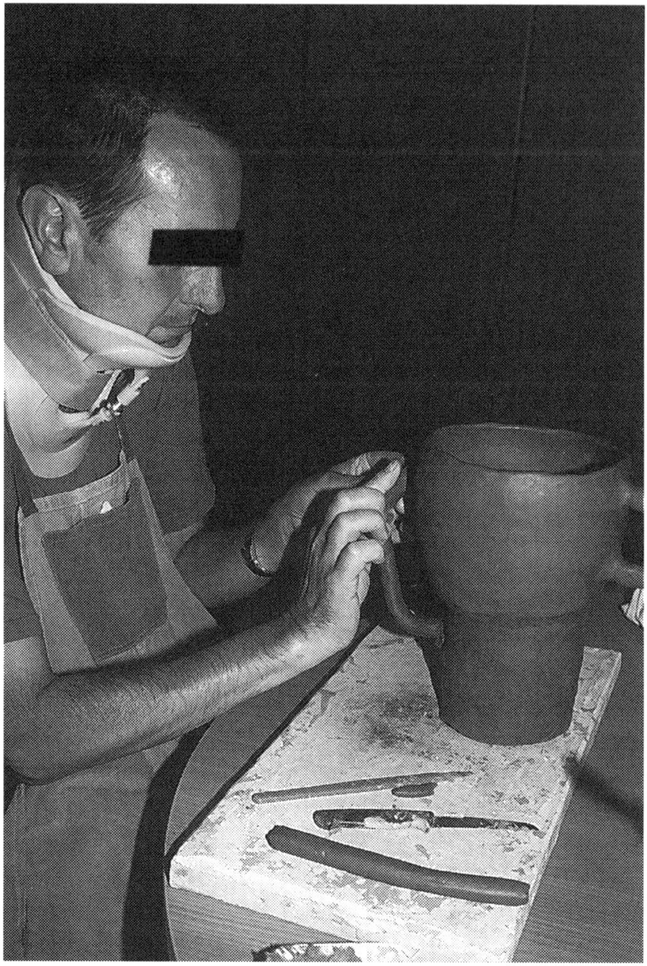

Abb. 14.4
Geschicklichkeits-training beim Arbeiten mit Ton

14.2.2.1 Halsmarkschaden

Vorrangige **Aufgabe** ist die allgemeine Mobilisierung, Stimulierung und Motivierung. Dazu kommen Kraft- und Geschicklichkeitstraining für sekundäre Greifformen.

Eine depressive Grundhaltung als Ausdruck des noch unverarbeiteten irreversiblen Schadensereignisses „Querschnittlähmung" kann die ergotherapeutische Behandlung belasten. Trotzdem ist neben der psychologischen Betreuung das ergotherapeutische Therapieangebot ein wesentliches Mittel zur Überwindung dieses Zustandes. Teamarbeit ist angesagt.

Beim *liegenden Patienten* sind einige Besonderheiten zu beachten:

Ein Augen-Hand-Abstand von etwa 30 cm ist einzuhalten.

Es besteht eine geminderte physische und psychische Belastbarkeit.

Material und Werkzeug müssen in Greifnähe auf fester Ablage angeordnet werden, nicht auf der Matratze.

Bei Arbeiten in flacher Rückenlage müssen die Arme unterstützt werden, da der Patient sonst schnell ermüdet.

Bei halbhoher Lagerung ist der Kopf abzustützen und Bettarbeitsplatte oder Bettwebrahmen sind anzuwenden.

Bei Langsitz im Bett ist Unterstützung der Wirbelsäule und der Knie (Knierolle) sowie Abstützung der Füße (Bettkasten) erforderlich, damit der Patient nicht so schnell ermüdet.

Ein oder zwei verstellbare Spiegel, am Bett montiert, erweitern Blickfeld und Kommunikationsmöglichkeiten.

Arbeitstechniken

Liegender Patient

Malen wird z. B. mit dem Finger begonnen. Später wird mit Pinsel und Stift gearbeitet (evtl. dicker Stift oder Pinsel, sonst Griffadaptierungen, s. 16.3.1). Freihandzeichnen und Malen, als freies Gestalten oder thematisch gebunden, regen allgemein an.

Ausfüllen oder Nachzeichnen von vorgegebenen Flächen oder Strukturen übt Feinmotorik und Koordination Auge – Hand.

Technisches Zeichnen erfordert beidhändiges Arbeiten und verlangt ein höheres Maß an Genauigkeit.

Einfache Falt- und Klebearbeiten können auch mit sekundären Greifformen ausgeführt werden. Bei großflächigen Arbeiten werden die beim Halsmarkverletzten praktisch immer vorhandenen Funktionsreste im Bereich des Schultergürtels geschult.
Webarbeiten mit Bettwebrahmen erfordern ebenfalls Bewegungen aus dem Schultergürtel.

Knüpf- und Näharbeiten sowie *Fädeln* dienen der Schulung von Feinmotorik und Koordination (Hand – Hand und Auge – Hand).

Flechtarbeiten, je nach Materialeinsatz, üben die Geschicklichkeit, auch für sekundäre Greifformen und Kraft (Abb. 14.5).

Darüber hinaus erfolgen Übungen zu *Hygieneverrichtungen* im Liegen, z. B. Rasieren, Zähneputzen, Waschen. Eventuell müssen Adaptierungen von Rasierapparat und Zahnbürste und -becher vorgenommen werden.

Besonders bei Halsmarkgeschädigten dürfen Erfolgserlebnisse nicht dem Zufall überlassen, sondern müssen vorprogrammiert werden.

Im Rollstuhl sitzender Patient

Grundsätzlich können alle für den liegenden Patienten genannten Arbeitstechniken angewandt werden.

Knüpf- und Webarbeiten (Abb. 14.6) können durch Hochhängen zusätzlich auf Körperhaltung im Sitzen Einfluß nehmen und die erhaltenen Anteile des Deltamuskels trainieren.

Keramikarbeiten, Tonkneten und *flächiges Ausbreiten* erfordern den Einsatz des ganzen Armes, insbesondere auch des Trizeps. Das Formen fordert Feinmotorik und Koordination.

Übungen an der Schreibmaschine, evtl. mit einem an der Hand fixierten Stößel, unterstützen Berufsvorbereitung und Kommunikation.

Außerdem sollen alle *Aktivitäten des täglichen Lebens* von persönlicher Hygiene bis zur Selbstversorgung geübt werden. Treten Grenzen auf, sollte versucht

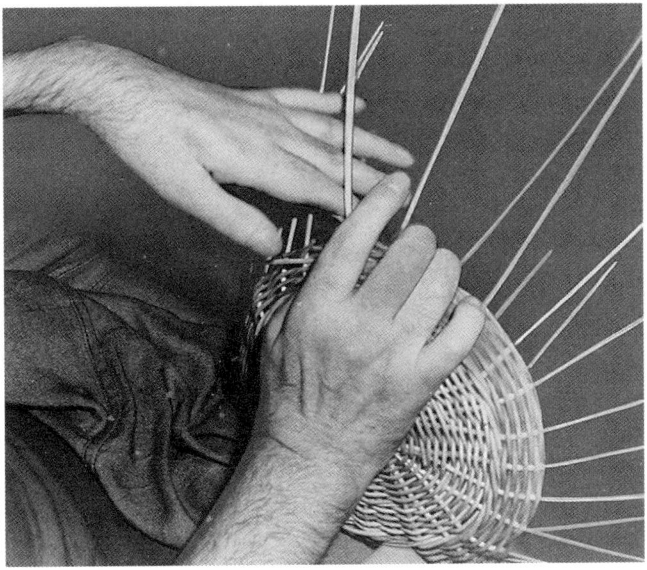

Abb. 14.5
Flechtarbeiten bei Tetraplegie mit typischer Lähmungshand

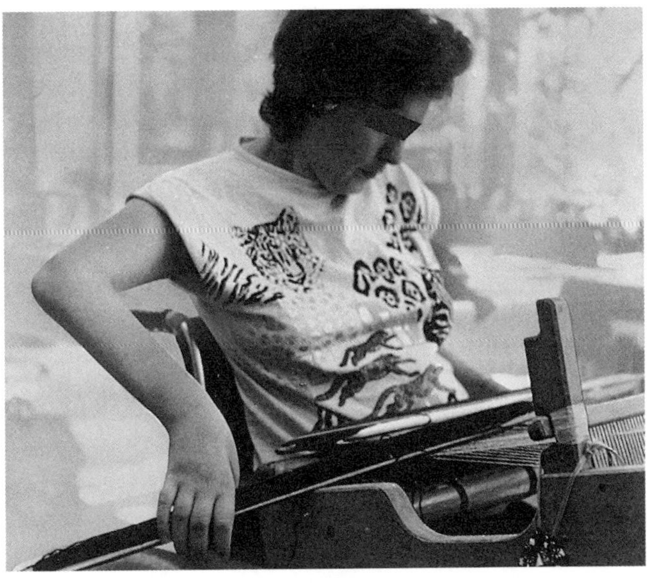

Abb. 14.6
Webarbeiten mit Tenodesegriff

werden, sie durch Anwendung einfacher technischer Hilfen zu überwinden. Beim halsmarkgeschädigten Tetraplegiker sind die Grenzen besonders eng gezogen, deshalb bringt jede Erweiterung, sei es auch nur ein Handgriff, einen Gewinn.

Ergotherapie beim Sitzen auf der Bettkante ist zu vermeiden. Die Haltung ist ungünstig und die Sitzbalance schwer.

14.2.2.2 Brust- oder Lendenmarkschaden

Die Aufgabe ist wie bei Tetraplegie. Dazu kommen Berufstest zur Prüfung von Belastbarkeit (Sitzbelastung), Fähigkeiten, Fertigkeiten und Neigungen. Allseitige Förderung hat das Ziel, größtmögliche Selbständigkeit unter Einsatz von körperfernen und körpernahen technischen Hilfen zu erreichen.

Beim *liegenden Patienten* sind die beim Halsmarkschaden aufgeführten Bedingungen zu beachten und Arbeitstechniken entsprechend den Möglichkeiten und Neigungen des Patienten einzusetzen.

Beim *im Rollstuhl sitzenden Patienten* können alle zur Verfügung stehenden Arbeitstechniken einschließlich der *industriellen Arbeitstherapie* angewandt werden.

Grobe Kraft erfordernde und feinmotorisch-koordinative Tätigkeiten sind wechselweise einzusetzen.

Falls Stehen, auch mit Orthesen, möglich ist und unter ergotherapeutischen Bedingungen geübt werden soll, kann zuerst der *Stehsicherheitsgurt* (s. 16.3.1) angewandt werden und als Alternative der *Stehsitz*.

15 Arbeitsmedizin und Berufskrankheiten

15.1 Einleitung

Die Arbeitsmedizin als Teilgebiet der Medizin beschäftigt sich mit den Wechselbeziehungen von Arbeit und Gesundheit. Dazu gehören das Untersuchen des Verhaltens von Körperfunktionen bei der Arbeit (Arbeitsphysiologie) und deren eventuelle negative Einflüsse auf Körperfunktionen und Gesundheit im Sinne pathologischer Veränderungen durch spezifische Expositionen. Der Verhinderung von berufsbedingten Schäden durch Schutzmaßnahmen und Gestaltung von Arbeitsplätzen und Arbeitsgeräten (Ergonomie) zur Verminderung der Exposition gehören mit zu ihren Aufgaben. Die Geschichte der Arbeitsmedizin geht weit zurück. Plinius (1. Jahrhundert) erwähnt bei den Sklavenarbeitern der Bergwerke bereits berufsbedingte Krankheiten.

Im Mittelalter hat der Stadtarzt von Annaberg (Sachsen) Georgius Agricola 1556 ein zwölfbändiges Werk über die Metalle veröffentlicht, in dem er auch auf die Leiden der Bergleute an Augen, Lunge und Gelenken hinweist und Schutzmaßnahmen empfiehlt.

1567 hat Theophrastus Bombastus von Hohenheim (Paracelsus) von der Bergsucht und deren Bergkrankheiten geschrieben und in dem mehrbändigen Werk auch über die Krankheiten der Schmelzer und Hüttenarbeiter berichtet, wobei er bei der Quecksilbervergiftung bereits akute und chronische Formen beschrieben hat.

1700 veröffentliche Bernadino Ramazzini aus Padua seine Abhandlungen „Über die Erkrankungen der Handwerker“ und gilt seither als Vater der Arbeitsmedizin.

Die Ende des 18. Jahrhunderts gegebene Gewerbefreiheit, verbunden mit der schnell verlaufenen Mechanisierung der Arbeit, z. B. die Einführung des mechanischen Webstuhls in England, führten zu einer revolutionären Umgestaltung der Arbeit und der Arbeitsverhältnisse. Fabriken nahmen dem Handwerk und dem Zunftwesen seine bisherige Bedeutung. Die von England ausgehende Industrialisierung mit Wasserkraftmaschinen und ausgedehnten Transmissionssystemen, der Installation von Massenarbeitsplätzen, der Einführung von Nacht- und Kinderarbeit mit Arbeitszeiten bis zu 18 Stunden täglich führten zu Krankheiten und einer um mehr als die Hälfte verringerten Lebenserwartung.

Die Zustände, die von zunehmender Verelendung und einer sich ständig erhöhenden Krankheitsrate eines wachsenden Anteils der Arbeiter gezeichnet waren, erregten Widerspruch und trieben auf ihre Weise die Entwicklung des Fachgebietes Arbeitsmedizin voran.

Ein Fabrikgesetz setzte 1819 das Mindestalter der Arbeitnehmer in Textilfabriken auf 9 Jahre fest. 1833 wurde die tägliche Arbeitszeit auf 12 Stunden und die wöchentliche auf 69 Stunden begrenzt.

Tuner Thackrah, ein in Leeds praktizierender Arzt, erwarb sich bei der Erkennung und dem Kampf zur Beseitigung von beruflichen Krankheitsursachen besondere Verdienste. 1831 veröffentlichte er sein Buch „Die Wirkung der wichtigsten Berufe und Lebensweisen auf Gesundheit und Lebensdauer mit Anregung zur Beseitigung der Gründe, welche Krankheit und Lebensverkürzung verursachen". Er schildert dabei, wie 7–15jährige Kinder täglich ohne jede Erholung 12 Stunden in staubigen flachsverarbeitenden Fabriken arbeiten mußten.

Die Kenntnis dieser katastrophalen Zustände führte zur Erkenntnis, sie beseitigen zu müssen. England begründete das erste Arbeitsschutzgesetz und kann damit als Begründer der Arbeitsmedizin gelten. Im Laufe der Entwicklung der Arbeitsmedizin wurden neben heute noch gültigen Zusammenhängen von Expo-

Exposition und Erkrankung auch scheinbare Zusammenhänge beobachtet, die nicht mit der beruflichen Belastung folgerichtig auftreten. So fand man z. B. eine hohe Tuberkuloserate bei Schneidern, Uhrmachern und Schriftsetzern; also bei Berufen mit leichter körperlicher Arbeit. Daß diese Berufe damals aber ein Sammelbecken für körperlich schwache Menschen waren, deren Erkrankungsrisiko an Tuberkulose von vornherein größer war, erkannte man erst später.

Dieser unvollständige, punktuelle historische Exkurs soll zum Verständnis der Arbeitsmedizin beitragen und gleichzeitig zur Akzeptanz für Maßnahmen des Arbeits- und Gesundheitsschutzes heute führen.

Heute sind Vorgaben durch gesetzliche Grundlagen in Deutschland geschaffen, die den Rahmen geben. Dazu gehören: die Arbeitsstättenverordnung, die Verordnung über Arbeitssicherheit (ASiG) sowie die Arbeitszeitverordnung und die Verordnung über gefährliche Stoffe/Gefahrstoffverordnung, um nur einige wesentliche zu nennen.

Auch heute steht der Mensch im Spannungsfeld von Natur und Technologie und ist vielfältigen Einflüssen ausgesetzt. Schadstoffe sind aus den Arbeitsstätten weitgehend verbannt worden und mögliche Risiken bei den Produktionsprozessen wurden minimiert. Abgasanlagen und Filterstationen sorgen für eine saubere Arbeitsatmosphäre – und geben die Schadstoffe an Luft und Wasser weiter – das lokale Problem wird zum globalen, zur Umweltveränderung. Der Begriff „Technosphäre“, mit dem der Zustand unserer Umwelt beschrieben und verstanden wird, beinhaltet auch die Zunahme von Gesundheitsstörungen, besonders von Atemwegserkrankungen und -infektionen, Allergien und Neurodermitiden als Ausdruck der möglichen Überlastung und Schwächung des Immunsystems.

Eine umweltorientierte Medizin, die Umweltmedizin, steht neben der Arbeitsmedizin. Grenzwerte für Konzentrationen, toxikologische Wirksamkeit, biologische Belastungen und pathogene Wirkungen werden

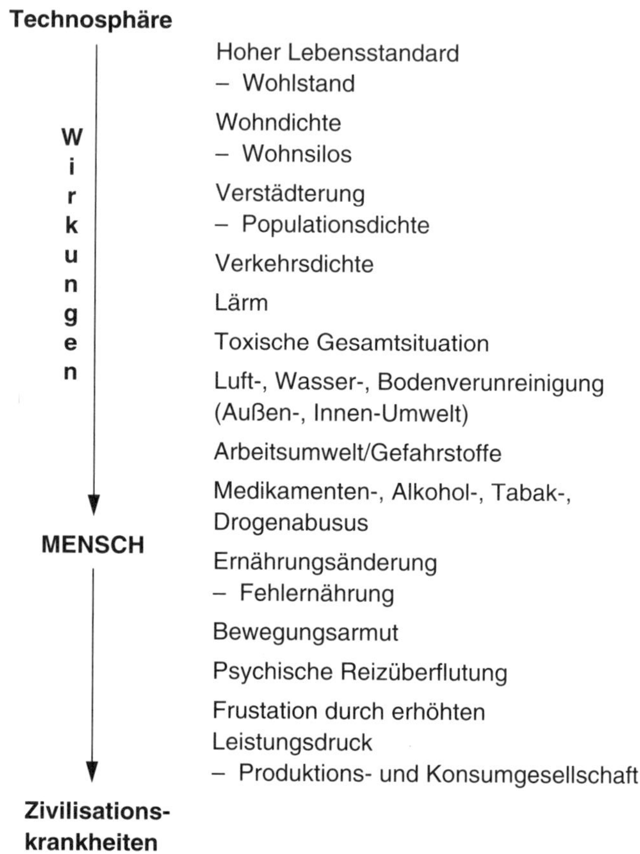
Technosphäre
Wirkungen
MENSCH
Zivilisationskrankheiten
Hoher Lebensstandard
– Wohlstand
Wohndichte
– Wohnsilos
Verstädterung
– Populationsdichte
Verkehrsdichte
Lärm
Toxische Gesamtsituation
Luft-, Wasser-, Bodenverunreinigung (Außen-, Innen-Umwelt)
Arbeitsumwelt/Gefahrstoffe
Medikamenten-, Alkohol-, Tabak-, Drogenabusus
Ernährungsänderung
– Fehlernährung
Bewegungsarmut
Psychische Reizüberflutung
Frustation durch erhöhten Leistungsdruck
– Produktions- und Konsumgesellschaft

Abb. 15.1 Einwirkungen der Technosphäre nach Beck (bei G. Stahl, der Kinderarzt 27 (1996) 147–148)

gemessen, beobachtet und gewertet. Fast immer handelt es sich nicht um Wirkungen und Folgen einzelner Noxen, sondern um Kombinationen unterschiedlicher Einflüsse, deren Klärung besondere Probleme bereitet. Einen Eindruck der Kompliziertheit dieser vielschichtigen Problematik vermittelt Abbildung 15.1.

15.2 Arbeit und Belastung

Berufsbedingte Gesundheitsschäden sind letztlich Ausdruck für ein bestehendes Mißverhältnis von Beanspruchung bzw. Belastung zur vorhandenen Leistungsfähigkeit bzw. Belastbarkeit (vergleiche Kap. 7). In Abhängigkeit von Ort und Art der Einwirkung können Schädigungen resultieren, die zu akuten und/oder zu chronischen krankhaften Veränderungen führen.

Die schädigenden Faktoren sind vielfältig.

Mechanische Einwirkungen gehören dazu, wie körperliche Schwerarbeit mit Heben und Tragen sowie Arbeiten unter Zwangshaltungen. Weiterhin Arbeiten unter erhöhtem Luftdruck und Arbeiten mit einem hohen Anteil repetitiver Arbeitsvorgänge, Einwirkung von mechanischen Schwingungen (Vibration) sowohl als Ganzkörpervibration als auch in Form von Teilkörpervibrationen.

Die berufliche Einwirkung von Lärm oder Arbeiten unter Drucklufteinfluß, wie auch Strahlenexposition (Wärme- und ionisierende Strahlen) gehören in diese Gruppe.

Chemische Einwirkungen sind vielfältig, z. B. als Metalle oder Metalloide, als Gase oder Lösemittel. Auch die Gruppe der Pestizide gehört hierher.

Stäube besitzen als Inhalationsstoffe eine besondere Bedeutung. Sie können zu Atemwegserkrankungen führen. Nach Art des spezifischen Staubes werden anorganische wie Quarzstaub von organischen Stäuben, wie z. B. Holzstaub, unterschieden.

Einzelheiten sind in der Liste der Berufskrankheiten angegeben.

Liste der Berufskrankheiten

nach der zweiten Änderungsverordnung zur Änderung der Berufskrankheiten-Verordnung(BeKV) vom 18. Dezember 1992

Paragraph 551 Abs. 1 Reichsversichertenordnung:

Als Arbeitsunfall gilt ferner eine Berufskrankheit. Berufskrankheiten sind Krankheiten, welche die Bundesregierung durch Rechtsverordnung mit Zustimmung des Bundesrates bezeichnet und die ein Versicherter bei einer der in den §§ 539, 540 und 543 bis

545 genannten Tätigkeiten erleidet. Die Bundesregierung wird ermächtigt, in der Rechtsverordnung solche Krankheiten zu bezeichnen, die nach den Erkenntnissen der medizinischen Wissenschaft durch besondere Einwirkungen verursacht sind, denen bestimmte Personengruppen durch ihre Arbeit in erheblich höherem Grade als die übrige Bevölkerung ausgesetzt sind; sie kann dabei bestimmen, daß die Krankheiten nur dann Berufskrankheiten sind, wenn sie durch die Arbeit in bestimmten Unternehmen verursacht sind.

Nr.	Krankheiten
1	**Durch chemische Einwirkungen verursachte Krankheiten**
11	**Metalle und Metalloide**
1101	Erkrankungen durch **Blei** oder seine Verbindungen
1102	Erkrankungen durch **Quecksilber** oder seine Verbindungen
1103	Erkrankungen durch **Chrom** oder seine Verbindungen
1104	Erkrankungen durch **Cadmium** oder seine Verbindungen
1105	Erkrankungen durch **Mangan** oder seine Verbindungen
1106	Erkrankungen durch **Thallium** oder seine Verbindungen
1107	Erkrankungen durch **Vanadium** oder seine Verbindungen
1108	Erkrankungen durch **Arsen** oder seine Verbindungen
1109	Erkrankungen durch **Phosphor** oder seine anorganischen Verbindungen
1110	Erkrankungen durch **Beryllium** oder seine Verbindungen
12	**Erstickungsgase**
1201	Erkrankungen durch **Kohlenmonoxid**
1202	Erkrankungen durch **Schwefelwasserstoff**
13	**Lösemittel, Schädlingsbekämpfungsmittel (Pestizide) und sonstige chemische Stoffe**
1301	Schleimhautveränderungen, Krebs oder andere Neubildungen der Harnwege durch **aromatische Amine**
1302	Erkrankungen durch **Halogenkohlenwasserstoffe**
1303	Erkrankungen durch **Benzol**, seine Homologe oder durch **Styrol**
1304	Erkrankungen durch Nitro- oder Aminoverbindungen des **Benzols** oder seiner Homologe oder ihrer Abkömmlinge
1305	Erkrankungen durch **Schwefelkohlenstoff**

1306 Erkrankungen durch **Methylalkohol** (Methanol)
1307 Erkrankungen durch **organische Phosphorverbindungen**
1308 Erkrankungen durch **Fluor** oder seine Verbindungen
1309 Erkrankungen durch **Salpetersäureester**
1310 Erkrankungen durch **halogenierte Alkyl-, Aryl- oder Alkylaryloxide**
1311 Erkrankungen durch **hologenierte Alkyl-, Aryl- oder Alkylarylsulfide**
1312 Erkrankungen der Zähne durch **Säuren**
1313 Hornhautschädigungen des Auges durch **Benzochinon**
1314 Erkrankungen durch **para-tertiär-Butylphenol**
1315 Erkrankungen durch **Isocyanate**, die zur Unterlassung aller Tätigkeiten gezwungen haben, die für die Entstehung, die Verschlimmerung oder das Wiederaufleben der Krankheit ursächlich waren oder sein können

Zu den Nummern 1101 bis 1110, 1201, 1303 bis 1309 und 1315: Ausgenommen sind Hauterkrankungen. Diese gelten als Krankheiten im Sinne dieser Anlage nur insoweit, als die Erscheinungen einer Allgemeinerkrankung sind, die durch Aufnahme der schädigenden Stoffe in den Körper verursacht werden, oder gemäß Nummer 5101 zu entschädigen sind.

2 **Durch physikalische** Einwirkungen verursachte Krankheiten

21 **Mechanische Einwirkungen**
2101 Erkrankungen der **Sehnenscheiden** oder des Sehnengleitgewebes sowie der Sehnen- oder Muskelansätze, die zur Unterlassung aller Tätigkeiten gezwungen haben, die für die Entstehung, die Verschlimmerung oder das Wiederaufleben der Krankheit ursächlich waren oder sein können
2102 **Meniskusschäden** nach mehrjährigen andauernden oder häufig wiederkehrenden, die Kniegelenke überdurchschnittlich belastenden Tätigkeiten
2103 Erkrankungen durch **Erschütterung** bei Arbeit mit Druckluftwerkzeugen oder gleichartig wirkenden Werkzeugen oder Maschinen
2104 Vibrationsbedingte **Durchblutungsstörungen** an den Händen, die zur Unterlassung aller Tätigkeiten gezwungen haben, die für die Entstehung, die Verschlimmerung oder das Wiederaufleben der Krankheit ursächlich waren oder sein können
2105 Chronische Erkrankungen der Schleimbeutel durch ständigen **Druck**

2106 **Drucklähmungen** der Nerven
2107 Abrißbrüche der **Wirbelfortsätze**
2108 Bandscheibenbedingte Erkrankungen der **Lendenwirbelsäule** durch langjähriges Heben oder Tragen schwerer Lasten oder durch langjährige Tätigkeiten in extremer Rumpfbeugehaltung, die zur Unterlassung aller Tätigkeiten gezwungen haben, die für die Entstehung, die Verschlimmerung oder das Wiederaufleben der Krankheit ursächlich waren oder sein können
2109 Bandscheibenbedingte Erkrankungen der **Halswirbelsäule** durch langjähriges Tragen schwerer Lasten auf der Schulter, die zur Unterlassung aller Tätigkeiten gezwungen haben, die für die Entstehung, die Verschlimmerung oder das Wiederaufleben der Krankheit ursächlich waren oder sein können
2110 Bandscheibenbedingte Erkrankungen der **Lendenwirbelsäule** durch langjährige, vorwiegend vertikale Einwirkung von Ganzkörperschwingungen im Sitzen, die zur Unterlassung aller Tätigkeiten gezwungen haben, die für die Entstehung, die Verschlimmerung oder das Wiederaufleben der Krankheit ursächlich waren oder sein können
2111 Erhöhte **Zahnabrasionen** durch mehrjährige quarzstaubbelastende Tätigkeit

22 **Druckluft**
2201 Erkrankungen durch Arbeit in Druckluft

23 **Lärm**
2301 **Lärmschwerhörigkeit**

24 **Strahlen**
2401 Grauer Star durch **Wärmestrahlung**
2402 Erkrankungen durch **ionisierende Strahlen**

---

3 **Durch Infektionserreger oder Parasiten verursachte Krankheiten sowie Tropenkrankheiten**

3101 **Infektionskrankheiten,** wenn der Versicherte im Gesundheitsdienst, in der Wohlfahrtspflege oder in einem Laboratorium tätig oder durch eine andere Tätigkeit der Infektionsgefahr in ähnlichem Maße besonders ausgesetzt war
3102 Von Tieren auf Menschen übertragbare Krankheiten
3103 **Wurmkrankheit** der Bergleute, verursacht durch Ankylostoma duodenale oder Strongyloides stercoralis
3104 **Tropenkrankheiten**, Fleckfieber

4	**Erkrankungen der Atemwege und der Lungen, des Rippenfells und des Bauchfells**
41	**Erkrankungen durch anorganische Stäube**
4101	**Quarzstaub**lungenerkrankungen (Silikose)
4102	**Quarzstaub**lungenerkrankung in Verbindung mit akitver Lungentuberkulose (Siliko-Tuberkulose)
4103	Asbeststaublungenerkrankung **(Asbestose)** oder durch Asbeststaub verursachte Erkrankung der **Pleura**
4104	**Lungenkrebs** – in Verbindung mit Asbeststaublungenerkrankung **(Asbestose)**, – in Verbindung mit durch Asbeststaub verursachter Erkrankung der **Pleura** oder – bei Nachweis der Einwirkung einer kumulativen Asbestfaserstaub-Dosis am Arbeitsplatz von mindestens 25 Faserjahren (25×10 – (Fasern/m^3) $\times$ Jahre-)
4105	Durch Asbest verursachtes **Mesotheliom** des Rippenfells, des Bauchfells oder des Perikards
4106	Erkrankungen der tieferen Atemwege und der Lungen durch **Aluminium** oder seine Verbindungen
4107	Erkrankungen an Lungenfibrose durch **Metallstäube** bei der Herstellung oder Verarbeitung von Hartmetallen
4108	Erkrankungen der tieferen Atemwege und der Lungen durch **Thomasmehl** (Thomasphosphat)
4109	Bösartige Neubildungen der Atemwege und der Lungen durch **Nickel** oder seine Verbindungen
4110	Bösartige Neubildungen der Atemwege und der Lungen durch **Kokereirohgase**
42	**Erkrankungen durch organische Stäube**
4201	Exogen-allergische **Alveolitis**
4202	Erkrankungen der tieferen Atemwege und der Lungen **durch Rohbaumwoll-, Rohflachs- oder Rohhanfstaub (Byssinose)**
4203	**Adenokarzinome** der Nasenhaupt- und Nasennebenhöhlen durch Stäube von **Eichen- oder Buchenholz**
43	**Obstruktive Atemwegserkrankungen**
4301	Durch **allergisierende Stoffe** verursachte obstruktive Atemwegserkrankungen (einschließlich Rhinopathie), die zur Unterlassung aller Tätigkeiten gezwungen haben, die für die Entstehung, die Verschlimmerung oder das Wiederaufleben der Krankheit ursächlich waren oder sein können

4302	Durch **chemisch-irritativ** oder **toxisch wirkende Stoffe** verursachte obstruktive Atemwegserkrankungen, die zur Unterlassung aller Tätigkeiten gezwungen haben, die für die Entstehung, die Verschlimmerung oder das Wiederaufleben der Krankheit ursächlich waren oder sein können
5	**Hautkrankheiten**
5101	Schwere oder wiederholt rückfällige **Hauterkrankungen**, die zur Unterlassung aller Tätigkeiten gezwungen haben, die für die Entstehung, die Verschlimmerung oder das Wiederaufleben der Krankheit ursächlich waren oder sein können
5102	**Hautkrebs** oder zur Krebsbildung neigende Hautveränderungen durch Ruß, Rohparaffin, Teer, Anthrazen, Pech oder ähnliche Stoffe
6	**Krankheiten sonstiger Ursache**
6101	**Augenzittern** der Bergleute

15.2.1 Stäube und Dämpfe

Umwelt und Arbeitswelt führen zu vielfältigen Kontakten mit Stäuben und Dämpfen, für deren potentielle schädigende Wirkung die jeweiligen Konzentrationen von Bedeutung sind. Es sind daher zulässige Konzentrationen festgelegt.

Die maximale Arbeitsplatzkonzentration (MAK-Werte) von Gasen, Dämpfen, Stäuben und Rauchen der in der Atemluft vorkommenden gesundheitsschädlichen Stoffe sind als sog. Schwellenwerte in einer Liste (MAK-Werte) zusammengefaßt. Diese Schwellenwerte stellen Richtlinien dar und sind keine scharfe Grenze zwischen gefährlichen und ungefährlichen Konzentrationen. Sie gelten auch nicht für Mischungen verschiedener Stoffe. Sie sind bei regelmäßiger 8-stündiger Arbeitszeit (40 Wochenstunden) gewerbehygienisch die höchstzulässige Konzentration des betreffenden Stoffes (Gase oder Stäube) am Arbeitsplatz. Die gemessenen Mengen werden für Gase und Dämpfe in ppm (Parts Permillion) und in mg/m^3

angegeben. Für Schwebstoffe wird das Meßergebnis in mg/kg angegeben. Nicht erfaßt werden besondere Arbeitsstoffe wie organische Peroxide, Benzine (mit Zusätzen) usw.

Die *biologischen Arbeitsstofftoleranzwerte* (BAT) sind die beim Menschen höchstzulässigen Mengen eines Arbeitsstoffes bzw. Arbeitsstoffmetaboliten, die nach derzeitigem wissenschaftlichen Kenntnisstand im allgemeinen keine gesundheitliche Beeinträchtigung der exponierten Personen zur Folge haben. Sie sind als Konzentrationsbildungs- oder Ausscheidungsrate angegeben (Menge pro Zeiteinheit) und werden im Blut bzw. im Urin nachgewiesen.

Auf die Angaben von Werten für einzelne Stoffkonzentrationen nach MAK oder BAT soll hier verzichtet werden. Sie sind im Bedarfsfall den entsprechenden Tabellen zu entnehmen.

15.2.2 Lärm

Lärm gehört zu den Umweltfaktoren mit Massenwirkung. Lärm läßt sich in verschiedene Toleranzkriterien einteilen:

- unerwünscht
- belästigend
- störend
- gesundheitsgefährdend bzw. gesundheitsschädigend.

Die schädigende Wirkung von Lärm besteht in seiner irreversiblen Zerstörung der Sinnesorgane im Innenohr. Die Folge ist Innenohrschwerhörigkeit. Das Hörvermögen des menschlichen Ohres umfaßt einen Bercich von 16–16000 Hz. Eine besondere Empfindlichkeit besteht besteht zwischen 1000–4000 Hz. Die Lautstärke (Schalldruckpegel) wird in dB/A gemessen.

Die Schädigung des Gehörs durch Lärm kann *akut* durch heftige Schalleinwirkung (Explosion) auftreten. Es kommt hierbei zu Rötungen, Blutungen bis zur Zerreißung des Trommelfells und auch zur Innenohrschädigung. *Chronische* Schädigung tritt bei anhaltender Lärmeinwirkung von >80 dB/A auf mit Innenohrschwerhörigkeit.

Die Lautstärke beträgt für Umgangssprache 50–55 dB/A; für Vortragssprache 70 dB/A.

Neben den Geräuschen, die allein der Information dienen, herrscht im allgemeinen auch ein sog. Störgeräuschpegel. Die Grenzwerte für diesen Störgeräuschpegel liegen beim Wohnen und im Büro bei 40–45 dB/A und in Vortragsräumen und Klassen bei 50 dB/A.

Der Dauerpegelgrenzwert liegt bei 30 dB/A.

Eine Beeinflussung des Schlafes erfolgt bei einem Pegel von 40–50 dB/A. Der Grenzwert für eine Dauerbelastung am Arbeitsplatz beträgt 85 dB/A. Bei intermittierendem oder Impulsschall ist dieser Wert >120 dB/A. Daß Lärm und Geräusche Arbeit und Konzentrationsfähigkeit stören, zeigt Tabelle 15.1, in der weitere Grenzwerte für definierte Tätigkeiten aufgezeigt sind.

Lärm verursacht neben der möglichen Innenohrschädigung außerdem weitere körperliche Wirkungen:

- Aktivierung des ZNS und des Vegetativums, d. h. Störung von Entspannungsfunktion und Schlaf
- Behinderung der Kommunikation
- Beeinträchtigung von bestimmten Leistungen, besonders intellektuelle und konzentrative Leistungen.

Hierzu ist allerdings zu bemerken, daß z. B. Musik bei der manuellen Arbeit durch Rhythmus leistungssteigernd wirken kann. Bei konzentrativer Tätigkeit kann leise Musik einen diskontinuierlichen Geräuschpegel überdecken und auf diese Weise der Arbeit förderlich sein.

Lärmarbeitsplätze erfordern einen ausreichenden Gehörschutz. Bei beginnenden Lärmhörschäden ist eine Beseitigung der Exposition erforderlich (Hörschutz, Arbeitsplatzwechsel, Kontrolluntersuchungen).

Tabelle 15.1 Lärmgrenzwerte für Arbeitsplätze mit bestimmten Tätigkeiten

Art der Tätigkeit	Grenzwert in dB(A)
Tätigkeiten an Pulten und in Kabinen mit erhöhten Anforderungen zur Beobachtung und Fernsteuerung von Produktionsprozessen; Tätigkeiten in Laborräumen mit Schallquellen; Montagetätigkeiten in der elektrotechnischen, feinmechanischen und optischen Industrie	80
Bedienen von EDV-Anlagen	75
Mikrotätigkeiten in der elektronischen, feinmechanischen und optischen Industrie; Kontrolltätigkeiten; Tätigkeiten in Fernschreib- und Telefonzentralen	65
Meß- und Analysetätigkeiten in Laborräumen mit hohen Genauigkeitsanforderungen; Sprachmittlertätigkeit; Verwaltungstätigkeit; Kunden- und Beratungsdienste	60
Geistig schöpferische Tätigkeiten in Forschung, Entwicklung, Konstruktion und Projektierung; Programmieren; ärztliche Tätigkeiten, Flugleittätigkeit	50
Spezielle ärztliche Tätigkeit mit hohen Anforderungen an die Signalverständlichkeit; Beratungs- und Verhandlungstätigkeit mit hohen Anforderungen; Tätigkeit in Lesesälen und bibliotheken	40
Tätigkeiten in unmittelbarem Zusammenhang mit der Durchführung von chirurgischen Eingriffen in Operationssälen und ähnlichen Räumen	35

15.2.3 Mechanische Schwingungen

Mechanische Schwingungen oder Vibrationen sind wiederkehrende Bewegungen um einen Ruhepunkt in der Zeiteinheit. Meßeinheit ist das Hertz (Hz) für die Schwingungsfrequenz. Von der Art des Schwingungsverlaufs können harmonische (Sinuskurve), zufallsbedingte (unregelmäßige; stochastische) und periodische Schwingungen unterschieden werden.

Für die Wahrnehmung von Schwingungen und deren Wirkung auf den menschlichen Körper ist die Frequenz und Dauer der Einwirkung sowie deren Intensität von Bedeutung. Für das Angehen von pathologischen Wirkungen stellt die Disposition eine Einflußgröße dar, die veränderlich und nicht vorherbestimmbar ist.

Die Wirkung von Schwingungen auf den menschlichen Körper ist von deren Frequenz abhängig.

Langsame Schwingungen (0,1–5 Hz) lösen als akute Wirkung die sog. Kinematosen aus.

Niedrige Schwingungsfrequenzen wirken schädigend auf die Gelenke (chronischer Schaden).

Hohe Schwingungsfrequenzen bedingen Schäden des Nervensystems und Gefäßschädigung (40–50 Hz) im Sinne von Sensibilitätsstörungen und vasomotorischen Störungen.

Von der Art der Einwirkung auf den menschlichen Körper unterscheiden wir Ganzkörpervibration mit der Übertragung über Füße, Gesäß, Rücken bei stehenden bzw. beim sitzenden Menschen. Teilkörpervibration liegt bei der Übertragung der Schwingungen über das Hand–Armsystem vor.

Beim Arbeiten mit Preßluftwerkzeugen kommt es zur Übertragung der Vibrationsfrequenz und Intensität (Erschütterung) auf das Hand–Armsystem mit typischen Veränderungen, dem sog. Preßluftschaden. Die Schadenslokalisation sind die Gelenke, die der Vibration ausgesetzt sind und die auftretenden Schäden ähneln der degenerativen Gelenkerkrankung (Kap. 7), aber sie weisen eigene typische Besonderheiten auf. Unter anderem entstehen im Verlauf der Erkrankung sog. freie Gelenkkörper.

Beim typischen Preßluftschaden ist vor allem das Ellenbogengelenk geschädigt. Etwa 3–5 Promille der Exponierten erkranken nach 1,5–2 Jahren. Zuerst tritt ein leichtes Ziehen, später stärkerer Schmerz auf. Typisch bei dieser Erkrankung ist, daß der Schmerz nicht bei der Arbeit, sondern in Ruhe auftritt, besonders nachts. Um die Krankheit zu stoppen, die schließlich mit einer Gelenkversteifung endet, ist bei beginnenden Beschwerden eine Vermeidung der weiteren Exposition wichtig, d. h. es ist ein Arbeitsplatzwechsel notwendig.

Tabelle 15.2 a Zumutbare Lasten beim Heben und Tragen in kg[1]

Häufigkeit:	gelegentlich[2]		häufiger[3]	
Lebensalter	Frauen	Männer	Frauen	Männer
15–18	**15**	**35**	10	20
19–45	**15**	55	10	30
>45	**15**	45	10	25

[1] Empfehlung des Bundesministers für Arbeit u. Sozialordnung vom 1. 10. 1981

[2] gelegentlich = höchstens 2 mal je Stunde und bis zu 4 Schritten

[3] häufiger = mehr als 2 mal je Stunde oder Transportwege von mehr als 4 Schritten

fett = Grenzwerte, die im Normalfall ohne Gesundheitsgefährdung nicht überschritten werden dürfen

normal = Werte, die aus ergonomischer Sicht empfohlen werden

Tabelle 15.2 b Zumutbare Einzellasten beim häufigen Tragen durch Jugendliche über 16 Jahre

Transportweg	**zumutbare Einzellast in kg**	
	männl.	weibl. Jugendliche
2–10 m	14	8
11–30 m	8	5
>30 m	6	4

Werdende Mütter dürfen nach dem Mutterschutzgesetz unter anderem keine Arbeiten durchführen, bei denen:

- regelmäßig Lasten von mehr als 5 kg Gewicht
- gelegentlich Lasten von mehr als 10 kg Gewicht ohne mechanische Hilfsmittel von Hand gehoben oder befördert werden müssen

15.2.4 Arbeitsplatzgestaltung

Bereits im Kapitel 3 wurden Hinweise zur Arbeitsplatzgestaltung gegeben. Das betrifft Sitz-, Tisch- und Arbeitshöhen. Deshalb sollen hier nur noch einige wenige Ergänzungen folgen.

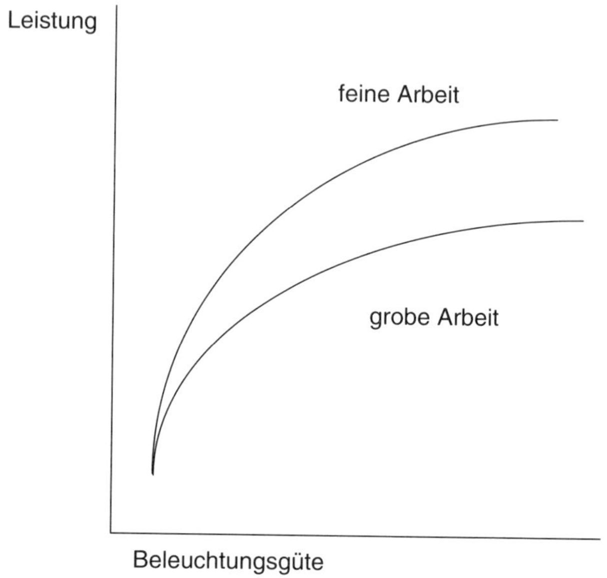

Bild 15.2
Zusammenhang von Beleuchtungsgüte und Leistung

Im Rahmen der Arbeitsplatzgestaltung für Mitarbeiter und auch für Patienten kommt es auch auf Details an:

- Regelmäßiger Wechsel der Körperhaltung muß ermöglicht werden, damit kann man Ermüdungen vorbeugen.
- Wenn möglich, sollten kombinierte Steh- und Sitzarbeitsplätze vorgesehen werden.
- Der Arbeitsbereich muß immer vor dem Arbeitenden liegen.

Im Arbeitsablauf muß durch Anordnung von Werkzeugen und Werkstoffen Bewegungen mit der gefährlichen Rumpfdrehung unter Lastaufnahme vermieden werden.

- Rutschsicherer Boden vermeidet Unfälle.
- Bei Bildschirmarbeitsplätzen ist auf Reflex- und Blendfreiheit zu achten. Der Bildschirmabstand soll der Bildschirmgröße entsprechen und der Blickwinkel zum Bildschirm ist möglichst senkrecht einzurichten.

- Die Beleuchtung muß ausreichend sein. Die jeweilige Helligkeit ist der Detailgröße der Arbeitsaufgabe anzupassen. Allgemein gilt: je kleiner die Arbeitsobjekte sind, umso heller muß die Arbeitsbeleuchtung sein (Abb. 15.2).
- Blendung, Reflektionen und Spiegelungen sollen durch die Beleuchtung am Arbeitsplatz vermieden werden.
- Beim Heben und Tragen sind die Grenzwerte der Zumutbarkeit bei Männern, Frauen und Jugendlichen zu beachten (Tab. 15.2).

Diese kurzen Hinweise zur Arbeitsplatzgestaltung und Arbeitssicherheit mögen genügen. Gerade bei der Betreuung von Patienten mit sehr unterschiedlichen Erkrankungen sind neben dem Arbeitsklima in der Ergotherapieabteilung auch diese genannten Bedingungen wichtig.

16 Technische Hilfen

16.1 Einführung

Technische Hilfen dienen in erster Linie der Selbständigkeit des Geschädigten. Sie verringern seine Abhängigkeit von Fremdhilfe und den Pflegeaufwand.

Technische Hilfen erfüllen folgende Aufgaben:

- Unterstützung geminderter oder unzureichender Funktionen
- Kompensation verlorener Fähigkeiten
- Nutzung von Restfunktionen.

Abhängig von der Art ihrer Nutzung durch den Geschädigten werden technische Hilfen eingeteilt in

- Körpernahe technische Hilfen und
- Körperferne technische Hilfen.

Das wichtige Gebiet der technischen Hilfen kann nur schwerpunktmäßig dargestellt werden. Bei der Gruppe der körpernahen technischen Hilfen werden die Hilfen für die Versorgung der oberen Extremitäten ausführlicher dargestellt, gleiches trifft für die Rehabilitationshilfen aus der Gruppe der körperfernen technischen Hilfen zu, die für die Ergotherapie besondere Bedeutung besitzen.

16.2 Körpernahe technische Hilfen

Körpernahe technische Hilfen werden *am Körper* getragen. Sie müssen im allgemeinen individuell angepaßt werden. In diese Gruppe gehören die *Orthesen*

(Schienen, orthopädische Apparate, wie sie früher bezeichnet wurden und auch die orthopädischen Schuhe) sowie die Prothesen. Sie dienen der individuellen Versorgung von Hand und Arm sowie von Rumpf und Bein. Versorgt werden verschiedene Schädigungen, wobei bei den Prothesenversorgungen immer Zustände nach Amputationen vorliegen. Bei unterschiedlichen Erkrankungen und Schädigungen wird der Patient mit Orthesen versorgt. Dazu gehören auch Knochen-, Muskel- oder Sehnenverletzungen sowie degenerative oder entzündliche Erkrankungen und Fehlbildungen. Der Ergotherapeut wird häufig mit Patienten zu tun haben, die Orthesen an der oberen Extremität tragen.

16.2.1 Orthesen für die obere Extremität

Orthesen sind körpernahe technische Hilfen, die zur *funktionellen Unterstützung geminderter oder unzureichender* Funktionen dienen. Sie werden zur Entlastung, Stabilisierung, Führung und Ruhigstellung bestimmter Körperteile angewendet. Sie *schienen* den betreffenden Körperteil entweder, oder sie *umhüllen* ihn schützend und stützend.

Orthesen können ganz allgemein folgende Aufgaben haben:

- zeitweilige Ruhigstellung erkrankter oder verletzter Gliedmaßen
- Verhütung von Fehlstellungen
- Behandlung von Fehlstellungen
- Stabilisierung der Gelenke bei Schwächung oder Ausfall von Muskeln, Sicherung der Statik in den betroffenen Gelenken
- Entlastung einzelner Gelenke oder der gesamten Extremität
- Korrektur und Funktionsverbesserung bei Mißbildungen
- Gelenkführung bei Muskel- bzw. Bänderschwächen

- Einsatz im Rahmen chirurgischer Maßnahmen und/oder zur Vorbehandlung und Nachbehandlung
- Aktivierung an sich ausgefallener Funktionen durch äußere Kräfte, durch Anwendung von Federn oder evtl. über Umsetzung myoelektrischer Potentiale in Bewegung.

Entsprechend ihrer Aufgabe unterscheidet man zwei Gruppen von Orthesen:
Passive und *statische Orthesen* dienen der Lagerung und Korrektur.
Aktive und *dynamische Orthesen* dienen der Funktionsunterstützung und dem Bewegungstraining.

Als Grundsatz für die Anwendung von Orthesen gilt: so wenig wie möglich, soviel wie notwendig.

Die Beweglichkeit aller Gelenke, die nicht in die Fixierung durch die Orthesen einzubeziehen sind, muß voll erhalten bleiben. Die Muskelarbeit darf durch zu eng sitzende Orthesen nicht behindert werden. Die Orthese soll leicht anzubringen und abzunehmen, einfach zu reinigen, von möglichst geringem Gewicht sein und die notwendige Festigkeit besitzen. Orthesen werden im allgemeinen in *Funktionsstellung* der betreffenden Gelenke angelegt.
Besonders für aktive Orthesen der oberen Extremität gilt, daß die Beweglichkeit und das Tastempfinden an Hand und Finger möglichst wenig eingeschränkt werden sollen. Orthesen für die obere Extremität werden besonders im Rahmen der *Handchirurgie zur prä- und/oder postoperativen Behandlung* eingesetzt. Sie gehören zum Therapiekonzept. Ihr Einsatz ist demzufolge zeitlich begrenzt. Neben diesem kurzzeitigen Einsatz von Orthesen werden zur *Funktionsunterstützung*, Stellungsverbesserung und Lagerung Orthesen eingesetzt, die ständig oder über lange Zeiträume genutzt werden müssen.

Man unterscheidet
- Kurzzeitorthesen und
- Langzeitorthesen.

Die **Kurzzeitorthesen** müssen, wenn sie notwendig werden, schnell verfügbar sein, um momentane Zustände zu halten oder zu trainieren. Da ihr Gebrauch zeitlich begrenzt ist, steht die Frage ihrer *sofortigen Verfügbarkeit* an erster Stelle. Dagegen treten Fragen nach der Haltbarkeit, der kosmetischen Gestaltung, der Materialauswahl und der Konstruktion bzw. Verarbeitung oft in den Hintergrund. Entscheidend sind ihr zeitgerechter Einsatz und ihre funktionelle Wirkung.

Bei den Langzeitorthesen sind neben ihrer *Funktion* die *Haltbarkeit*, gefällige bzw. unauffällige *Gestaltung*, Tragekomfort und Materialauswahl wichtige Voraussetzungen. Orthesen als Dauerversorgung (bei bleibenden Funktionsausfällen) wurden bisher fast ausschließlich vom Orthopädietechniker angefertigt. In Zukunft werden, insbesondere bei der Versorgung von Funktionsausfällen im Bereich von Hand und Fingern, in Serie hergestellte kleine Orthesen eine größere Rolle spielen, die der Ergotherapeut anpaßt.

Einfache Orthesen und Kurzzeitorthesen (Schienen oder Schalen) stellt der Ergotherapeut selbst her.

Kurzzeitorthesen werden vorübergehend eingesetzt
- zur Vorbereitung auf die endgültige Versorgung mit einer Orthese
- zur Klärung, welche Art von Orthese in Frage kommt
- zur Überbrückung einer Wartezeit zwischen Verordnung und Fertigstellung der definitiven Orthese
- bei Patienten, für die nur während der Wiederherstellungsphase die Benutzung von Orthesen notwendig ist.

Das gilt insbesondere für Finger- und Handorthesen, mit deren Hilfe in einer Behandlung erreichte Korrekturen des Gelenkausschlages bis zur nächsten Behandlung erhalten werden sollen. Sie können auch als provisorische Orthesen eingesetzt werden oder als Nachtschienen.

Orthesen, die dazu dienen, Gelenke, insbesondere Finger- und Handgelenke, in einer Stellung zu fixieren, die Funktionsreste nutzbar zu machen oder die Nutzung technischer Hilfen für die Geschädigten ermöglichen, sind allgemein Langzeitorthesen, die durch den Orthopädietechniker gefertigt werden.

Für die Anfertigung von provisorischen Schienen sind als Grundlage Holz oder Metall, aber auch Gips oder thermoplastische Materialien zu verwenden. Zur Polsterung dienen Schaumgummi, Filz oder Sämischleder.

Einige dieser hier vorgestellten Orthesen für die obere Extremität sind einfach herzustellen. Die Nutzung als Kurzzeitorthese vereinfacht Materialauswahl und Verarbeitung. Durch kurze Nutzungszeiten können sie nach Ausmusterung in der Abteilung verbleiben. Sie lassen sich dann oft mit geringem Aufwand für den nächsten Fall adaptieren.

Die provisorischen bzw. Kurzzeitorthesen sind in vielen Fällen als fließender Übergang zu den technischen Hilfen (Rehabiliationshilfen) zu sehen (Beispiel Schlingengerät, s. Abb. 16.37).

Zu den Kurzzeitorthesen gehören im allgemeinen auch die sog. dynamischen Orthesen. Bei ihnen wird durch Zugfedern, Gummi oder direkten Zug die Stellung nicht nur gehalten, sondern verbessert (u. a. Quengelschiene). Es kann auch gegen den elastischen Zug geübt werden, um die Muskulatur zu kräftigen. Derartige Schienen werden im allgemeinen vom Orthopädietechniker hergestellt und vom Arzt angelegt. Den Umgang mit diesen Orthesen muß der Ergotherapeut jedoch kennen.

Auf Grund der verschiedenen Aufgaben, die Orthesen erfüllen können, ergibt sich ein möglicher Einsatz bei unterschiedlichen Erkrankungen und Schädigungen. In Tabelle 16.1 ist der mögliche Einsatz von

Tabelle 16.1 Ortheseneinsatz bei verschiedenen Krankheiten

Krankheitsgruppe	Aufgabe	Nutzungsdauer	Bildnummern der Orthesen
Frakturen	Ruhigstellung Stützung, Entlastung; Mobilisierung	kurz	16.1 a und b, 6.11 a und b, 16.3 a und b, 16.20
Pseudarthrosen	Ruhigstellung, Stützung und Entlastung, Funktionsunterstützung	lang	16.3 a und b, 16.20, 16.18, je nach Lokalisation
M. Sudeck	Stadium I: Ruhigstellung, Kontrakturprophylaxe	kurz	6.11 a und b, 16.3 bei entsprechender Lokalisation
	Stadium III: Mobilisierung	kurz	16.5, 16.11, 16.12, 6.12 je nach Lokalisation
Sehnenverletzung	Ruhigstellung in Entlastungsstellung	kurz	16.1, 6.11, 16.3
	später Mobilisierung und Kräftigung	kurz	16.1, 16.6, 16.12, 6.12 je nach Lokalisation
Kontrakturen	Aufdehnung der Kontrakturen	kurz	6.12, 16.5–16.10, 16.12 je nach Lokalisation
Dupuytren	postoperativ zur Korrektur, Mobilisierung und Kräftigung	kurz	16.5, 16.12, 6.12 je nach Lokalisation
Nervenverletzungen	nach Naht Ruhigstellung und Entlastung;	kurz	6.11, 16.15, 16.16
	bei irreparablen Schäden Korrekturstellung und Funktionsunterstützung	lang	16.20, 16.3, 6.11, 16.15, 16.16, 16.17, 16.19
Rheumatoid-Arthritis	Ruhigstellung, Gelenkschutz, Kontrakturprophylaxe;	kurz	6.11,
	postoperative Mobilisierung	kurz	6.12
Rückenmarkläsion (Tetraplegie)	Kontrakturprophylaxe;	lang	6.11 b, 16.2, 16.20
	Funktionsunterstützung	lang	16.14

Tabelle 16.1 Fortsetzung

Krankheitsgruppe	Aufgabe	Nutzungs-dauer	Bildnummern der Orthesen
Hemiplegie	Kontrakturprophy-laxe;	lang	16.20, 6.11
	Funktionsunter-stützung;	lang	6.11 b, 16.19
	Schulterluxations-prophylaxe	lang	16.4
Entzündliche Erkrankungen	Ruhigstellung, Ent-lastung, Kontrak-turprophylaxe	lang	6.11, 16.1, 16.18 16.20, je nach Lokalisation
Degenerative Erkrankungen	Ruhigstellung, Entla-stung; Limitierung der Gelenkbeweg-lichkeit	kurz/lang	6.11, 16.3, 16.20, je nach Lokalisation 16.21 a
Luxationen	Gelenkführung, Funktionsbegrenzung	lang/kurz	16.4, 6.11, 16.3, je nach Lokalisation

Orthesen nach Krankheitsgruppen aufgeschlüsselt. Der jeweilige Orthesentyp ist mit den Abbildungsnummern angegeben. Da ein Orthesentyp auch für unterschiedliche Krankheitsbilder angewandt werden kann, sind teilweise gleiche Abbildungsnummern zu finden, wobei die jeweilige Aufgabe der Orthese unterschiedlich sein kann. Da gerade die Versorgung von Finger und Hand für den Ergotherapeuten von besonderer Bedeutung ist und Orthesen teilweise nach ihrer Wirkung auf Gelenke bezeichnet werden, erfolgt die Benennung der Gelenke nach dem Schema unter Kapitel 5.1 verwendeten Abkürzungen.

16.2.1.1 Orthesen zur Lagerung und Korrektur

Passive Fingerorthese (Abb. 16.1 und 6.12)

Wirkung: Auf PIP- und /oder auf DIP-Gelenke.
Kurze Orthesen sind für ein Gelenk, lange Orthesen beziehen PIP und DIP zusammen ein.

a

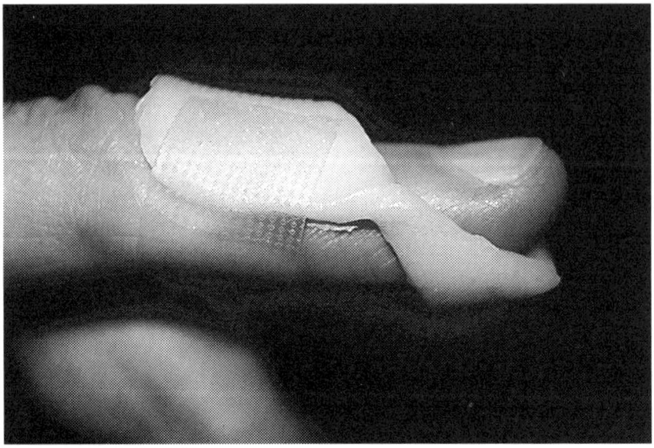

b

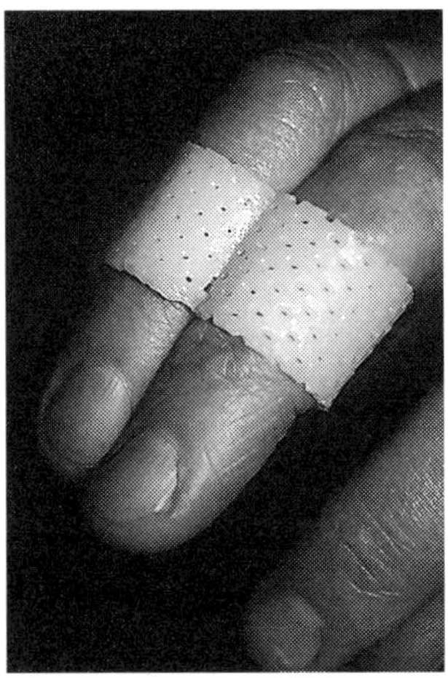

Abb. 16.1 a DIP-Orthese zur Streckung des Endgliedes
b Omegaorthese zur Mitnahme des geschädigten Fingers

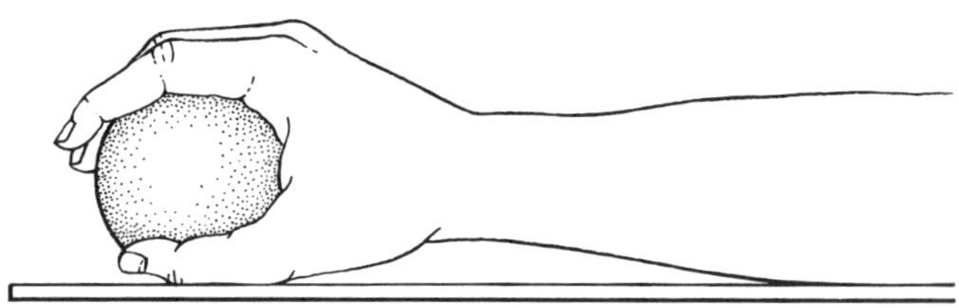

Abb. 16.2 Balllagerungsorthese; die Fixation erfolgt mit elastischen Binden

Anwendung: Zur Ruhigstellung und Fixation der Gelenke in Flexions- oder Extensionsstellung, je nach Erfordernis und Konstruktion.
Bei entzündlichen Erkrankungen oder nach Sehnenverletzungen.

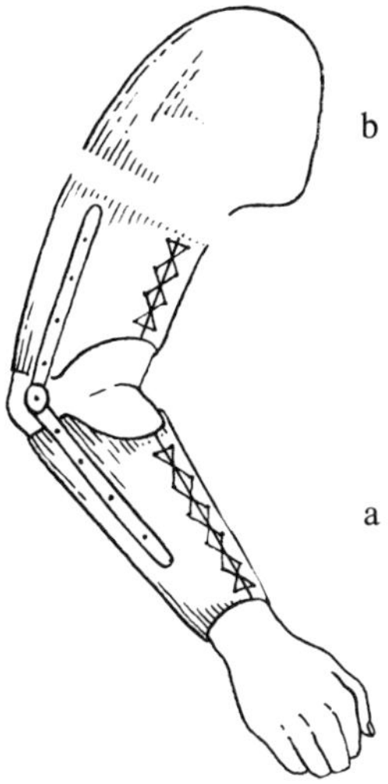

Abb. 16.3 a Ober- und Unterarm-Hülsenorthese mit Ellenbogengelenk b Einbeziehung des Schultergelenkes (Ganzarmorthese)

Daumenorthese (s. Abb. 6.12 b)

Wirkung: Auf CMC- und/oder MC-Gelenk.
Anwendung: Wie bei passiver Fingerorthese.

Walkiederhülse für das Daumengrundgelenk (Abb. 6.11 c)

Wirkung: Auf MCP-Gelenk.
Anwendung: Wie bei passiver Fingerorthese.

Handspange für die Fingergrundgelenke (s. Abb. 6.11 d)

Wirkung: Auf MC-Gelenke der Finger.
Anwendung: Wie bei Fingerorthesen.

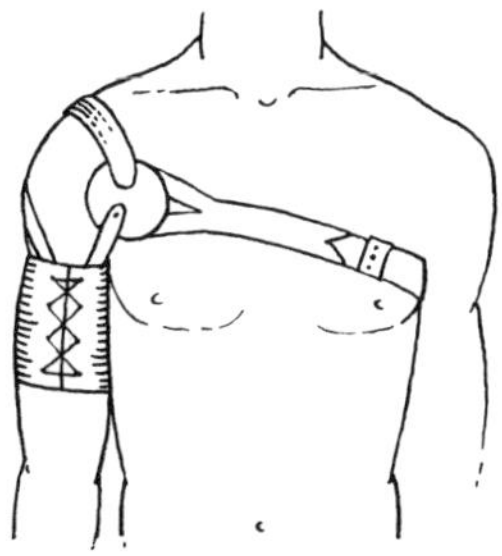

Abb. 16.4 Schulterluxationsorthese

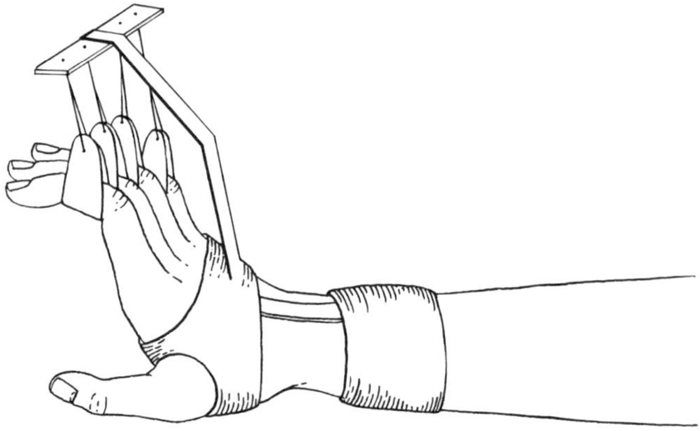

Abb. 16.5 Orthese zur Streckung der MP-Gelenke II–V und der PIP-Gelenke

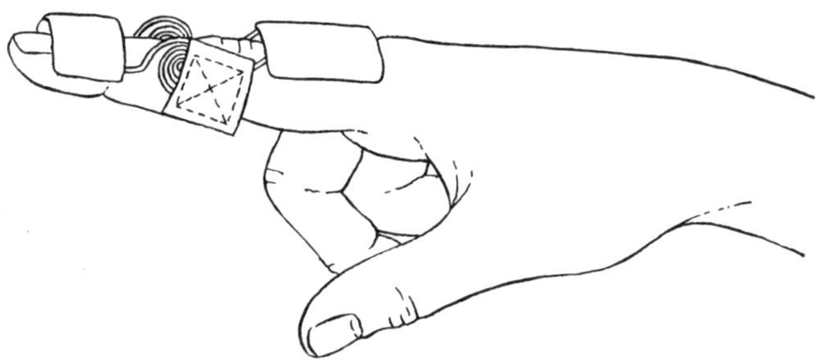

Abb. 16.6 PIP-Fingerorthese zur Korrektur von Beugestellungen

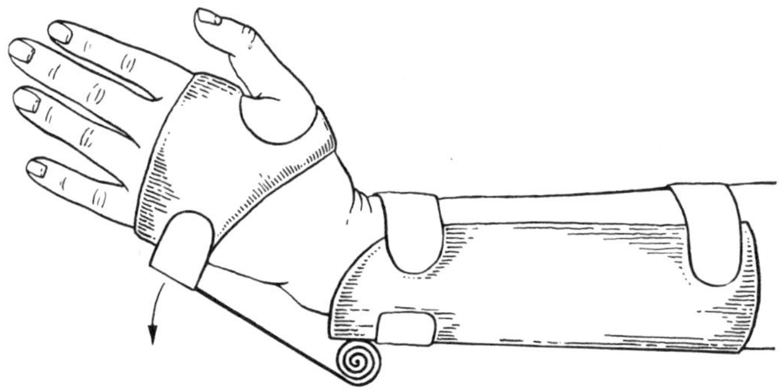

Abb. 16.7 Klumphandorthese

Handwurzel- und Rhizarthroseorthese
(s. Abb. 16.18 b und 6.11 c)

Wirkung: Auf Handgelenk und Handwurzel je nach Länge.*Anwendung:* Zur Ruhigstellung und Korrektur des Handgelenkes und der Handwurzel und des Daumen MP- bzw. MCP-Gelenkes.

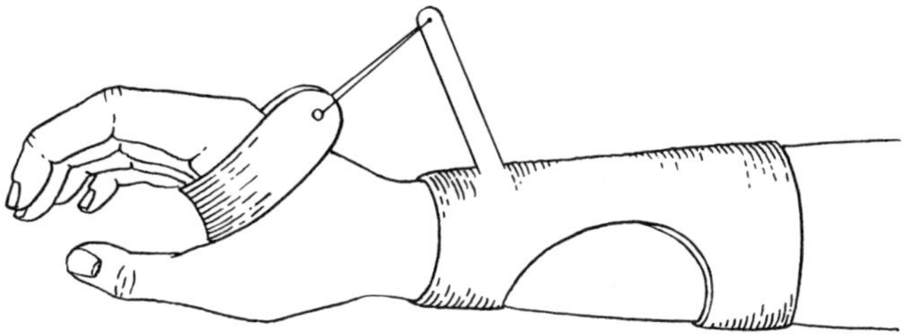

Abb. 16.8 *Orthese zur Dorsalextension des Handgelenkes*

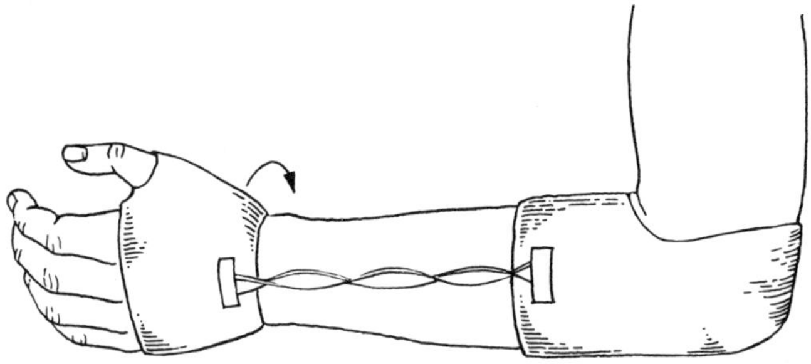

Abb. 16.9 Orthese gegen Rotationskontraktur

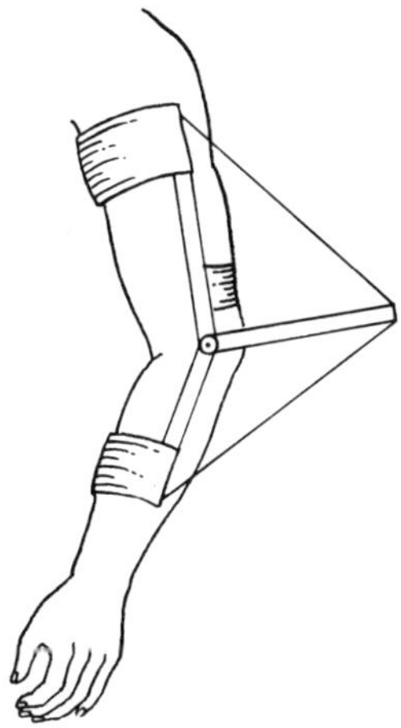

Abb. 16.10 Ellenbogenquengel

Ballagerungsorthese (Abb. 16.2)

Wirkung: Extension im Handgelenk, mittlere Flexionsstellung der Finger und Oppositionsstellung des Daumens (mittlere Greifstellung der Hand wird fixiert).
Anwendung: Zur Ruhigstellung und Korrektur von Hand und Handwurzel.

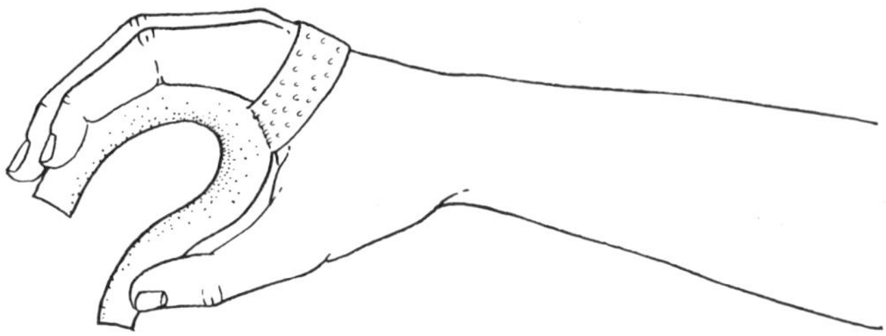

Abb. 16.11
Fingerextensionhilfe aus Schaumstoff

Radialisorthese

Wirkung: Extension im Handgelenk und leichte Flexionsstellung der Finger in MC- und PIP-Gelenken.
Anwendung: Gegen Fallhand bei Radialislähmung.

Mittelhand-Unterarmhülse (s. Abb. 6.11 b und 16.20)

Wirkung: Korrektur und Stützung von Handgelenk und Unterarm.
Anwendung: Zur Ruhigstellung und Korrektur bei entzündlichen und degenerativen Erkrankungen sowie bei Lähmung und Knochendefekten im Bereich des Handgelenkes und im distalen Unterarm.

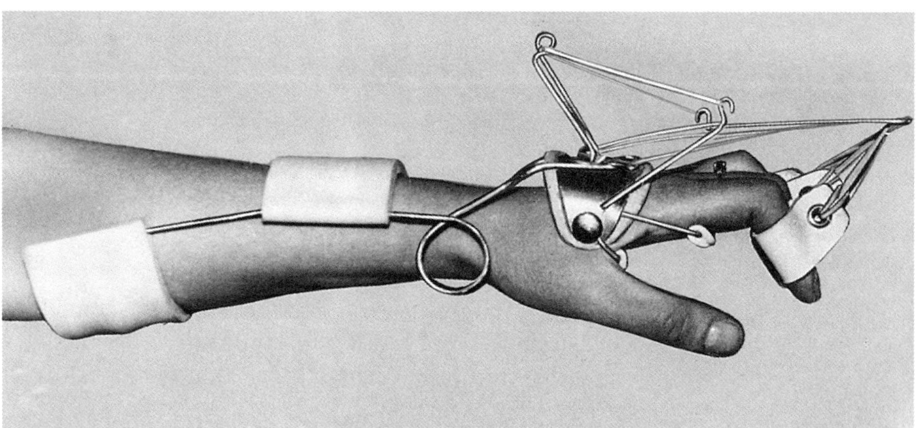

Abb. 16.12 Dynamische Handorthese für MC- und PIP-Gelenke

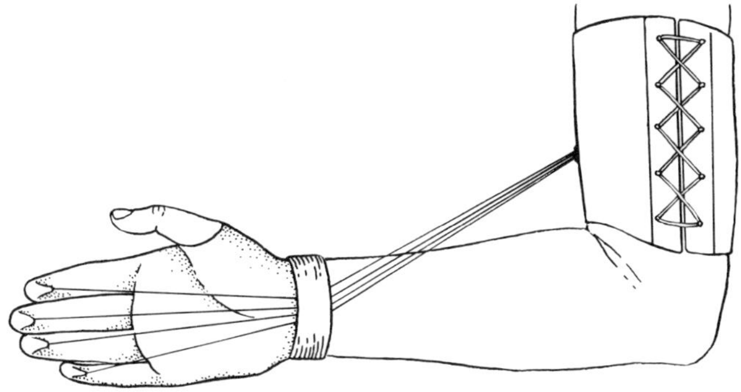

Abb. 16.13
Handschuhbandage

Ober- und Unterarmhülsenorthese ohne oder mit Ellenbogengelenk (Abb. 16.3 a)

Wirkung: Stützung von Ober- und Unterarm sowie Ellenbogengelenk und Einschränkung der Pro- und Supinationsbewegung.
Anwendung: Zur Ruhigstellung, Stützung und Gelenkführung bei Zuständen nach Knochen- und Gelenkverletzungen, Pseudarthrosen und entzündlichen Erkrankungen.

Ganzarmorthese mit Einschluß des Schultergelenkes (Abb. 16.3.b)

Wirkung: Wie bei Ober- und Unterarmhülsenorthese. Durch Einbeziehen des Schultergelenkes wird die Ruhigstellung des Oberarmes verbessert und im Schultergelenk eine Bewegungsbegrenzung erreicht. Wird die Hand bzw. die Handwurzel mit in die Orthese einbezogen, so wird im Handgelenk ein korrekte

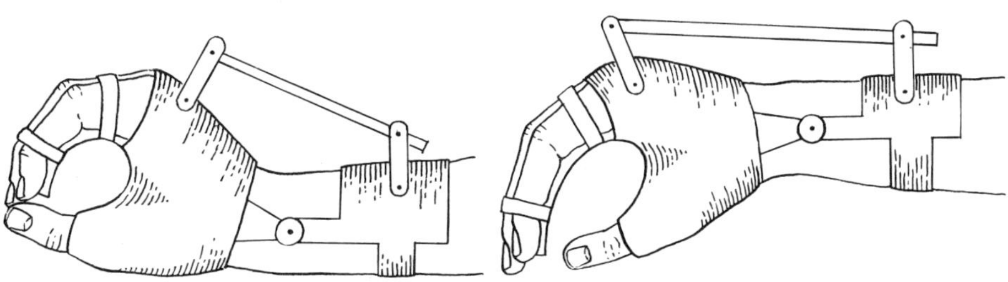

Abb. 16.14 Reziproke Greiforthese nach Engen

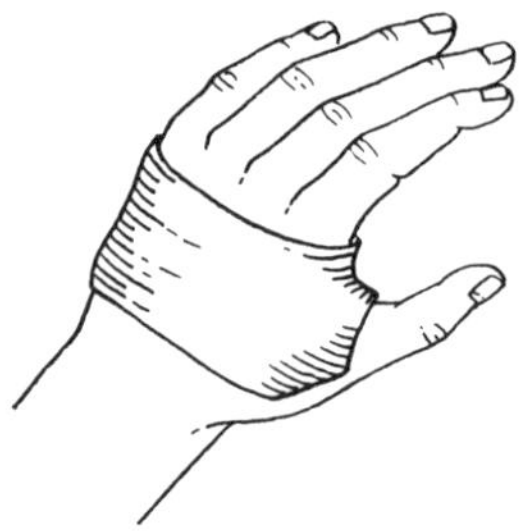

Abb. 16.15
Opponensspange

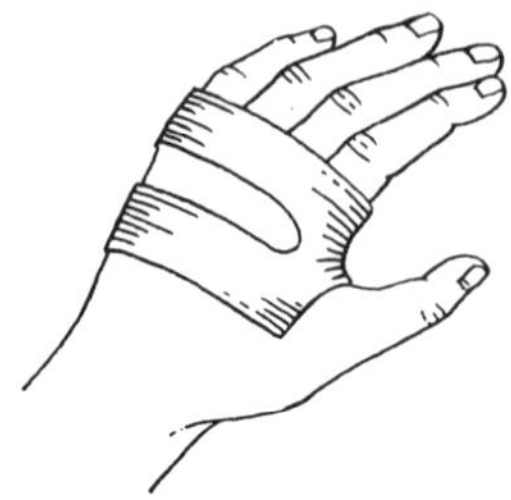

Abb. 16.16
Ulnarisspange

Ruhigstellung erreicht und die Pro- und Supinationsbewegung reduziert. Damit ist der gesamte Unterarm einschließlich des Ellenbogengelenkes ruhiggestellt.
Anwendung: Wie bei Ober- und Unterarmhülsenorthese, besonders bei Erkrankungen im Oberarmbereich, Oberarmpseudarthorsen können ausreichend gestützt werden.

Schulterluxationsorthese (Abb. 16.4)

Wirkung: Verhinderung der Zugwirkung des Armes durch teilweise Abnahme der Schwerkraft, Abstützung im Bereich des Schultergelenkes, Gelenkführung durch Druck der Pelotte (über einen Federbügel) und Bewegungseinschränkung.
Anwendung: Zur Verhinderung von habituellen Schulterluxationen oder von Luxationen, die durch langandauerende Zugwirkungen bei Lähmungen, insbesondere bei Hemiplegie oder Plexuslähmungen, entstehen können.

Armabduktionsorthese

Wirkung: Lagerung und Fixation des Armes in Abduktionsstellung des Schultergelenkes. Wird im Schultergelenkbereich der Orthese ein Gelenk eingesetzt, so kann bei Abduktionslagerung ein Vor- und Rückführen in horizontaler Ebene aus dem Schultergelenk heraus erfolgen.

Wird ein Ellenbogengelenk eingesetzt, so kann gleichzeitig eine beugende und streckende Übungsbehandlung für das Ellenbogengelenk in der entsprechenden Abduktionsstellung erfolgen.
Anwendung: Bei entzündlichen Prozessen im Schultergelenkbereich mit Neigung zu Abduktionskontrakturen und zur Behandlung oder Nachbehandlung bei subkapitalen Humerusfrakturen und Plexuslähmungen.

Die bis jetzt aufgeführten Orthesen dienen ausschließlich der Lagerung und Korrektur. Bei den folgenden steht die *quengelnde Wirkung* im Vordergrund, d. h. sie werden zur Aufdehnung von Beuge- und Streckkontrakturen genutzt.

Handorthese gegen Beugekontraktur der Finger (Abb. 16.5)

Wirkung: Streckende Wirkung auf MC-, PIP- und DIP-Gelenke.
Anwendung: Bei Beugekontrakturen unterschiedlicher Genese.

Orthese gegen Schwanenhalsdeformierung der Finger (Abb. 16.6 sowie 6.12 c und d)

Wirkung: Beugende/streckende Wirkung entsprechend der Schwanenhalsdeformierung bei Rheumatoider Arthritis. Wirkt direkt beugend auf die PIP-Gelenke und indirekt streckend auf die MC- und DIP-Gelenke.
Anwendung: Bei Schwanenhalsdeformierung (s. Abb. 6.4) und Rheumatoid Arthritis.

Orthese zur Extension oder Flexion der Fingergrundgelenke (s. Abb. 6.12 d)

Wirkung: Streckend auf MP-Gelenke, teilweise, je nach Angriffspunkt auch auf die PIP-Gelenke 2–5.
Anwendung: Wie bei Handorthese zur Fingerstrekkung.

Orthese gegen radiale Deviation der Hand
(Klumphandorthese, Abb. 16.7)

Wirkung: Gegen radiale Deviationsneigung des Handgelenks.
Anwendung: Besonders bei angeborenen Radiusdefekten mit Klumphandstellung, gegen Narbenzug nach Verbrennungen.

Orthese gegen Ulnardeviation
(Analog der Klumphandorthese)

Wirkung: Gegen Ulnardiviation.
Anwendung: Besonders bei Rheumatoider Arthritis und gegen Narbenzug.

Extensionsorthese für das Handgelenk (Abb. 16.8)

Wirkung: Dorsale Extensionswirkung auf das Handgelenk.
Anwendung: Zur Kontrakturbehandlung, z. B. nach Radiusfrakturen.

Orthese gegen Rotationskontraktur (Abb. 16.9)

Wirkung: Quengelnde Wirkung auf Pro- und Supinationsbewegung.
Die Korrekturwirkung erfolgt über einen Weichplastikstab, der Hand- und Ellenbogenhülse verbindet und unter gegenläufiger Rotation angelegt wird.
Anwendung: Bei Kontrakturen, z. B. nach Unterarm- oder Radiusfrakturen.

Ellenbogenquengel (Abb. 16.10)

Wirkung: Beugende oder streckende Wirkung auf das Ellenbogengelenk, je nach Anlegen der Orthese.
Anwendung: Bei Beuge- oder Streckkontraktur des Ellenbogengelenkes, nach Frakturen oder entzündlichen Erkrankungen.

Schulterabduktionsorthese

Wirkung: Auf Schultergelenk wie bei Armabduktionsorthese, jedoch zur Quengelung Wantenspanner zwischen Thoraxteil und Armauflage.
Anwendung: Gegen Abduktionskontrakturen nach gelenknahen Humerusfrakturen, Periarthritis hum. scap., Humerusschaftfrakturen.

16.2.1.2 Orthesen zur Funktionsunterstützung und zum Training

8-förmige Fingerschlaufe (Abb. 16.1 b)
Fingerringorthese (Abb. 6.12 a)
Omegaorthese (Abb. 5.12 a und b)
Wirkung: Passive Mitnahme eines Fingers durch den benachbarten funktionsfähigen Finger bei Beugung im PIP- oder MP-Gelenk.
Anwendung: Bei Sehnenverletzungen (Beugesehnen zur Übung).

Dynamische Fingerorthese

Wirkung: Auf PIP und/oder DIP-Gelenk wirkend, streckend oder PIP beugend, je nach Ausführung der Orthese.
Anwendung: Bei Streck- oder Beugesehnenverletzungen.

Bunnelbrett (Abb. 5.13)

Wirkung: Beugend beim Zugreifen durch Förderung der Beugebewegungen im MP-, PIP- und DIP-Gelenk; isoliert auf den Daumen wirkend, durch Förderung der Oppositionsstellung. Durch Einsatz verschiedener Größe kann Wirkung variiert werden.
Anwendung: Zum isolierten Üben des Zugreifens und zur Förderung der Beweglichkeit von Fingern und Daumen.

Fingerextensionshilfe (Abb. 16.11)

Wirkung: Leicht extendierende Wirkung auf PIP- sowie auch auf MP- und DIP-Gelenke. Die extendierende Wirkung kann durch die Qualität des Schaumstoffes (Elastizität) reguliert werden.
Anwendung: Zur Übungsbehandlung der Fingergelenke.

Handorthese zur Extension der Finger
(Abb. 16.12, s. auch Abb. 16.5)

Wirkung: Streckende Wirkung auf MC- und PIP-Gelenke. Auf einzelne Finger oder für die Finger II–V wirkend (entsprechend der Konstruktion) mit elastischer Aufhängung der Finger durch Gummizüge.
Anwendung: Zur postoperativen Behandlung, besonders nach Operationen der Hohlhand, z. B. bei Dupuytren-Kontrakturen zum Bewegungstraining. Durch die Stärke der Gummizüge kann die extendierende Wirkung variiert werden.

Handschuhbandage (Abb. 16.13)

Wirkung: Unterstützung der Greifbewegung durch Mitbewegung des Ellenbogens, d. h. Streckung im Ellenbogen bedingt durch Beugung der Finger.
Anwendung: Bei Querschnittlähmung im Halsmarkbereich zur Übungsbehandlung und zur Funktionsverbesserung.

Reziproke Greiforthese nach Engen (Abb. 16.14)

Wirkung: Förderung der Greiffunktion im Sinne des Tenodesegriffes. Bei Handgelenkextension erfolgt Beugung der Finger 2–5. Durch die Orthese wird die Einstellung des Daumens in Oppositionsstellung gefördert und damit insgesamt die Greifbewegung verbessert.
Anwendung: Bei Querschnittlähmungen im Halsmarkbereich.

(Abb. 16.15)

Wirkung: Opponensstellung des Daumens durch elastischen Zug und damit Verbesserung der Greiffunktion.
Anwendung: Bei Opponenslähmungen.

Radialisorthese (Abb. 16.19)

Wirkung: Extensionswirkung auf Handgelenk zur Vermeidung der Fallhand, Einstellung des Daumens in Oppositionsstellung und damit Verbesserung der Greiffunktion.
Anwendung: Fallhand bei Radialislähmung.

Ulnarisspange (Abb. 16.16)

Wirkung: Durch Beugung der MC-Gelenke wird Streckung der PIP-Gelenke ermöglicht; wirkt der Krallstellung der Hand mit Überstreckung der MP-Gelenke entgegen und fördert damit die Greifmöglichkeit der gelähmten Hand.
Anwendung: Krallhand bei Ulnarislähmung.

Medianusorthese

Wirkung: Unterstützung bei Beugung der Finger 2–3, Einstellung des Daumens in Oppositionsstellung (Abb. 16.17).
Anwendung: Schwurhand bei Medianuslähmung.

Die *passiven Orthesen* für Oberarm, Unterarm, Hand sowie die Ganzarmorthese mit Einschluß der Schulter und die Schulterluxationsorthese wirken aktiv im Sinne der *Funktionsunterstützung*. Das gilt besonders bei Oberarmpseudarthrosen, Schulterluxationen und auch bei degenerativen Gelenkerkrankungen, indem z. B. das Ellenbogengelenk geführt und in der Bewegung begrenzt wird. Damit werden Reizungen unter der Funktion vermieden, Beschwerden wird vorgebeugt.

Opponenspange

Oft sind die Grenzen fließend und ein Orthesentyp kann Doppelfunktionen im Sinne *aktiv-passiv* ausüben, wobei je nach Einsatzbedingungen die passive oder aktive Komponente im Vordergrund steht.

16.2.1.3 Anfertigung von Orthesen

Zur Orthesenherstellung durch den Ergotherapeuten dienen vor allem Werkstoffe aus der Gruppe der Thermoplaste. Insbesondere die Niedrigtemperaturplastwerkstoffe eignen sich zur Herstellung, da dieses Material bei Temperaturen zwischen 50 und 70°C je nach Sorte (Hersteller) verformbar ist und die Anmodellierung direkt am Patienten, d. h. auf der Haut, erfolgen kann.

Die thermoplastischen Werkstoffe lassen sich in 2 Gruppen einteilen. Zur ersten Gruppe, die für die Ergotherapie nicht so interessant ist, gehören die Materialen, die bei höheren Temperaturen, d. h. zwischen 140-200°C verformbar sind. Zu diesen Materialien gehören:

- Acrylglas
- Polyethylen
- Polypropylen
- Polyvinylchlorid (PVC)

Werden diese Materialien in der Ergotherapieabteilung verarbeitet, so ist ein entsprechender Wärmeofen erforderlich, der die Temperaturen zwischen 140–200° mittels Thermostat konstant halten kann, weiterhin sind Asbesthandschuhe erforderlich, damit die aufgewärmten Platten um Gipsmodelle geformt werden können. Sie eignen sich grundsätzlich nicht für die im folgenden beschriebene Anformtechnik am Menschen direkt. Diese Materialien, die eine bessere Standfestigkeit und Stabilität besitzen, dürfen also nicht am Patienten direkt angeformt werden, sondern immer nur auf entsprechend vorbereitete Gipsmodelle. Die Niedrigtemperaturplastmaterialien haben eine Umformtemperatur, die zwischen 50–70 °C liegt.

Dieses Material ist zur Verarbeitung am Patienten, zur direkten Modellierung auf der Haut, geeignet. Verschiedene Hersteller bieten diese Materialien unter jeweils spezifischen Bezeichnungen an (Orfit, Turbocast, X-Lite, Tempoplast, Polyform usw.).

Im Handel sind Plattenmaterialien von ca. 1,5–5 mm Stärke. Sie sind in verschiedenen Farben (transparent, weiß, blau, rot und ein blasses rosa) erhältlich. Neben den glatten Plattenmaterialien gibt es auch gelochte Platten (kleine/große Perforation) und Platten, die einseitig mit einer weichen samtartigen Polsterschicht laminiert sind.

Eine Ausnahme in der Konfektionsart macht das X-Lite, welches eine grobmaschige netzartige Struktur aufweist und damit neben der Luftdurchlässigkeit auch eine gute Verformmöglichkeit beim Anmodellieren aufweist.

Schnittherstellung:
Bevor man mit der eigentlichen Herstellung des Schnittes beginnt, muß die Art, der Umfang und die vorgesehene Wirkungsweise der Orthese klar sein. Die Schnittmusterabnahme erfolgt durch Anlegen des Papiers auf die zu versorgende Region der Extremität. Der Verlauf der Orthese wird angezeichnet und das Papier zu einem entsprechenden Muster zugeschnitten. Durch mehrmaliges Probieren und Korrigieren ist dabei darauf zu achten, daß schon das Papiermuster überall gut anliegt und nicht zu klein oder zu groß geschnitten wird. Falten oder Einschnitte helfen dabei, das Papiermodell exakt zur Auflage zu bringen.

Wichtig bei der Abnahme des Schnittmodells ist die Stellung der Hand. Sie muß in der gewünschten Position gehalten werden und das Modell so der Hand anmodelliert werden. Wenn keine besonderen Vorgaben verwirklicht werden sollen, so soll die Hand in einer Normalstellung stehen:

- 30° Extension im Handgelenk
- 60° Flexion im MP-Gelenk

- 30° Flexion im PIP-Gelenk
- Der Daumen steht in Oppositionsstellung, so daß ein Spitzgriff simuliert wird.

Diese griffbereite Funktionsstellung ist immer anzustreben, falls nicht andere Positionen notwendig werden.

Beim Einbetten des Unterarmes gilt folgendes: geringe Schalentiefe gleich Auflage ohne große Halte- und Führungsfunktion gleich ein halber Umfang als Modellbreite. Große Schalentiefe gleich Auflage mit tiefer Bettung und guter Halte- und Führungsfunktion gleich Modellbreite ein halber Umfang plus 2 cm.

Dabei muß natürlich die Materialstärke beachtet werden, d. h. dünnes Material dehnt sich stärker, großporiges und perforiertes dehnt sich ebenfalls besser als massives Plattenmaterial. Das ist bei den Zugaben zu berücksichtigen und die gemachten Angaben sind zu variieren.

Wenn das Modell fertig ist, kann es auf das Plattenmaterial aufgelegt werden und mit Bleistift die Konturen markiert werden (Achtung, keine Folien- oder Kopierstifte sowie Kugelschreiber verwenden!). Das Ausschneiden kann mit einer kräftigen Schere geschehen. Bei Problemen kann mit einem sogen. Cutter-Messer geritzt oder geschnitten werden. Der fertige Orthesenzuschnitt wird nun in ein Wasserbad gelegt, das die vom Hersteller des Materials angegebene Temperatur besitzt. Nach einigen Minuten wird das Material plastisch und wenn es durchgewärmt ist, weist es eine glasig-transparente Farbe auf. In diesem Zustand klebt das Material sehr leicht untereinander. Besonders beim Herausnehmen muß man darauf achten, zusammengeklebtes Material sofort wieder zu lösen. Das Anmodellieren am Patienten muß zügig erfolgen, solange das Material noch plastisch ist. Dabei unterstützen dehnende Massagegriffe, denen das Material ausweicht, und so kann eine gute Oberflächenauflage auch an schwierigen Stellen erreicht werden. Nach Abkühlen des Materials bleibt es formstabil und besitzt wieder seine vorherige Festigkeit. Der Abkühlprozeß, der manchmal recht langwierig ist, kann durch kaltes Wasser abgekürzt werden. Nachträgliche Korrekturen lassen sich durch nochmaliges partielles Erwärmen im Wasserbad oder auch mittels einer Heißluftpistole erreichen. Durch Verstreichen der erwärmten Randpartien der Orthese lassen sich scharfe Kanten beseitigen und beim Erwärmen mittels Heißluftpistole können Klettverschlüsse direkt auf die erwärmten Flächen aufgeklebt werden. Das Material läßt sich auch untereinander verschweißen. Dies ist z. B. bei der Rizarthroseorthese (Abb. 16.18 a und b) der Fall, wo der Daumen durch die aufgeschweißte Daumenhülse ruhiggestellt wird.

Die Abbildungen 16.17–16.20 zeigen verschiedene aus diesen Thermoplastmaterialien hergestellte Orthesen und die dazugehörigen Schnittmuster.

Die Fixierung der Schienen erfolgt am einfachsten mittels Klettverschlüssen, die direkt auf die Orthesenhülsen aufgeschweißt werden können. Die Anordnung dieser Befestigungsbänder kann quer, schräg, diagonal gekreuzt erfolgen.

Dabei ist folgendes zu beachten: Die Bänder zur Fixation sollten in einem gewissen Verhältnis zum Umfang der Gliedmaße stehen, d. h. also, eine Befestigung im Bereich der unteren Extremität, z. B. der Wade, sollte nicht mit einem 1 cm breiten, sondern vielleicht mit einem 3 cm breiten Band erfolgen, analog natürlich auch umgekehrt bei geringen Umfängen. Weiterhin dürfen die Bänder nicht über Gelenke ziehen. Wenn über Gelenke, insbesondere über kleine Gelenke, ein Band gezogen werden muß, dann sollte das Band über dem Gelenk gespalten werden, so daß es sich beim Darüberlegen auseinanderspreizen kann und so das Gelenk ausreichend Freiheit besitzt. Weiterhin ist der Verschlußteil so anzuordnen, daß eine günstige Bedienung durch den Patienten möglich wird, d. h. also, daß das Anziehen relativ einfach und möglichst ohne fremde Hilfe erfolgen kann. Günstig

a

b

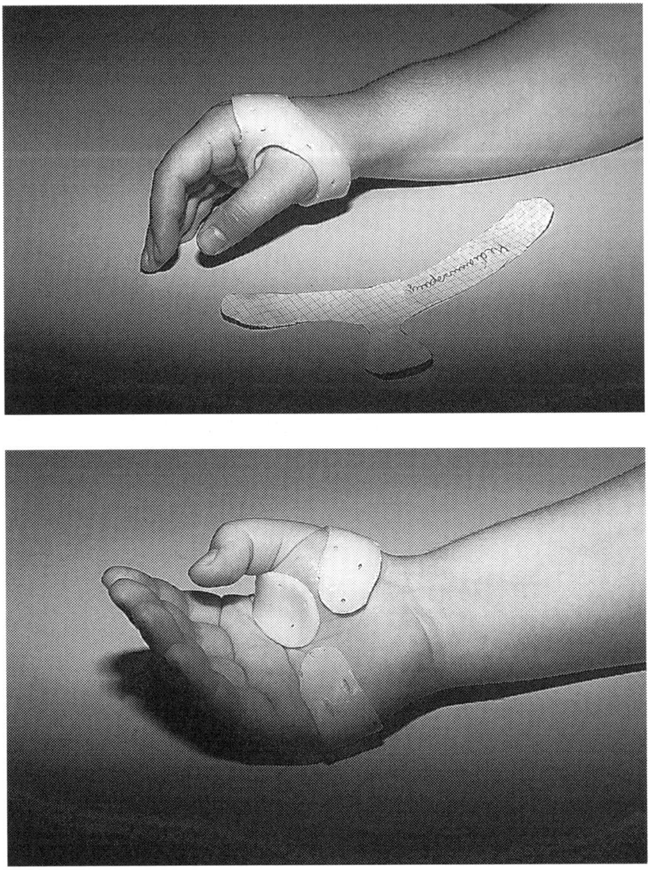

Abb. 16.17 a und b
Medianusorthese

ist im allgemeinen eine Zugwirkung zum Körper hin bzw. in die gewünschte Korrektur.

Bei Übergabe der Orthese an den Patienten muß der Patient über die Aufgabe und die Wirkungsweise und ihre Besonderheiten informiert werden. Weiterhin muß er auf mögliche Nebenwirkungen, wie Druckstellen, die erst nach stundenlangem Tragen entstehen können, auf evtl. auftretende Sensibilitätsstörungen, auf mögliches Anschwellen oder eine Störung der Durchblutung der Extremität aufmerksam gemacht werden. Weiterhin kann es bei Kontrakturdehnungen zu Schmerzen und Reizungen kommen und selbstverständlich behindert die Orthese im gewissen Grad

a

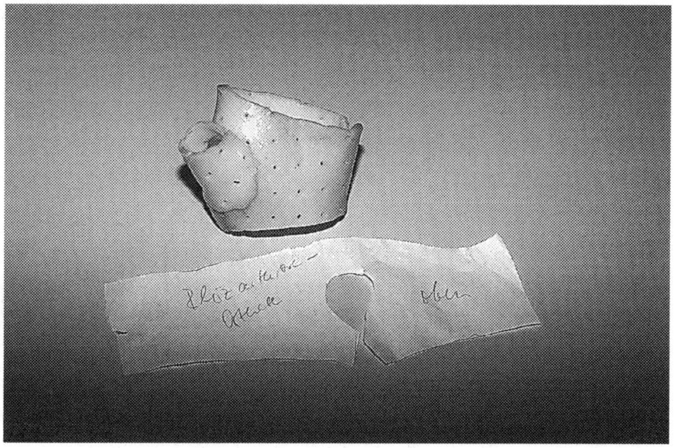

b

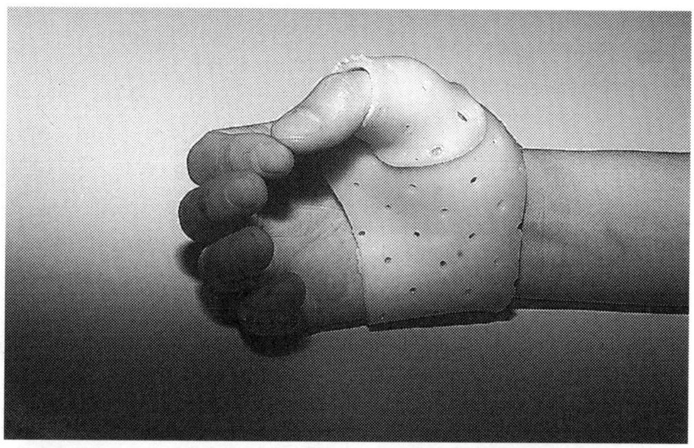

Abb. 16.18 a und b
Rhizarthroseorthese;
a Schnittmuster und fertige Orthese
b angelegte Orthese, der Daumen steht in Oppositionsstellung

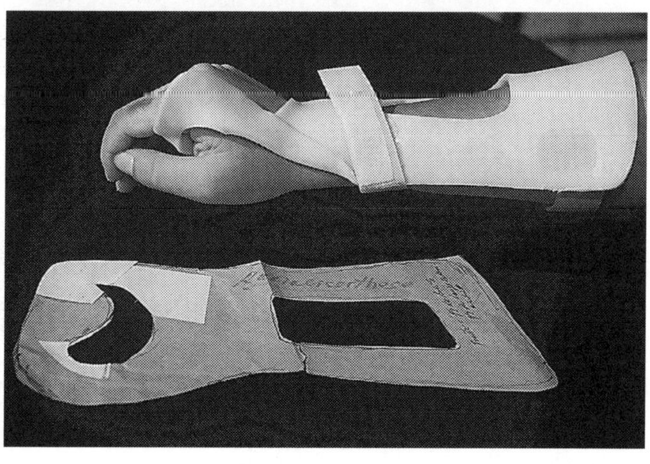

Abb. 16.19
Radialisorthese gegen Fallhand mit zugehörigem Schnittmuster

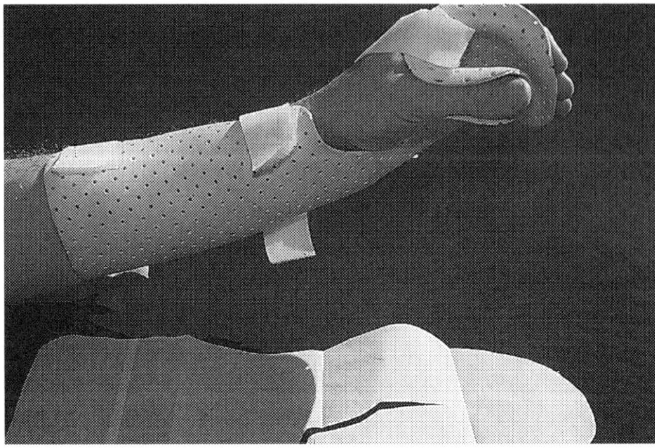

Abb. 16.20 Unterarm-Hand-Lagerungsorthese mit Schnitt-muster

auch die normalen Lebensgewohnheiten des Trägers. Die vorher genannten Nebenwirkungen muß der Patient kennen und beachten. Bei Druckstellen, Sensibilitätsstörungen, Schwellungen und Durchblutungsstörungen muß er die Orthese ablegen und zur Kontrolle des Orthesensitzes kommen. Weiterhin muß er über die vorgesehene Anwendungszeit und Dauer der Orthese Bescheid wissen. Er muß darauf aufmerksam gemacht werden, daß die Orthese nicht auf Zentralheizungen oder andere Wärmekörper gelegt werden darf, denn sie ist bei Wärme verformbar und schließlich auch brennbar.

Es muß nach Ausgabe der Orthese neben diesen Informationen für den Patienten ein kurzfristiger Kontrolltermin vereinbart werden, denn der Hersteller, also der/die Ergotherapeut/in trägt für dieses medizinische Hilfsmittel und ihre Wirkung letztlich die Verantwortung.

16.2.2 Orthesen für die untere Extremität

Sie besitzen für den Ergotherapeuten nicht die zentrale Bedeutung wie die Orthesen für die obere Extremität.

Im Prinzip führen ähnliche Indikationen zur Verordnung von Orthesen für die untere Extremität. Jedoch stehen *Langzeitorthesen* hier im Vordergrund. Insbesondere werden sie zur Stabilisierung bei Lähmungen oder bei instabilen Frakturen angewandt.

Die erreichbare *Stabilisierung* dient vor allem zur Verbesserung des Gehens oder ermöglicht das Gehen überhaupt erst. Daneben stehen die Aufgaben zur *Lagerung und Korrektur* oder *Vorbeugung von Deformierungen* als Indikationen zum Einsatz dieser Orthesen. Oft werden sie als sog. Nachtschienen oder Nachtschalen eingesetzt.

Die Orthesen für die unteren Extremitäten reichen, je nach Erfordernis (Indikation und Wirkungsweise), von *Fuß- und Unterschenkel-* bis zur *Ganzbeinorthese* mit Einbeziehung des Beckens.

Entsprechend der angestrebten Wirkung, wie Stützung, Ruhigstellung, Stabilisierung, werden verschiedene Konstruktionsprinzipien angewandt. Steht *Stützung* im Vordergrund, werden die Orthesen allgemein umhüllend gearbeitet als sog. *Hülsenorthesen* (Abb. 16.21 a). Steht andererseits die *Stabilisierung* von Gelenken im Vordergrund, werden oft sog. *Schienen-Schellen-Orthesen* benutzt (Abb. 16.22). Mit ihnen sollen die Gelenke, besonders das Kniegelenk, stabilisiert werden. Dies erfolgt im allgemeinen durch Einsatz von Kniefeststellungen bzw. *Kniesperren*, die ein Zusammenbrechen in der Belastungsphase verhindern (Abb. 16.22).

Sollen Knie, Fuß oder das gesamte Bein *entlastet* werden, benutzt man Orthesen mit sog. *Tubersitz* (Abb. 16.23). Die Abstützung zur Entlastung des Beines erfolgt am Sitzbein (Tuber ischiiadicum).

Eine isolierte *Abstützung von Fuß und Unterschenkel* kann auch durch *Unterschenkelorthesen* erreicht werden. Sie werden exakt im Kondylenbereich des Kniegelenkes anmodelliert und folgen dem Prinzip der schienenlosen Unterschenkelprothesen (s. 16.2.4.). Diese Orthesen werden dann in Plasttechnologie hergestellt im Gegensatz zu den konventionellen Orthesen, die in Stahl-Leder-Technik hergestellt werden.

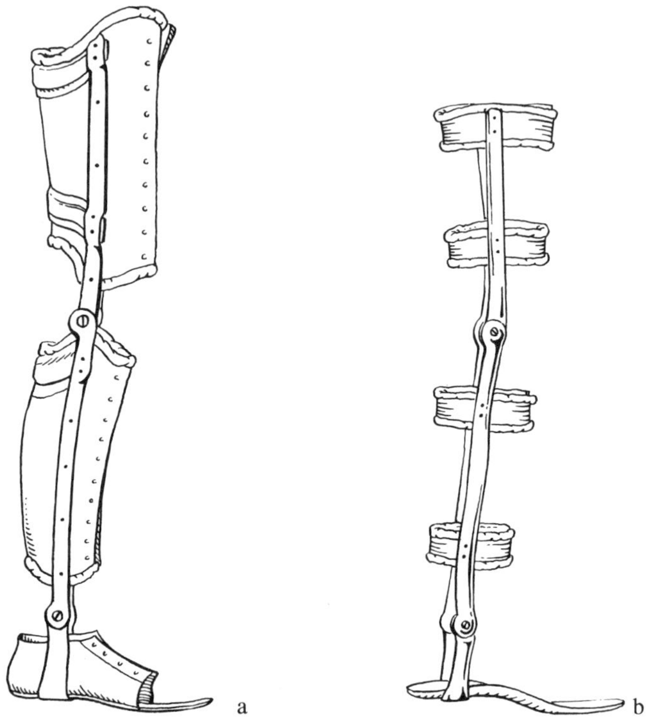

Abb. 16.21 Ober-Unterschenkelorthese
a Hülsenorthese mit Tuberaufsitz und Walkschuh
b Schellenorthese ohne Tuberaufsitz mit Sandale

Im gewissen Umfang werden Orthesen für die untere Extremität auch *zum Training*, inbesondere nach Knieoperationen, eingesetzt, wenn die Beugung während der Übungsbehandlung limitiert werden soll.

Orthesen, die den Fuß einbeziehen, werden meistens *zusammen mit orthopädischen Schuhen* benutzt. Der orthopädische Schuh muß dann nach Maß direkt über die Orthese gearbeitet werden. Eventuell bestehende Beinlängendifferenzen werden bereits in der Beinorthese ausgeglichen, teilweise jedoch werden sie in den orthopädischen Schuh eingearbeitet.

16.2.3 Prothesen für die obere Extremität

Prothesen sind körpernahe technische Hilfen, die als funktioneller und/oder kosmetischer *Ersatz für verlorene Gliedmaßen* oder andere Körperteile dienen. Sie

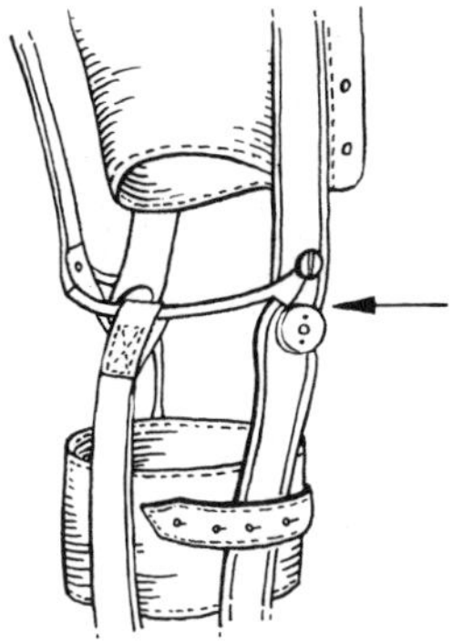

Abb. 16.22
Kniegelenksperre

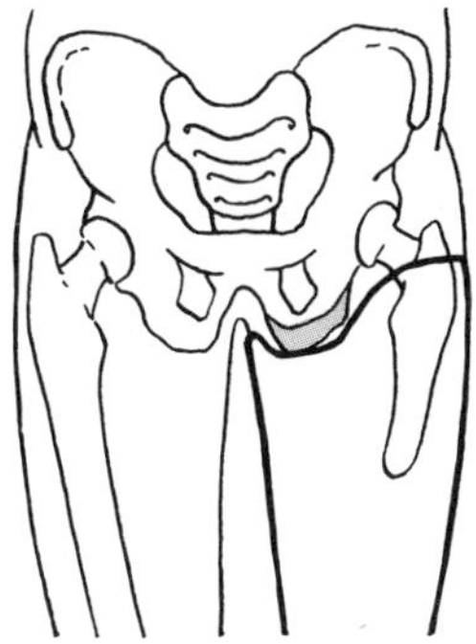

Abb. 16.23
Tuberabstützung der Orthese

stehen mit dem betroffenen Gliedmaßenstumpf in enger Verbindung und werden von diesem gehalten und geführt.

Der *Funktionsersatz* ist die wesentliche Aufgabe der Prothese.

Die *kosmetische Wirkung* tritt in den Hintergrund, sollte aber nicht unterschätzt werden, da allein der kosmetische Ausgleich des Gliedmaßenverlustes das Selbstwertgefühl des Amputierten positiv beeinflußt.
Prothesen werden *eingeteilt und bezeichnet* nach

- Höhe der Amputation
- Art des verwendeten Materials für die Herstellung der Prothese und
- Art der Stumpfbettung

(z. B. Oberschenkelholzprothese, Unterschenkelplastprothese).

Letztlich werden Prothesen auch nach der im Vordergrund stehenden Funktion benannt, das gilt insbesondere für Prothesen der oberen Extremität (z. B. kosmetische Unterarmprothese).
Folgende *Eigenschaften der Prothese* bestimmen ihren Gebrauchswert und ihre Leistungsfähigkeit:

- den individuellen Bedürfnissen entsprechendes Prothesensystem
- Paßgenauigkeit

- Funktionssicherheit (Zuverlässigkeit)
- Pflegearmut
- Wartungsarmut
- hygienische Gebrauchseigenschaften
- kosmetische Gestaltung
- Haltbarkeit
- geringes Gewicht.

Nur eine Prothese, die diesen Anforderungen weitestgehend gerecht wird, kann die verlorene Extremität in statisch-dynamischer und kosmetischer Hinsicht optimal ersetzen.

Als **Stumpfbett** wird der Teil der Prothese bezeichnet, der den Stumpf umhüllt und damit die Führungskraft des Stumpfes auf die übrige Prothese überträgt. Das Stumpfbett ist der wichtigste Teil der Prothese.

Die Anfertigung des Stumpfbettes erfolgt streng individuell, die erreichte Paßform entscheidet oft darüber, ob der Amputierte die Prothese nutzt oder nicht.

Da hier eine enge Verbindung von Stumpf/Haut zum Stumpfbett (Stumpfbettform und Stumpfbettmaterial) besteht, ist die *Auswahl des Bettungstypes* und die Wahl des entsprechenden Materials besonders wichtig.

Die Güte der erreichten *Paßform* des Stumpfbettes ist entscheidend. Sie ist für die Leistungsfähigkeit, die der Amputierte mit der Prothese erreichen kann, von besonderer Bedeutung. Die Auswahl des entsprechenden Materials ist wichtig, aber von sekundärer Bedeutung.

Zur Anfertigung von Stumpfbettungen werden verschiedene Materialien genutzt (Tab. 16.2). Prothesen werden vom Orthopädietechniker hergestellt.

Die **Prothesen für die obere Extremität** haben die Aufgabe, den *Ersatz von Hand und Arm* zu gewährleisten. Diese Aufgabe kann von den Prothesen für die obere Extremität nur unvollkommen erfüllt werden.

Tabelle 16.2 Materialeigenschaften von Stumpfbettungen

Material	Eigenschaften
Leder	schweißaufsaugend atmungsaktiv nicht formstabil schlecht zu reinigen
Holz	begrenzt schweißaufsaugend begrenzt atmungsaktiv formstabil leicht zu reinigen
Polyester	nicht atmungsaktiv (schweißfördernd) leicht zu reinigen gut anpaßbar

Die **natürliche Hand** hat sensible und motorische Funktionen.

Die *motorischen Qualitäten* beinhalten das Greifen, das Festhalten und vor allem die Fähigkeit zur Adaptation, d. h. die Anpassung der Hand an den zu greifenden oder festzuhaltenden Gegenstand.

Über die *sensiblen Funktionen* werden der Zugriff und das Festhalten der Art des Gegenstandes (hart/weich, rauh/glatt oder glitschig) angepaßt.

Der *Prothesenhand* fehlt die Haftfähigkeit der Haut, so daß Ergriffenes leichter entgleiten kann. Die Kombination von sensibler Rückkopplung auf die Motorik ist wesentlicher Bestandteil der Handfunktion.

Der Prothese *fehlt die sensible Komponente* und im motorischen Bereich ist die *Fähigkeit zur Adaptivität* der Greiffunktionen nicht gegeben. Somit ist von vornherein ein wesentliches Funktionsdefizit vorhanden.

Es sind unterschiedliche Armprothesensysteme gebräuchlich, die jeweils nur einzelne Ersatzfunktionen erfüllen.

Armprothesen werden entsprechend ihrer im Vordergrund stehenden *Funktion* eingeteilt in:
- kosmetische Prothesen oder Schmuckprothesen
- funktionelle Prothesen
- Arbeitsprothesen.

Nach der vorliegenden *Amputationshöhe* werden die Armprothesen eingeteilt in:
- Finger- und Handersatzprothesen
- Unterarmprothesen
- Oberarmprothesen
- Schulterexartikulationsprothesen.

Als *Material für die Stumpfbettungen* kommen in erster Linie glasfaserverstärkte Polyester in Frage. In zweiter Linie, und hier insbesondere für Arbeitsarme oder auch teilweise für kosmetische Prothesen, kommt als Stumpfbettungsmaterial Leder (Walkleder) zum Einsatz.

16.2.3.1 Kosmetische Prothesen

Mit kosmetischen Prothesen werden alle genannten Amputationshöhen versorgt. Die kosmetischen Prothesen bestehen aus dem Stumpfbett und der kosmetischen Hand, die durch einen die Hand überziehenden kosmetischen Handschuh der natürlichen Hand relativ nahe kommt. Entsprechend den Amputationshöhen werden diese Prothesen mit Ellenbogengelenken ausgerüstet. Handersatz und Unterarmprothesen werden auf den Stumpf aufgeschoben und sind so gearbeitet, daß sie allein halten. Oberarmprothesen und Schulterexartikulationsprothesen werden mittels einer einfachen Bandage am Körper fixiert. Bei kosmetischen Oberarmprothesen wird häufig ein sog. *Beugezug* von der Bandage zum Unterarm geführt, der dann durch Schulterbewegungen eine aktive Beugung des Ellenbogens gewährleistet. Die *Handfunktion bleibt unberücksichtigt.*

16.2.3.2 Funktionelle Armprothesen

Sie können durch Eigenkraft oder Fremdkraft getrieben werden. *Eigenkraftgetriebene* oder aktive Prothesen werden über eine Bandage mittels Zugwirkungen bewegt, die durch Schulterbewegungen hervorgerufen werden.

Fremdkraftgetriebene Prothesen werden im allgemeinen über einen batteriegespeisten Elektromotor bewegt.

Eigenkraftgetriebene Prothesen

Mit diesen Prothesentypen werden Unterarm- und Oberarmamputationen und Schulterexartikulationen versorgt.

Die Hand oder der eingesetzte Hook (Haken, Greifgerät) wird über die Bandage geöffnet und geschlossen. Die verwendeten Hände sind sog. *Zweizughände*. Der Bandagenzug öffnet bei der ersten Betätigung wieder, d. h., jedesmal nach einem Öffnungs- und Schließvorgang erfolgt beim nächsten Bandagenzug die gegenläufige Bewegung.

Die Eigenkraftprothesen werden mit Händen ausgerüstet, die gegen einen Hook ausgetauscht werden können. Damit wird die Prothese auch für grobere Tätigkeiten einsetzbar. Der Hook (s. Abb. 8.7) ist vielseitig einsetzbar und arbeitet im Gegensatz zur Hand nach dem *Einzugprinzip*, d. h., einmaliges Ziehen öffnet und Nachlassen des Zuges schließt den Hook über eine Feder. In entspannter Position ist der Hook immer geschlossen.

Bei Oberarmprothesen wird ein sperrbares Ellenbogengelenk eingesetzt, das durch zwei verschiedene Bandagenzüge bedient wird. Ein Zug dient der *Beugung*. Die *Streckung* erfolgt bei Entspannung des Zuges durch die Schwerkraft. Der zweite Bandagenzug dient zum Fixieren des Ellenbogengelenkes in einer bestimmten Beugestellung. Bei diesem sog. *Sperrzug* erfolgt die Sperrung durch einmaliges Betätigen des Zuges und die Lösung der Sperre durch ein nochmaliges Betätigen.

Aktive Oberarmprothesen werden mit einer 8-förmigen *Dreizugbandage* am Körper fixiert, die

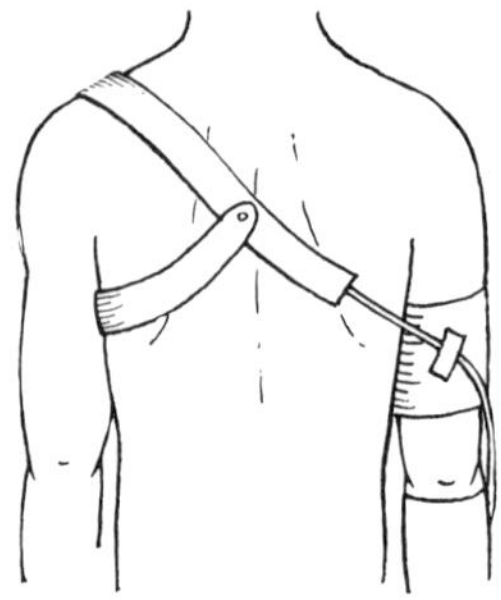

Abb. 16.24
9-förmige Bandage mit einem Zug auf die Finger

gleichzeitig die erforderlichen Züge zur Bewegung der Prothese aufweist.

Für die Unterarmprothese wird eine 9-förmige Bandage benutzt, die von der Prothese aufwärts zur gesunden Schulter zieht und diese umschließt (Abb. 16.24.). Über die Schulterbewegung wird dann die Hand geöffnet und geschlossen.

Im folgenden soll die Dreizugbandage in ihrer Funktion vorgestellt werden. Sie ist für den Ergotherapeuten, der das Prothesentraining von Amputierten durchführt, von zentraler Bedeutung. Die Dreizugbandage für Oberarmprothesen weist 3 Züge auf, die von der Schulter zur Prothese laufen:

- Greifzug
- Beugezug
- Sperrzug.

Die nach dem 8-förmigen Prinzip konstruierte Bandage läßt diese 3 Züge aus der Achselschlinge entspringen.

Der **Greifzug** kommt aus dem unteren Teil der Achselschlinge und verläuft schräg über den Rücken aufwärts, durch einen kräftigen Gummigurt geführt, zur dorsalen Abstemmfläche des Stumpfbettes. Von dort verläuft er als Bowdenzug zum Ellenbogengelenk und geht dann um die Innenseite des Ellenbogens nach ventral in Richtung Daumen. Dort ist er an die Handmechanik angekoppelt.

Funktion: Durch Vorführen der Schulter auf der Seite der Achselschlinge wird der Zug gespannt und die Hand geöffnet oder geschlossen.

Wenn beide Schultern vorgeführt werden (Katzenbuckel), werden auch die anderen Züge angespannt. Die Funktionen der Prothese kommen durcheinander oder blockieren.

Der **Beugezug** entspringt im oberen vorderen Anteil der Achselschlinge als Perlonkabel und zieht quer über den Rücken zur Medialseite des Stumpfbettes. Von dort geht er nach ventral zum Unterarm, um in der Nähe des Beugeausschnittes des Ellenbogengelenkes zu enden.

Funktion: Vorführen der Schulter auf der Amputationsseite mit leichter Abduktionsstellung des Oberarmstumpfes bewirkt die Beugung des Ellenbogengelenkes. Die Streckung erfolgt durch die auf den gebeugten Unterarm einwirkende Schwerkraft beim Nachlassen der Zugwirkung.

Der **Sperrzug**, vom oberen vorderen Anteil der Achselschlinge durch einen Bandagengummi laufend, zieht das Perlonkabel des Sperrzuges über den Nacken zur ventralen Abstemmfläche des Stumpfbettes herab bis in das Ellenbogengelenk.

Funktion: Durch Anspannen der Nackenmuskulatur (Heranziehen des Kinnes) in Verbindung mit einer Stoßbewegung des Stumpfes in das Stumpfbett der Prothese bei gleichzeitiger leichter Rückführbewegung der Prothese (Ansatz zum Schürzengriff) wird das Ellenbogengelenk gesperrt, d. h. der Unterarm wird in der gewünschten Beugestellung fixiert. Bei der folgenden Bewegung wird das Gelenk entsperrt. Diese Bewegungen werden nicht ohne intensives Üben des Amputierten beherrscht. Von den 3 Zügen ist am schwierigsten das Bedienen des Sperrzuges zu erlernen.

Eine gute Beweglichkeit des Schultergürtels und die Fähigkeit zur Kraftentfaltung sind Voraussetzungen für die Beherrschung der Dreizugbandage.

Übungen mit der Prothese sind für eine erfolgreiche Versorgung schon aus diesem Grunde unerläßlich.

Fremdkraftgetriebene Prothesen

Bioelektrisch oder myoelektrisch gesteuerte Prothesen werden über *Aktionspotentiale der Stumpfmuskulatur* gesteuert. Dabei wird das Öffnen der Hand von einer Muskelgruppe des Stumpfes und das Schließen von der antagonistischen Muskelgruppe gesteuert (Abb. 16.25). Der Antrieb der Handmechanik erfolgt über einen Elektromotor, das Einschalten im Rechts- oder Linkslauf (Öffnen/Schließen) erfolgt über die verstärkten Aktionspotentiale.

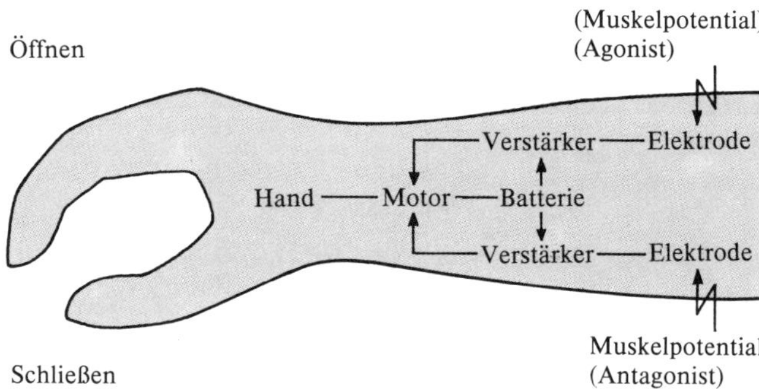

Abb. 16.25 Funktionsschema der Bioprothese

Bei *Unterarmamputationen* steuern die Handgelenkexentensoren und -flexoren. Bei Oberarmamputationen sind es die Ellenbogenbeuger und -strecker.

Bei *Oberarmprothesen* wird myoelektrisch die Hand gesteuert, das Ellenbogengelenk wird über die Bandage bewegt. Diese gemischte Steuerung bezeichnet man als *Hybridsystem.*

Bandagen bei bioelektrisch gesteuerten Oberarmprothesen (Abb. 16.26) besitzen den Beuge- und den *Sperrzug* für das Ellenbogengelenk. Die *Hand* wird über die myoelektrischen Potentiale der Stumpfmuskulatur gesteuert, so daß die Bandage für bioelektrisch gesteuerte Oberarmprothesen im Gegensatz zur Eigenkraftprothese nur 2 Züge (Zweizugbandage) aufweist.

Elektroprothesen werden durch einen Elektromotor getrieben. Ihre *Steuerung erfolgt über einen Schalter,* der in den Bandagen oder in den Stumpfbettungen

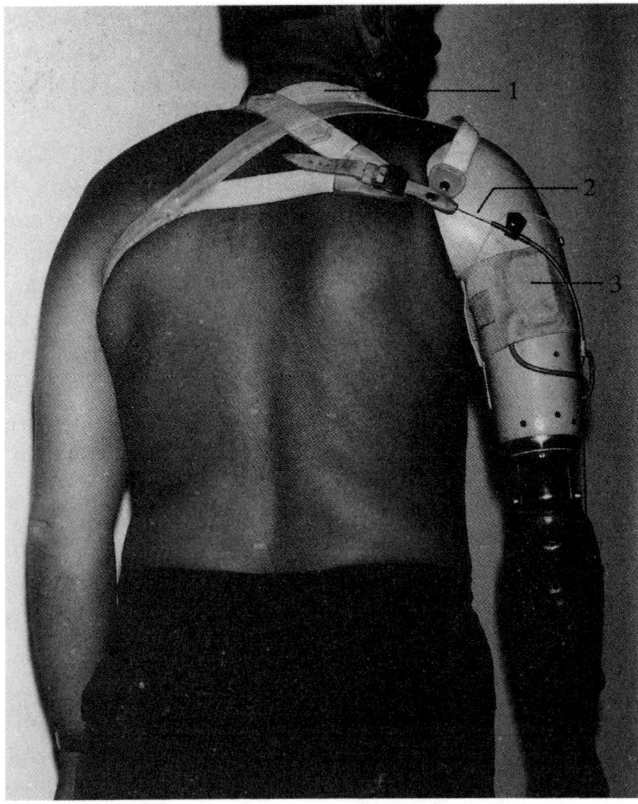

Abb. 16.26 Myo-Oberarmprothese mit 8-förmiger Zweizugbandage
1 Sperrzug
2 Beugezug
3 Elektrode

selbst eingebaut sein kann. Das Schalten erfolgt bei *Bandagensteuerung* über Schulterbewegungen und bei Steuerungen, die *im Stumpfbett* eingebaut sind, über Stumpfbewegungen. Diese Prothesen haben nicht die Bedeutung der bioelektrisch gesteuerten Prothesen erreicht.

16.2.3.3 Arbeitsprothesen

Diese Prothesen sind *speziell für manuelle Arbeiten* vorgesehen. Die kosmetischen Gesichtspunkte treten dabei in den Hintergrund. Die Prothesen bestehen, je nach Amputationshöhe, aus dem *Stumpfbett* und evtl. einem *Ellenbogengelenk*, das fixierbar ist. Am distalen Teil des Unterarmes sitzt ein sog. *Adapter*, der es erlaubt, Arbeitsgänge verschiedener Art auszuführen.

Im allgemeinen werden diese Prothesen für spezielle Arbeiten, z. T. auch schwere Arbeiten, eingesetzt und können dann mit Hammer, Schraubenschlüsseln, aber auch mit anderen Arbeitsgeräten versehen werden. Diese Prothesen sind sehr häufig mit Lederstumpfbettungen ausgerüstet, die durch Stahlschienen verstärkt sind. Die *Standardausrüstung*, die bei der Anfertigung der Prothese mitgeliefert wird, besteht aus einem Haken, einem Ring und einer sog. Klaue (Abb. 16.27). Werden für spezielle Arbeiten besondere Ansätze benötigt, so läßt sich der Amputierte diese Werkzeuge mit den entsprechenden Ansatzstücken für den Prothesenadapter versehen, die dann mühelos an die Prothese angesteckt werden können (Abb. 16.28).

Amputierte, die mit einer Arbeitsprothese versorgt werden, erhalten zusätzlich eine zweite Prothese (im allgemeinen eine kosmetische Prothese), da die Arbeitsprothesen normalerweise nicht in der Öffentlichkeit genutzt werden.

Unabhängig von ihrem Aussehen erfüllen sie wichtige Funktionen im Arbeitsalltag und sind auch heute, trotz Fremdkraftprothesen, nicht überflüssig geworden. Um auch Amputierten das Autofahren zu ermöglichen,

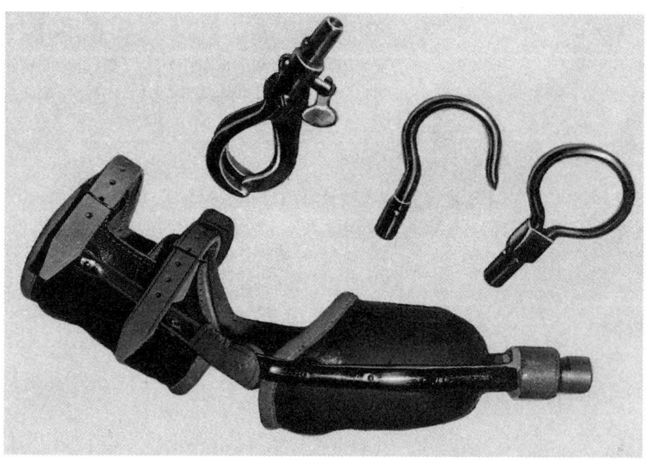

Abb. 16.27
Arbeitsprothese für Unterarmamputierte

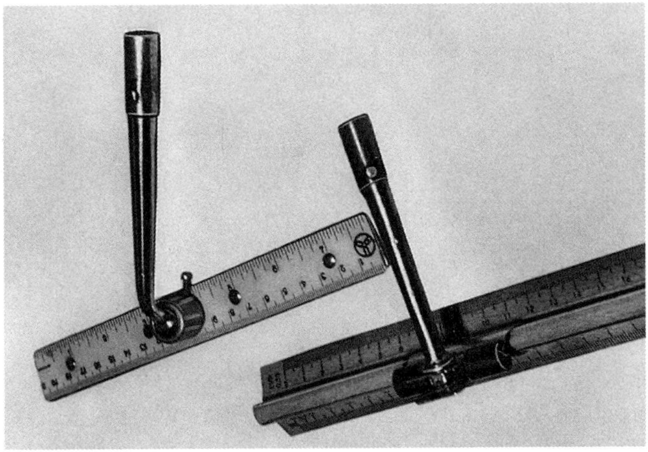

Abb. 16.28 Lineale mit Kugel- und Scharniergelenk für Arbeitsprothesen

werden an die Prothesen sog. *Autolenkgeräte* angesetzt (Abb. 16.29 a und b). Die Verbindung zum Lenkrad erfolgt über ein Kugelgelenk, das im Gefahrenfall aus der Kugelpfanne gerissen werden kann.

16.2.4 Prothesen für die untere Extremität

Prothesen für die untere Extremität erfüllen die an sie zu stellenden Aufgaben vollkommener als Armprothesen. Im Vordergrund steht der *Ersatz von Statik und Dynamik beim Stehen und Gehen,* sensible Qualitäten treten hierbei in den Hintergrund.

Bei **Unterschenkelamputationen** wird mit Unterschenkelprothesen versorgt. Man unterscheidet:

- Prothesen mit *schienengeführter Oberschenkelmanschette*
- schienenlose Unterschenkelprothesen.

Die *schienengeführte Unterschenkelprothese* (Abb. 16.30 a) besitzt in der Oberschenkelmanschette eine besondere Stabilität für die Führung der Prothese. Gleichzeitig verlagert sich ein Teil der Belastung beim Gehen vom Stumpf auf den Oberschenkel. Die Oberschenkelmanschette erfüllt eine zusätzliche Stützwirkung. Besonders bei sehr kurzen Unterschen-

a

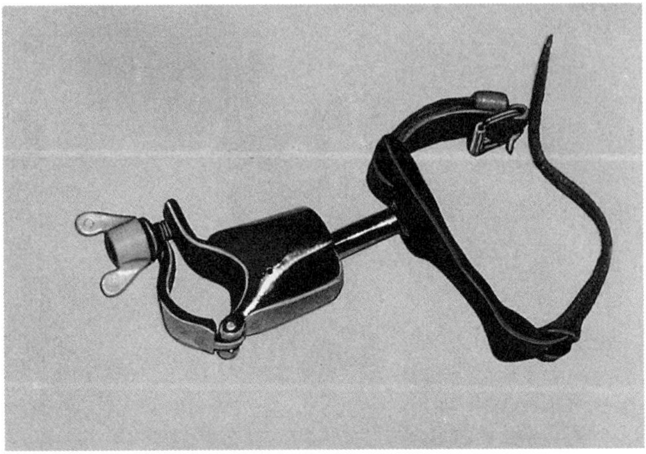

b

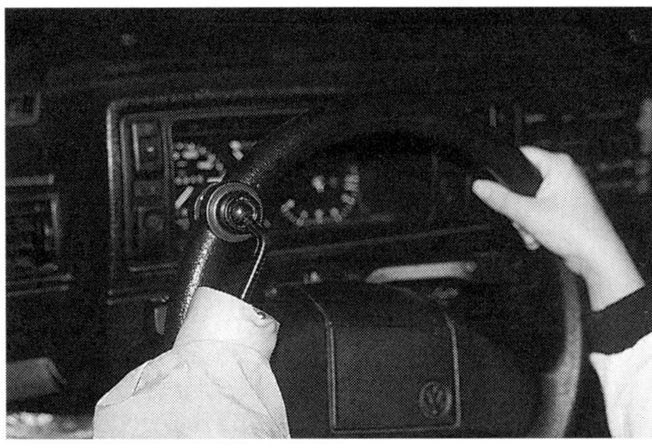

Abb. 16.29
a Autolenkgerät für kosmetische Prothesen
b Autolenkgerät für Arbeits- bzw. aktive Prothesen

kelstümpfen ist diese Lastverteilung wertvoll. Die Oberschenkelmanschette kann, analog den Oberschenkelteilen der Orthesen, auch mit einem Tubersitz zur zusätzlichen Entlastung des Stumpfes und des Kniegelenkes ausgerüstet werden.

Die *schienenlosen Unterschenkelprothesen* besitzen Stumpfbettungen, die exakt im Bereich des Kniegelenkes anmodelliert sind. Sie unterscheiden sich durch die Art ihrer Randgestaltung, die die spezifische Führungs- und Haltequalität dem Stumpfbett verleiht (Abb. 16.30 b). Alle schienenlosen Unterschenkelprothesen werden in Plasttechnologie gefer-

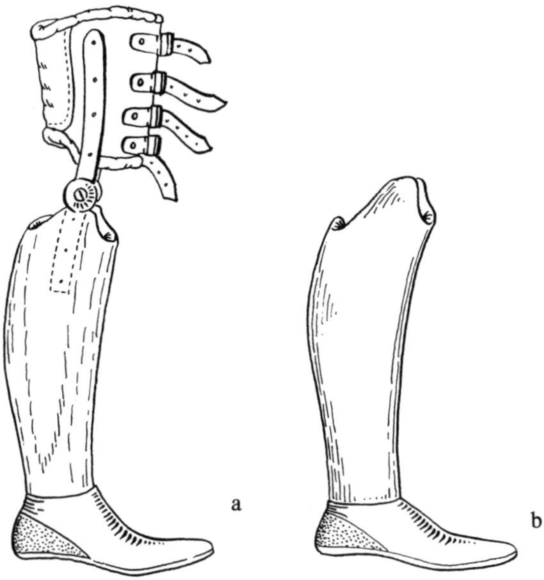

Abb. 16.30
a schienengeführte Unterschenkelprothese
b schienenlose (Kurz-)Prothese

tigt, das Stumpfbett kann hart oder weich gearbeitet werden.

Bei Oberschenkelprothesen kommt neben dem Stumpfbett und dem Einsatz des Fußes auch der Ersatz des *Kniegelenkes* durch ein Prothesenkniegelenk in Frage. Das Kniegelenk ist ein wichtiges Element für ein sicheres Gehen. Es werden verschiedene Systeme eingesetzt:

- einfache *einachsige Kniegelenke*, die durch Schwung von Stumpf und Hüfte gestreckt oder durch einen Gummizug in der Schwungbeinphase in Streckstellung gezogen werden;
- *Bremskniegelenke*, die im allgemeinen auflastabhängige Bremswirkungen besitzen, d. h., bei Belastung der Prothese wird das Knie gegen unbeabsichtigtes Zusammenbrechen gesichert;
- *Feststellgelenke*, die wahlweise durch eine Sperrmöglichkeit ein Beugen des Kniegelenkes verhindern. Beim Lösen der Sperre, z. B. beim Hinsetzen, wird das Knie gebeugt. Im allgemeinen sind die Feststellgelenke einachsige Kniegelenke. Ihr Ein-

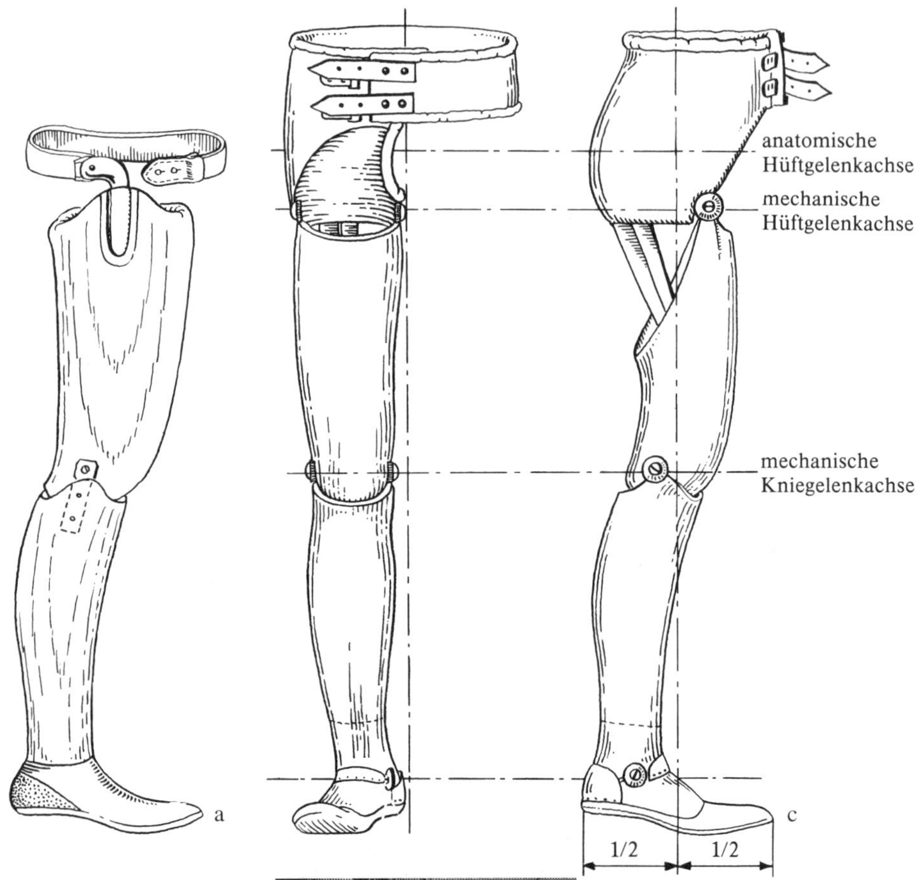

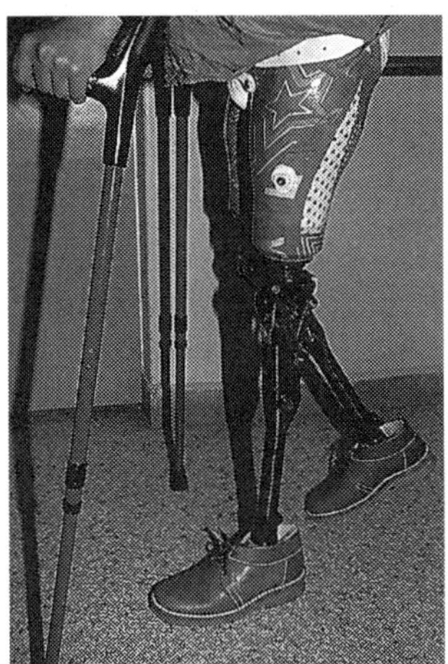

Abb. 16.31
a konventionelle Oberschenkelprothese
b Modular-Oberschenkelprothese
c Hüftexartikulationsprothese

satz erfolgt besonders bei doppelseitig Beinamputierten oder bei alten, unsicheren Amputierten.

Von seiten der Bauweise der Prothesen unterscheiden wir

- konventionelle bzw. Schalenbauweise (Abb. 16.31 a und c).
- Rohrskelett- bzw. Modularsysteme (Abb. 16.31 b).

Diese Systeme haben sich, da sie vielfältige Justiermöglichkeiten bieten, durchgesetzt. Sie bestehen aus einer zentralen Rohrkonstruktion, an der Fuß, Kniegelenk und Stumpfbett angebracht sind. Sie bringen für die Fertigung Zeitersparnis, für den Träger sind sie durch die weiche, formgebende Schaumstoffverkleidung vorteilhaft. Die Stumpfbettungen und Kniekonstruktionen entsprechen den Prinzipien der konventionellen Prothesentechnik.

Die *Stumpfbettungen* für Oberschenkelprothesen werden heute vorzugsweise in sog. Vollkontakttechnik ausgeführt. Der Stumpf ist vollkommen umschlossen, und eine dosierte Stumpfendbelastung wird über ein Kissen erreicht.

Beckenstumpfprothesen werden bei Hüftexartikulationen angewandt (Abb. 16.31 c).

Bei Fußamputationen werden sog. **Fußstumpfprothesen** eingesetzt. Es können aber auch, insbesondere bei Amputationen von Zehen oder im Bereich der Mittelfußknochen *orthopädische Schuhe* zur Versorgung angewandt werden.

16.3 Körperferne technische Hilfen

Körperferne technische Hilfen sind im allgemeinen Erzeugnisse, die serienmäßig hergestellt werden. Sie bedürfen nur in Einzelfällen einer individuellen Adaptierung. Entsprechend ihrem Anwendungsgebiet werden unterschieden:

- Rehabilitationshilfen
- Rehabilitationsgeräte
- Hilfen für den öffentlichen Bereich.

Die körperfernen technischen Hilfen umfassen somit ein weites Feld, das von persönlichen Hilfen, Arbeitshilfen, Wohungsadaptierungen bis zur Veränderung der gebauten Umwelt (Städteplanung, Zugänglichkeit und öffentlicher Verkehr) reicht. Diese Gruppe technischer Hilfen hat in dem Maße an Bedeutung gewonnen, wie der Geschädigte durch allseitige Bemühungen der komplexen Rehabilitation immer mehr in das gesellschaftliche Leben einbezogen wird.

Im Gegensatz zu den körpernahen technischen Hilfen, die Funktionen (z. B. das Gehen oder das Greifen) wiederherstellen und damit vielfältige Aktivitäten und Tätigkeiten dem Geschädigten ermöglichen, dienen die körperfernen technischen Hilfen in erster Linie nur einem ganz speziellen Einsatzzweck, so daß hier immer *für jede einzelne Funktion ein Gerät* erforderlich ist. Das bedeutet für die Versorgungspraxis, daß entsprechend der Schädigung und den beabsichtigten Aktivitäten und Arbeitsaufgaben jeweils ein und insgesamt mehrere Hilfen erforderlich werden. Daraus ergibt sich für den Ergotherapeuten die Aufgabe, Rehabilitationshilfen für den Geschädigten durch Testung auszuwählen. Ziel ist, die maximale Selbständigkeit unter sinnvollem Einsatz von Rehabilitationshilfen zu ermöglichen. Auch hier gilt der Grundsatz, durch kritische Auswahl *soviel wie nötig* und nicht soviel Rehabilitationshilfen wie möglich anzuwenden.

16.3.1 Rehabilitationshilfen

Die Rehabilitationshilfen haben die *Aufgabe*:

- verlorene oder geschwächte Funktionen zu substituieren, um die Selbsthilfe zu fördern
- durch Funktionsunterstützung oder -erleichterung einen Gelenkschutz zu gewährleisten
- durch Einsatz anderer Funktionen Selbständigkeit und Gelenkschutz zu erreichen.

Die Rehabilitationshilfen werden nach ihrem *Einsatzgebiet* unterschieden:

- Hilfen zur Zubereitung und zur Einnahme von Mahlzeiten
- Schreib- und Kommunikationshilfen
- Hilfen für die persönliche Hygiene
- Ankleidehilfen bzw. schädigungsgerechte Kleidung
- spezielle Grifformen und Haltegriffe
- Gehhilfen und Versehrtenfahrzeuge
- spezielle Sitz- und Lagerungsgeräte
- Hebegeräte.

Entsprechend ihrer Herkunft oder Art der Herstellung können unterschieden werden:

- normale Erzeugnisse aus der Industrieproduktion, die für Geschädigte besondere Eigenschaften besitzen, z. B. Zusatzgerät Büchsenöffner zum Haushaltshandmixer oder langer Schuhanzieher;
- Industrieerzeugnisse, die mit kleinen Veränderungen für Geschädigte nutzbar gemacht werden, z. B. handelsüblicher Kronendeckelöffner, der, an einer Wand fixiert, eine Einhandbedienung ermöglicht;
- Erzeugnisse, die speziell für Geschädigte hergestellt werden, z. B. Strumpfanziehhilfe oder Rollstuhl.

Letztlich werden zur persönlichen Selbständigkeit Tricks und kleine Kniffe angewandt, die der Geschädigte meist individuell ausprobiert. Es handelt sich um:

- eine Änderung des Ablaufs oder der Art der Ausführung von gewohnten Handlungen oder Handgriffen;
- andere oder neue organisatorische Lösungen;
- die Zuhilfenahme von irgendwelchen Gegenständen, die ohne wesentlichen technischen Aufwand den gewünschten Zweck erfüllen (z. B. Nutzung eines Stockes, um aus dem Rollstuhl heraus etwas zu erreichen; Fixieren des Schreibpapiers mit einem Stein beim Einhänder).

In Kapitel 6 und 13 wurden bereits eine Reihe persönlicher Hilfen genannt.

Es ist die Aufgabe des Ergotherapeuten, den Patienten zu beraten, welche Hilfen für ihn sinnvoll sind.

Darüber hinaus können auch *Gegenstände des täglichen Gebrauchs adaptiert* werden.

Bei Behinderungen der Hand sind Feingrifformen oder die Opposition des Daumens eingeschränkt, häufig fehlt der Faustschluß. Um die Greiffunktion wieder herzustellen, sind *Griffadaptierungen* erforderlich (Abb. 16.32). In vielen Fällen ist der Spitzgriff oder der Schlüsselgriff nicht mehr möglich. Der Daumen kann nicht mehr in die Greiffunktion einbezogen werden. Griffadaptierung bedeutet deshalb, das Greifen mittels Faustgriff ohne Opposition des Daumens zu ermöglichen. Dies kann erreicht werden durch:

- größere Griffdicke, z. B. gedrechselte Holzgriffe
- anatomische Griffgestaltung entsprechend der geschädigten Hand, z. B. Einsatz von Holz oder unter Wärme aushärtender Plastwerkstoffe (Bastelbedarf) zur Modellierung der günstigsten Form. Wenn keine ausreichende Greiffähigkeit der Hand, beson-

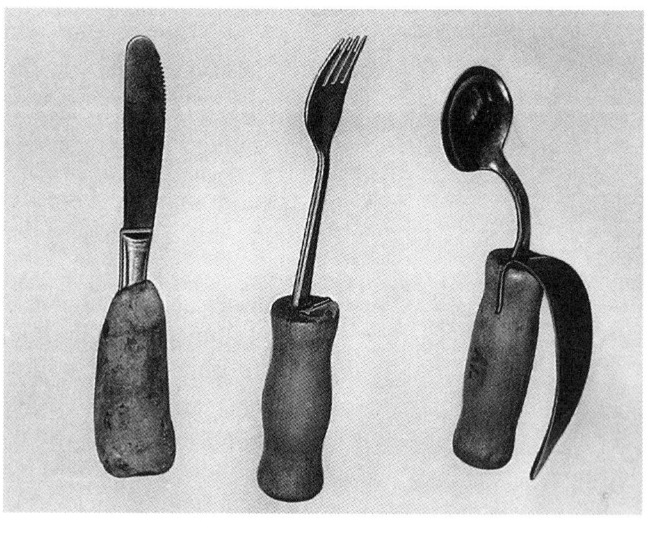

Abb. 16.32
Griffadaptationen

ders bei Lähmungen, besteht, sind Spangen vorteilhaft. Eventuell können sie in Kombination mit Griffverdickungen angewandt werden (Tab. 16.3). Spangen (Abb. 16.33) und stützende Bandagen lassen sich von Ergotherapeuten leicht fertigen, Spangen z. B. aus thermoplastischen Werkstoffen und einfache Bandagen aus weichem Leder und Plaststäben zur Stabilisierung (s. Kap. 16.2.1.3). Diese Materialien erlauben auch eine problemlose Korrektur. Schlaufen aus Leder oder Kunstleder, kombiniert mit Klettverschlüssen, erschließen weitere Möglichkeiten, z. B. das Schreiben (Abb. 16.34 und 35). Der Ergotherapeut sollte sie selbst herstellen und ausprobieren.

Ganz allgemein sind neben den bereits genannten Griffen und Spangen **folgende Grundsätze bei Schädigungen von Arm und Hand** zu berücksichtigen:

Große, griffige Henkel an Bechern bzw. Tassen erleichtern die Greiffunktion.

Gebrauchsgegenstände sollen selbst möglichst *leicht* sein. Dies ist besonders bei Teillähmungen des Armes wichtig. Besonders bei Drehgriffen, Schlüsseln und Drehschaltern bringt die *Verlängerung des*

Tabelle 16.3 Schädigungsabhängige Griffgestaltung

Schädigung	Griffcharakteristik Rotations-körper	anatom. Griff	Spange	Griff und Spange	Sonder-konstruktion
Schlaffe Lähmung				+	
Spastische Lähmung	+				
Deformierung (RA)*		+			
Teilamputation der Hand		+	+	+	+
Mißbildungen	+	+			
Kontrakturen	+		+		

* RA Rheumatoide Arthritis

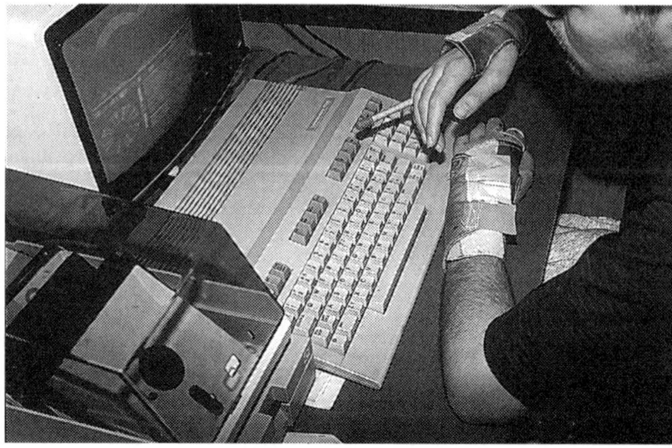

Abb. 16.33 Stabilisierung der Hand und Befestigung eines Stößels befähigt zur Arbeit am Computer

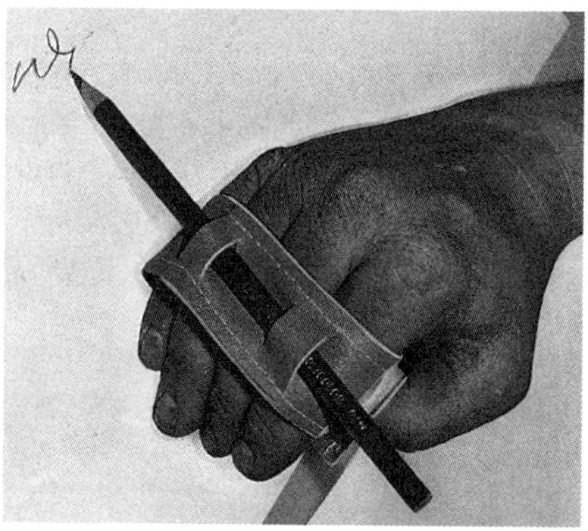

a

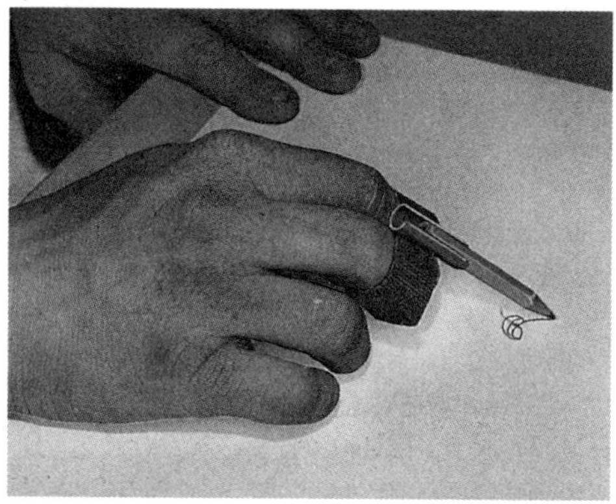

b

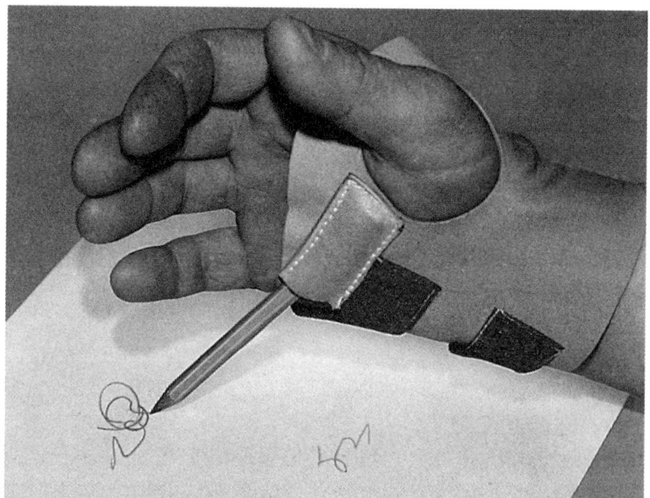

c

Abb. 16.34 a bis c selbstgefertige Schreibhilfen

a

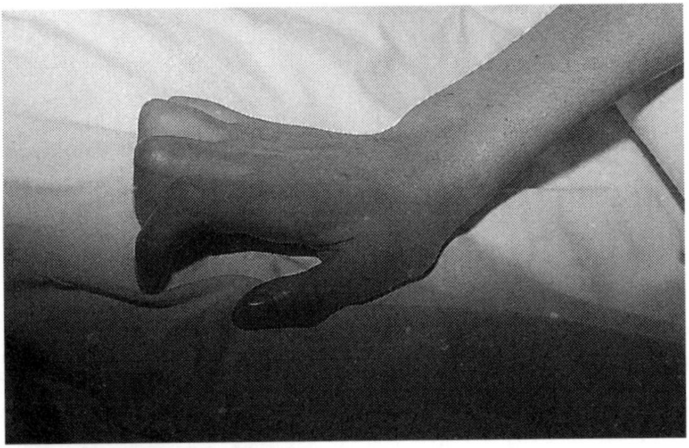

b

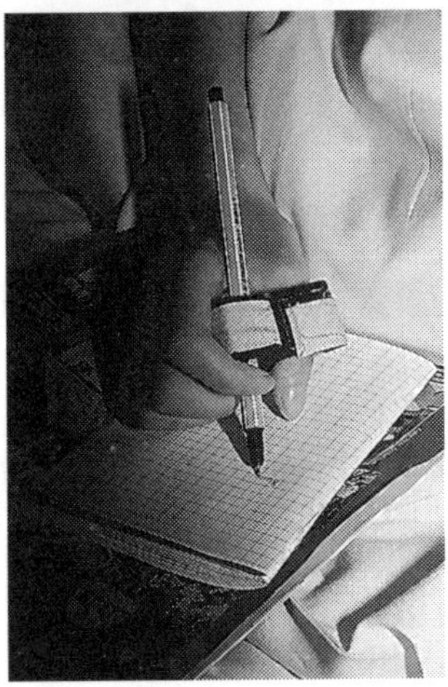

Abb. 16.35 a und b einfache Adaptierung des Stiftes durch Gummi
a die greifunfähige Hand
b Schreibhaltung

Hebelarmes eine deutliche Verminderung der aufzuwendenden Rotationskräfte. Die bei Teillähmungen häufig besonders betroffene Pro- und Supinationsbewegung kann dann durch Einsatz von Schulter- und Ellenbogengelenken ersetzt werden.

Griffverlängerungen können bei Bewegungseinschränkungen von Schulter- und Ellenbogengelenk genutzt werden. Diese Verlängerungen, z. B. an Kamm oder Bürste (Abb. 16.36), lassen sich gerade oder gewinkelt anfertigen.

Bei Griffen sollte neben einer griffigen Form auch auf die *Eigenschaften der verwendeten Materialien*

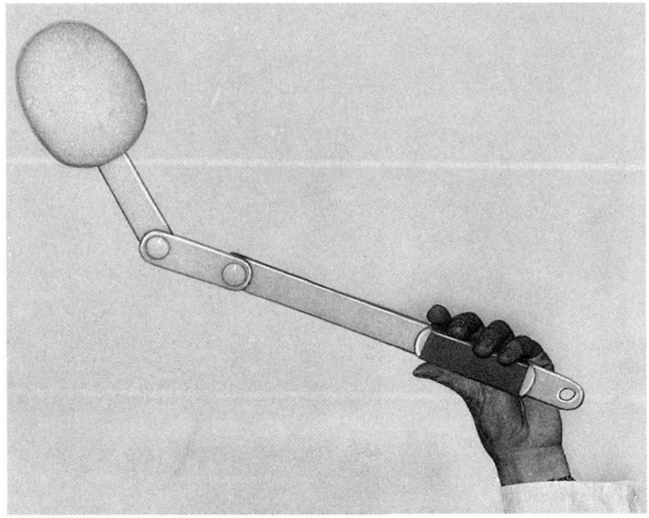

Abb. 16.36 gewinkelte Griffverlängerung am Badeschwamm

und die *Oberflächengestaltung* geachtet werden. Materialien wie Gummi oder auch Holz besitzen ein natürliches Haftvermögen beim Zugreifen. Plastikgriffe mit glatten Oberflächen haben weniger Haftvermögen. Rauhe Oberflächen, evtl. mit Fischhautmuster oder geriffelt, erhöhen die Haftfähigkeit. Form, Material und Oberflächenqualität wirken zusammen. Gerade bei Teillähmungen besteht manchmal neben der Kraftminderung eine stärkere Empfindlichkeit gegen Temperaturwechsel. Griffe aus gut wärmeleitenden Materialien (z. B. Aluminium) fühlen sich kalt an und können bei diesen Patienten Aversionen auslösen.

In der ergotherapeutischen Praxis und evtl. auch für Arbeiten im Haushalt kann zur Unterstützung des Armes bei Teillähmungen (z. B. Hemiplegien) ein sog. *Schlingengerät* angewandt werden (Abb. 16.37). Es nimmt, je nach Belastung, einen Teil der Schwerkraft ab und gewährleistet so die Arbeitsfähigkeit des Armes in Abduktionsstellung des Schultergelenkes. Dieses Gerät kann in der Ergotherapieabteilung zur Übung eingesetzt werden (z. B. bei Abduktionskontrakturen der Schulter) und im häuslichen Bereich im Sinne einer technischen Hilfe zur Arbeitserleichterung.

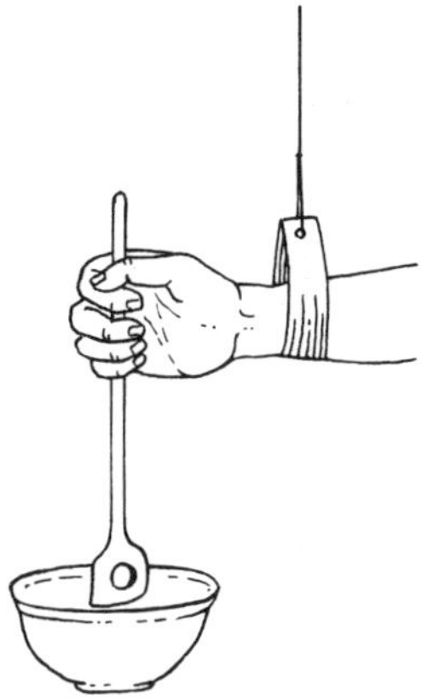

Abb. 16.37
Schlingengerät

Eine weitere Form der Adaptierung ist das *Rutschfestmachen* von Gebrauchs- oder Arbeitsgeräten. Durch Anbringen von Gummifüßen oder handelsüblichen Saugnäpfen läßt sich manches Problem lösen (z. B. rutschfestes Frühstücksbrett oder rutschfeste Reibe; Abb. 16.38). Einige *einfache Hilfen*, die nicht erworben werden können, aber *leicht herzustellen* sind, oder auch kleine *Tricks* sollen zur Anregung genannt werden (s. auch Kap. 13):

- Mit einer einfachen Klemmvorrichtung können Gegenstände über die Fußkraft (Abb. 16.39)

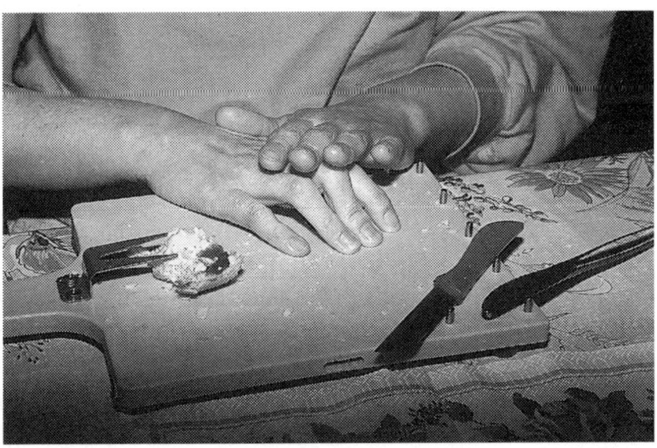

Abb. 16.38
Frühstücksbrett

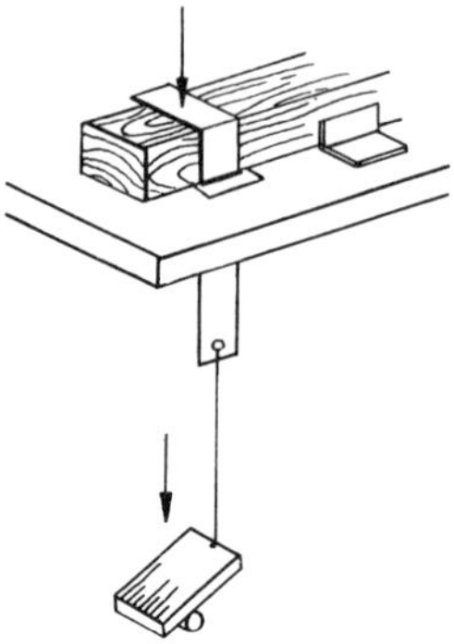

Abb. 16.39
Klemmvorrichtung
(Fixation durch Fußdruck)

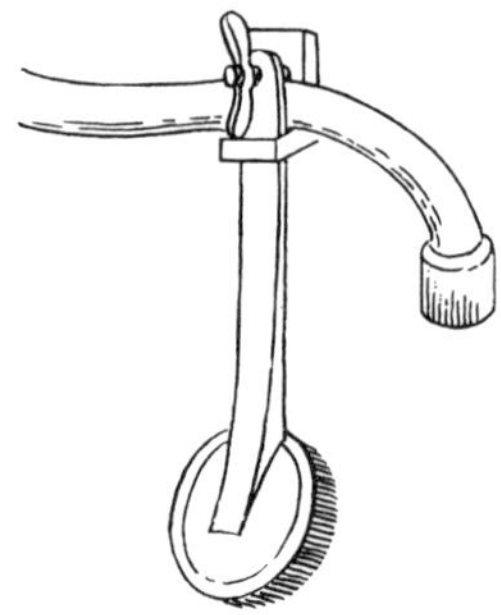

Abb. 16.40
Abwaschhilfe durch
Festklemmen der Bürste

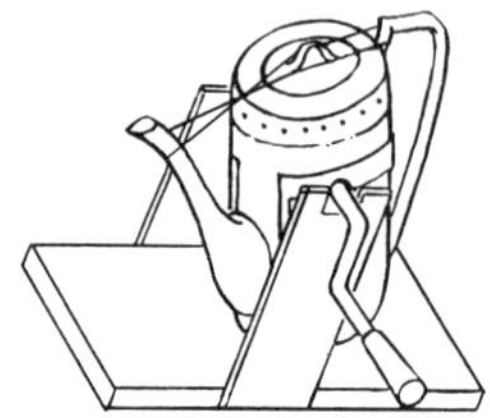

Abb. 16.41
Kippvorrichtung

oder durch einfaches Festklemmen gehalten werden.

- Das Kartoffelschälmesser läßt sich mit einer einfachen Schraubzwinge am Tisch befestigen (runden Griff abflachen) und ermöglicht das Arbeiten mit einer Hand. Das gleiche Prinzip kann für die Abwaschbürste genutzt werden (Abb. 16.40).
- Bei Teillähmungen oder Koordinationsstörungen der oberen Extremität erleichtert eine Kippvorrichtung das Eingießen (Abb. 16.41).
- Ein einfacher, federnder Bügel an der Schürze erleichtert Einhändern, Halbseitengelähmten und Patienten mit Bewegungseinschränkungen das Anziehen ohne Fremdhilfe.
- Zur Sicherung eines Patienten, der unsicher am Arbeitstisch steht und zur Unterstützung von ersten Steh- und Arbeitsversuchen in der Abteilung eignet sich ein Stehsicherheitsgurt (Abb. 16.42).
- Ein einfaches Gestell mit leichtgängigen Rollen hilft Gehbehinderten und Rollstuhlfahrern, Körbe und Eimer innerhalb der Wohnung zu transportieren.
- Das Ankleiden für Armbehinderte wird erleichtert durch Schlüsselringe an Reißverschlüssen, Klett-

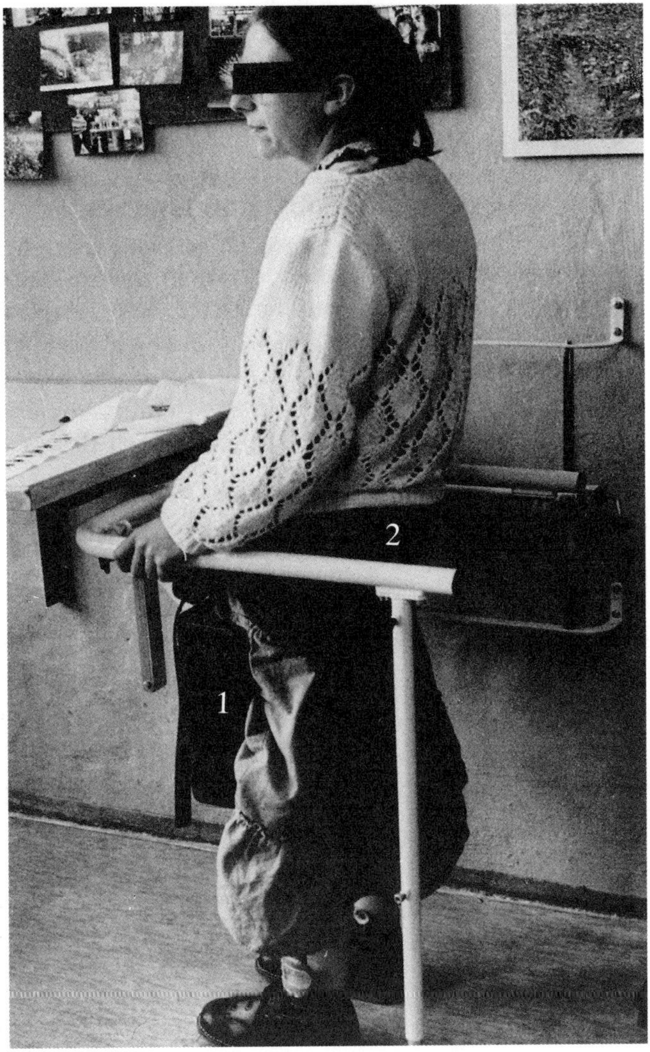

Abb. 16.42
Stehsicherheitsgurt

verschlüsse unter der Knopfleiste. An engen Manschetten von Hemden und Blusen geben mit Gummifäden verbundene Knopfpaare beim Durchschlüpfen nach, falls Pullis bevorzugt werden. Hosen lassen sich leichter mittels Haken und Reißverschluß schließen als mit Knöpfen. Ein im Bündchen eingezogener straffer Gummi sorgt für sicheren Sitz und gibt beim Schließen nach.

- Für Träger von Beinorthesen oder -prothesen kann ein an der Innenseite eines engen Hosenbeines eingesetzter Reißverschluß das Anziehen vereinfachen.

16.3.2 Rehabilitationsgeräte

Hierunter versteht man allgemein genutzte, spezielle technische Geräte und Sonderanfertigungen, die dem Training, der Therapie, der Ausbildung oder *Förderung Behinderter im Rahmen der medizinischen und sozialen Rehabilitation* dienen. Sie werden vorwiegend in Einrichtungen des Gesundheits- und Sozialwesens und der Volksbildung genutzt. Als Beispiele seien technische Geräte genannt, die zum Training der Geh- und Stehfähigkeit dienen. In Körperbehinderten-Schulen gehören Rehabilitationsgeräte, die den Unterricht für bestimmte Schädigungen ermöglichen, zur Einrichtung. Diese Hilfen stehen mit den persönlichen Rehabilitationshilfen und den Hilfen für den öffentlichen Bereich in enger Beziehung.

16.3.3 Hilfen für den öffentlichen Bereich

Hierzu gehören alle im öffentlichen Bereich vorkommenden Einzelgeräte, Vorrichtungen, Transportmittel, spezielle Elemente und Anwendungsformen in der gebauten Umwelt, die dem Geschädigten eine *hindernisfreie Nutzung von Verkehrsmitteln, Straßen, Plätzen und Gebäuden* ermöglichen. Als Beispiele seien hier die Zugänglichkeit öffentlicher Gebäude genannt, wie Theater, Museen, Ämter usw., sowie Bordsteinabsenkungen für Rollstuhlfahrer an Kreuzungen und auch die Schaffung von Parkmöglichkeiten für Rollstuhlfahrer und Schwerstgehgeschädigte.

Die komplexe Rehabilitation Geschädigter, die es ermöglicht, immer weitere Gruppen von Schwerstgeschädigten in die Gesellschaft einzubeziehen, wird nicht zuletzt durch Hilfen, die in diese Gruppe gehören, möglich. Die großzügige Schaffung von *rollstuhlgerechtem Wohnraum* ermöglicht vielen Geschädigten in Verbindung mit den persönlichen Rehabilitationshilfen ein selbständiges Leben und vielfach die Wiederaufnahme der Berufstätigkeit im Rahmen ihres Leistungsvermögens.

16.3.4 Rollstühle

Der Rollstuhl ist das Fortbewegungsmittel bei reduzierter oder nicht mehr vorhandener Gehfähigkeit. Die Palette der angebotenen Rollstühle ist sehr groß. Rollstühle gibt es praktisch für die verschiedensten Einsatzmöglichkeiten. Als Kompromiß für die verschiedenen Ansprüche und Einsatzgebiete kann der sog. Standardrollstuhl gelten. Sieht man von den motorgetriebenen Rollstuhltypen ab, bleibt trotzdem vom sog. Standardrollstuhl abgeleitet eine Typen- und Ausstattungsvielfalt bestehen. Diese scheinbare Vielfalt der Rollstuhlmodelle läßt sich letztlich jedoch auf verschiedene Grundtypen zurückführen, die jeweils für bestimmte Einsatzzwecke konstruiert wurden und dementsprechend bestimmte Typenmerkmale aufweisen.

Danach lassen sich vom sog. Standardrollstuhl prinzipiell folgende Rollstuhltypen für die spezifischen Einsatzzwecke ableiten:

- Standardrollstuhl

Greifreifen – große Räder hinten – kleine Lenkräder vorn

- Amputiertenrollstuhl

große Räder nach hinten versetzt (Schwerpunktlage) – kleine Lenkräder vorn, evtl. Fehlen der Fußauflagen

- fußgetriebener Rollstuhl

große Räder hinten – kleine Lenkräder vorn – Fußfreiheit für Antrieb durch fehlende Fußauflagen

- Zimmerrollstuhl

große Greifreifenräder vorn – kleine Lenkräder hinten – Fußauflagen

- Transitrollstuhl (Schiebestuhl)

kleine Räder ohne Greifreifen – schmale Bauweise – kurzer Radstand

- Aktivrollstuhl

große Greifreifenräder hinten – Lenkrollen vorn – Schwerpunktverlagerung durch alternative Achsaufnahme für die großen Räder – Sturz der großen Räder 5° – Möglichkeit der Kippsicherung – reduziertes Gewicht (Abb. 16.43)

Neben den genannten Rollstuhltypen gibt es noch eine Reihe weiterer spezieller Rollstuhlformen, die für besondere Bedürfnisse konstruiert sind. So z. B. der Spastikerrollstuhl (Sitz- und Korrekturproblematik), der Duschrollstuhl (Wasserfestigkeit des Gestänges und der Sitz- und Rückenlehne), der Sportrollstuhl usw., um nur einige dieser Sonderformen zu nennen.

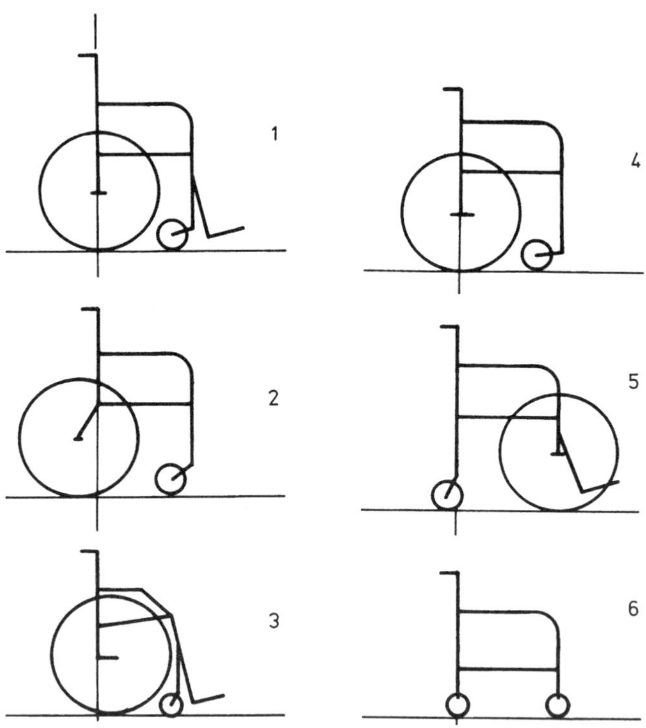

Abb. 16.43 Merkmale verschiedener Rollstuhltypen
1 Standardrollstuhl
2 Amputiertenrollstuhl
3 Aktivrollstuhl
4 fußgetriebener Rollstuhl
5 Zimmerrollstuhl
6 Transitrollstuhl

Der Aktivrollstuhl ist von allen vorgestellten Rollstuhltypen das Rollstuhlmodell, welches für aktive Behinderte die bestmögliche Fortbewegung bietet. Seine Merkmale seien deshalb hier kurz im einzelnen dargestellt:

Durch alternative Achsaufnahme für die großen Räder läßt er sich entsprechend den Proportionen des Nutzers auf die ideale Radposition einstellen, d. h., das Schultergelenk liegt etwa 7–8 cm hinter dem Radmittelpunkt der hinteren Greifreifenräder. Damit wird eine gute Ergonomie für den Vortrieb hergestellt.

Der Sturz der Antriebsräder von etwa 5° bewirkt, daß eine gute Richtungsstabilität erreicht wird. Das Drehen und Schwenken des Rollstuhles wird erleichtert, der Sturz der Antriebsräder kommt der ergonomischen Greifrichtung entgegen und gibt eine bessere seitliche Kippsicherheit.

Als Nachteile dieses Radsturzes sind die erhöhte Gesamtbreite und die Steigerung des Fahrwiderstandes zu nennen, außerdem ist ist eine größere Drehbewegung beim Antrieb der Räder erforderlich. Eventuell können auch Probleme der Fahrgeometrie durch die unterschiedliche Vor- und Nachspur auftreten.

Ergänzend sollen noch einige wesentliche Merkmale des Sportrollstuhles genannt werden:

- tiefe Schwerpunktlage
- großer Radsturz
- kleiner Greifreifen
- Körperschwerpunkt nahe dem Radmittelpunkt der Antriebsräder

Die Gewöhnung an den Rollstuhl und das Training im Rollstuhl sind Voraussetzungen für das Beherrschen des Rollstuhles und tragen damit zur Erhöhung der Selbständigkeit und Unabhängigkeit bei. Voraussetzung ist ein mobiler und kräftiger Schultergürtel sowie das sichere Sitzen im Rollstuhl und die Fähigkeit, den Schwerpunkt gezielt verlagern zu können.

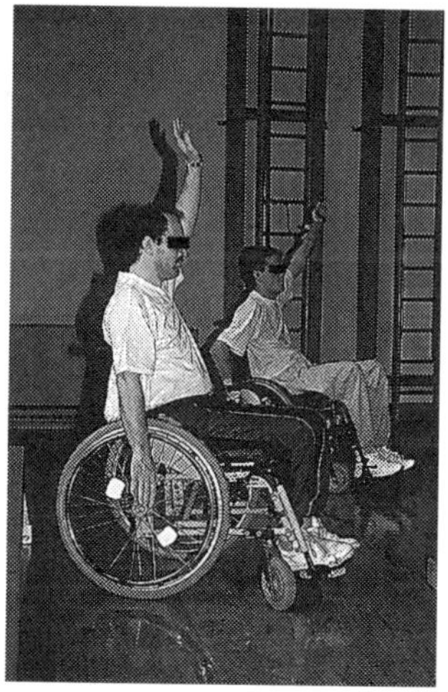

Abb. 16.44 Vor dem Fahrtraining Mobilisierung des Schultergürtels

Ein komplettes detailliertes Übungsprogramm kann in diesem Rahmen nicht vorgestellt werden. Es gehören jedoch Konditions- und Mobilisationsübungen für den Schultergürtel dazu (Abb. 16.44) sowie Geschicklichkeitsfahrübungen (Abb. 16.45) und Übungen zur Überwindung von kleineren Schwellen unter Verlagerung des Körperschwerpunktes (Abb. 16.46) mit Vor- und Rückverlagerung durch Vorneigen und Aufrichten des Oberkörpers mit „in die Lehne drücken" des Oberkörpers. Weiterhin dienen Kippübungen mit im Gleichgewicht halten der Kippstellung als Vor-

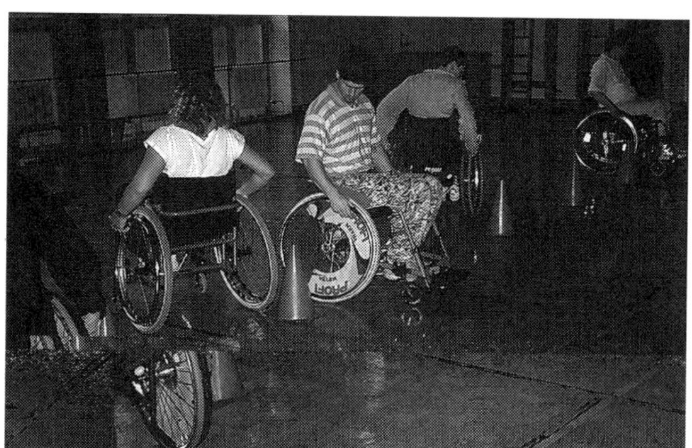

Abb. 16.45 Geschicklichkeitsübungen

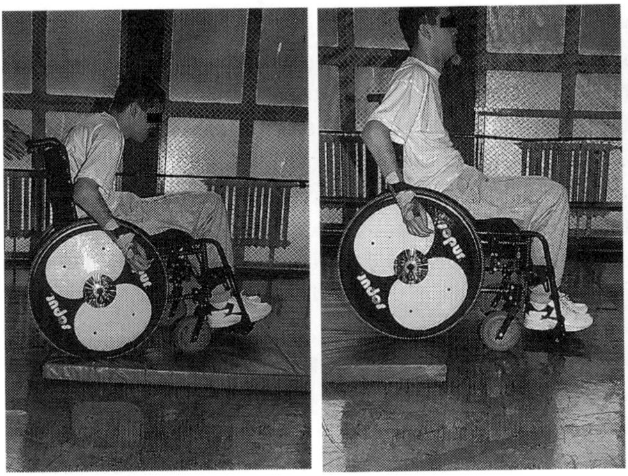

Abb. 16.46 a und b Überwinden eines kleinen Hindernisses
a beim Herauffahren Vorneigen des Oberkörpers
b beim Herunterfahren nach hinten in den Sitz drücken, um Kippneigung entgegen zu wirken

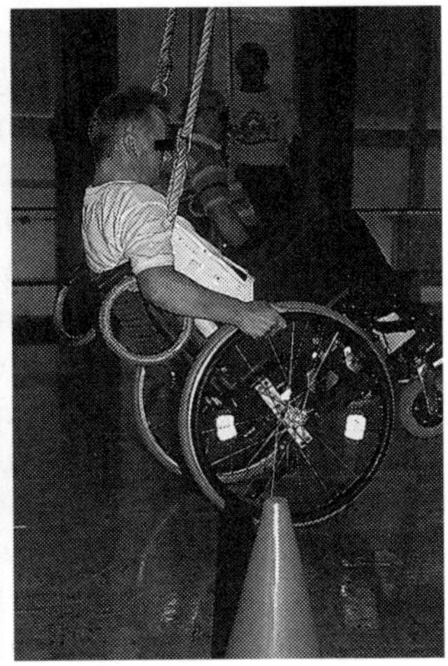

Abb. 16.47
Kippübungen zur Gleichgewichtsschulung mit Sicherung

aussetzung zum Überwinden von Bordsteinen (Abb. 16.47). Hier ist als Unfallsicherung die mit Ringen angeschlungene Rückenlehne dargestellt.

16.3.5 Die individuelle Nutzung technischer Hilfen

Das Problem der Nutzung, Gewöhnung oder Ablehnung von technischen Hilfen durch den Geschädigten ist allgemein bekannt. Es wirken eine Reihe von Faktoren, die nicht immer in der Hand des Ergotherapeuten oder des Arztes liegen und die nur zum Teil von ihnen gelöst werden können. Das Ergebnis aber, der Erfolg und insbesondere der Mißerfolg bei Versorgungen, geht uns alle an und ist auch immer wieder Anlaß, sich dieses Problems anzunehmen. Es geht um die Patienten, die durch eine Schädigung dauernd auf die Nutzung technischer Hilfen angewiesen sind. Setzt man voraus, daß eine indikationsgerechte Versorgung erfolgt ist, dann ist trotzdem der Versorgungserfolg unterschiedlich. Die *Einstellung zum Ereignis „Schädigung“* wirkt über die Erwartungen an die Umwelt fördernd oder hemmend auf die Motivation, die Selbständigkeit wiederzuerlangen. Bei *chronisch progredient verlaufender Erkrankung* wird der mühsam erreichte Erfolg von der fortschreitenden Erkrankung eingeholt und muß wieder neu erarbeitet werden. Auf die Dauer führt dieser Prozeß des immer wieder „Eingeholt-Werdens“ zur *Mutlosigkeit* und *Resignation.*

Bei *Unfällen* oder Erkrankungen mit *bleibenden Funktionsausfällen* werden nach Bewältigung des erlittenen Schadens letztlich die Motivationsfähigkeit und das Streben nach Selbständigkeit wiederhergestellt.

Angeborene Schädigungen werden am ehesten akzeptiert, allein dadurch, daß der Betroffene keinen anderen Körperzustand kennengelernt hat.

Ein gleicher Schädigungsgrad kann unterschiedliche Behinderungsgrade bedingen.

Physische Ursachen dafür sind:
- Trainingszustand
- Alter
- körperlicher Allgemeinzustand (z. B. Herz-Kreislauf, Adipositas).

Psychische Ursachen dafür sind:
- Bewältigung des Schadens
- persönliche Aktivität
- Motivationsfähigkeit.

Der Ausrüstungsgrad mit technischen Hilfen und ihre sachgerechte Nutzung können den Behinderungsgrad reduzieren.

Die *Ablehnung technischer Hilfen* kann objektive und/oder subjektive Gründe haben (Tab. 16.4).

Für den Ergotherapeuten, der Beratung, Testung und Training durchführt, ist die aktive Mitarbeit des Patienten im Rahmen der Versorgung mit technischen Hilfen erforderlich.

Tabelle 16.4 Ursachen für die Ablehnung technischer Hilfen

Ursache	Lösung
objektiv	
• unzureichende Konstruktion	• Beseitung technischer Fehler
• unzuverlässige Funktion	
• schlechte Handlichkeit und bei körpernahen Hilfen zusätzlich	• adäquate Lösungen suchen
• unzureichende Paßform	• Paßform optimieren
• ungenügende Kosmetik	• Kosmetik verbessern
subjektiv	
• falsche Erwartungen über die Gebrauchseigenschaften	• Aufklärung und Information
• mangelndes Vertrauen	• Gespräch suchen
• umweltbedingte oder persönlichkeitsbedingte Ablehnung	• Individuell abgestimmtes Gebrauchstraining in der Ergotherapie

Deshalb muß zum Patienten ein Vertrauensverhältnis aufgebaut werden (s. Kap. 2).
Beim Training mit den Hilfsmitteln muß der Geschädigte motiviert werden durch
- kleine erreichbare Aufgaben
- Anerkennung (Lob/Tadel)
- kontinuierlichen Fortgang der Übungen
- individuelle Anhebung des Niveaus
- Förderung der Aktivität, z. B. durch Hausübungsprogramme.

Das Erlernen und Üben wird auch für den Ergotherapeuten leichter, wenn in Gruppen behandelt werden kann.

Neue Bewegungs- und Handlungsabläufe werden erlernt durch:
- aktives Training des Patienten mit ständiger Wiederholung unter korrigierender Anleitung;
- Zusehen innerhalb einer Patientengruppe mit Beobachtung von falsch und richtig;

- mentales Training, d. h. Üben durch intensives Vorstellen des bereits trainierten Bewegungsablaufes.

Die erfolgreiche Versorgung mit technischen Hilfen ist eine Gemeinschaftsleistung, die durch Zusammenwirkung von Ergotherapie, Physiotherapie, stationärer Betreuung und nicht zuletzt auch der Orthopädietechnik unter ärztlicher Leitung vollbracht wird.

17 Weitere aktivierende Therapieformen

17.1 Voraussetzungen

Die Rehabilitation setzt die aktive Teilnahme des Rehabilitanden am Rehabilitationsprozeß voraus. Bei chronischen Erkrankungen oder bei Endzuständen mit bleibenden Ausfällen reicht das Wollen allein nicht aus.

Zur erfolgreichen Rehabilitation wird die *aktive Mitarbeit des Patienten* gebraucht.

Anliegen der rehabilitativen Bemühungen ist es, durch optimales Training der vorhandenen und der geschwächten Funktionen für den Patienten die größtmögliche physische und soziale Selbständigkeit zu erreichen.

! Aktivierende Therapieformen helfen, Selbstvertrauen und Selbstwertgefühl des Patienten aufzubauen.

Damit wird erreicht, daß der Patient alle Rehabilitationsmaßnahmen aktiv unterstützt. Neben der Ergotherapie (Arbeits- und Beschäftigungstherapie) gehören zu diesen aktivierenden Therapieformen die Physiotherapie, die Sporttherapie, die Soziotherapie und die Musiktherapie (Abb. 17.1).

17.2 Physiotherapie

Von den physiotherapeutischen Methoden gehören alle Formen der *Bewegungstherapie*, insbesondere die *Krankengymnastik*, zu den aktivierenden Therapie-

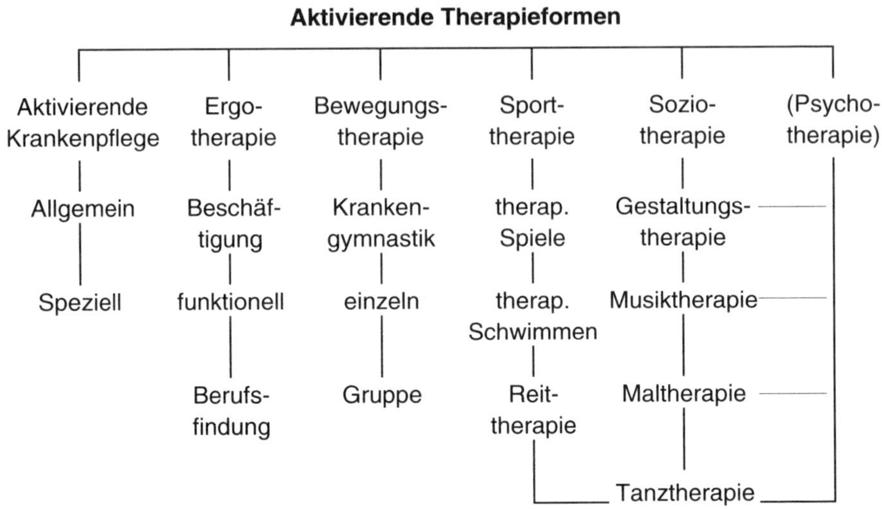

Abb. 17.1 Aktivierende Therapieformen

formen. Sie können in Einzel- oder Gruppenbehandlungen durchgeführt werden. Entsprechend der Indikation und den Erfordernissen werden diese Maßnahmen vom Arzt verordnet.

Physiotherapeutische Anwendungen, bei denen der Patient passiv bleibt, z. B. Elektrotherapie, Massage oder Hydrotherapie, zählen nicht zu den aktivierenden Therapieformen. Ihr Einsatz kann aber durchaus berechtigt sein, um aktivierende Therapiemaßnahmen vorzubereiten. Gerade bei Erkrankungen und Schädigungen des Bewegungsapparates und bei Herz-Kreislauf-Erkrankungen ergänzen sich Physio- und Ergotherapie.

17.3 Sporttherapie

Als Sporttherapie wird die *ärztlich verordnete Anwendung sportlicher Übungen*, Betätigungen und Spiele zu therapeutischen Zwecken bezeichnet. Die Sporttherapie wird von Sportlehrern, die spezielle medizinische Kenntnisse besitzen, oder von Physiotherapeuten mit einer Zusatzqualifikation für Sporttherapie durchgeführt.

Auch hier steht im Rahmen der körperlich-sportlichen Betätigung die *Motivierung und Konditionierung* des Patienten im Vordergrund. Positiv wirken dabei die sportlichen Zielstellungen, besonders, wenn innerhalb von Gruppen *Leistungswillen* und *Wettkampfatmosphäre* aufkommt. Die sportlichen Ziele sind so zu stellen, daß sie für den Patienten erreichbar sind. Außerdem müssen sie im Einklang mit dem medizinischen Grundanliegen und der speziellen Trainingsaufgabe stehen, z. B. um bestimmte Bewegungsabläufe und/oder Muskelgruppen gezielt zu trainieren.

Alle Formen der sportlichen Betätigung sind möglich, nicht nur die Schwimm- oder Reittherapie, die nur Teilbereiche der gesamten Palette sind und speziellen Zwecken angepaßt sind.

Neben der in der medizinischen Einrichtung unter ärztlicher Aufsicht stehenden Sporttherapie mit fest umrissenen Aufgaben sind *sportliche Betätigung in der Freizeit* in Form organisierter sportlicher Betätigung, z. B. Versehrtensport bzw. Behindertensport und nicht organisierter Freizeitsport, z. B. Jogging, sowie ärztlich empfohlene sportliche Hausübungsprogramme möglich. Sie wirken letztlich im gleichen Sinne auf Motivation, Kondition und Lebensfreude.

17.4 Soziotherapie

Hierzu gehören ärztlich verordnete Betätigungen, die in Gruppen oder Teams ausgeübt werden. Sie können gezielt Einfluß nehmen auch auf die *soziale Einstellung* des Menschen. Therapeutische Mittel sind Tätigkeiten und Gespräche. Die Tätigkeit kann industriellen, sozialen oder kreativen Charakter haben, wobei Arbeitsteilung, Teilarbeiten an einer gemeinsamen Arbeit möglich sind. Es kann auch jeder eine spezielle individuelle Arbeit verrichten. Beschäftigungen und gemeinsame Spiele werden ebenfalls genutzt. Wesentlich ist auch hier die *aktive Rolle des einzelnen*, der aber *im Rahmen der Gruppe* seine Aufgabe und seinen Platz hat.

17.5 Musiktherapie

Auf ärztliche Anweisung erfolgender therapeutischer Einsatz von *Musik* fördert, je nach Zustandsbild, *Aktivierung oder Entspannung*. Ihr Einsatz erfolgt vorwiegend bei psychischen, aber auch bei organischen Störungen. Sie stellt zu den bereits vorgestellten aktivierenden Therapieformen eine unterstützende oder Zusatztherapie dar.

Formen der Musiktherapie sind
- das Musizieren auf Instrumenten
- der Gesang
- oder aber auch nur das passive Hören einschließlich der rhythmischen Anteilnahme.

Bei der *instrumentalen Form* können entweder einfache rhythmische Instrumente (Orff) oder auch Instrumente mit melodischem Charakter zum Einsatz kommen, je nach Gruppenzusammensetzung. Die Musiktherapie wird meist in kleineren Gruppen durchgeführt, da die Patienten oft erst zum Musizieren befähigt werden müssen. Besonders bei Patienten mit psychischen Störungen kann durch geeignete Musik eine positive, durch ungeeignete Musikauswahl, aber auch eine negative Beeinflussung erfolgen. *Kopplung mit Bewegungs- und Gesprächsbehandlungen* ist möglich. Musik kann auch zur Unterstützung der Ergotherapie eingesetzt werden.

Bei Kindern können die Erlebnisfähigkeit gesteigert und Spannungen abgebaut werden, sowie die Bewegungsmotivation gesteigert werden.

17.6 Aktivierende Krankenpflege

Aktivierende Krankenpflege will den Rehabilitanden soweit wie möglich von pflegerischen Leistungen unabhängig machen. Die Pflegekräfte sind dabei im Sinne des Rehabilitationsgedanken bemüht, bestimmte Pflegemaßnahmen dem Patienten zu zeigen, zu erklären und erlernen zu lassen, um seine Selbständigkeit und Unabhängigkeit zu steigern. Dazu gehören die Versorgung von Wunden, der Selbstkatheterismus, die Versorgung von Tracheo- und Ileostomata und Insulininjektionen. Weiterhin gehören je nach Situation auch die selbständige Körperhygiene und die Einnahme bzw. Bereitung einfacher Mahlzeiten zur aktivierenden Pflege.

Diese Leistungen werden teilweise bereits in den stationären Einrichtungen erbracht, sind jedoch auch Bestandteil des Angebotes der örtlichen Sozialstationen.

18 Kunstempfinden – Kunstgestalten

18.1 Zum Verhältnis Ergotherapie und Kunst

Die Ergotherapie als spezielle aktivierende Therapieform setzt bewußt auch künstlerische Mittel ein, um kranken und geschädigten Menschen zu helfen. Der medizinische Aspekt des Heilens durch künstlerische Arbeit steht im Vordergrund.

Die Berührungspunkte zur Kunst entstehen also nicht nur mehr oder weniger zufällig, sondern werden bewußt angestrebt, um dem therapeutischen Anliegen zu dienen. Allerdings beschränkt sich das in der Ergotherapie durchführbare künstlerische Gestalten auf Arbeiten, die ohne großen Materialeinsatz und ohne besonderen technischen Aufwand hergestellt werden können. Zu bevorzugen sind Arbeiten und Techniken, für die keine längere Anlernphase notwendig ist.

Dabei sollte die *unterschiedliche Veranlagung* der Patienten beachtet werden, denn es ist nicht in jedem Fall die Neigung zur schöpferischen Gestaltung vorhanden, jedoch fast immer die Neigung zu manueller Reproduktion von handwerklichen oder industriellen Vorlagen.

Die Freude am Selbsthergestellten, auch wenn es nicht künstlerisch ausgereift ist, ist wichtig für das Gewinnen von Selbstvertrauen, Mut und Ausdauer, die den Heilprozeß positiv beeinflussen. Allein die Tätigkeit und die Möglichkeit, etwas völlig Ungewohntes auszuprobieren, bringen Freude und motivieren zu weiterem Tun. Üben und Arbeiten verliert gerade dadurch den Charakter der reglementierten Behandlung in der Ergotherapie, und Belastungen werden in meist höherem Maße möglich und vertragen. Hier liegt der Schlüssel zum erfolgreichen Einsatz der Ergotherapie.

Die Kunst, als schöpferischer Prozeß zur Widerspiegelung der Realität in individueller und immer wieder besonderer Weise, regt Schöpfer wie Betrachter an. In der künstlerischen Tätigkeit ergreift der Mensch von der Wirklichkeit Besitz, und er wird von ihr ergriffen. In der Wechselbeziehung des schöpferischen Prozesses teilt er sich mit, um das auszusagen, was ihn bewegt.

Formen, Farben, Rhythmus, Kontraste und Harmonie fassen das Ganze und binden es zu einer Gesamtheit. Die Beherrschung der handwerklichen Technik bildet die Grundlage.

Besonders der Schwerstgeschädigte mit bleibenden Funktionsstörungen ist oft auf eine völlig neue Art der Freizeitbeschäftigung angewiesen. Das Heranführen an Tätigkeiten mit neuen Inhalten, seien es schöpferische oder vorwiegend reproduktive, kann zu einer sinnvollen und befriedigenden Freizeitgestaltung beitragen.

Die Aufgabe der Ergotherapie besteht vor allem darin, die Form der (Kunst-)handwerklichen Betätigung so zu wählen, daß sowohl die Art der Schädigung, als auch die Neigung des Patienten berücksichtigt werden. Um den Anforderungen beim künstlerischen bzw. kunsthandwerklichen Gestalten gerecht zu werden, muß der Ergotherapeut Techniken beherrschen, die er sinnvoll bei der Gestaltung von Modellen, Mustern und Werkstücken anwendet. Die *Einheit von Inhalt, Form und Farbe* sollte dabei angestrebt werden. Bloßes formalästhetisches Harmonieren ohne Inhalt und Wirklichkeitsbezug muß vermieden werden. Diesen Forderungen kann der Ergotherapeut letztlich nicht immer gerecht werden, denn er ist kein Künstler, bei dem der individuelle schöpferische Prozeß mit seiner Aussage im Mittelpunkt steht, sondern das therapeutisch Erreichbare ist Ziel seiner Bestrebungen.

Wenn deshalb die in der Ergotherapie herzustellenden Dinge im allgemeinen im Bereich der Volkskunst und der Laienkunst liegen und ein künstlerisches Niveau nur in wenigen Fällen erreicht wird, so ist trotzdem das schöpferische Suchen in der Einheit von Inhalt, Form und Aussage ein wichtiges Element des künstlerischen Schaffens.

Der Reichtum künstlerischer Aussagen und Handschriften spiegelt sich wider in den Kunstwerken von Vergangenheit und Gegenwart. Das in das *künstlerische Erbe* eingegangene Gut an ästhetischen Einsichten, Produktionserfahrungen und -methoden bildet einen kostbaren Schatz, auf den auch wir für unser Anliegen nicht verzichten können.

Die *Volkskunst* zeichnet sich durch die Verwendung von relativ einfachen Materialien, Zweckdienlichkeit und im allgemeinen durch schlichte Schönheit und eine allgemeine Verständlichkeit aus, an die sich auch der Anfänger in seinem jeweiligen handwerklichen Tun anlehnen kann.

Die Übergänge von der Kunst zum Kitsch sind fließend, und gerade in der ergotherapeutischen Praxis sind Positionsbestimmungen zu dieser Thematik schwer. Es erhebt sich die Frage, ob sie überhaupt erforderlich sind. Gehen wir davon aus, daß wir mittels der Ergotherapie heilen helfen wollen, dann werden diese und andere Fragen sekundär und werden deshalb hier vernachlässigt.

Trotzdem ist zu beachten: Produkte mit Massencharakter, auch wenn sie zeitlos schön scheinen, unterliegen dem moralischen Verschleiß, oft gesehen, nutzen sie sich ab und werden so zu *Kitsch*. Kitsch appelliert an die Gefühle und schleicht sich über das natürliche Bedürfnis des Menschen nach Harmonie, Wärme und Fürsorge in die Interessenssphäre ein. Preiswert, formal schön, glatt oder kuschelig füllt er eine Lücke. Vielleicht ein Grund für die Zählebigkeit solcher Produkte. Deshalb sollte die Ergotherapie die jeweilige Palette von *Sortiment und Arbeitstechniken immer wieder verändern.*

Vor- und Leitbilder als Grundlage bei Entwürfen zu benutzen, bedeutet nicht unbedingt, schlechte Kopien herzustellen, sondern hat auch eine geschmacksbildende Funktion, die unterstützt wird durch enge Beschäftigung mit dem Modell, durch Nachempfinden und Hineindenken bis hin zur stofflichen, technischen und formgestalterischen Auseinandersetzung bei der Realisierung mit den eigenen zur Verfügung stehenden Mitteln und Fähigkeiten.

In dieser Hinsicht muß der Ergotherapeut eine suchende und begeisterungsfähige Persönlichkeit sein, die sich von dem Kunstwerk berühren und ergreifen läßt, die aber das auch auf ihre Patienten zu reflektieren vermag. Gelingt dies, so können Alltag, Sorgen, Schmerzen und Funktionsverluste wenigstens für Momente vergessen werden. Kraft und Mut wachsen und geben psychisch-physische Lockerheit, die dem Therapieergebnis zugute kommt.

18.2 Zum Verhältnis von Kunst und Wirklichkeit

Die Anleitung Geschädigter bei ihrer kunstpraktischen Tätigkeit setzt Verständnis für die Unvollkommenheit der Leistungen und Toleranz gegenüber den unterschiedlichsten Ausdrucksweisen voraus. Wie kommen wir zu einer solchen Haltung? Welche Möglichkeiten gibt es, um ein breitgefächertes Spektrum sehr unterschiedlicher Ergebnisse zu akzeptieren, ohne dabei auf grundsätzliche Wertmaßstäbe und Qualitätsanforderungen zu verzichten? Besteht nicht die Gefahr, daß die Erwartungen in bestimmte darstellerische Fähigkeiten vom Patienten nie erfüllt werden und sich somit permanente Unzufriedenheit herausbildet?

Durch die Auseinandersetzung mit Kunstwerken in Vergangenheit und Gegenwart erweitern wir unser Wissen und unsere Vorstellungen über sehr verschiedene künstlerische Konzeptionen. Wir entdecken die Weite und Vielfalt der Gestaltungsmittel. Je umfangreicher unsere Kenntnisse auf diesem Gebiet sind, umso verständnisvoller wird unsere Einstellung gegenüber den ersten elementaren künstlerischen Ergebnissen der körperlich geschädigten Patienten. Wir lernen also durch den vertrauten Umgang mit der Kunst, die Leistungen aus dem künstlerischen Laienschaffen nicht nur sachkundig, sondern auch in einem hohen Maße tolerant zu beurteilen.

„Wer Kunst bewundert, bewundert eine Arbeit, eine sehr geschickte und gelungene Arbeit. Und es ist nötig, etwas von dieser Arbeit zu wissen, damit man sie bewundern und ihr Ergebnis, das Kunstwerk, genießen kann.“

Diese Worte schrieb der Dichter Bertolt Brecht. Wie lassen sich nun seine Erkenntnisse in der Praxis der Kunstbetrachtung anwenden? Welche Möglichkeiten gibt es, um die Besonderheiten der künstlerischen Ausdrucksweise umfassend zu erschließen?

Gewiß ist es möglich, nach einer allgemeinen, ganzheitlichen Kenntnisnahme eines Bildes zu einer Reihe von wesentlichen Erkenntnissen zu gelangen. Häufig ist der Titel eine richtungsweisende Hilfe für den Betrachter.

Sind auf diese Weise Zusammenhänge erfaßt, besteht die Gefahr, daß der Betrachtungsprozeß abgeschlossen wird. Häufig erleben wir ein solches Verhalten vor Kunstwerken. Vorwiegend rationales Herangehen wird gefördert durch die zunehmende Verwissenschaftlichung der Betrachtungsweise von Kunstwerken. Sicher spielt auch die Kompliziertheit mancher Bilder eine entscheidende Rolle. Der Betrachter wird wie bei einem Bilderrätsel zur Entschlüsselung herausgefordert. Diese Intelligenzleistung zu vollbringen, gehört mit zur Betrachtung von Kunst. Doch darin darf sich der Betrachtungsprozeß nicht erschöpfen. Kunst sollte auch Unterhaltung bieten, Freude und Vergnügen bereiten. Da die Kunst, im Unterschied zur Wissenschaft, nicht nur über den Verstand, sondern auch im hohen Maße über unsere Gefühlswelt Besitz von uns ergreifen kann, ist es richtig, die Empfindsamkeit unserer Sinne ebenso zu schulen, wie es nötig ist unser Denkvermögen weiter auszubilden. Um Werke der Malerei mit mehr Genuß betrachten zu können, ist es erforderlich, die Sprache der Bilder zu erlernen. Das ist nicht durch die Betrachtung eines einzelnen Werkes möglich. Aber jedes Bild bietet Voraussetzungen, auf diesem Wege voranzukommen.

Wir kennen Bilder von Künstlern, die mit disziplinierter Farbbeschränkung und sachlicher Genauigkeit das Nüchterne des Alltags unterstreichen. Andererseits haben wir auch schon Bilder gesehen, deren unbändiger Farbenrausch uns fasziniert hat. Die Betrachtung von Bildern setzt Augen voraus, die für die Wahrnehmung solcher Unterschiede in der Formsprache geschult sind, die uns die Feinheiten erkennen lassen und unsere Empfindsamkeit somit steigern helfen. Indem wir uns die Besonderheiten eines Bildes bewußt machen und uns die Frage stellen, warum der Maler unter den unendlichen Möglichkeiten, für die er sich entscheiden konnte, ausgerechnet die im konkreten Bild sichtbare gewählt hat, erleben wir einen ästhetischen Genuß, den Kunst für uns bereithält. In der vertiefenden Auseinandersetzung mit Bildern werden ständig neue Fragen auftauchen. Bildende Kunst fordert die Tätigkeit der Sinne, des Intellekts und der Gefühle heraus. Als Betrachter setzen wir uns vor allem visuell-geistig mit dem Werk auseinander. Über die Erfassung des Grundausdrucks und des Sinngehalts des Bildes gelangen wir zur bewußten Erschließung der Formentscheidungen des Künstlers, um diese in ihrer Inhaltsbedeutung zu erleben. Auf einer höheren Ebene ist es uns dann möglich, bewußt zu einer Synthese der Teilerkenntnisse zu gelangen und mit wissenden Augen das Bild in seiner Komplexität zu erfassen. Dieser Prozeß verläuft besonders erfolgreich, wenn die Fähigkeit zum Formerfassen durch Vergleiche von Kunstwerken aus unterschiedlichen Zeiten systematisch entwikkelt wird.

18.3 Eigene bildkünstlerische Tätigkeit

Angesichts der prägenden und persönlichkeitsfördernden Kraft, die Kunst entfalten kann, kommt der eigenen künstlerischen Tätigkeit des Menschen eine besondere Rolle zu. Im spannungsvollen Wechselverhältnis von Denken, Fühlen und Handeln werden Kenntnisse, Fähigkeiten und Fertigkeiten entwickelt. Dieser Prozeß verläuft keineswegs widerspruchslos.

So kann die Kompliziertheit einer bildkünstlerischen Aufgabenstellung das individuelle Leistungsvermögen überfordern und zu Resignation führen. Die Widersprüchlichkeit zwischen Wollen und Können kann sich jedoch als produktive Triebkraft erweisen. Im konzentrierten Ringen um die Verwirklichung des angestrebten Ergebnisses reifen Willens- und Charaktereigenschaften. Verantwortungsvolles und ehrliches Bemühen um optimale Lösungen schließt Oberflächlichkeit und rasche Selbstzufriedenheit aus. Schließlich gewährt uns der sichtbare und häufig mühevoll erzielte Fortschritt in der Arbeit Genugtuung und Freude. Wird das Ergebnis auch von anderen beachtet und anerkannt, dann steigt das Selbstwertgefühl des künstlerisch Tätigen. Das Vertrauen in die eigene Schaffenskraft wächst. Mut zum Experimentieren und zum Erproben neuer Techniken und Verfahren wird geweckt. Weitere Erfolgserlebnisse festigen das Bedürfnis nach ständiger künstlerischer Betätigung.

Vielfältig sind die Wege und Methoden im bildkünstlerischen Schaffen. Angeregt durch das Erlebnis einer schönen Landschaft kann im Naturstudium eine erste klärende Auseinandersetzung unmittelbar vor dem Motiv erfolgen. Beim intensiven Beobachten gelangen wir zu zahlreichen Erkenntnissen. Die rhythmische Gliederung des Landschaftsbereichs wird uns bewußt. Wir erfassen durch konzentriertes Zeichnen die charakteristische Wuchsform der Bäume, ihre Laubstrukturen und ihre spannende Unterschiedlichkeit.

Weiterhin entdecken wir beim Malen voller Staunen die Vielzahl farbiger Abstufungen in der reich nuancierten Grünskala der Vegetation. Alle diese Beobachtungen versuchen wir auf der Bildfläche festzuhalten. Gleichzeitig sind wir bestrebt, eine persönliche Wertung des Geschauten vorzunehmen. Störende Zufälligkeiten werden vermieden. Nicht alles, was wir in der Landschaft erblicken, erscheint uns gleichermaßen wichtig. Und das, was wir als bedeutsam einordnen, würde von einem anderen Zeichner möglicherweise als unwesentlich abgetan. Wir beziehen also ständig, auch beim beobachtenden Zeichnen im Naturstudium, Stellung zu den Objekten des Wirklichkeitsbereichs. Wir setzen uns individuell wertend mit der Realität auseinander. Der Anteil des Subjektiven wächst mit der Distanz, die wir zu einem Motiv finden. Fertigen wir nur eine flüchtige Skizze von einem Landschaftsausschnitt an und malen wir erst später eine Bildfassung aus der Erinnerung, dann werden persönliche Interpretationen einen breiteren Raum einnehmen. Großen Spielraum für die eigene Phantasie bieten uns solche Themen, für die uns eine unmittelbare Erlebnisgrundlage fehlt. Fremde kosmische Welten, rätselhafte Abgründe der Tiefsee und unerforschte Zonen unserer Erde regen unsere Vorstellungen an. Frei von traditionellen Form- und Farberfahrungen kann das Ungewöhnliche und Unbekannte auf sehr phantasievolle Weise von uns gestaltet werden. Der subjektive Faktor überwiegt in solchen Arbeiten.

In der Praxis der künstlerischen Tätigkeit gibt es keine Rezepte, die für jeden Menschen gleichermaßen empfehlenswert wären. Dennoch gilt, wenn auch stark vereinfacht, folgendes:

Intensives Naturstudium ist geeignet, die zeichnerischen und malerischen Fähigkeiten zu verbessern.

Die genaue Beobachtung beim Zeichnen setzt Konzentrationsvermögen voraus. Andererseits wird durch solche Übungen die Fähigkeit zum ausdauernden und sorgfältigen Arbeiten nachhaltig gefördert.

Beim Zeichnen und Malen aus der Vorstellung ist schöpferische Phantasie erforderlich.

Dort, wo sie fehlt, wo die Abhängigkeit von einem Naturvorbild zu Zaghaftigkeit oder gar Verkrampfungen führt, sind wiederum spielerische, phantasiebetonte Lockerungsübungen zu empfehlen. Naturstudium und vorstellungsgebundenes Arbeiten schließen einander nicht aus, sondern bedingen sich gegenseitig.

Es ist wichtig, die unterschiedlich ausgeprägten Interessen und Neigungen des einzelnen zu kennen und sein gestalterisches Vermögen zu berücksichtigen.

Wenn auch alle Menschen zu bildkünstlerischen Leistungen befähigt sind, so sind doch die Voraussetzungen ebenso wie auch die Grenzen ihrer Kreativität sehr differenziert. Deshalb hängt es auch von einer einfühlsamen und verständnisvollen Anleitung auf diesem Gebiet ab, wie der einzelne befähigt wird, seine Möglichkeiten zu erkennen und voll auszuschöpfen.

Besonders im bildkünstlerischen Schaffen gibt es unzählige Beispiele für außergewöhnliche Begabungen, die sich ohne traditionelle akademische Ausbildung entfaltet haben. Hinzu kommt, daß der Bereich eigenschöpferischer Betätigung sehr breit gefächert ist. Bildkünstlerisches Arbeiten bedeutet eben nicht nur, ideenträchtige Werke mit komplizierten Bildfiguren zu erfinden, sondern schließt auch das Gebiet des Dekorativ-Schmückenden ein.

Kunst hat in unserer Zeit ihren elitären Nimbus verloren. Jeder hat die Möglichkeit, sich in seiner Freizeit sowohl rezeptiv als auch produktiv mit bildender Kunst zu befassen. So können sogar Meisterwerke der Kunst zum Gegenstand des eigenen Bildschaffens werden. Über den Weg der Nachgestaltung ist es möglich, das Verständnis für die Spezifik künstlerischer Ausdrucksweisen zu vertiefen. Im Bestreben, sachkundig und mit Sorgfalt den bildkünstlerischen Entscheidungen des Künstlers auf die Spur zu kommen, wächst die Urteilsfähigkeit. Was wir uns in langwieriger Auseinandersetzung selbst aneignen, prägt sich dauerhaft ein. Wer persönlich die Schwierigkeiten beim Ringen um eine bestimmte bildkünstlerische Aufgabe erlebt hat und nur unter Anspannung aller Kräfte zu einem Resultat gelangt ist, der wird auch Respekt vor fremden Arbeiten zeigen.

Zur Bewunderung der Meisterschaft des nachgestalteten Kunstwerkes kommen zahllose wichtige Erkenntnisse und Einsichten, die für die eigene künstlerische Tätigkeit gewonnen werden können. Nachahmung eines Vorbildes gehört mit zum Lernen. Doch sollte dieses Verfahren nicht übermäßig strapaziert werden, da sonst die eigene Kreativität und Phantasie verkümmern könnten. Im lebendigen Wechselverhältnis kann die künstlerisch-praktische Arbeit mit der gründlichen und verständnisvollen Betrachtung von Kunstwerken verknüpft werden und auf diese Weise zur Bereicherung unseres Lebens beitragen.

18.4 Psychologische und physiologische Aspekte in der kunstpraktischen Anleitung Behinderter

Die Erfindung von Kino, Rundfunk und Fernsehen ermöglichte eine massenhafte Verbreitung von Kunst und Unterhaltung. Musikalische Darbietungen jeder Art, ein scheinbar unbegrenztes Angebot von Filmen und anderen optischen und akustischen Informationen stehen ständig jedem zur Verfügung. Bücher und Reproduktionen von Kunstwerken werden in großen Auflagen hergestellt. Dieses unüberschaubare und dabei permanente Angebot von Kunst und Unterhaltung ist faszinierend, kann aber auch zu raschem und oberflächlichem Konsumieren verleiten. Als Beispiele seien hier nur die Dauer-Fernseh-Gewohnheiten oder die pausenlose Beschallung mit Musik genannt.

Die ausschließlich passive Unterhaltung birgt die Gefahr einer einseitigen Entwicklung des Individuums in sich.

Die Fähigkeit zu einer vielfältigen und sinnerfüllten Freizeitgestaltung verkümmert. Menschliche Subjektivität, Phantasie und Erlebnisfähigkeit können so verloren gehen. Es wurde bereits untersucht, welche persönlichkeitsfördernden Potenzen der Kunst innewohnen. Stabile Persönlichkeitseigenschaften entwickeln sich jedoch vor allem in der Tätigkeit. Das bildkünstlerische Schaffen mit seinem hohen Anspruchsniveau an geistige Fähigkeiten und manuelle Fertigkeiten ist dazu besonders geeignet. Diese Erkenntnisse gewinnen an Bedeutung, wenn sie auf die Zusammenarbeit mit jenen Menschen angewendet werden, die durch körperliche Schädigungen in ihrer Persönlichkeitsentwicklung vorübergehend oder sogar dauerhaft beeinträchtigt sind. Unter den verschiedenen Möglichkeiten therapeutischer Einwirkungen stellt die künstlerische Betätigung des Patienten einen wichtigen Faktor dar. Wenn schon die Betrachtung von Werken der bildenden Kunst eine geistige und dabei genußvolle Bereicherung unseres Lebens darstellt, so kann in noch stärkerem Maße die eigene künstlerische Tätigkeit zum Wiederfinden der eigenen Identität beitragen. Durch einfühlsame kunstpraktische Anleitung veranlaßt der Ergotherapeut den Patienten, nützliche Tätigkeiten zu verrichten, deren Ergebnis Freude und Zufriedenheit auslösen kann. Die Wahl der künstlerischen Techniken ist natürlich von der Art der Schädigung abhängig. Unter Nutzung der noch vorhandenen Kräfte und Fähigkeiten sollte angestrebt werden, die verlorengegangene Leistungsfähigkeit weitgehend wiederzugewinnen. In Ergänzung zur produktiven Arbeit, bei der zum Beispiel ein Werkstück nach bestimmten Maßen und mit großer Genauigkeit anzufertigen ist, weist die künstlerische Tätigkeit Merkmale auf, die im Prozeß der Rehabilitation von zusätzlichem Wert sind. Die Vorstellung von der Beschaffenheit und vom Aussehen des angestrebten Ergebnisses kann vom Patienten selbst bestimmt werden. Es geht also nicht einfach um das Nachbilden einer Modellform, sondern um das Finden einer eigenen Lösung. Mit der Aufgabenstellung sollte auch eine Zielorientierung über den geplanten Verwendungszweck gegeben werden. Anspornend ist die Zusicherung, daß der Patient sein Ergebnis für den eigenen Gebrauch behalten darf. Eine wettbewerbsähnliche Situation entsteht, wenn mehrere Patienten Arbeiten für einen Verkaufsbasar herstellen. Immer sollten sich anbietende soziale Kontakte genutzt werden. Es ist eine alte Erfahrung, daß sich der Mensch nicht schlechthin in der Arbeit, also in der Auseinandersetzung mit Objekten formt, sondern durch die Beziehungen, die er während des Arbeitsprozesses zu anderen Menschen knüpft. Deshalb kommt dem vergleichenden In-Beziehung-Setzen in einer Gruppe eine wichtige Rolle zu. Die Wunschvorstellung, ein ähnliches oder möglichst noch besseres Ergebnis als andere zu erzielen, kann den Leistungswillen des Patienten beflügeln. Dabei ermöglicht ihm der Spielraum künstlerischer Tätigkeit weitgehende Entscheidungsfreiheit über die Wege und Methoden, die ihm trotz seiner körperlichen Schädigung garantieren, das angestrebte Resultat zu erreichen. Dieses eigene Durchdenken der Handlungsstrategien ist wichtig für die Wiedergewinnung des gestörten Selbstvertrauens. Der Patient wird aktiviert, nach besten Kräften seine Leistung zu vollbringen. Ein Vorteil bildkünstlerischer Arbeiten besteht darin, daß ihr Entstehungsprozeß sichtbar für den Patienten und sein Umfeld verläuft. Zahlreiche kommunikative Einwirkungen bieten sich an: Lob und Anerkennung, sachkundiger Erfahrungsaustausch, helfende Kritik usw.

Bezeichnend für das künstlerische Schaffen ist das Wechselspiel von planvoller intellektueller Arbeit und spontaner emotioneller Eingebung. Dem Zufall sollte ausreichend Spielraum gesichert sein. So können im unbeabsichtigten Verlaufen zweier Farben reizvolle Wirkungen entstehen, die Bewunderung und Staunen hervorrufen. Solche Überraschungen sollte der Ergotherapeut durch kluge Auswahl der bildkünstlerischen Techniken ermöglichen. Mit dem Vergnügen an der (in den meisten Fällen ungewohnten) künstlerischen Tätigkeit verbindet sich auch der Stolz über die gelungene Leistung. Zu der persönlichen Genugtuung über das Erreichte kommt die wichtige Erfahrung, mit dem Resultat auch andere Menschen erfreuen zu können.

Eine Aufgabe des Ergotherapeuten besteht darin, darauf zu achten, daß die ersten künstlerischen Arbeiten des Patienten unbedingt zu einem Erfolgserlebnis führen.

Das kann durch die Auswahl der Aufgaben und der künstlerischen Techniken abgesichert werden. Sollte dennoch ein Patient seine Möglichkeiten im Rahmen der Schädigung überschätzt haben und trotz Aufbietung aller Kräfte nicht zum gewünschten Ergebnis gelangen, dann ist es die Pflicht des Betreuers, konkrete tatkräftige Unterstützung zu geben. Helfendes Eingreifen in den künstlerischen Schaffensprozeß ist nicht nur erlaubt, sondern notwendig, um deprimierende Mißerfolge auszuschließen. Dem Ergotherapeuten sollte immer bewußt sein, daß die rezeptive und produktive Auseinandersetzung mit Kunst im Rehabilitationsprozeß zunächst in erster Linie eine therapeutische Maßnahme ist. Wenn in der weiteren Entwicklung ein geschädigter Mensch das Bedürfnis nach dauerhafter künstlerischer Betätigung äußert, wird er bald über ausreichende Erfahrungen verfügen, um seine Zielvorstellungen auf diesem Gebiet dem Grad seiner Schädigung anzupassen. Regelmäßige bildkünstlerische Arbeit hat auch funktionserhaltenden Charakter. Liegen schwere oder dauerhafte Schädigungen des Bewegungsapparates, der Arme und Hände, vor, dann hängt es auch vom Einfallsreichtum, vom Wissen und Können des Ergotherapeuten ab, durch welche Maßnahmen der verbliebene Leistungsrest reaktiviert und optimiert werden kann. In enger Zusammenarbeit mit Arzt, Krankengymnast, Versehrtensportlehrer und allen anderen Personen, die an der

Rehabilitation des Geschädigten mitarbeiten, können vom Ergotherapeuten Hilfskonstruktionen entwickelt werden, die eine künstlerisch-produktive Tätigkeit ermöglichen. Ist durch den Verlust beider Hände zunächst kein präzises Halten und Führen von Werkzeugen möglich, dann können durch systematische Übungen im Zeichnen einfacher Bildformen erste Grundlagen zur Feinsteuerung vorbereitet werden. Durch allmähliche Steigerung der bildhaften Aufgaben kann die Geschicklichkeit im Gebrauch von Pinsel, Kreiden und Stiften erhöht werden. In der Erarbeitung individueller Programme und in der fortwährenden Anpassung an Hilfsvorrichtungen für den spezifischen Fall eines jeden Patienten sowie in sorgfältigen Arbeitsgang- und Leistungsanalysen entstehen verantwortungsvolle Aufgaben für den Ergotherapeuten.

Bildkünstlerische Arbeiten unterscheiden sich von anderen Tätigkeiten durch ihr lustbetontes Moment und den hohen subjektiven Anteil, der ihnen innewohnt. Das Vergnügen, beim eigenschöpferischen Tätigsein originelle und reizvolle Ergebnisse zu erzielen, setzt die Kenntnis verschiedener künstlerischer Techniken und Verfahren voraus. Im Abschnitt 18.6 werden einige Möglichkeiten beschrieben, die für die Arbeit mit körperlich geschädigten Patienten geeignet sind. Diese Auswahl kann durch Experimentieren und Probieren beliebig erweitert werden. Sowohl der Patient als auch der ihn betreuende Ergotherapeut sollten Erkundungen wagen und Neues ausprobieren. Das Wecken und Wachhalten kreativer Aktivitäten ist für Geschädigte sehr bedeutsam. Ihr Fehlen kann zu Mutlosigkeit und Resignation führen. Passive Unterhaltung durch Rundfunk und Fernsehen lenkt zwar ab und füllt auch Zeit aus, erzeugt jedoch auf die Dauer Untätigkeit und Apathie. Das berechtigte Glücks- und Erfolgsstreben von geschädigten Menschen kann durch künstlerisch-praktische Tätigkeiten eine Erfüllung finden. Deshalb sollte im Rahmen der Rehabilitationsmaßnahmen ausreichend Raum für solche Aufgaben eingeplant werden.

18.5 Bildkünstlerische Techniken und Arbeitsweisen

In zahlreichen Büchern sind Anleitungen zum bildkünstlerischen Arbeiten veröffentlicht worden. Die Kenntnis solcher Schriften mit ihrem Angebot zu recht vielfältigen künstlerischen Arbeitsweisen ist gewiß eine der Voraussetzungen, um ideenreich andere Menschen zum bildnerischen Arbeiten anzuregen. Noch wichtiger ist allerdings das eigene schöpferische Experimentieren und Erproben der Techniken durch den Ergotherapeuten. Erst dann, wenn er selbst die Aufgaben probiert, das Material erkundet und die Variabilität der Ergebnisse entdeckt hat, kann er dem Patienten helfend zur Seite stehen. Schließlich gilt es auch, auf überraschende Schwierigkeiten vorbereitet zu sein. Die sehr unterschiedlichen Einstellungen und Voraussetzungen der Patienten zum bildnerischen Arbeiten, die Art ihrer Schädigung und der davon abhängige Grad der zumutbaren Belastbarkeit erfordern ein individuelles Eingehen auf den einzelnen und seine besondere Situation. Dennoch lassen sich einige grundsätzliche Feststellungen zur künstlerischen Anleitung von Patienten im Rehabilitationsprozeß treffen:

- Dekorativ-reizvolle, weitgehend durch den Zufall bestimmte Arbeiten sollten an den Anfang der Übungen gestellt werden.
- Die phantasievolle Deutung solcher Arbeiten und ihre bewußte weitere Gestaltung kann den darstellerischen Fähigkeiten und dem Grad der Behinderung des Patienten angemessen erfolgen.
- Übermäßige Erwartungen an die zeichnerische Richtigkeit und detaillierte Genauigkeit einer Arbeit sollten zunächst nicht entwickelt werden.
- Möglichst jede Arbeit sollte zu einem erfolgreichen Abschluß geführt und für den Patienten erkennbar genutzt werden (Glückwunsch- und Grußkarten, Bilder für den Verkaufsbasar usw.)

- Der Ergotherapeut muß den Patienten konkret anleiten.
- Wo helfendes Eingreifen in den Entstehungsprozeß der Arbeiten erforderlich ist, sollte es behutsam und mit dem Einverständnis des Patienten erfolgen.
- Immer sollte dem Ergotherapeuten bewußt sein, daß mit jeder gelungenen bildkünstlerischen Leistung die Zuversicht des Patienten in seine Kreativität und das Vertrauen in sein Leistungsvermögen wächst.
- Die Freude über ein gelungenes Ergebnis verbindet sich mit der Dankbarkeit gegenüber dem Ergotherapeuten, der dem Patienten vielfältige und schöne bildkünstlerische Anregungen gibt.

18.6 Arbeitsanleitungen

18.6.1 Lockerungsübungen – Bilder ohne Stift und Pinsel

Von besonderer Bedeutung im Prozeß der Rehabilitation sind bildkünstlerische Lockerungsübungen. Ohne die Einengung einer vorgegebenen Thematik werden durch den Einsatz effektvoller bildnerischer Techniken phantasievolle Ergebnisse mit vorwiegend dekorativer Wirkung erzielt. Das betont spielerisch-probierende Herangehen an unkonventionelle Gestaltungsweisen hilft, anfängliche Hemmungen des Patienten zu überwinden. Da die Wirkung der Bilder weitgehend vom Zufall bestimmt wird, können sich kaum verbissener Ehrgeiz oder schädlicher Leistungsdruck entwickeln. Die Einfachheit der Mittel ermöglicht es, daß die erforderlichen Bewegungsabläufe bei solchen Lockerungsübungen auf ein Minimum reduziert werden: Drücken, Wischen, Streichen, Pressen, Reißen, Walzen usw. Zeichnerische Voraussetzungen sind also nicht erforderlich. Die vorwiegend schmükkende Wirkung der so entstehenden Ergebnisse schließt nicht aus, daß der Patient gemeinsam mit dem

Therapeuten eine phantasievolle Deutung der Form- und Farbgebilde vornimmt. Mit zunehmender Erfahrung und wachsender Sicherheit in der Beherrschung der Mittel kann in der weiteren Aufgabenfolge auch ein geplantes Thema angesteuert werden. So ist es denkbar, daß nach einigen dekorativen Faltbildern zufällig ein Ergebnis entsteht, das etwa die Form eines märchenhaften Schmetterlings aufweist. In den folgenden Übungen kann der Patient gezielt versuchen, solche „Wunder-Schmetterlinge" zu entwerfen. Dinghafte Deutlichkeit und fotografische Genauigkeit werden in Lockerungsübungen nicht erwartet.

Klecksbilder (Tafel 1)

Aquarellkarton oder anderes saugfähiges Papier wird gut in Wasser eingeweicht und während der Arbeit mit einem Schwamm feucht gehalten. Flüssige Farben, Tinten, Ausziehtuschen usw. läßt man auf den durchnäßten Papiergrund tropfen. Die Farbe breitet sich sternförmig, blumenähnlich aus. Reizvolle dekorative Effekte ergeben sich, wenn in die sich vergrößernden Kleckse weitere Farben hineingetropft werden.

Themenvorschläge: Blumen auf einer Wiese, blühender Klatschmohn, Unterwasserwelt, Landschaft im Nebel usw.

Material: Saugfähige Papiere, Schwamm zum Anfeuchten des Papiers, farbstarke und flüssige Farben wie Ausziehtusche, Tinten, Nachfüllfarben für Filzstifte usw.

Faltbilder (Tafel 2)

Auf die Hälfte eines Zeichenblattes werden zähflüssige Farben getropft. Durch Zusammenfalten des Blattes in der Mitte und richtungsbetontes Zusammendrücken ergeben sich interessante symmetrische Formengebilde, die auch durch die Anordnung der Farbkleckse weitgehend beeinflußt werden können. Durch weiteres Hinzufügen von Farben und erneutes Zusammenfalten können die Formen beliebig verändert werden.

Themenvorschläge: Schmetterlinge, merkwürdige Insekten, Wunderblumen usw.

Material: Zeichenkarton oder farbige Papiere, Deck-, Acryl- oder Ölfarben. Gut eignen sich auch Kleisterfarben (Tapetenkleister mit farbigen Ausziehtuschen oder Tinten vermischt).

Pustebilder (Tafel 3)

Auf gut geleimtes, glattes Papier oder Zeichenkarton wird schwarze Ausziehtusche getropft und durch Pusten über die Fläche verteilt. Benutzt man beim Pusten ein Trinkröhrchen, dann lassen sich die Farbspuren nach Wunsch in verschiedene Richtungen verzweigen und verästeln. Mit verdünnten oder zusätzlichen Farben können die gestalterischen Möglichkeiten erweitert werden.

Themenvorschläge: Dichtes Gebüsch, unbelaubte Bäume, undurchdringliches Dickicht usw.

Material: Glatter Zeichenkarton, Trinkhalme, flüssige Farben (Ausziehtuschen, Tinten usw.).

Abdruckbilder (Tafel 4a und 4b)

Auf glatte Fläche (Glas, Plaste oder gut geleimtes Papier) werden zähflüssige Farben aufgetropft. Nach Auflegen und Anpressen weißer oder farbiger Papiere entstehen merkwürdige Strukturen, wenn das Blatt von der Fläche abgehoben wird. Nacheinander lassen sich mehrere Bilder von einer Fläche abdrucken. Durch Verwenden mehrerer Farben und bewußtes Verteilen auf der Fläche lassen sich die Vorgänge steuern.

Themenvorschläge: Dichte Wälder, seltsame Baumgruppen, märchenhafte Landschaften usw.

Material: Glas- oder Plastikplatten, glatter Zeichenkarton, Acryl-, Öl- oder Kleisterfarben, weißer oder farbiger Zeichenkarton.

Kleisterbilder (Tafel 5)

Kräftig gefärbter Tapetenkleister wird auf gut geleimtem, glatten Papier verteilt und mit den Fingern spielend auf der Fläche verrieben. Auf dem wenig saugenden Papier läßt sich längere Zeit die Farbe durch unterschiedliche rhythmische Bewegungen der Hand zu ständig neuen Mustern gliedern. Die Verwendung von Hilfsmitteln (Pappstücke, Papierknäuel, Schwämme, Kämme usw.) ermöglicht Entdeckungen von vielfältigen Mustern und Formen. Weitere Farben können während der Arbeit hinzugefügt werden.

Themenvorschläge: Entwürfe für Tapeten, Teppiche, Stoffmuster

Material: Glattes, geleimtes Papier, eingefärbter Tapetenkleister, Pappstreifen, Kämme, Schwämme.

Knitterbilder

Langsam trocknende Farben werden auf saugfähigem Papier verteilt. Durch Zerknittern der frischen Farbflächen entstehen zahlreiche verzweigte Farbgebilde in den Knitterfalten des Papiers, die langsamer antrocknen und somit auf aufgelegtes Papier gedruckt werden können. Die Bilder werden auf den Fußboden gelegt, mit alten Zeitungen abgedeckt und durch Druck mit den Füßen abgedruckt.

Themenvorschläge: Dichtes Gebüsch, Tapetenmuster usw.

Material: Saugfähige Papiere wie Aquarellkarton, Deck-, Acryl- oder Kleisterfarben, alte Zeitungen.

Knitterdruck mit Walzen (Tafel 6)

Sprödes, kräftiges Papier (Transparentpapier oder Zeichenkarton) wird zerknittert und dann mit einer Walze eingefärbt. Die erhabenen Papierteile der zerknitterten Flächen nehmen die Farbe gut an. Anschließend wird ein weißes oder farbiges Blatt aufgelegt und durch Druck mit Händen oder Füßen abgedruckt. Von einem eingewalzten Knitterpapier lassen sich mehrere Abzüge herstellen.

Themenvorschläge: Unbelaubte Bäume, dichtes Gestrüpp usw.

Material: Transparentpapier, fester Zeichenkarton, Druckwalze, Druckfarbe oder Kleisterfarben, altes Zeichenpapier.

Gewalzte Schablonenbilder (Tafel 7)

Mit einer Walze werden unterschiedlich abgedeckte Papiere eingefärbt. die Schablonen werden gerissen oder geschnitten. Durch mehrmaliges Auflegen der Schablonen, unterschiedlichen Druck beim Einwalzen, Richtungswechsel und Verkanten der Walzen lassen sich Auflockerungen und Akzente herstellen. Die Oberflächenstrukturen von Aquarellkarton oder Tiefdruckpapieren führen zu interessanten zusätzlichen Effekten.

Themenvorschläge: Kosmische Landschaften, schroffes Gebirge, Blick über weite Hügel usw.

Material: Zeichenkarton, Aquarellkarton, Druckwalze, Druckfarbe, alte Zeitungen zum Schablonenreißen.

Gespritzte Schablonenbilder (Tafel 8)

Gerissene oder geschnittene Papierschablonen werden auf Zeichenblätter gelegt und mit versprühter Farbe behandelt. Die Farbspritzer kann man durch Niederdrücken der Borsten eingefärbter Zahnbürsten versprühen. Nebelartig feine Farbsprühverfahren erzielt man durch den Einsatz von Farbzerstäubern, die im Fachhandel angeboten werden.

Themenvorschläge: Weite Landschaften mit Hügeln, Schiffe im Nebel, Unterwegs zu den Sternen usw.

Material: Zeichenkarton, Deckfarben, Zahnbürste, Farbsprühgeräte, alte Zeitungen zum Schablonieren.

Materialdrucke (Tafel 9)

Trockenes Laub, Gräser, Farnkräuter, gepreßte Pflanzen, aber auch selbstgeschnittene Formen aus Zeichenkarton werden mit Farbe eingewalzt und durch den Druck der Hände oder Füße zwischen weißen und farbigen Papieren abgedruckt. Sowohl beim Einwalzen als auch beim Drucken kann man die Wiedergabe variieren. Durch die Verwendung mehrerer Farben kann eine stillebenhafte Verdichtung der einzelnen Objekte erreicht werden.

Themenvorschläge: Blumen- und Früchtestilleben, Fische im Netz, Herbstblätter usw.

Material: Druckflächen aus Naturformen oder selbst hergestellten Papierschablonen, Druckwalze, Druckfarbe, Zeichenkarton.

Kartoffeldruck (Tafel 10)

Aus Kartoffeln oder Rüben werden kleine Stempelformen mit einem Küchenmesser ausgeschnitten. Mit Deckfarben wird die Druckfläche der Kartoffel ein- oder mehrfarbig eingestrichen und auf weißes Papier gedruckt. Der Stempeldruck kann durch bloße Aneinanderreihung, aber auch durch regelmäßiges Drehen oder Verkanten der Form vollzogen werden. Ausdauer und Sorgfalt sind erforderlich, um eine größere Fläche gleichmäßig und fehlerfrei zu gestalten.

Themenvorschläge: Dekorpapier, Stoffmusterentwürfe usw.

Material: Kartoffeln, Deckfarben, Zeichenkarton, Messer.

Kordeldruck

Ein kräftiger Bindfaden wird auf einer mit Leim bestrichenen Pappe so zu ornamentalen Linien aufgeklebt, daß sich keine Überschneidungen der Kordel ergeben. Wenn der Bindfaden auf der Fläche fest verleimt ist, kann mit einer Druckwalze Farbe aufgetragen werden. Für jeden weiteren Druck ist ein erneutes Einwalzen der Kordel erforderlich.

Themenvorschläge: Dekorative Blütenformen, Initialien, Einladungs- und Schmuckkarten usw.

Material:Bindfaden, Pappe, Druckwalze, Druckfarben, weißer oder farbiger Zeichenkarton.

Tauchbilder oder Ölpapiere (Tafel 11)

In eine mit Wasser gefüllte große Fotoentwicklerschale oder in eine breite Schüssel werden verdünnte Ölfarben getropft. Die Farben bleiben an der Wasseroberfläche und lassen sich durch vorsichtige Bewegungen mit den Fingern oder mit einem Holzstab verteilen und mischen. Legt man nun weißen Zeichenkarton auf die schwimmenden Farben, dann haftet die Farbschicht am Papier, das anschließend getrocknet und gepreßt wird.

Themenvorschläge: Dekorative Vorsatzpapiere, Blick durch das Mikroskop usw.

Material: Große Fotoentwicklerschale, verdünnte Ölfarben, Zeichenkarton.

Fotogramm

Pflanzen mit Silhouettenwirkung werden unter dem Vergrößerungsgerät auf unbelichtetes Fotopapier gelegt und kurz belichtet. Nach dem Entwickeln und Fixieren der Fotopapiere zeichnen sich die hellen Formen vor dem dunklen Fotogrund wirkungsvoll ab. Außer den Naturformen lassen sich auf diese Weise auch Gegenstände wie Werkzeuge und andere Materialien „ablichten".

Themenvorschläge: Stillebenhaft dekorative Fotogramme als Wandschmuck oder Postkarten.

Material: Vergrößerungsapparat, Fotopapier, Entwickler, Fixierbad.

18.6.2 Malerische Techniken

Ausgehend von den vorwiegend zufallsbedingten Ergebnissen der Lockerungsübungen können durch verschiedene malerische Techniken bewußte Ergänzungen in den Bildern vorgenommen werden. Sowohl durchscheinend kräftige Farben (Aquarellfarben, farbige Ausziehtuschen, Stoffarben usw.) als auch dekkend zähflüssige Farben (Plakat-, Acryl- und Ölfarben) sind für diese Zwecke geeignet. So können die schwarz gewalzten Schablonenbilder einer weiten Landschaft zu einer Eiswüste im Polarmeer umgestaltet werden, indem mit durchscheinenden blauen Aquarellfarben, Ausziehtuschen oder Tinten das Bild übermalt wird. Abdruckbilder, die mit Kleisterfarben gestaltet wurden, lassen sich beliebig korrigieren oder ergänzen. In die reich strukturierten, phantasieanregenden Bildgründe können selbsterdachte Pflanzen oder märchenhafte Fabelwesen hineingemalt werden. Ihre Farbigkeit sollte dabei dem vorhandenen Hintergrund angepaßt werden. Überhaupt ist es ratsam, zunächst nicht allzu verschiedene Farben innerhalb eines Bildes einzusetzen, sondern die Abstufungen eines Farbbereichs zu erkunden. So kann unter Verwendung der spielerisch entstandenen Bildgründe ein gleitender Übergang in die bewußte und weitgehend planvolle weitere Bearbeitung der Bilder geschaffen werden. Damit wachsen jedoch die Anforderungen an das individuelle Darstellungsvermögen des Patienten. Pflanzen, Tiere oder gar Menschen aus der Vorstellung zu malen, gehört mit zu den anspruchsvollsten Aufgaben im bildnerischen Schaffen. Übermäßig hohe Erwartungen an die sachliche Richtigkeit und fotografische Genauigkeit dürfen nicht entwickelt werden. Dort wo aber nüchterne Gegenständlichkeit die Bilderwelt beeinträchtigt, können auch nachträglich auflockernde Maßnahmen zu einer stimmungsvollen Poetisierung führen. So kann die harte Festigkeit einer Landschaft durch Übersprühen mit Farbe verdeckt und die Beziehungslosigkeit der Farbflächen durch diese zusammenfassende Punktstruktur gemildert werden. Für fast alle malerischen Übungen kann gesagt werden, daß sie möglichst nicht auf rein weißen Gründen begonnen werden sollten. In Lockerungsübungen vorbereitete Malgründe oder farbige Papiere und Pappen eignen sich besser zum Malen, weil sie die möglicherweise vorhandenen Hemmungen und Startschwierigkeiten beim Patienten während des Malens beseitigen helfen.

Deckfarbenmalerei

Zum Mischen der meist zähflüssigen Deckfarben (Plaka- und Acrylfarben) sollte eine Palette benutzt werden. Ein wesentlicher Vorteil dieser Farben besteht in der Möglichkeit zum korrigierenden und ergänzenden Übermalen. Ist jedoch der Farbgrund noch nicht trocken oder wird der Pinsel zu häufig hin und her bewegt, dann werden die Farben verschmiert oder unkontrolliert vermischt. Ähnlich wie mit den wasserlöslichen Deckfarben wird mit Ölfarben gearbeitet, nur dienen hier als Lösungsmittel entweder spezielle Malmittel oder Terpentinöl.

Themenvorschläge: Landschaften, Stilleben.

Material: Deckfarben, Palette, Borsten- bzw. Flachpinsel, farbige Malgründe, Lappen zum Säubern.

Aquarelltechnik

Beim Malen mit durchscheinenden Farben (Aquarellfarben, farbige Ausziehtuschen, Tinten usw.) auf weißem Karton werden Hell-Dunkel-Abstufungen durch unterschiedliches Verdünnen der Farben mit Wasser ermöglicht. Auf feuchtem Aquarellkarton lassen sich ähnliche Effekte erzielen, die schon bei den Lockerungsübungen (Klecksbilder) beschrieben wurden. Ein Übermalen der durchscheinenden Farben ist kaum möglich.

Themenvorschläge: Landschaften, Blumenstilleben usw.

Material: Aquarellfarben oder farbige Ausziehtuschen, runde, weiche Haarpinsel, saugfähiger, weißer Aquarellkarton, Schwamm und Lappen für Korrekturen, Wassergefäß.

Seidenmalerei (Tafel 12 a und 12 b)

Auf einem Spannrahmen werden die Seidentücher befestigt. Mit Konturmittel (Guttafarbe) werden die Umrisse des geplanten Musters auf der Seide vorgezeichnet. Die so entstandenen konturierten Malflächen werden mit Seidenmalfarben ausgefüllt. Interessante Zufallseffekte entstehen, wenn z. B. mit Salz die noch feuchten Farbflächen strukturiert werden.

Themenvorschläge: Halstücher, Krawatten, Kissenbezüge usw.

Material: Seidentücher, verstellbare Spannrahmen, Gutta, Seidenmalfarbe, Aquarellpinsel, Speisesalz.

Batiktechnik

Mit Bienenwachs werden Teile von Baumwoll- oder Leinentüchern präpariert. Beim Eintauchen in Stoff- bzw. Batikfarben färben sich die Stoffbereiche, die nicht mit Wachs getränkt wurden. Nach dem Trocknen kann der Stoff nach erneuter Behandlung mit Wachs weiterhin gefärbt und in vielen Farbnuancen gestaltet werden. Nach dem abschließenden Trocknen werden die Tücher zwischen saugfähige Papiere gelegt, und mit einem heißen Bügeleisen wird das Wachs aus dem Stoff wieder herausgelöst.

Themenvorschläge: Wandbehänge, Halstücher, Decken, Kissenbezüge usw.

Material: Baumwoll- oder Leinentücher, Bienenwachs, Pinsel, Batikfarben, Bügeleisen.

Kratztechnik

Mit kräftigen, leuchtenden Farben wird ein Papiergrund eingestrichen. Die getrocknete Farbfläche wird dann mit Wachskreiden oder Bienenwachs präpariert. Auf dieser Schicht werden dunkle Deckfarben oder schwarze Ausziehtusche aufgetragen, in die nach dem Trocknen eine Zeichnung eingeritzt wird. In der dunklen Umgebung kommen die leuchtenden Farben des Papiergrundes zum Vorschein und erzeugen eine reizvolle Kontrastwirkung.

Themenvorschläge: Abends in der Stadt, nächtliches Feuerwerk, Sonnenuntergang usw.

Material: Glatt verleimtes Papier, farbige Tuschen oder Deckfarben, Wachskreiden und Bienenwachs, Messer zum Wegritzen der dunklen Farbschicht.

Leuchtbilder

Auf festem Karton wird eine dekorativ-vereinfachte Zeichnung angelegt, die gleichmäßig mit einem breiten Pinsel und schwarzer Tusche nachgezogen wird. Durch reiche Binnengliederungen entstehen zahlreiche, dunkel umrandete, verschiedenartige Felder. Diese werden mit einer Schere ausgeschnitten und mit eingefärbten Transparentpapieren oder noch besser mit farbigen Folien hinterklebt. Im Gegenlicht kommen die durchleuchteten Bilder (ähnlich wie die farbigen Fensterbilder mittelalterlicher Kirchen) voll zur Wirkung.

Themenvorschläge: Blumen, Schmetterlinge usw.

Material: Fester Karton, schwarze Ausziehtusche, eingefärbte Transparentpapiere oder farbige Folien, Schere, Klebstoff.

Collagen

Aus Bruchstücken von Fotos, Reproduktionen, farbigen Papieren, Tapeten und anderen Materialien werden phantasievolle, häufig auch humorvolle Bildkombinationen auf festen Karton aufgeklebt. Durch teilweises Übermalen, Versprühen von Farben und mit anderen bildnerischen Techniken, wie sie z. B. unter den Lockerungsübungen beschrieben wurden, lassen sich die unterschiedlichen Oberflächen zusammenfassen.

Themenvorschläge: Kombinationsbilder mit dokumentarischem Teilbestand, Aufrufe, plakatartige Mahnungen usw.

Material: Fester Karton oder Pappe als Bildträger, Fotos, farbige Papiere, Tapetenreste u. ä., Schere, Klebestifte, Farben, Pinsel.

Assemblagen (Tafel 13)

Die oben beschriebenen Collagen können durch Hinzufügen von plastischen Materialien reliefartige Ausdehnungen erfahren. In Ton geformte Bildträger eignen sich gut für das Eindrücken von Materialspuren und für das Hinzufügen weiterer Materialien.

Themenvorschläge: Abstrakte Materialkombinationen.

Material: Ton, Gips oder andere formbare Bildträger, Zahnräder, unterschiedliche Materialien.

Patchwork (Tafel 14)

Meist quadratisch geschnittene Textilflicken mit unterschiedlichen Farben, Mustern und Geweben werden zu bunten großen Flächen zusammengefügt. Neben dem Einsatz der Nähmaschine werden häufig auch Schmucknähte mit unterschiedlichen Sticharten per Hand eingearbeitet.

Themenvorschläge: Wandteppiche, Tischdecken, Kissenbezüge usw.

Materialien: Stoff- und Lederreste, Schere, Nähmaschine, Nähzeug.

18.6.3 Zeichnerische und druckgrafische Techniken

Mehr als die bisher beschriebenen bildkünstlerischen Techniken erfordern fast alle grafischen Arbeitsverfahren ein bestimmtes Maß zeichnerischer Fähigkeiten und handwerklicher Fertigkeiten. In der Zusammenarbeit mit körperlich behinderten Patienten werden die nachfolgend beschriebenen Arbeitsweisen deshalb nur bedingt Anwendung finden können. So werden aus der Vielfalt der druckgrafischen Techniken nur jene genannt, die ohne großen technischen Aufwand von den Patienten bewältigt werden können.

Bilder mit farbigen Stiften und Kreiden

Im Grenzbereich zwischen malerischen und zeichnerischen Techniken befindet sich das Arbeiten mit farbigen Kreiden und Stiften. Neben dem Reiz der Farben spielen die zeichnerischen Strukturen, die durch Punkt- und Strichlagen erzielt werden, eine große Rolle. Pastellkreiden lassen sich gut auf dunklem Fotokarton einsetzen. Wachs- und Ölkreiden sollten hingegen auf weißem Karton Verwendung finden. Aquarellstifte sind wasserlöslich. Sie ermöglichen beim Zeichnen auf angefeuchtetem Papier überraschende Effekte.

Themenvorschläge: Blumenstilleben, Landschaften usw.

Material: Buntstifte, Pastell-, Wachs- und Ölkreiden, Aquarellstifte, Zeichenkarton.

Zeichnungen mit Feder, Kugelschreiber oder Filzstift

Die Verwendung dieser Materialien auf glattem, weißem Papier setzt die Beherrschung zeichnerischer Grundlagen voraus, da Korrekturen nur sehr schwer möglich sind. Vielfach wird die grafisch ausdrucksvolle Linie von Federn, Kugelschreibern und Faserstiften in dichten Strich- und Strukturlagen voll zur Geltung gebracht. Mit verdünnter Ausziehtusche oder mit Aquarellfarben lassen sich in Federzeichnungen Schattenpartien und Dunkelheiten flächig anlegen (lavierte Federzeichnung).

Themenvorschläge: Landschaften, Stilleben usw.

Material: Federhalter mit Schreib- oder Zeichenfeder, Ausziehtusche, Kugelschreiber, Filzstifte, Zeichenpapiere mit glatter Oberfläche, Pinsel.

Bleistiftzeichnung (Tafel 15), Kreide- und Kohlezeichnung

Beim Naturstudium empfiehlt sich die Verwendung des Bleistifts. Je nach der Beschaffenheit der Mine ändert sich der Charakter der Striche: präzis, dünn und hart oder breit – glänzend, kreidig – verschwommen. Die Wahl des Papiers oder Zeichenkartons hängt von der verwendeten Mine ab. Der Radiergummi kann durchaus zur Brechung von festen Linienbündeln eingesetzt werden. Kohle- und Kreidezeichnungen ermöglichen großzügiges Zeichnen und durch Einsetzen der breiten Kanten flächenhaftes Anlegen der Schattenpartien.

Themenvorschläge: Studien nach der Natur, Ideenskizzen, Entwürfe usw.

Material: Bleistifte oder Filzstifte mit harten (H) oder weichen (B) Minen, Zeichenkohle und Kreiden verschiedener Härtegrade, Zeichenkarton, Packpapiere.

Monotypie

Die sachliche Strenge einer Bleistiftzeichnung kann aufgelockert werden, wenn unter dem Zeichenblatt eine dünn mit Druckfarbe eingewalzte Glasscheibe liegt und somit auf der Rückseite der Zeichnung ein Abdruck, eine Monotypie, entsteht. Neben den durchgedrückten Linien der seitenverkehrten Zeichnung ergeben sich durch den Druck der zeichnenden Hand reizvoll abgestufte dunkle Flächen, die auch bewußt als Schattenpartien eingesetzt werden können.

Themenvorschläge: Naturstudien, Stilleben, Porträts usw.

Material: Bleistift, Zeichenkarton, Glasplatte, Druckwalze, Druckfarbe.

Kartondruck

Aus kräftigem Karton oder aus Pappe werden einfache, dekorative Formen geschnitten und auf eine Pappe geklebt. Wird dann die reliefartige Fläche mit einer Druckwalze eingefärbt, dann nehmen nur die erhabenen, aufgeklebten Teile des Materials die Farbe an. Durch Pressen mit Füßen oder Händen lassen sich Abdrucke herstellen.

Themenvorschläge: Glückwunsch- und Grußkarten.

Material: Pappe, Schere, Druckwalze, Druckfarbe, Papiere zum Abdrucken.

Linoldruck

Auf Fußbodenbelag wird mit schwarzer Tusche oder mit Filzstiften eine Zeichnung mit kräftigen Konturen angelegt. Alle Teile des Linoleums, die nicht von der Zeichnung verdeckt sind, werden dann mit Linolschneidwerkzeugen ausgehoben. Stempelartig bleibt die geplante Arbeit stehen. Das Linoleum wird dann mit Druckfarbe eingewalzt und mit Füßen oder Händen auf weiße oder farbige Papiere gedruckt. Nach jedem Abzug muß das Linoleum neu eingewalzt werden.

Themenvorschläge: Landschaften, Porträts usw.

Material: Linoleum, Filzstifte, Linolschneidwerkzeuge, Druckfarbe, Druckwalze, Papier zum Drucken.

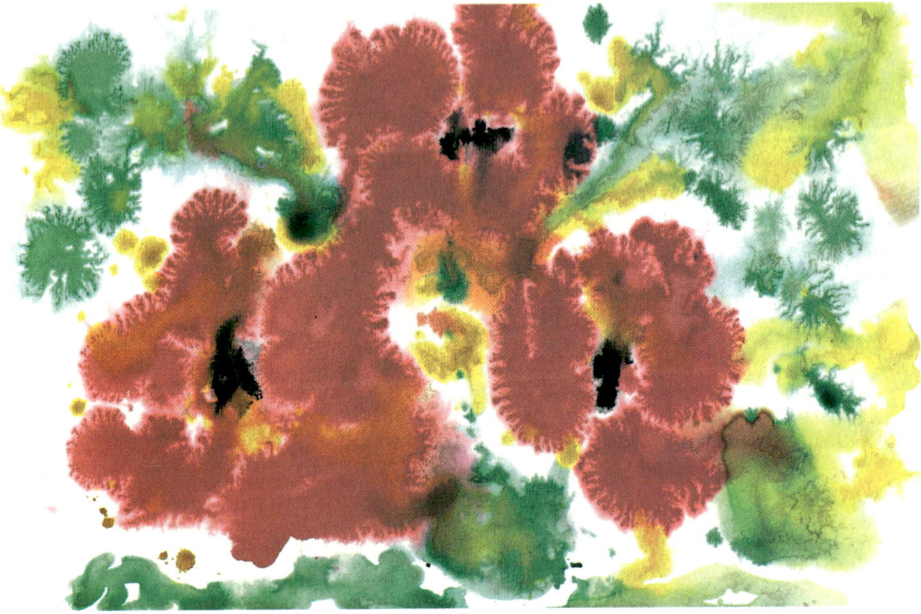

Tafel 1 Klecksbild

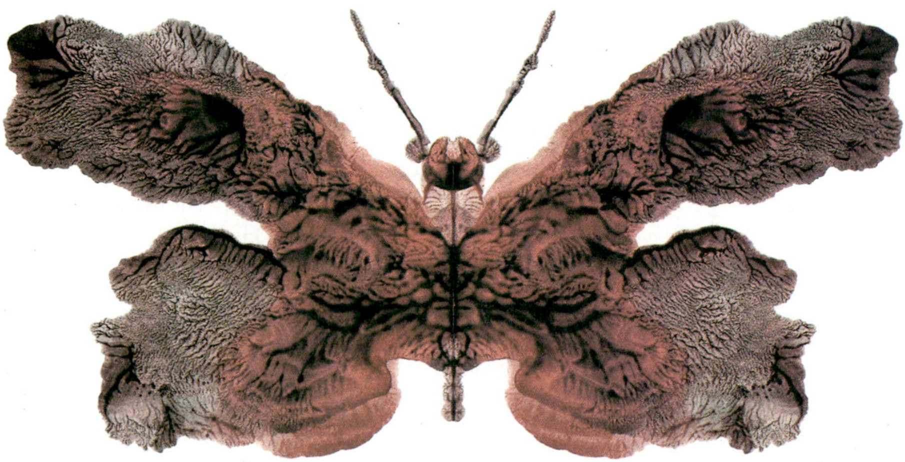

Tafel 2 Faltbild

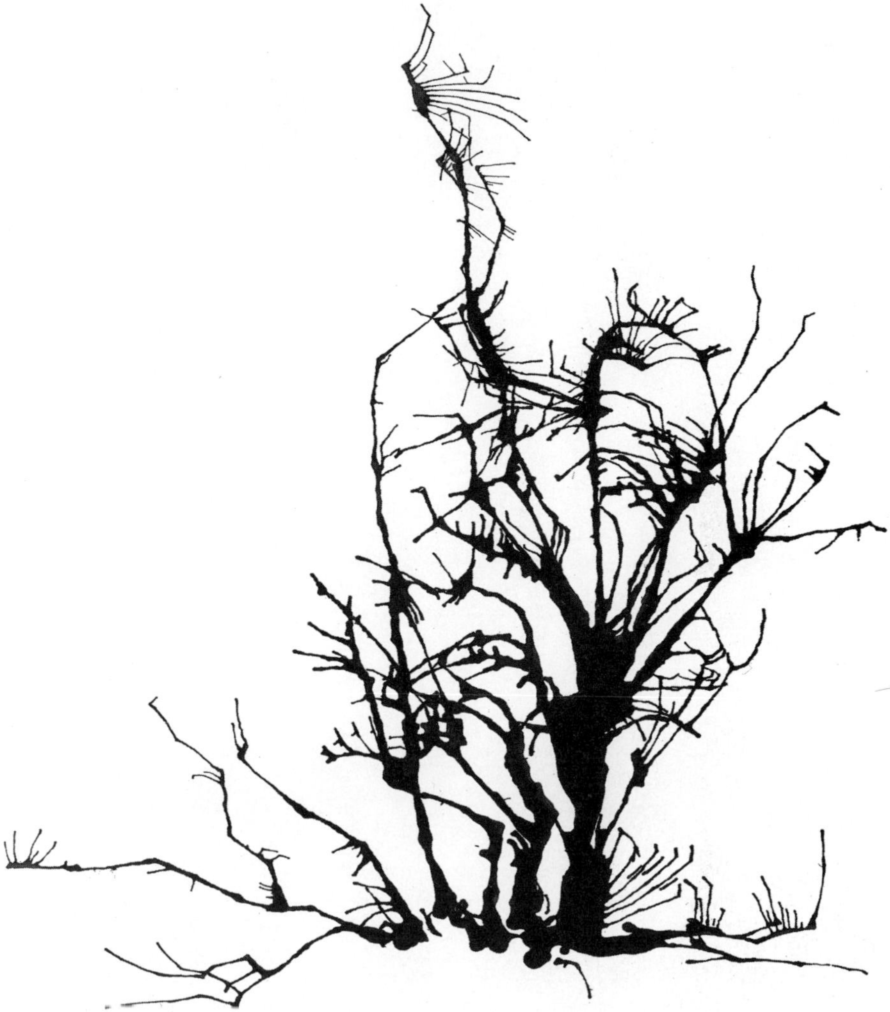

Tafel 3 Pustebild

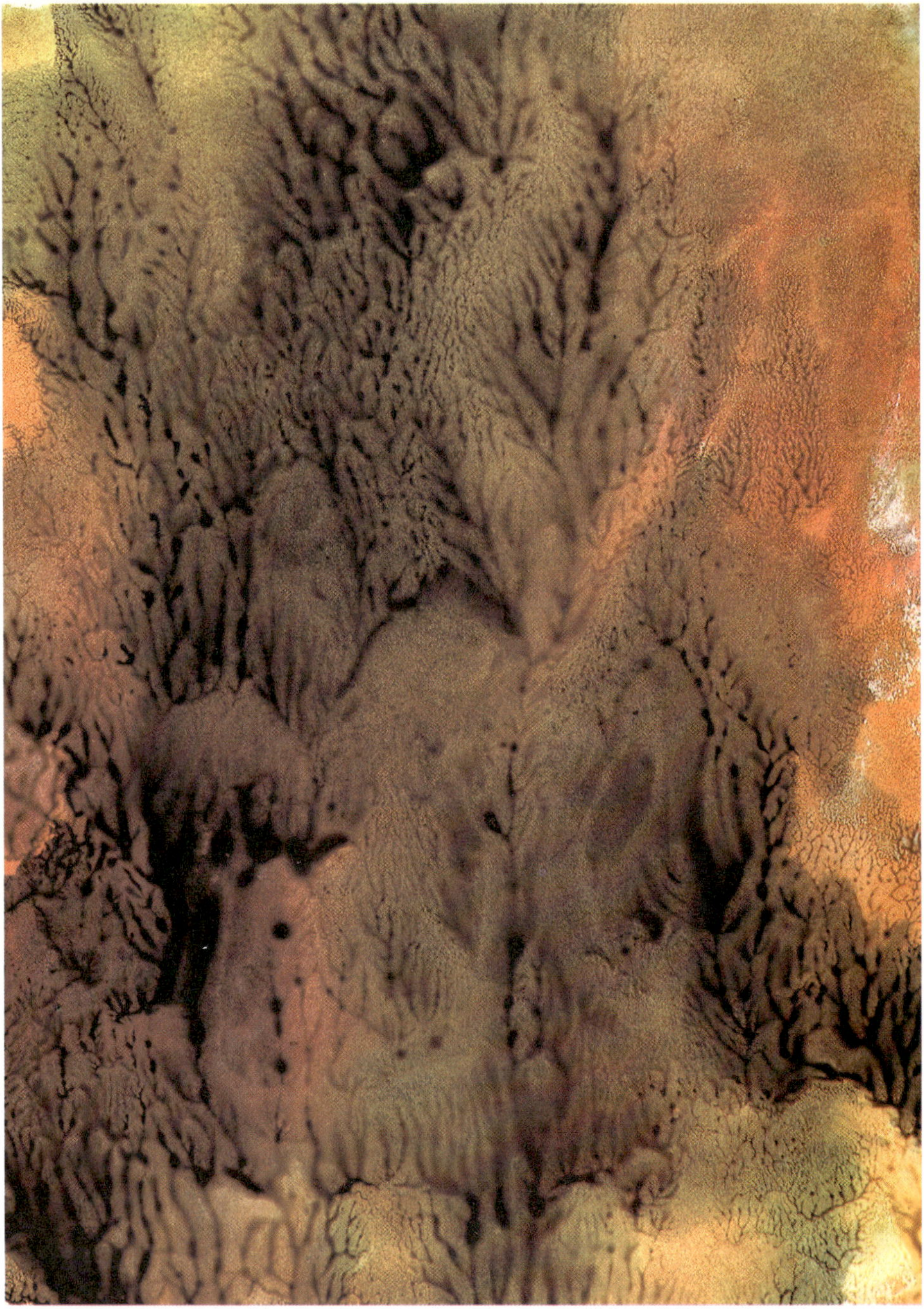

Tafel 4 a Abdruckbild

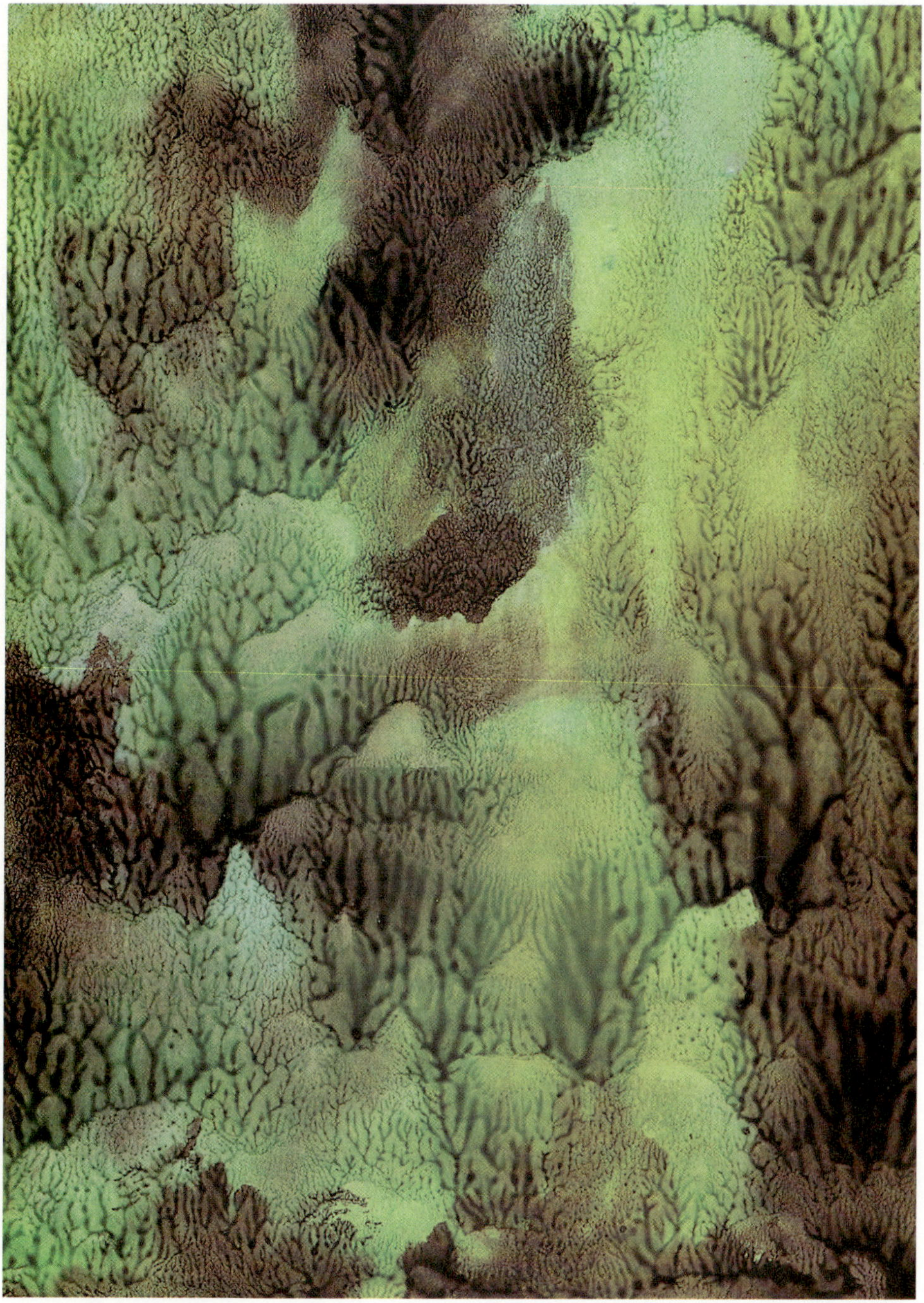

Tafel 4 b Abdruckbild

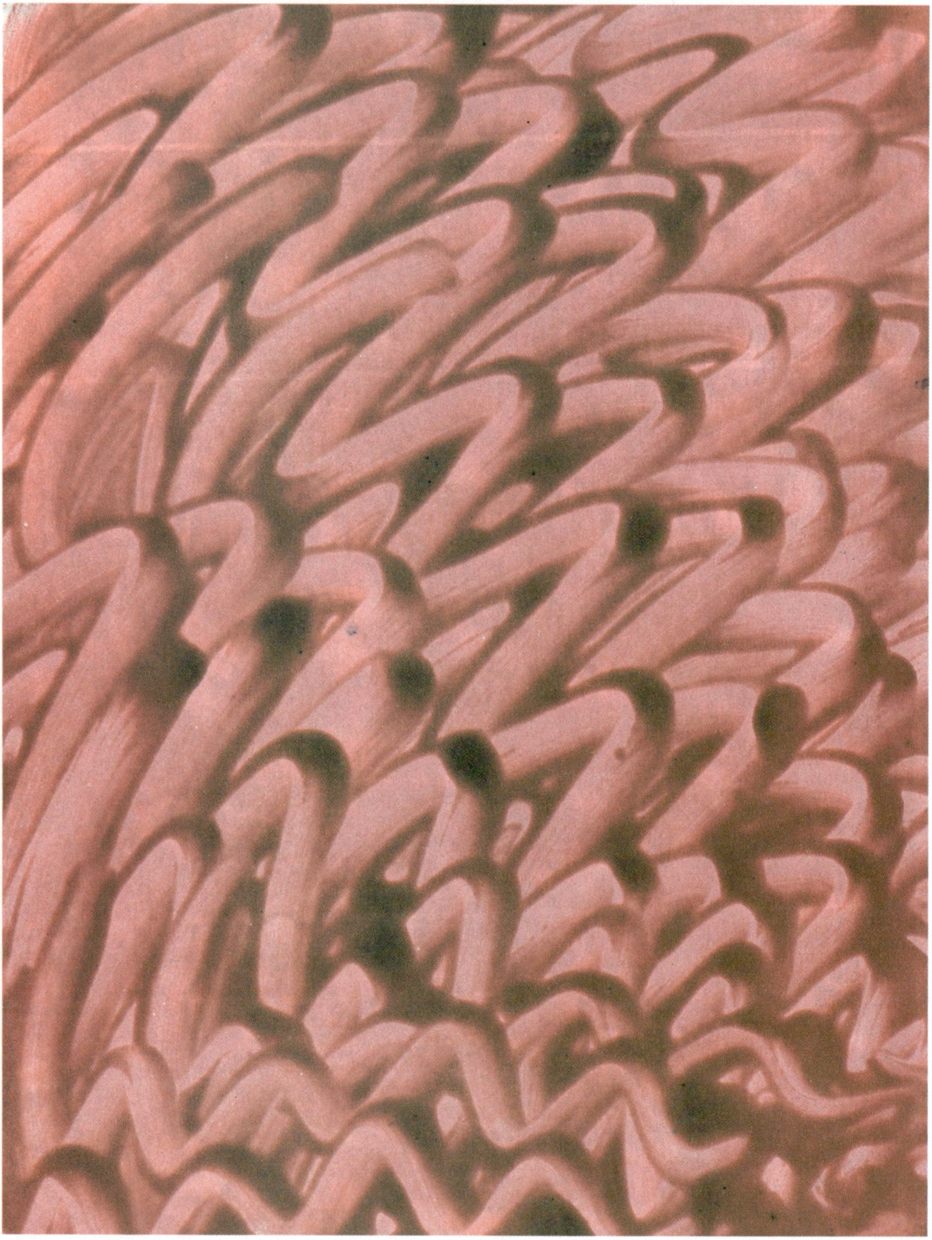

Tafel 5 Kleisterbild

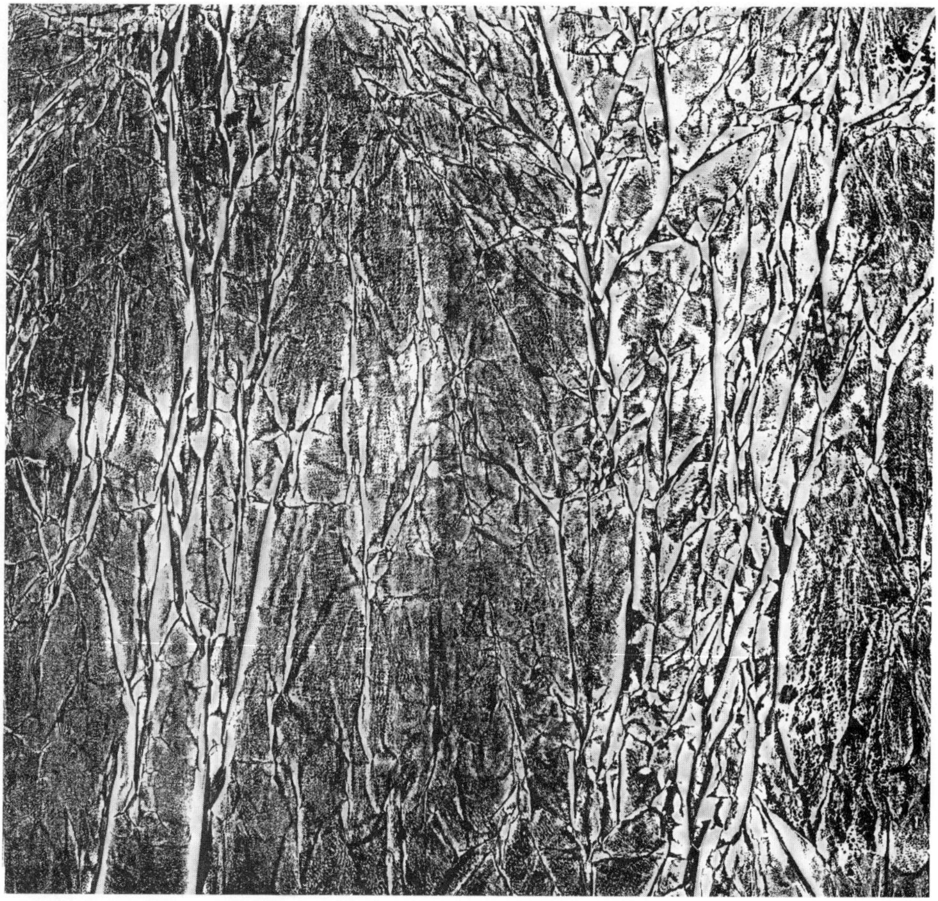

Tafel 6 Knitterdruck mit Walzen

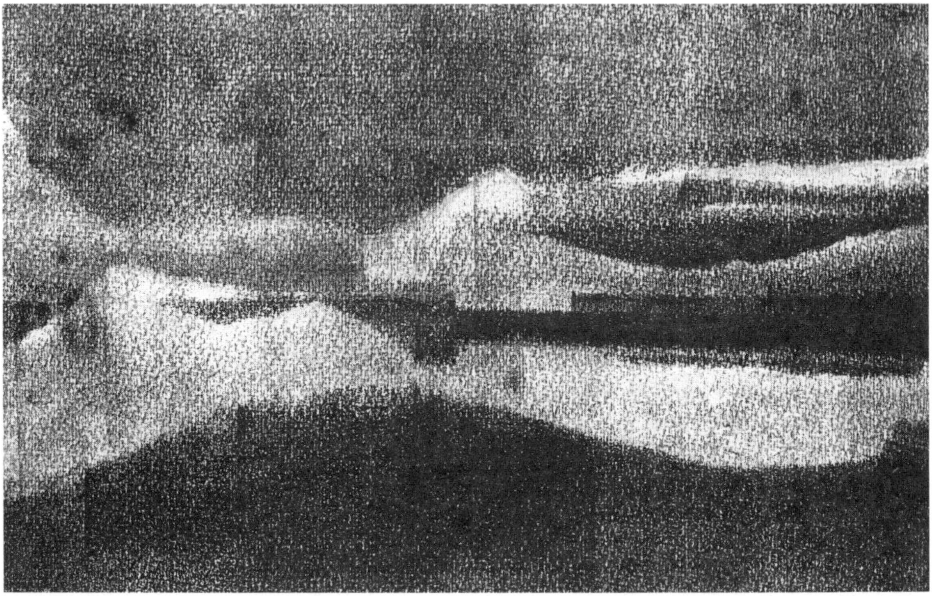

Tafel 7 Gewalztes Schablonenbild

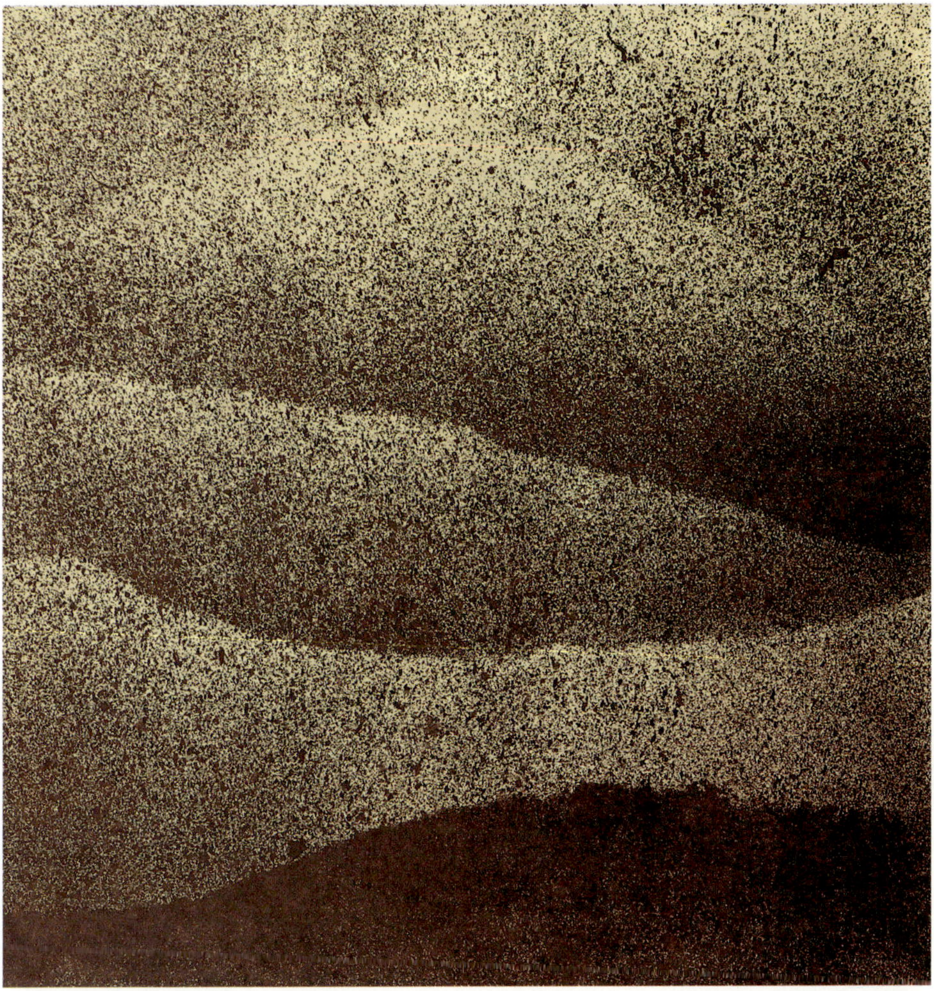

Tafel 8 Gespritztes Schablonenbild

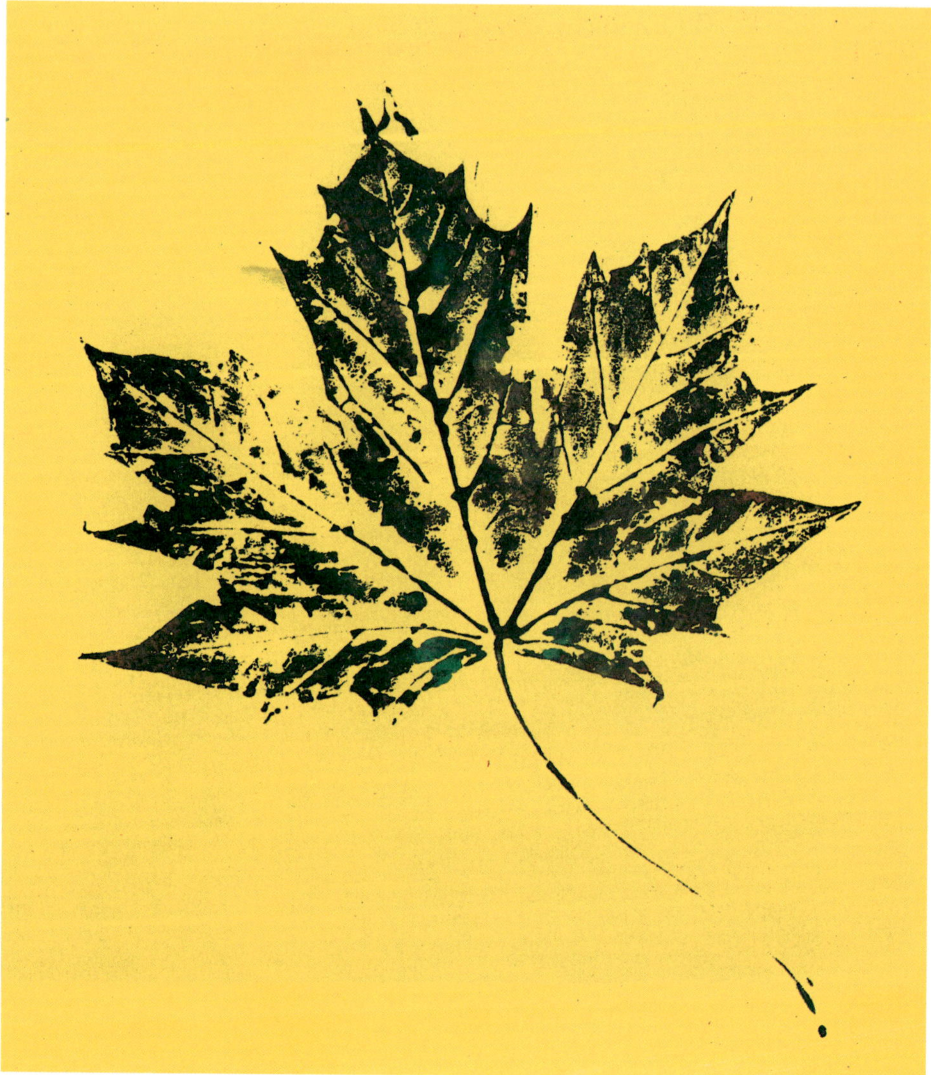

Tafel 9 Materialdruck

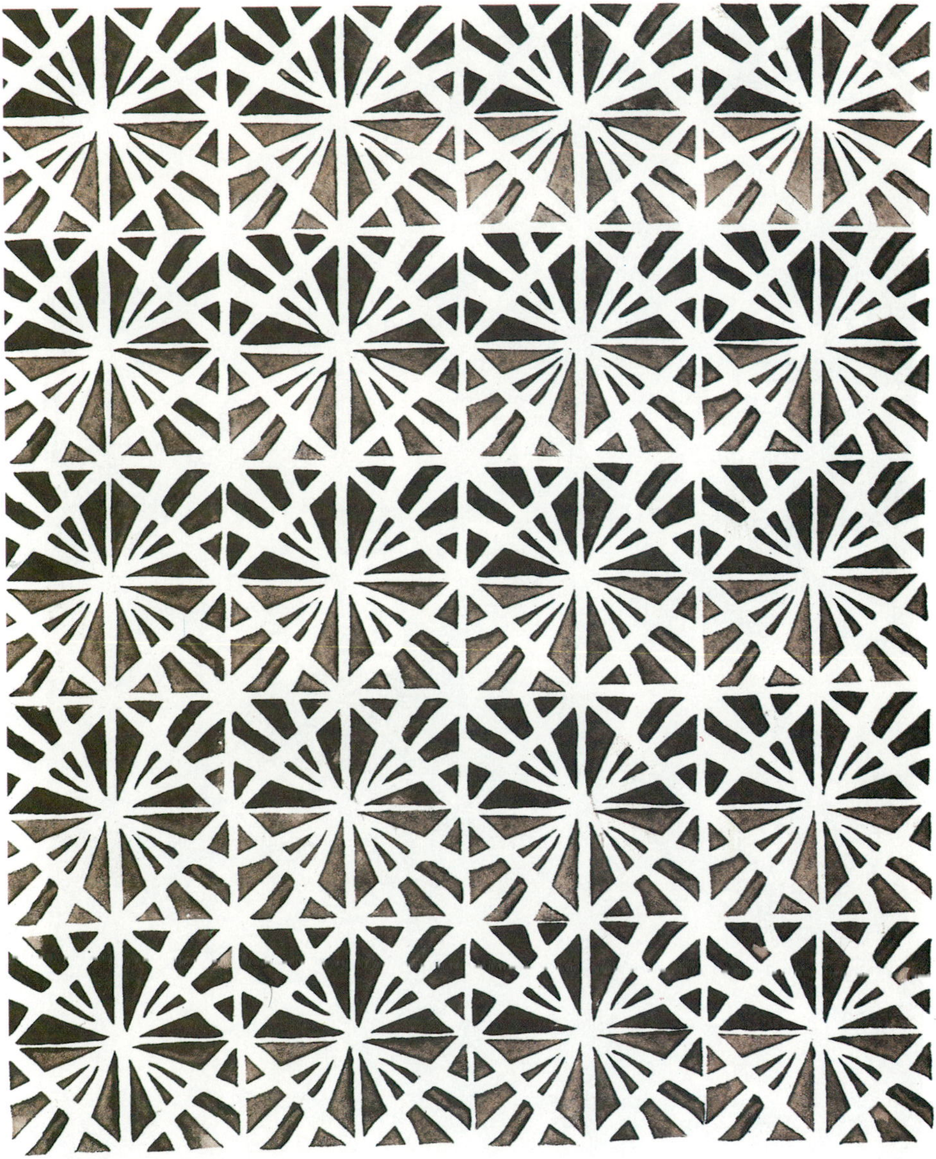

Tafel 10 Kartoffeldruck

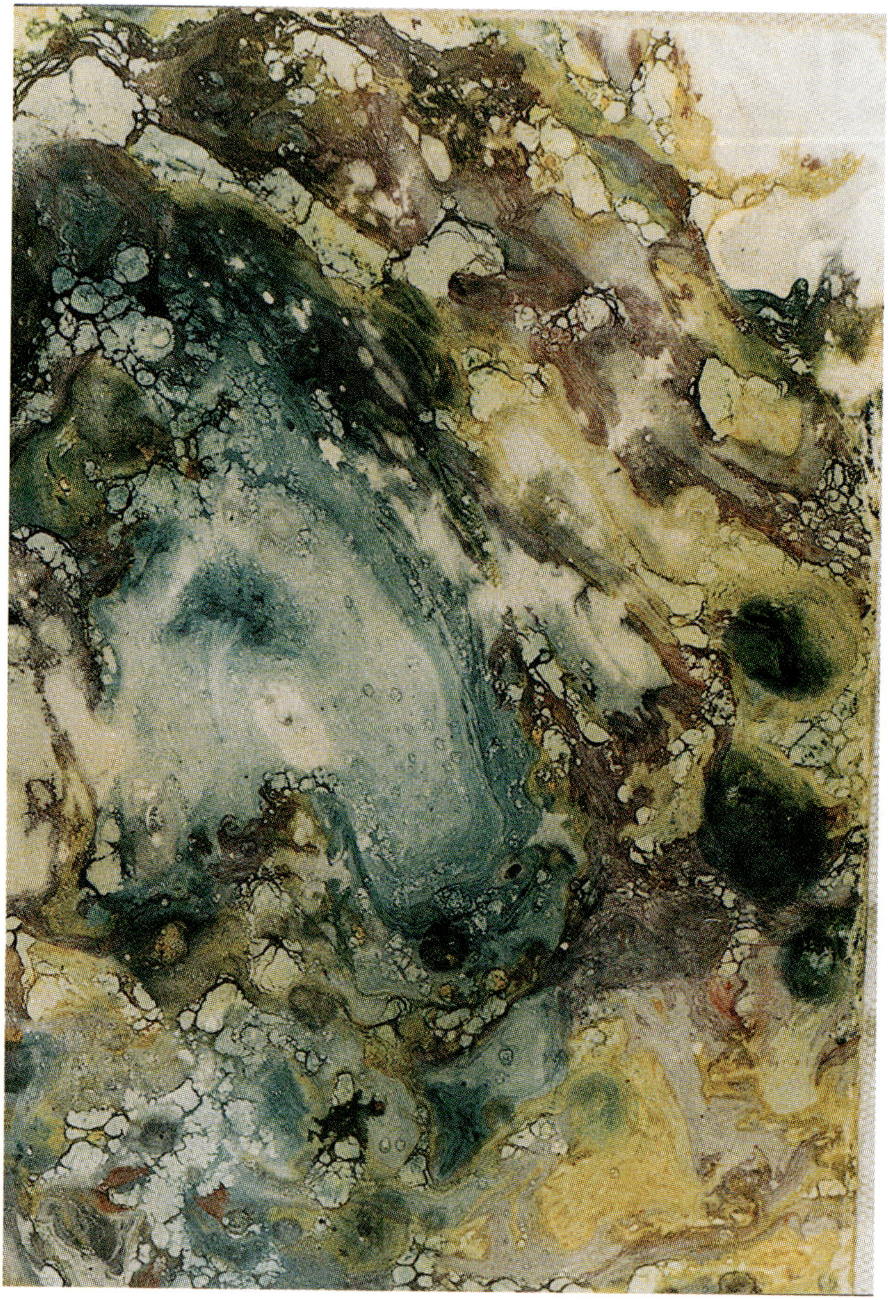

Tafel 11 Tauchbild

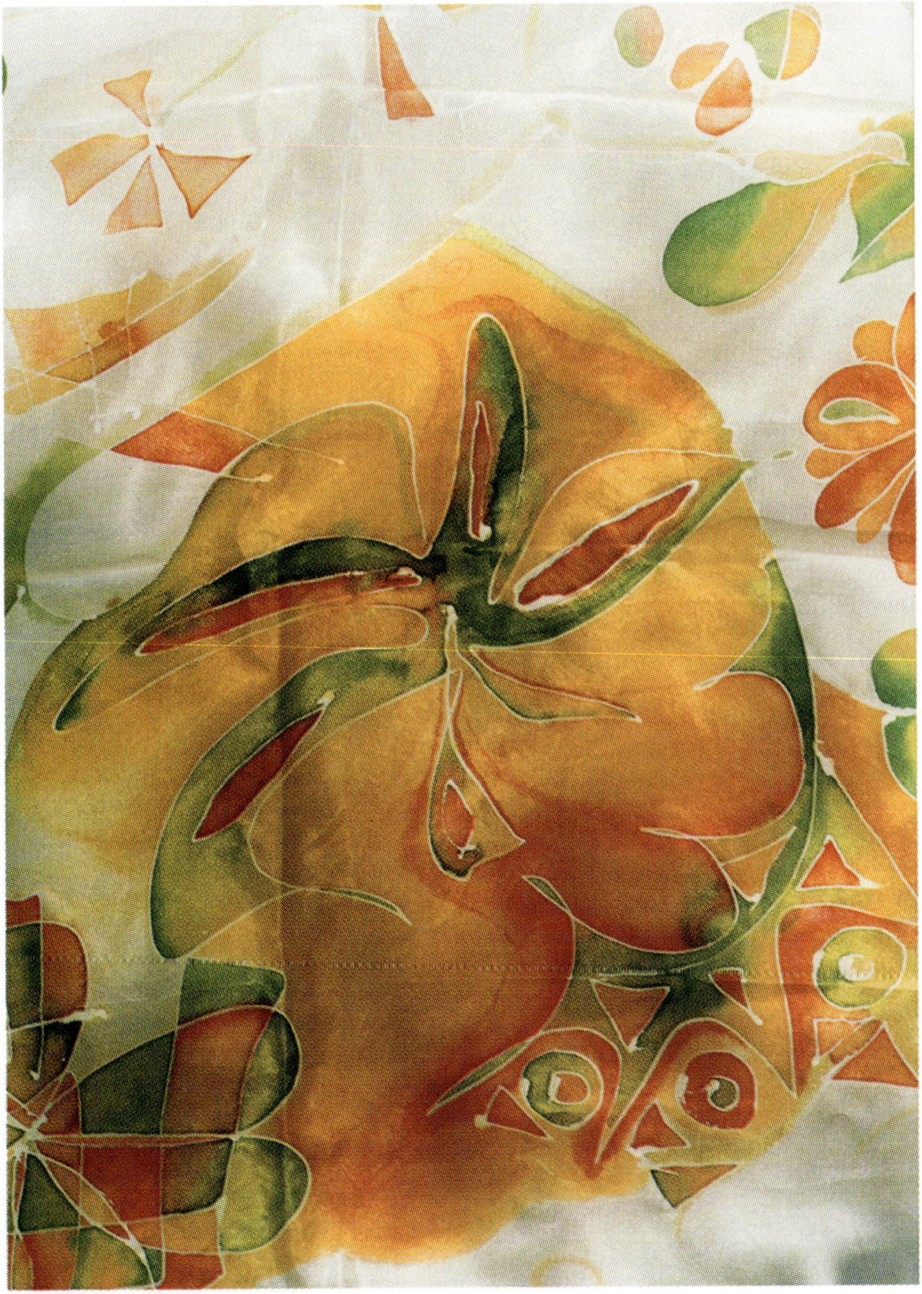

Tafel 12a Seidenmalerei

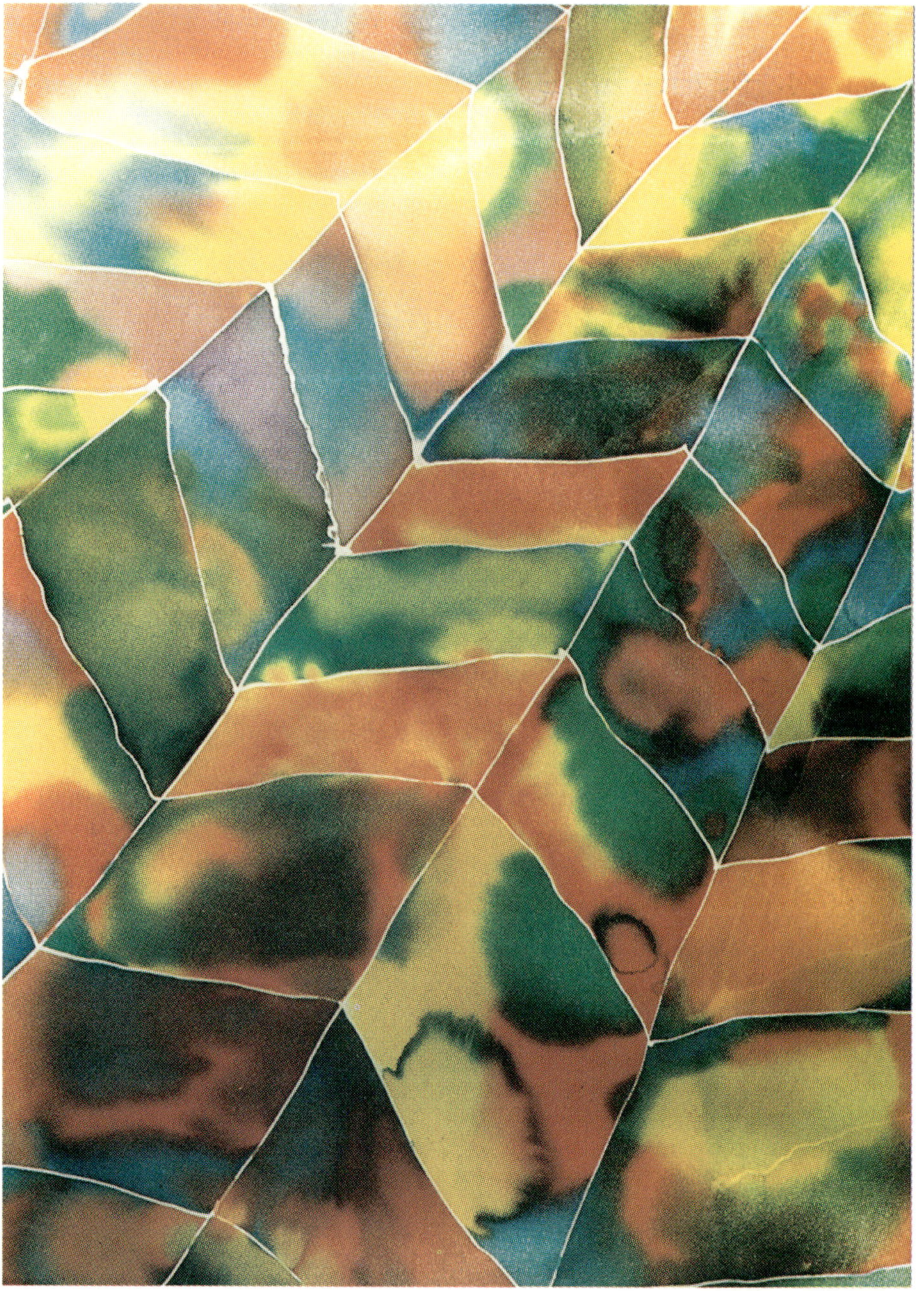

Tafel 12b Seidenmalerei

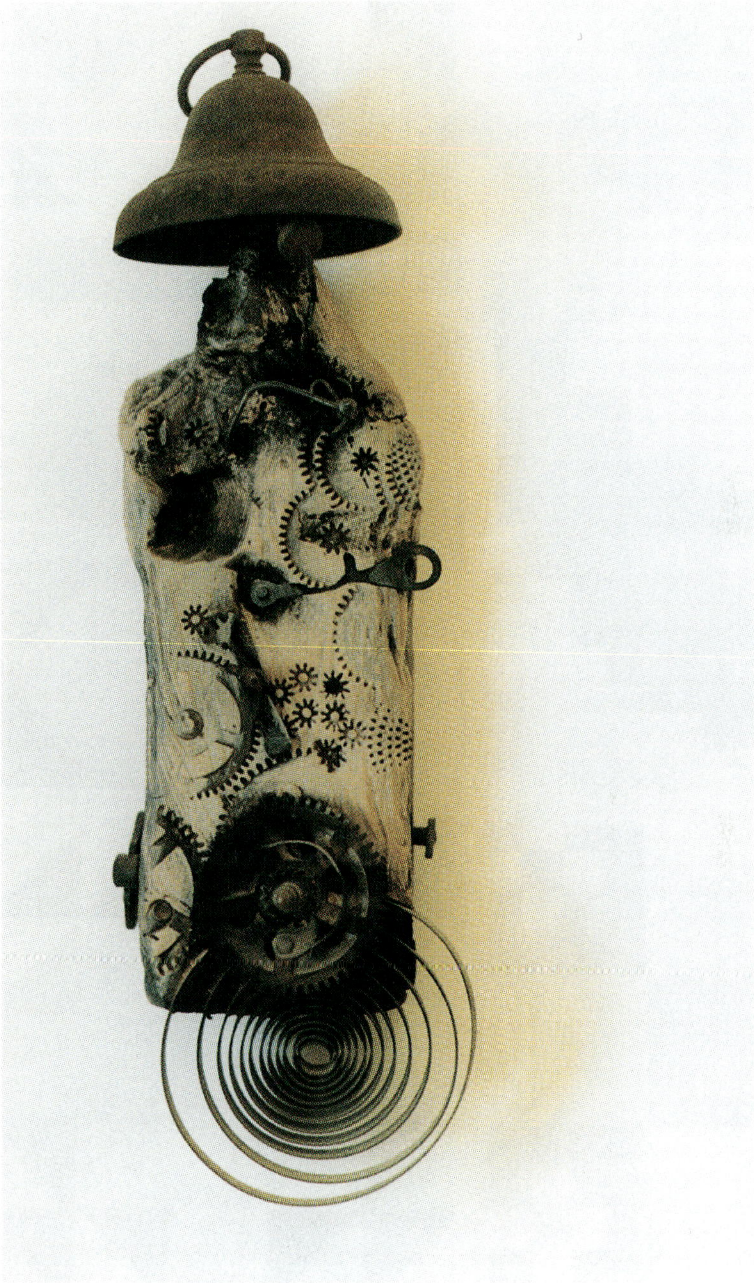

Tafel 13 Assemblagen

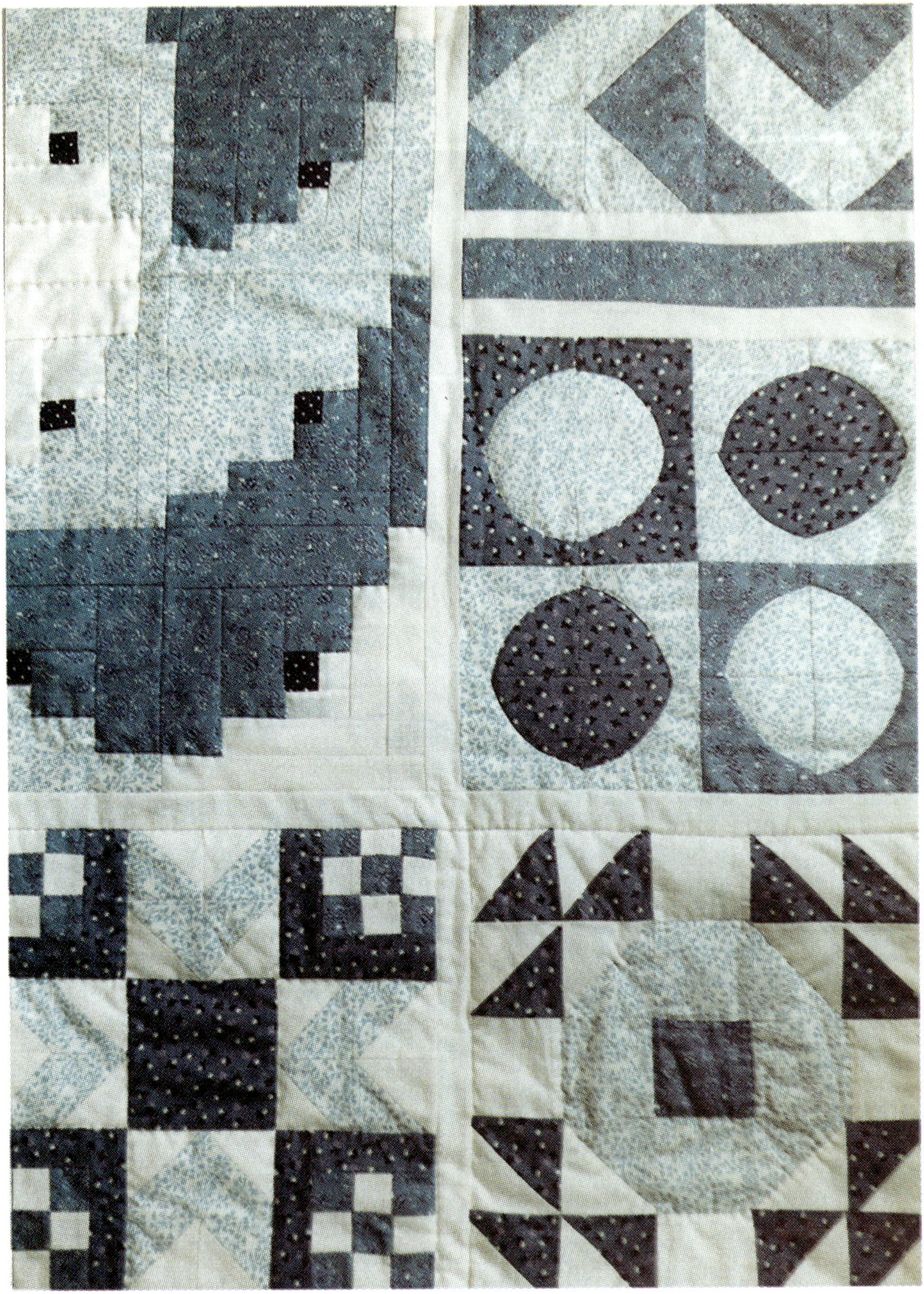

Tafel 14 Patchwork

Tafel 15 Bleistiftzeichnung ▶

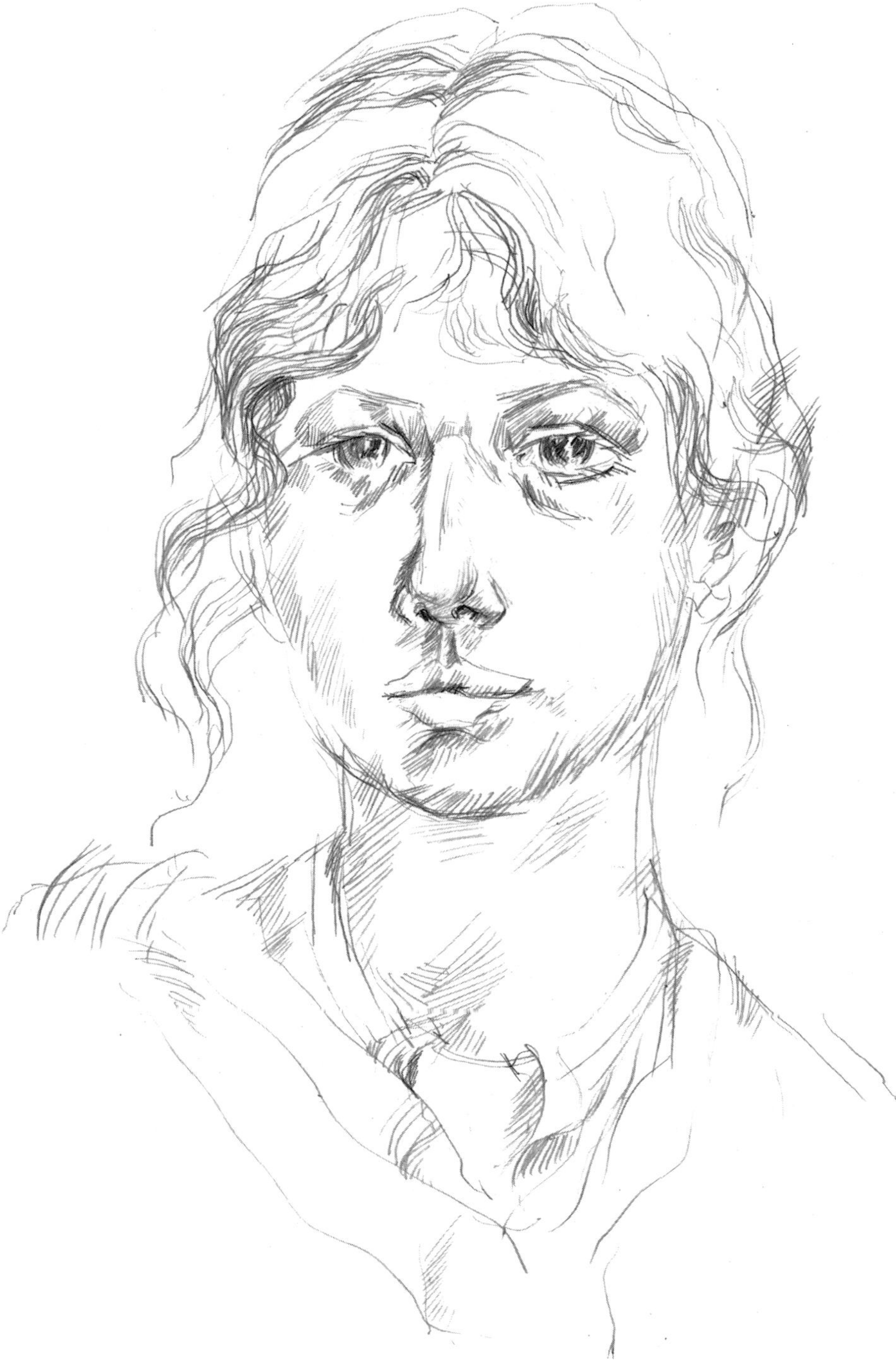

Literaturverzeichnis

Aernout, J. R.: Arbeitstherapie. Beltz Verlag, Weinheim-Basel,1981

Affolter, F.: Wahrnehmung, Wirklichkeit und Sprache. Neckarverlag, Villingen-Schwenningen 1987

Alexander, G: Eutonie. Ein Weg der körperlichen Selbsterfahrung. München 1976

Arbeitskreis Qualitätssicherung der Gesellschaft medizinischer Assistenzberufe für Rheumatologie (Heimann, A.; Jochmann, U.; Mathies H.; Schlaubitz, D.) Leitlinien für Physiotherapie und Ergotherapie. (im Druck)

Asmussen, G.: Grundlagen von Haltung und Bewegung. Volk und Gesundheit, Berlin 1978

Ayres, J.: Bausteine der kindlichen Entwicklung. Springer-Verlag, Berlin 1984

Bandelier: Die Lungenheilstätte Cottbus. Z. Tuberkulose u. Heilstätten, Band 1, Leipzig 1900

Bernstein, N. A.: Bewegungsphysiologie. Leipzig 1975

Beugen, M. van: Sociale technologie. Assen: van Gorcum 1969

Bobath, B.: Die Hemiplegie Erwachsener. 5. Aufl., Thieme, Stuttgart 1993

Bobath, K., u. B. Bobath: Grundgedanken zur Behandlung der zerebralen Kinderlähmung. Beitr. Orthopäd. u. Traumat. **3**, (1964), 225–251

Bohm, Winfried (Hrsg.): Maria Montessori. Texte und Gegenwartsdiskussion. Bad Heilbronn 1996

Böttcher, R.: Entwicklung des Berufsbildes Arbeitstherapeut. Vortragsentwurf Berlin 4/1985

Bondy, C. et al: Testbatterie für geistig behinderte Kinder – TBGB. Hogrefe Verlag, Göttingen

Bratström, M.: Gelenkschutz und Rehabilitation. 2. Aufl., G. Fischer Verlag, Stuttgart 1984

Braun, U. (Hrsg.): Kinder mit zerebralen Bewegungsstörungen. Verlag selbstbestimmtes Lernen, Göttingen

Brearley, G.: Beratung und Gesprächsführung bei Krankheit und Behinderung. Ullstein Mosby, Wiesbaden 1995

Bundesanstalt für Arbeitsschutz (Hrsg.): Arbeitsstätten – Vorschriften und Richtlinien. Wirtschaftsverlag NW, Dortmund 1990

Bundesanstalt für Arbeitsschutz (Hrsg.): Verordnung über gefährliche Stoffe – Gefahrstoffverordnung und Anhänge I–VI. Wirtschaftsverlag NW, Dortmund 1990

Bundesarbeitsgemeinschaft für Rehabilitation (Hrsg.): Die Rehabilitation Behinderter. Deutscher Ärzte-Verlag, Köln 1984

Bundesverband der Betriebskrankenkassen und Bundesanstalt für Arbeitsschutz (Hrsg.): Sitzen am Arbeitsplatz. Essen/Dortmund 1991

Davies, P. M.: Hemiplegie. 2. Aufl., Springer-Verlag, Heidelberg 1991

Deegener, G. et al.: Tübinger Luria Christensen Neuropsychologische Untersuchungsreihe – TÜKI.: Hogrefe Verlag Göttingen

Degenhardt, G.: Wohnraumanpassung: Arbeitsbereich für die Ergotherapie. praxis ergotherapie 7 (1994) 384–388

Delbrück, H., E. Haupt, (Hrsg.): Rehabilitationsmedizin. Therapie- und Betreuungskonzepte bei chronischen Krankheiten. Urban & Schwarzenberg, München 1996

Deutsche Gesellschaft für Rheumatologie (Hrsg.): Qualitätssicherung in der Rheumatologie. Verlag Steinkopff, Darmstadt 1995

Dingerkus, M. L., V. Martinek et al.: Krafttraining aus orthopädischer Sicht. Sporttraumat. 11. 4. (1995) 272–276

Dohm, H., W. Raps: Gesetz über den Beruf des Beschäftigungs- und Arbeitstherapeuten. 5. Aufl., 1985

Dollard, J.; L. Doob et al.: Frustration und Aggression. Weinheim 1971

Donhauser-Gruber, U., A. Gruber: Funktionelle Therapie bei entzündlich-rheumatischen Erkrankungen im Sinne des Gelenkschutzes. Teil 1 u. 2, Gebr. Striewski GmbH, München

Donczik, J., K.-H. Daute; B. Fischer: Zur Altersdynamik von Intelligenzminderungen in Abhängigkeit biologischer und sozialer Risikofaktoren. Pädiatrie und Grenzg. 24 (1985)

Eggers, O.: Ergotherapie bei Hemiplegie. 3. Aufl. Springer-Verlag, Heidelberg 1990

Eggert, D.: Lincoln-Oseretzky-Skala-Kurzform – LOSKF. Hogrefe Verlag, Göttingen

Ehle, G.: Das Wechselspiel sozialer, innerpsychischer und physiologischer Faktoren bei der Ätiopathogenese einer Krankheit. Schweiz. Arch. Neurol. Neurochir. Psychiat. 134 (1984) 81–91

Eichler, L.-L.: Einführung in die heilpädagogische Arbeit mit geistig schwer und schwerstbehinderten Kindern. Volk und Gesundheit 1967

Fichten, W., u. P. Gottwald (Hrsg.): Helfen und Heilen in der Onkologie. Bibliotheks- u. Informationssystem der Universität Oldenburg 1995

Franz, I.-W.: Rehabilitation bei Herz-Kreislauf-Erkrankungen. In: Delbrück, H., Haupt, E. (Hrsg.): Rehabilitationsmedizin. Therapie- und Betreuungskonzepte bei chronischen Krankheiten. Urban & Schwarzenberg, München-Wien-Baltimore 1996, S. 135–185

Frostig, M.: Visuelle Wahrnehmungsstörung. Reinartz, A. u. E. (Hrsg.), Schroedel Schulbuchverlag 1974

Frostig, M.: Bewegungserziehung. Neue Wege der Heilpädagogik. München 1975

Fröhlich, A.: Basale Stimulation. Düsseldorf: Verlag selbstbestimmtes Leben, Düsseldorf 1995

Frühauf, K.: Entwicklungsbesonderheiten zerebralgeschädigter Kinder. Hirzel Verlag, Leipzig 1986

Fuchs-Kittowski, M.: Zum Problem der Mutter-Kind-Beziehung unter besonderer Berücksichtigung psychoanalytischer Betrachtungsweisen. In: Klinische Psychologie – theoretische und ideologische Probleme, Hrsg.: J. Helm,. H.-D. Rösler, H. Szewczyk. Deutscher Verlag d. Wissenschaften, Berlin 1979

Füsgen, I.: Demenz, MMV-Medizin 3. Aufl., Verlag-Vieweg, München 1995

Ganguin, H. G.: Vorwort zum Sonderheft Tuberkulosebekämpfung. Tuberkulosebekämpfung 9/1966

Gesellschaft medizinischer Assistenzberufe für Rheumatologie e.V.: Rheumatologische Anamnese- und Befunddokumentation für medizinische Assistenzberufe. Eularverlag, Basel 1990

Göllnitz, G.: Neuropsychiatrie des Kindes- und Jugendalters. 2. Aufl., Fischer Verlag, Jena 1973

Göllnitz, G. et al.: Zur Kompensation und Dekompensation in der kindlichen Entwicklung. Fischer Verlag, Jena 1980

Gotter, K., Herold (Hrsg.): Die Düsseldorfer Verwundetenschule. Verlag U. Bagel, Düsseldorf 1916

Großmann, G. (Hrsg.): Partnerschaft und Sexualität. Ges. f. Rehabilitation in d. DDR, Heft 1 (1978) Berlin

Günzburg, H. C.: Pädagogische Analyse und Curriculum – PAC – der sozialen und persönlichen Entwicklung. Hogrefe Verlag, Göttingen

Häntzschel, H. et. al.: Rheumatoid-Arthritis eine systemische Erkrankung. J. A. Barth, Leipzig-Berlin-Heidelberg 1992

Hannermann, H.: Reflexheilmassage am Fuß. Stuttgart 1984

Hasselblatt, A.: Ergotherapie in der Orthopädie. 2. Aufl., Stam-Verlag, Köln 1992

Hensle, U.: Einführung in die Arbeit mit Behinderten. 4. Aufl., Quelle und Meyer, Wiesbaden 1988

Holenda, K.-D.(Hrsg.): Grundlagen der Rehabilitation Koronarkranker. Perimed Fachbuch-Verl.Ges., Erlangen 1992

Holst, E. von, H. Mittelstaedt: Das Reafferenzprinzip. Naturwissenschaften **37** (1950) 464–476

Janda, V.: Manuelle Muskelfunktionsdiagnostik. Ullstein Mosby, Berlin 1994

Jani, L., G. Scheller: Möglichkeiten und Grenzen moderner Hüftendoprothetik. Deutsch. Ärztebl. 92 (1995) 46, 30–32

Johnson, L.: Montessori-Therapie bei Schädel-Hirn-Verletzten mit neuropsychologischen Störungen. praxis ergotherapie 8 (1995) 4, 288–293

Juchli, L.: Heilen durch Wiederentdecken der Ganzheit. Stuttgart 1985

Katzenstein, U. P.: Geschichte der Arbeitstherapie. In Broschüre Stand und Perspektiven der Arbeitstherapie, Lehrmaterial, Institut f. Weiterbildung mittl. med. Fachkräfte (Hrsg.), Potsdam 1986

Keil, L.-B.: Die Pfeifhähne feierten den 200. Gründungstag der Pépinière. In Ärzte-Zeitung (1995) 0–31, 22

Keitel, W.: Die Rolle der Ergotherapie bei der Rehabilitation in der Rheumatologie. Akt. Rheumatol. 17 (1992) 139–144

Knauß, A. R., A. E. Fries: Tanztherapie – Ergotherapie. praxis ergotherapie 8 (1995) 3, 187–190

Koch, I.: Die medizinische Rehabilitation des Querschnittsgelähmten. 2. Aufl., Volk und Gesundheit, Berlin 1980

Koesling, C.: Materialien für die Schienenherstellung. Beschäftigungsther. Rehab. 6 (1989) 394–399

Kolster, B., G. Ebelt-Paprotny, M. Hirsch: Leitfaden Physiotherapie. Jungjohann, Neckarsulm-Lübeck-Ulm 1995

Kurth, E.: Motometrische Entwicklungsdiagnostik. Berlin: Deutscher Verlag der Wissenschaften 1978

Lutz, L.: Aphasiker in der Ergotherapie. praxis ergotherapie 8 (1995) 439–442

Marquardt, H.: Reflexzonenarbeit am Fuß. Heidelberg 1986

Mathes, W.: Ergotherapie in der Geriatrie. 5. Aufl., modernes leben, Dortmund 1996

Matthesius, R.-G., K.-A. Jochheim, G. S. Barolin, und C. Heinz, (Hrsg.): ICDIH; Internationale Klassifikation der Schädigungen, Fähigkeitsstörungen und Beeinträchtigungen. Ullstein Mosby, Berlin-Wiesbaden 1995

Meier-Baumgartner, H. P.: Die Rehabilitation des über 60jährigen Schlaganfallpatienten. Ther. Umschau 48 (1991) 301–306

Melchers, P.: Anwendung der Kaufman – Assessment Battery for children (K-ABC) in Neuropädiatrie und Neuropsychologie. der Kinderarzt, 27 (1996) 2, 191–201

Meyer-Probst, B.: Enzephalopathie-Fragebogen – EF.: Hogrefe Verlag, Göttingen

Meyer-Probst, B., H. Teichmann: Risiken für die Persönlichkeitsentwicklung im Kindesalter. ThiemeVerlag, Leipzig 1984

Middendorf, K.: Der erfahrbare Atem. Paderborn 1986

Ministerium f. Ges. u. Sozialwes. (Hrsg.): Anforderungscharakteristik für den Arbeitstherapeuten v. 16. 11. 1978

Möller, K.: Behinderung und Sexualität. (In Ratgeber Rehabilitation, Hrsg.: Rehabilitationszentrum Berlin-Buch), Eigenverlag, Berlin 1984

Montessori, M.: Kinder sind anders. Stuttgart 1952

Montessori. M.: Die Entdeckung des Kindes. Freiburg 1969

Morales, R. C.: Die orofaciale Regulationstherapie. Pflaum, München 1991

Neidhard, A.: Demenzkranke in geriatrisch-rehabilitativen Einrichtungen. Ergotherapie & Rehabilitation Heft 2 (1996) 104–109

Neumärker, K.-J., M. W. Bzufka: Berliner Luria Neuropsychologisches Verfahren für Kinder – BLN-K. Hogrefe Verlag, Göttingen

Nève, de W.: Umgang mit Behinderten. Ratgeber Rehabilitation, Hrsg. Rehabilitationszentrum Berlin-Buch, Eigenverlag, Berlin 1984

Nève, de W.: Körpernahe technische Hilfen zur Rehabilitation Körperbehinderter. 2. Auf., Volk u. Gesundheit, Berlin 1981

Oberleit, S.: Alternative therapeutische Übungen nach Prof. Perfetti. Krankengymnastik 48 (1996) 533–549

Oberleit, S.: Einführung in das Perfettikonzept. praxis ergotherapie 6 (1993) 10, 307–313

Perfetti, C.: L'esercizio terapeutico nella rieducazione dell'afasico. Marrapese Editore, Roma 1985

Pfleiderer, H., R. Bongartz: Aphasien und psychosoziale Faktoren in der logopädischen Behandlung. praxis ergotherapie 8 (1995) 177–186

Pickenhain, L.: Das ideomotorische Training und seine neurophysiologischen Grundlagen. In: Körndle, H. et al. (Hrsg.): Der Beitrag der Sportpsychologie zur Zielbestimmung einer modernen Erziehung und Ausbildung im Sport. bps-Verlag, Köln 1990, S. 123–129, 169–170

Pickenhain, L.: Montessori-Pädagogik im Lichte der Neurowissenschaft. Berlin 1996 (im Druck)

Prenzlau, P., K. Meinel: Die Bedeutung der vorgeburtlichen körperlichen Entwicklung des Menschen. Wiss. Z. Humboldt-Univers. Berlin, Reihe Medizin, 37 (1988) 145–147

Presber, W., W. de Nève, K. Rose: Körperferne technische Hilfen für den Versehrten in der Wohnung und auf der Straße. Volk und Gesundheit, Berlin 1973

Ramazzini, B.: Untersuchung von denen der Krankheiten der Künstler und Handwerker. Moritz George Weidmann, 1718; Reprint Zentralantiquariat der DDR, Leipzig 1977

Richter, J.: Förderung mehrfach Behinderter auf dem lebenspraktischen Gebiet, Teil 1 u. 2. Geistige Behinderung, 20 (1981) Beilage 2 u. 3

Prosiegel, M.: Neuropsychologische Störungen und ihre Rehabilitation. Pflaum, München 1991

Rüdel, H.: Erkrankungen des Herz-Kreislaufsystems. In: Petermann, F. (Hrsg.): Verhaltensmedizin in der Rehabilitation. Hogrefe Verlag, Göttingen 1995, S. 193–215

Runge, M., G. Rehfeld: Geriatrische Rehabilitation im Therapeutischen Team. Thieme, Stuttgart 1995

Saner, H.: Kardiale Rehabilitation. Thieme, Stuttgart-New York 1993

Schalch, F.: Schluckstörungen und Gesichtslähmung. G. Fischer, Stuttgart-Jena 1992

Schlack, H. G. et al.: Praktische Entwicklungsneurologie. München 1994

Schuchmann, L., I. Ramcke: Orthesenbehandlung an der Hand bei juveniler chronischer Arthritis. pädiat. prax. 42 (1991) 117–122

Schulz, G., H. Kreibich (Hrsg.): Arbeitshygienische Normen und MAK-Werte. Verlag Tribüne, Berlin

Slatosch, D.-U.: Ergotherapeutische Aufgaben und Ziele in der Rheumatologie. Med. Welt 40 (1989) 206–212

Spoken, P.: Eltern und ihr geistig behindertes Kind – Das Bejahungsproblem. Düsseldorf 1975

Spoken, P.: Geistig Behinderte, Erotik und Sexualität. Düsseldorf 1974

Stahl, G.: Quo vadis Ökopädiatrie? der Kinderarzt 27 (1996) 2, 147–148

Tolk, J., K. Rogge, U. Lange: Ergotherapie bei rheumatischen Erkrankungen. Rheumaliga Schleswig-Holstein e.V., Kiel 1988

Treber-Frühwacht, K.: Ergotherapie für gerontopsychiatrische Patienten im vollstationären Bereich. praxis ergotherapie 9 (1996) 164–175

Verband der Beschäftigungs- und Arbeitstherapeuten (Ergotherapeuten) e.V.: Indikationskatalog Ergotherapie, Schulz Kirchner, Idstein 1991

Vojta, V.: Die zerebralen Bewegungsstörungen im Säuglingsalter. Stuttgart 1974

Wail, M.: Neuropsychologische Diagnostik für Ergotherapeuten. modernes leben, Dortmund 1990

Wail, M.: Neuropsychologie für Ergotherapeuten. 3. Aufl., modernes leben, Dortmund 1990

Weizsäcker, V. von: Der Gestaltkreis. Theorie der Einheit von Wahrnehmen und Bewegen. Leipzig 1939

Witkowski, R., O. Prokop: Genetik erblicher Syndrome und Mißbildungen. Akademie Verlag, Berlin 1976

Sachwortverzeichnis